U0291603

国家重点研发计划中医药现代化研究重点专项（2017YFC1703900）资助项目
四川省哲学社会科学普及规划资助项目
四川省2018—2019年度重点出版规划项目
四川新华文化公益基金会出版资助项目

四川藏羌彝民族医药图鉴

SICHUAN ZANGQIANGYI MINZU YIYAO TUJIAN

赖先荣　杨福寿　张　丹　编著

四川民族出版社

图书在版编目（CIP）数据

四川藏羌彝民族医药图鉴 / 赖先荣, 杨福寿, 张丹编著.
— 成都：四川民族出版社, 2020.4
ISBN 978-7-5409-8857-9

Ⅰ. ①四… Ⅱ. ①赖… ②杨… ③张… Ⅲ. ①藏医—四
川—图集②羌族—民族医学—四川—图集③彝医—四川
—图集 Ⅳ. ①R29-64

中国版本图书馆CIP数据核字(2020)第008806号

国家重点研发计划中医药现代化研究重
点专项（2017YFC1703900）资助项目
四川省哲学社会科学普及规划资助项目
四川省2018—2019年度重点出版规划项目
四川新华文化公益基金会出版资助项目

四川藏羌彝民族医药图鉴
SICHUAN ZANGQIANGYI MINZU YIYAO TUJIAN

赖先荣　杨福寿　张　丹　编著

出　版　人　泽仁扎西
策划组稿　蓝明春　唐　怡
责任编辑　曾荣兵
责任印制　温祥宇
出版发行　四川民族出版社
地　　　址　四川省成都市青羊区敬业路108号
成品尺寸　210mm×285mm
印　　张　35
字　　数　1000千
制　　作　成都华桐美术设计有限公司
印　　刷　成都双流鑫鑫印务有限公司
版　　次　2020年4月第1版
印　　次　2020年4月第1次印刷
书　　号　ISBN 978-7-5409-8857-9
定　　价　268.00元

编 委 会

主 编

赖先荣　杨福寿　张　丹

副主编

罗艳秋　德　洛　尹鸿翔　杨福美

李红梅　阿子阿越　沙学忠

编 委
（以姓氏笔画为序）

王　平　王松柏　尹鸿翔　付勇波　田陶陶　古　锐　朱元德

刘秀华　刘　圆　刚焕晨雷　阿子阿越　李仝龙　李红梅　杨伟钦

杨　玮　张　丹　张桂岚　俞　佳　沙学忠　杨贵生　李　莹

杨福寿　杨福美　杨韵熹　陈　燕　泽翁拥忠　罗艳秋　周邦华

周　鑫　唐庆尧　龚　祥　崔新富　赖先荣　蔡光正　德　洛

顾 问

邓　都　张　艺

前　言

　　四川省是全国第二大藏族聚居区、最大的彝族聚居区、唯一的羌族聚居区，区域内藏医药、羌医药、彝医药等民族医药具有悠久的发展历史和广泛的群众基础，民族医药文化源远流长、底蕴深厚，拥有第一批国家级非物质文化遗产"甘孜州南派藏医药"（2006年）、四川省省级非物质文化遗产"传统彝医药"（2011年）及汶川县县级非物质文化遗产"羌医药"（2017年），具有发展民族医药的良好基础和巨大潜力。

　　当前，藏、羌、彝民族医药文化的保护与传承的研究水平比较薄弱，且各民族间差异很大。藏医药已经整理出其独特的医药理论体系；彝医药的医药理论尚在整理中；羌医药因没有文字记载，其医药理论有待发掘和整理。

　　民族医药文化是我国传统医药和优秀民族文化的重要组成部分，是体现不同文化背景的民族传统医药实践经验。为了弘扬和传承优秀的民族医药文化，本书从知识普及的角度出发，以图文结合的形式，以极具特色的原生态民族医药文化，生动地展示了历史悠久、独具特色的藏医药、羌医药、彝医药。

　　本书由国内长期从事藏羌彝民族医药研究的专家学者共同编写完成，内容分为"藏医药篇""羌医药篇""彝医药篇"三部分。其中，"藏医药篇"由成都中医药大学赖先荣主持编写，主要介绍了藏族传统文化、藏医药历史、藏医药代表性人物与医学著作、藏医医学挂图曼唐与藏医学基础理论、藏药学、藏药代表性品种、藏医药代表性成方制剂等。"羌医药篇"由羌医药传承导师杨福寿主持编写，主要介绍了羌族传统文化、羌医药历史、羌医药代表性人物、羌医药基础理论、羌药代表性品种、羌医药代表性器物、羌医特色养生保健操等。"彝医药篇"由成都中医药大学张丹、云南中医药大学罗艳秋共同主持编写，主要介绍了彝族传统文化、彝医药代表性人物与医学著作、彝医药基础理论、彝药代表性药材、彝医药代表性成方药与特色诊疗技术、彝族民间验方的组方和配伍等。

藏、羌、彝民族医药文化是三族人民在相当长的历史进程中，同自然环境、各种疾病斗争而逐渐形成的，具有民族性、历史性、宗教性、区域性等特点。由此形成的民族医药理论和临床诊治方法极具民族特色，受本民族文化理念、思维方式、宗教信仰等的影响，与本民族的风俗习惯密切相关。因此，民族医药文化中的理论、特色治病行为等，不能完全用当前的科学理论进行解释，但也不能完全否定其治疗效用与目的。本书在编写过程中，本着弘扬优秀民族传统文化的原则，以客观、科学为依据，普及民族医药知识。

在编写本书的过程中，参阅了大量相关资料文献，并引用了其中的部分内容和插图，在此由衷地向相关作者表示感谢。本书的出版，得到了国家重点研发计划中医药现代化研究重点专项（2017YFC1703900）及四川省哲学社会科学普及规划资助项目的支持，得到了新华文化公益基金的支持，得到了四川民族出版社相关领导的指导和帮助，在此一并表示感激。

鉴于作者水平有限，书中疏漏之处在所难免，敬请读者批评指正。

作者

2019年6月

目 录

| 藏医药篇

| 羌医药篇

| 彝医药篇

藏医药篇

第一章
藏族传统文化概述

　　青藏高原是中国最大、世界海拔最高的高原，被称为"世界屋脊"。青藏高原南起喜马拉雅山脉南缘，北至昆仑山、阿尔金山和祁连山北缘，西部为帕米尔高原和喀喇昆仑山脉，东及东北部与秦岭山脉西段和黄土高原相接，世居民族以藏族为主，因此形成了以藏族文化为主的高原文化体系。

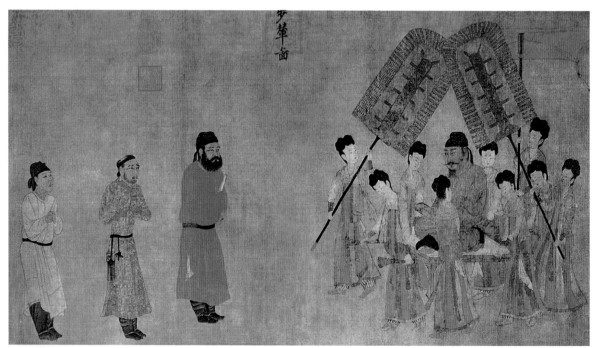

《步辇图》（局部，唐代阎立本）

藏族是中国56个民族之一，全国藏族人口总数为6 282 187人，是我国人口仅次于汉族、蒙古族、回族的第四大民族，而西藏、四川、青海、甘肃、云南作为藏族聚居人口最多的省份，被称为"五大藏区"。

"蕃"（藏语音为"bod"）是生活在青藏高原上的古代藏族的自称。据《新唐书·卷一百四十一》："吐蕃本系羌属，盖百有五十种，散处河、湟、江、岷间"，"其俗谓强雄曰赞，丈夫曰普，故号君长曰赞普。"吐蕃是由松散的部落联盟演变成的一个强大统一的政治实体，赞普松赞干布建立的吐蕃王朝（618—842）是西藏历史上第一个有明确记载的政权。

唐代《步辇图》中描绘了吐蕃赞普松赞干布派使节向大唐求亲，吐蕃的大相（即宰相）禄东赞觐见唐太宗的情景。画面中唐太宗所坐的即为步辇，这是帝王专门的代步工具；左侧三人中，站在最前穿红袍的是当时的典礼官，中间那位就是吐蕃王的使者禄东赞，最后那位是翻译。一望便知禄东赞来自异域，无论是他的发型还是服装的样式、花纹以及腰间所挂之物，都与汉地风格不同。松赞干布迎娶文成公主后，大力引进汉地的先进生产技术，还从汉地引入造酒、碾磨、制造纸墨等生产技术，遣贵族子弟到长安（今西安）学习汉人文化，聘汉族文人入蕃代典表疏，与汉地在政治、经济、文化等方面保持了友好关系。

自7世纪佛教从天竺（今印度）传入吐蕃，藏族人民普遍信仰藏传佛教，而医方明（医药学）是藏传佛教五大明学之一，因此许多藏医药学典籍以佛教经文形式保存和流传下来。如位于四川省甘孜藏族自治州（以下简称甘孜州）的藏传佛教三大印经院之一的德格印经院，始建于1729年，1996年被国务院列为全国重点文物保护单位，2006年被列入第一批国家级非物质文化遗产名录。2009年，作为传统技艺的"德格印经院雕版印刷技艺"被联合国教科文组织列入人类非物质文化产业代表名录。德格印经院素有"藏文化大百科全书""藏族地区璀璨的文化明珠""雪山下的宝库"的盛名，是闻名中外的藏文文献宝库，且以大量印刷佛教经文闻名中外，各学派兼容并蓄著称于世。院内设藏版库、纸库、晒经楼、洗版平台、裁纸齐书室及佛殿、经堂等，书版中除有关佛教经文外，还有大量天文、历史文学和医药等典籍，计有《医学四论》《蓝琉璃》《宇妥·元丹贡布十八支分》《百万舍利》《医学汇集》等藏医药学书籍。德格版医书在藏族地区及国内外的藏学界广泛流传，这对发展和传承藏医药学起了一定作用。

除此之外，甘肃、青海和西藏等地的藏传佛教寺院里，凡具有印刷佛教经条件的，都在印刷佛教经文的同时印刷藏医药学文献。藏医药学也曾有专门的印刷场所，即布达拉宫下面的甘丹平措印刷场，主要印刷了《四部经典》《蓝琉璃》《秘诀续补遗》等重要著作，珍贵的藏医彩绘八十幅卷轴挂画也是在这个地方绘制的。

藏族有自己的语言和文字，在与周边民族的交往和相互融合中，形成了卫藏、安多、康巴等分支，并在历史的发展进程中形成了诸多方言，可划分为卫藏、安多、康巴三大方言区，有"卫藏的法、安多的马、康巴的人"之说，同时也形成了三大历史地理区域。

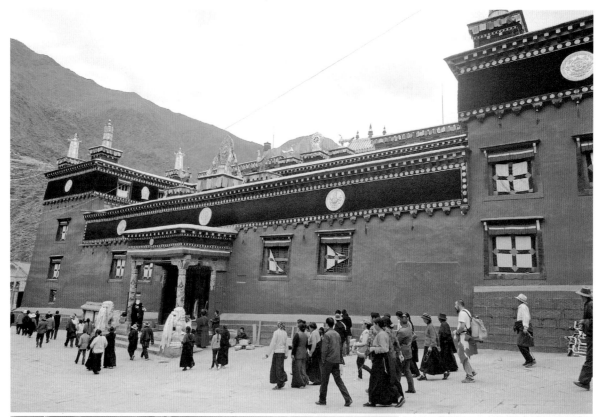

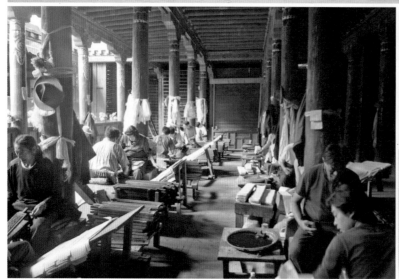

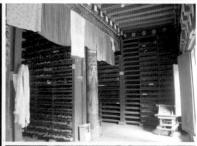

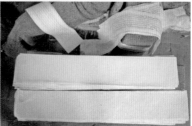

德格印经院一角

　　（1）卫藏区（"法区"）。卫藏是两个区域名称的组合。卫，藏语"中心"之意，泛指以拉萨河谷为中心的地区；藏，藏语"河"之意，泛指日喀则以西、以北的广阔地区，包括今天的西藏拉萨地区、日喀则地区、山南地区、林芝地区、阿里地区等地。卫藏区位于西藏的"一江两河"地区，因自然条件优越，地势相对平坦且有纵横的河流可资灌溉，遂成为藏区中面积最大、最富庶的河谷农区。由于拥有得天独厚的自然条件，卫藏区自7世纪以来一直是藏区政治、经济、宗教及文化的中心，是藏族文化的发祥地。卫藏区以雅鲁藏布江流域为中心，主要以冈底斯山和念青唐古拉山麓大断裂带为划分藏北、藏南的界限。河谷与盆地相间，平均海拔在4 000米左右，土地资源集中，且雨量充沛，适合农作物的生长。藏族的第一位藏王聂赤赞普诞生于雅鲁藏布江流域，第一座宫殿——雍布拉康，第一片农田，第一座寺院桑耶寺，还有雄伟的布达拉宫……因此，可以说这里是孕育藏族文化的摇篮。

（2）安多区（"马区"）。"安多"一词由阿尼玛卿雪山和多拉让摩山（积石山）名字的头一个字组成，有"边地"之意，主要指从藏北到甘、青一带（包

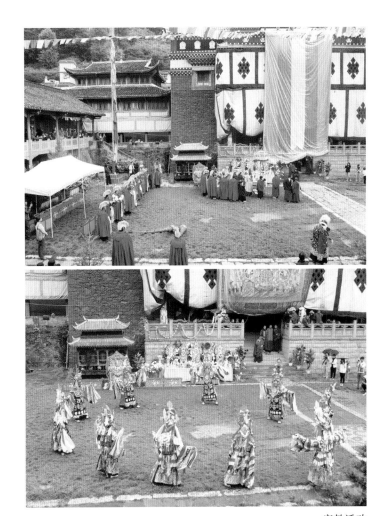

宗教活动

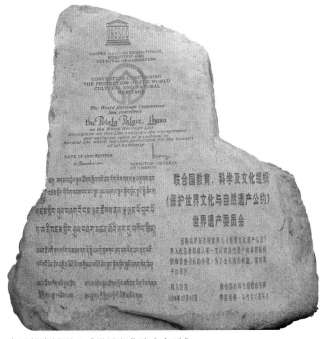

布达拉宫被列入《世界文化遗产名录》

括川西北的部分地区）的整个藏族地区，中心在阿尼玛卿山至青海湖一带，地理范围包括：青海省的果洛藏族自治州、海西蒙古族藏族自治州、海南藏族自治州、海北藏族自治州、海东地区和黄南藏族自治州，甘肃省的甘南藏族自治州、天祝藏族自治县，四川省的阿坝藏族羌族自治州（简称阿坝州）的部分地区，地域范围很广。这一区域以高原牧区为主，地势相对平缓，草原面积辽阔，牛羊成群，是藏区最大的牧区；但因海拔较高，气候高寒，地广人稀。由于地缘关系，一直处在中心藏区边缘地

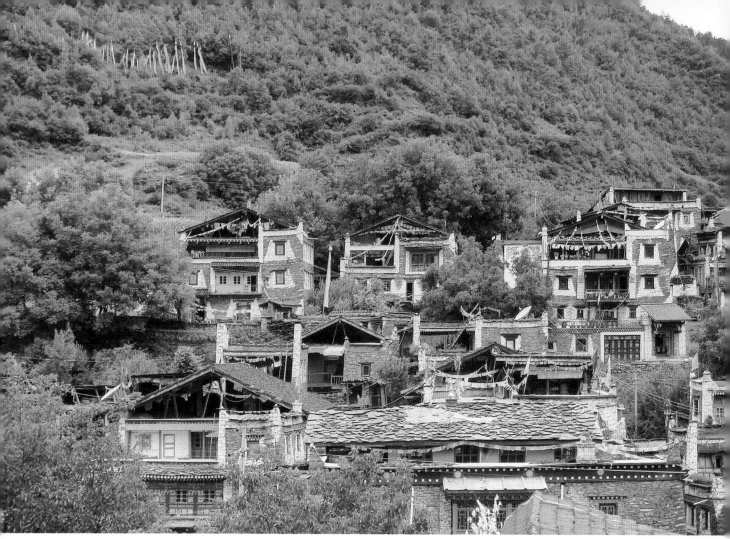

卓克基土司官寨（四川省阿坝州）

带的安多区自古以来就与东边的汉文化和北方的阿尔泰文化联系密切。历史上这里也是多民族聚居的地区，吐蕃、匈奴、吐谷浑、蒙古、土、回、撒拉等族的先民们在历史的变迁过程中相互交流与融合，逐步形成了今天独特的安多文化。安多区有历史上繁荣和开放的青唐角厮罗文化，这里是藏传佛教后弘期"下路弘法"的策源地和被称为"第二佛陀"的宗喀巴大师的诞生地，还有安多文化中心之一的拉卜楞寺和名满藏区的热贡艺术。多元的安多文化是藏族文化的重要组成部分。

（3）康巴区（"人区"）。"康"是边地之意，"巴"是人的意思，"康巴"即康区的人。康巴区位于安多区和卫藏区之间，即青藏高原的腹地和川藏高原的西北部，大体是指鲁贡拉山以东、大渡河以西、巴颜喀拉山以南、高黎贡山以北的广大地区。行政区划上则包括今四川省甘孜州全部、阿坝州的一部分，凉山彝族自治州（以下简称凉山州）一部分以及西藏自治区昌都地区、青海省玉树藏族自治州（以下简称玉树州）、云南省迪庆藏族自治州（以下简称迪庆州）。康巴人世代生活在川、滇、青、藏交界的横断山脉地区。本地区山高谷深、江河纵横，严酷的自然环境既塑造了康巴人强悍豪爽的性格，也培养了他们走出深山经商的传统和习俗，所以藏区的巨商大贾中康巴人最多。本地区由于多是高山峡谷，形成了相对封闭的环境，使得康藏地区的文化多样性突出。同时，康巴区地处藏羌彝民族走廊，是汉、藏、羌、彝等多民族交流与活动地带。在藏族三大传统历史区划中，康巴藏族在语言、服饰、建筑、宗教、习惯等各个方面呈现的多样性、丰富性都堪称首屈一指。

这三大区域虽在整体上存在共性，但由于地理环境、发展历程等因素的不同，三者的历史文化、风俗传统、医学技术等均存在差异。

独一无二的高原地理环境，孕育了神奇而多样的藏药资源。藏族人民对藏传佛教的普遍信仰，赋予了藏医药对生命的独特认知。藏族人民用古老的藏族文字对各个时代的医学做了忠实的记录，编著了《月王药诊》《四部医典》《蓝琉璃》等大量医药学著作和医药唐卡（医药挂图），促进了藏医药的实践和传播。

藏医药学建立了一套完整而独特的医学理论，涉及生理、病理、解剖、诊断、保健、药物等领域。藏医药学在很多领域的认识具有一定的领先性和独创性，如胚胎学、尿诊、外科手术等。藏医药学对心脑血管、风湿、类风湿、消化系统、神经系统等领域的一些病种具有疗效优势。藏医药学采用了大量高原道地药材，据《晶珠本草》记录的2 294种藏药中，约30%的药物只限于藏医使用；约30%的药物主产或特产于青藏高原，分布在海拔3 800米以上的地区。其中，很多药物沿用至今，对糖尿病及其并发症等常见病、多发病及疑难病依然具有独特的疗效，已被目前的药理研究、临床试验证实。

藏医药学是祖国医药学宝库的重要组成部分，是具有独特民族文化特征的医药体系，

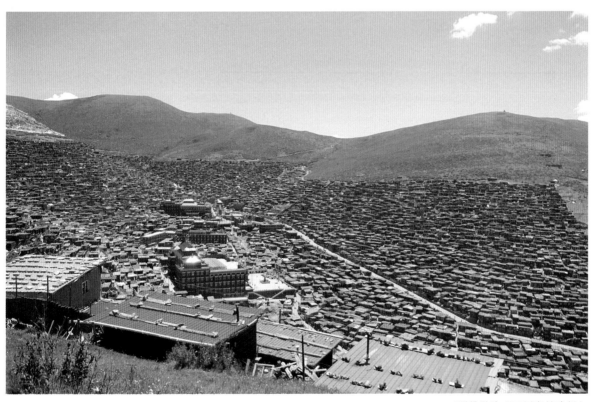

五明佛学院（四川省甘孜州）

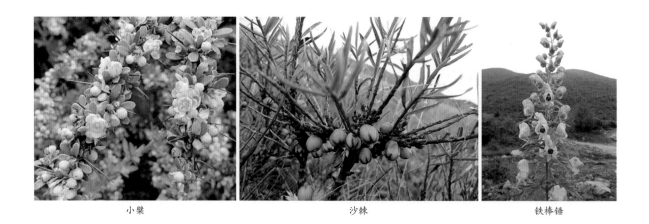

| 小檗 | 沙棘 | 铁棒锤 |

源于藏民族人民的生产、生活实践，是藏族医疗用药经验的总汇，源远流长而博大精深，具有独特的理论体系和医学实践。藏医药学以藏医药知识体系为核心，与藏传佛教、哲学、天文、物候、民俗等互相联系，共同构成了青藏高原人民的疾病观、社会观、自然观、生命观，因而在传统藏学中占有重要的地位。

第二章
藏医药学历史

藏医药学源远流长，是由勤劳勇敢的藏族人民在同自然界长期做斗争的过程中积累起来的，具有完整系统的理论体系与实践体系。在历史进程中，藏医药学充分吸收了中医、古印度医药学和大食医药学等的精华，并经历代藏医药学家的改善和增补而愈趋成熟，是藏民族贡献给世界的伟大遗产之一，是我国传统医药学的重要组成部分。

藏医药学的发展大致经过了以下六个时期：

一、萌芽时期（远古—6世纪）

藏族先民在同自然与疾病搏斗的过程中，逐步积累了丰富的医学知识。藏地在上古神话中即被称为"不死之药"的产地，藏医药的历史可追溯到两千多年前的古象雄（象雄是青藏高原在吐蕃还未崛起时的名称）时代。虽然这时的医药知识原始而朴素，还带有浓厚的巫术、宗教色彩，但本质上已经是一种脱离了听天由命、任由疾病肆虐的积极行为。

本教始祖敦巴·辛绕弥沃是古象雄的王子，与佛祖释迦牟尼属于同一时期的人物。明示万物称为"敦"，养育大众是为"巴"，心性普遍称为"辛"，利众极妙而称"饶"，应化人身是为"弥"，有情顶饰名为"沃"。他创造了象雄文字，制定了本教五大明学：工巧明（工艺学）、声论明（语言学）、医方明（医药学）、外明（天文学）、内明（佛学），并创立了早期的藏医学，为藏医药学的发展奠定了良好的基础。十世班禅曾说："本教文化是藏地土生土长的教育文化，它包括医学、天文、地理、占卦、历算、因明、哲学与宗教等浩如烟海的知识体系。"

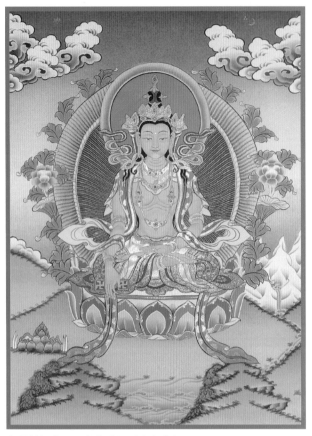

本教始祖敦巴·辛绕弥沃（唐卡像）

古象雄医学是繁盛于西藏西南部的早期医学，是佛教传入西藏以前的先期文明。象雄最晚在公元前6世纪就有了医学著作，其后又被吐蕃医学著作吸收，成为藏医学著作的组成内容，为藏医药的发展奠定了良好的基础。但是受限于当时落后的文化发展水平，且缺乏规范性文字，从藏医学萌芽开始一直到吐蕃王朝建立，藏医学并没有形成一个完整的理论体系。

古象雄地区是古丝绸之路的十字枢纽和交通要塞，其创造的古象雄文明，既是青藏高原古代文明的根源，又是中华民族多元文化的远古起源之一。古老的藏族文化就是在象雄文化的基础上吸收周边各民族文化而发展起来的。

古象雄文化是雪域高原先祖为我们留下的珍贵文化遗产，保护好古象雄文化遗产，就留住了古象雄文明的精神遗存。

古象雄文明与藏族文明一脉相承、生生不息，代表着藏地悠久历史文化的"根"与"魂"，是藏族日常生活中不可缺少的一部分。转神山、拜圣湖、磕长头、撒隆达、挂五彩经幡、堆石供、火供、水供、会供、煨桑、朵玛、酥油花、金刚结等传统习俗与活动都源于古老的象雄文化。古象雄文化甚至影响了周边许多国家和民族的文化，至今世界许多地方的文化、艺术、宗教等领域依旧能够找寻到来自古象雄文明的符号。

在生活实践中，藏族人民发现某些野果、野菜、动物、矿物可以治病。早在4世纪，藏族人民就总结出融化酥油止血、青稞酒糟治疗外伤等藏医学经验。根据史料推测，第一位藏王聂赤赞普在位期间针对当时部落相互争斗产生的对民众有害的因素，他提出了六大难题（"六忧虑"），并征询解决办法。其中有一个问题是："若遇毒之害，该如何处治？"解决办法是："攻毒者药

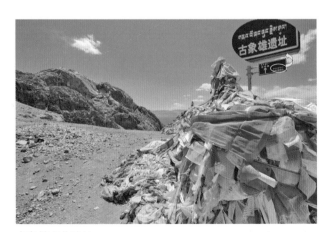

古象雄文化遗址

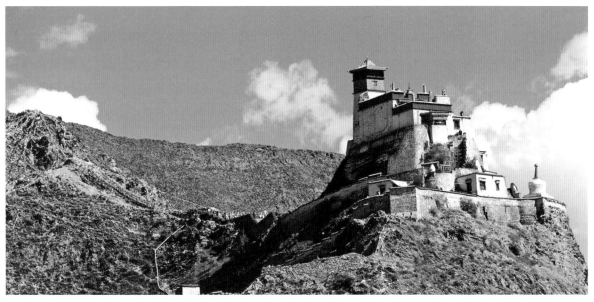

吐蕃第一任聂赤赞普居住的宫殿（雍布拉康，西藏自治区山南地区）

也。"可见当时藏族就有了以药攻毒的疗法，对医药学已有初步认识。当时，藏族人民已经知道瘟疫会引起各种传染性疾病，因此会将传染病人移至室外，并改善居住条件，防止传染病的扩散。

这一时期，由汉地陆续传来医学知识，藏、汉医药知识和经验的交流改变了当时"医巫不分""重巫轻医"的状况，促进了藏医药学的发展。

二、奠基时期（6世纪—9世纪）

吐蕃时期是藏医药学发展的关键时期，吐蕃王朝的藏王（赞普）松赞干布统一藏区，创立藏文字，引入佛学以及相关文化，极大地促进了藏医药学的形成和发展。

唐贞观十五年（641年）文成公主进藏，送亲队伍非常庞大，嫁妆十分丰厚，史书记载有"12岁释迦牟尼等身佛像、珍宝、金玉书橱、360卷经典、各种金玉饰物"。文成公主还携带了各种谷物和蔓菁种子等。在她的影响下，汉族的碾磨、纺织、制陶、造纸、酿酒等工艺陆续传入吐蕃。文成公主带去的诗文、农书、佛经、史书、医典、历法等典籍，促进了吐蕃经济、文化的发展，

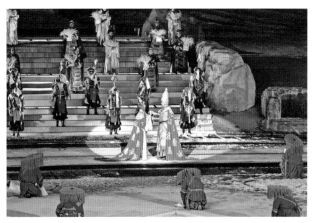

文成公主与松赞干布联姻（大型实景剧《文成公主》剧照）

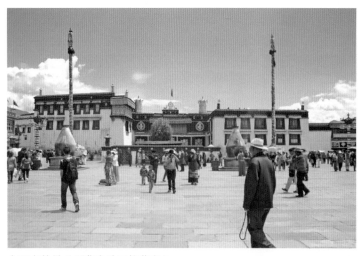

大昭寺外景（西藏自治区拉萨市）

加深了汉藏人民的友好关系。

这一时期，藏族医师在学习本土文化的同时，博采众长，积极学习其他地区和民族的医学理论和知识，并把这些翻译成藏文，吸取其中与藏地气候、地势、人体相适宜的部分，再结合前人的实践经验，逐渐消化为藏族医药学文化的组成部分，藏医药学得到很大的发展。藏医学早期综合性经典著作《医学大典》《无畏的武器》《月王药诊》都是在这一时期成书的，其中的《月王药诊》（藏文名《门杰代维给布》）是现存最早的藏医学经典著作，既有外国及汉地的医药知识，又有藏族本地的医药经验，为《医学四续》（《四部医典》）的撰著奠定了基础，推动了藏医药学的发展。

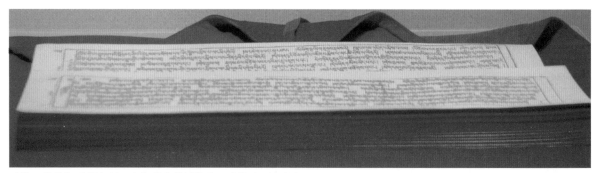

《月王药诊》（藏文版，青海藏文化博物院，青海省西宁市）

吐蕃王朝藏王赤松德赞时期，藏医学有了很大发展，先后延聘了汉地及邻国的名医进入吐蕃传授医术，各地医生的著述有：唐朝的《杂病治疗》《艾灸明灯》，天竺的《甘露药钵全书》，尼婆罗的《草药生态》等。藏族"九大名医"之首宇妥宁玛·元丹贡布（老宇妥）约于8世纪末编著了藏医学经典《四部医典》（又称《甘露要义八支秘诀续》）。《四部医典》的问世标志着藏医药学已走向成熟，藏医药学体系基本形成。

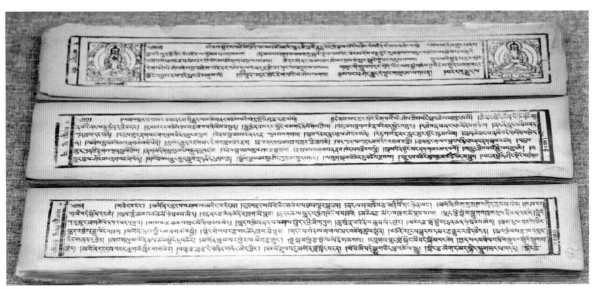

《四部医典》（藏文版，德格印经院，四川省甘孜州）

三、发展时期（9世纪—14世纪）

《四部医典》著成以后，藏王赤松德赞把它当成珍贵的宝贝收藏，后埋入桑耶寺（伏藏），因而在后来的朗达玛（吐蕃王朝最后一位藏王）灭佛时得以幸免于难。直到11世纪初，《四部医典》被查巴翁西发现（掘藏）而得以重见天日。后来，它又辗转传到老宇陀的十三世后代宇陀萨玛·元丹贡布（新宇陀）手中。根据西藏地理、气候等特点，并汲取汉地传来的医学典籍的精华，新宇陀进行了修订增补、注疏，《四部医典》此时才算完全定型，成为今天我们所见到的版本。

此时期建造的桑耶寺是西藏历史上第一座僧人出家的寺院。寺内建筑兼具藏地、汉地、印度三种风格，因此桑耶寺也被称作三样寺。8世纪末，时任赞普的赤松德赞笃信佛教，他将印度的两位佛教大师寂护和莲花生迎请至西藏弘扬佛法，并为他们修建了这座寺院。据《桑耶寺志》记载，762年赤松德赞亲自为寺院奠基，建造过程历时十二年，到775年终告落成。桑耶寺落成后举行了盛大的开光仪式。赤松德赞又从汉地、印度和于阗等地邀请僧人住寺传

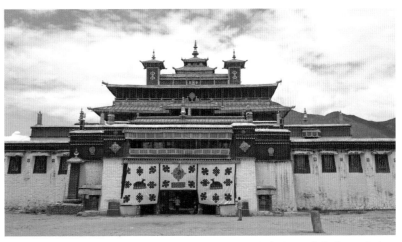

桑耶寺外景（西藏自治区山南市）

经、译经，并要求吐蕃上下一律信奉佛教。桑耶寺是西藏历史上第一座具备佛、法、僧三宝的正规寺院，在藏传佛教界拥有崇高的地位。

《四部医典》的"伏藏"与"掘藏"是在桑耶寺进行和完成的。在藏王朗达玛时期，藏地政局动荡，佛教及其衍生文化濒临灭迹，有些经典在这一时期悄然匿迹，《四部医典》也销声匿迹近150年。11世纪的查巴翁西是雪域高原诞生的大伏藏师，他将失传的《四部医典》在桑耶寺中以掘藏的形式挖掘出来。大师传脉一直延续到宇妥萨玛·云丹贡布，对《四部医典》中本则部的部分内容和论述部中有关饮茶、药食等的内容进行了补充，并且还对一些更早的经典如《月王药诊》中尿诊与脉诊关于五行相生相克等的关系进行了修订等，使得藏医药学理论更加完整。

《四部医典》总结了藏族人民积累的丰富医药经验，吸收了中医学、天竺医学和大食医学的精华，同时融合已译著的《医学大典》《无畏的武器》《月王药诊》等医书中与西藏气候、地势、人体相适宜的部分，系统地总结了藏医药临床经验，对藏医学的理论及实践都有原则性的叙述。这一时期，藏医药学逐渐成为具有独立理论体系、临床各科齐全、医药经验丰富的一门医学。

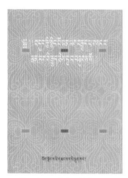

《四部医典》（藏文）
西藏人民出版社，1982

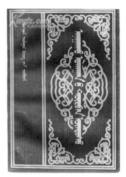

《四部医典》（蒙文）
内蒙古科学出版社，1997

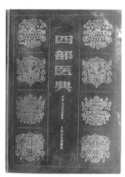

《四部医典》（汉文）
人民卫生出版社，1983

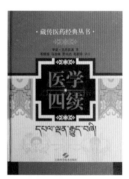

《医学四续》（汉文）
上海科学技术出版社，2012

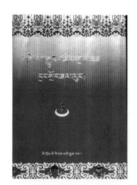

《四部医典大详解》（藏文）
四川民族出版社，2001

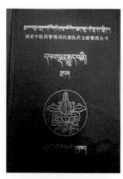

《四部医典对勘本》（藏文）
四川民族出版社，2010

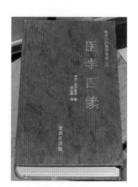

《医学四续》（汉文）
西安出版社，2000

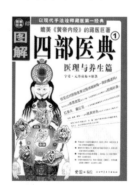

《图解四部医典》（汉文）
陕西师范大学出版社，2006

已出版的部分《四部医典》版本

四、争鸣时期（14世纪—17世纪）

《四部医典》重新问世后，在对其进行诠释和修订过程中出现了不同学术派别争鸣的局面。其中，强巴学派和宿喀·娘尼多杰学派影响最大，分别称为北方学派和南方学派。两大学派都坚持《四部医典》的总纲和理论，但结合各自所处地域的具体特点，不断总结和整理医疗经验，对西藏医学的理论和实践各方面都有所补充，并利用各自的智慧予以校订，进行广泛的阐释，极大地丰富了藏医药学的理论与实践。

北方学派的创始人主要是强巴·朗杰札桑，其以讲、辩、著的方式，结合西藏北方的地理、气候、生活方式等实际特点，以及自己丰富的实践经验，对北部高寒地区的多发病及其治疗方法进行了经验总结。强巴·朗杰札桑著述医书疏解，创制新药方，并擅长艾灸疗法、放血疗法等外治方法，对当地药草特点、辨认药性、区分产地、药名确定及药物分类，均有独到的见解。

南方学派的代表人物是宿喀·娘尼多杰。宿喀·娘尼多杰对药物味道、功用、药效本质、释名及其作用等做了论述和讲解，总结了南部河谷地带的多发病及其治疗的经验，对脉诊和尿诊也有详细的论述。他著述的《根本续和论说其续释论·祖先训述》是对《四部医典》有关部分的权威论述，至今仍是学习藏医的重要参考资料。

尽管两学派之间意见不同，但彼此间并无隔阂，他们相互学习，取长补短。宿喀·洛哲杰布作为南方学派著名的代表人物，他吸收北方学派的精华，虚心学习，与北方学派当时的主要代表人物都有学术上的往来。这种学术交往对藏医学的进步有积极的意义。

学术流派与学术争鸣的存在，是对相同医学问题的不同角度的认识。这一时期是学术思想形成与发展的阶段，名医辈出，治疗疾病的技术水平和医药学理论水平大幅提高。

五、繁荣时期（17世纪—20世纪中叶）

17世纪，西藏建立甘丹颇章政权。甘丹颇章意为兜率宫，为哲蚌寺的一座建筑，是五世达赖喇嘛在拉萨哲蚌寺的寝宫。因当时格鲁派掌握着西藏地方政权，故通常以当时达赖喇嘛的住所甘丹颇章来称呼格鲁派的地方政权。之后，达赖喇嘛迁居布达拉宫，此后甘丹颇章政权又成为原西藏地方政府的代称。这一时期在大力弘扬佛法的同时重视发展藏医药学，许多重大举措的实施使藏医药学进入鼎盛时期。

著名藏医药学家第司桑杰嘉措在前人研究成果的基础上，对《四部医典》进行了整理、校对、修订和注解，为藏医药学的发展做出了重大贡献。1676年，他在药王山建立医药学校"曼巴札仓"，招收学员，培养藏医药专门人才。每年七月，第司桑杰嘉措都要带领学员前往朵德、娘热、札叶巴等处采挖草药，并现场讲解药物知识。1687年，他组织校正刊刻《四部医典》（扎塘版），并对《四部医典》进行全面整理和注释；次年编写《医学广论药师佛意庄严四续光明蓝琉璃》（简称《蓝琉璃》）一书，并于1689年在西藏刊行。《蓝琉璃》是《四部医典》的标准注解本，深受后世藏医学界的推崇。1691年，他撰成《诀窍论补遗·斩除非命死绳利剑》，不久该书的各种版本如德格、塔尔寺、扎喜契、北京、蒙区等版刊出。1703年，他写成《医学概论·吠琉璃镜·宴仙喜筵》，这部医学史书共293页，书中对印度和西藏医学发展历程，以及西藏名医新老宇妥·云丹贡布等人的行医经历做了详细的叙述。1704年，他召集全藏著名画家将在各地搜集到的药物标本绘制成彩色医药学挂图79幅（有资料说是77幅），后世又在此基础上进行了增补完善，成为迄今藏医教学的重要内容。

著名藏医药学家帝玛尔·丹增彭措编著的药物学经典论著《晶珠本草》，于1835年成书，1840年木刻版印刷本问世。《晶珠本草》内容丰富、考证全面、订正确切、分类明确，记载药物2 294种，集藏族药物学之大成，收录了大量高原特色及珍宝药物。其中的很多药物沿用至今，对常见病、多发病及疑难病依然具有独特的疗效，并为现代的药理研究、临床试验所证实。

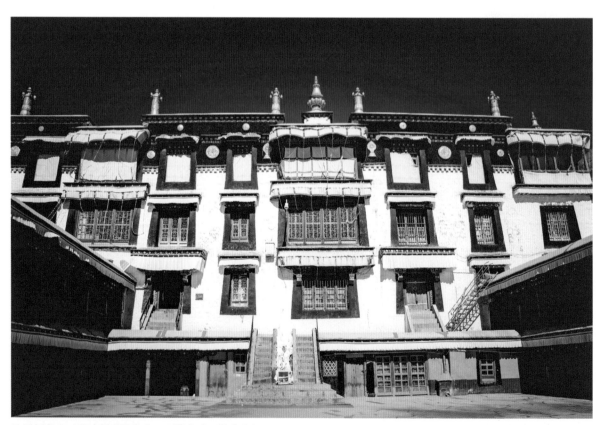

甘丹颇章（五世达赖喇嘛寝宫，西藏自治区拉萨市）

六、振兴时期（1951年以后）

1951年，西藏和平解放，藏医药学进入新的发展时期，也标志着藏医药的振兴和新生。国家充分肯定了藏医药学在祖国医学宝库中的重要地位，同时制定并施行了继承、挖掘和发扬的方针政策。1959年，药王山利众院与"门孜康"合并建立拉萨市藏医院，1980年改名为西藏自治区藏医院。而后又成立了青海省藏医院、北京藏医院等专业藏医药医疗机构。

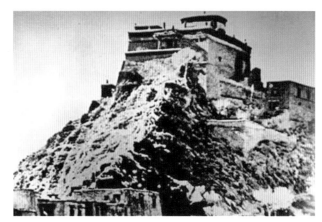

药王山利众院（藏医药学校，西藏自治区拉萨市）

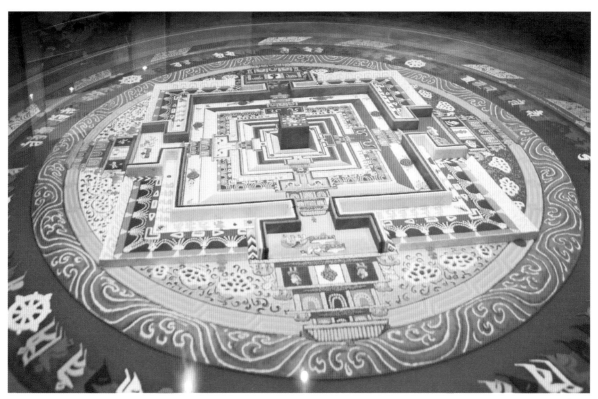

坛城（青海藏文化博物院，青海省西宁市）

1989年，西藏成立西藏大学藏医学院（2001年更名为西藏藏医学院，2018年更名为西藏藏医药大学），成为藏医药学人才培养的基地。之后，青海大学、甘肃中医药大学、成都中医药大学等院校也相继开设了藏医学、藏药学等专业。

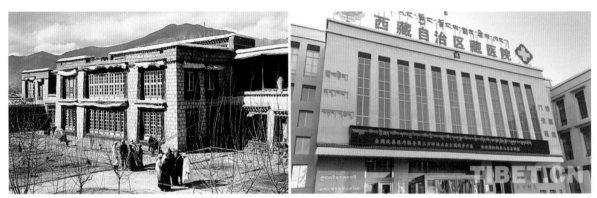

西藏自治区新老藏医院对比（西藏自治区拉萨市）

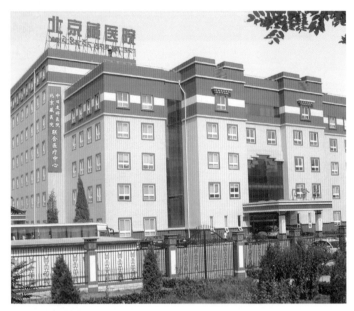

北京藏医院外景（北京市）

　　改革开放以后，藏医药在科学研究、临床研究、藏医药古文献整理、藏药的开发研究、藏医药典籍的出版等方面都取得了长足进步和飞速发展，藏医药的学术交流更加频繁，藏医药正逐步走向世界。

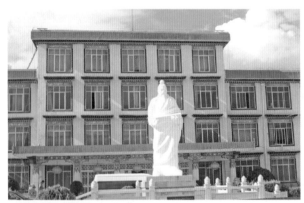

西藏藏医药大学内景（西藏自治区拉萨市）

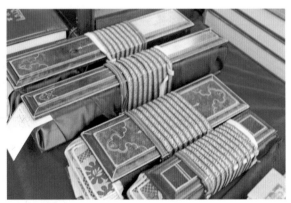

中国藏医药古籍珍本影印本（局部，西藏藏医药大学，西藏自治区拉萨市）

第三章
藏医药代表性人物

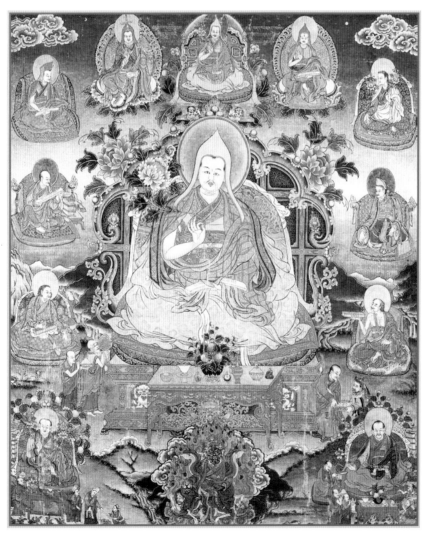

雪域历代藏医名医（唐卡像）

在藏医药发展历史上，各个时期都有诸多学者学习《四部医典》，他们在学习的过程中依照自己的理解能力、临床实践，根据各自所在地域的气候、地域环境、生活习性等，著书立说，广收门徒，出现了学术和实践上的不同见解与主张，从而形成了百家争鸣的发展格局。其中著名的藏医南、北学派于15世纪逐步形成，他们都以《四部医典》为根本，依照上师的不同传承，结合各自所处地域气候等特点，总结各自不同的临床实践经验及认药配药方法等，在各自所在的地区弘扬藏医学，使藏医学真正地进入争鸣时期，对藏医药的发展起到了承前启后的巨大作用。两学派的传承者相互学习，各取所长，两学派不断融合，形成了总体蓬勃发展的良好格局。在藏医学的发展历程中，产生了许多杰出的医药大家。本书列举了部分人物，简介如下。

1. 杰普赤西

杰普赤西是古象雄时期的一位杰出藏医药学家，是西藏本教始祖敦巴·辛绕弥沃的长子。本教典籍《格言集》中记载："魔王冉巴土吉传播疾病令众生疾苦时期，祖师给杰普赤西传授《药械甘露九经》使得众生安康。"另外，《经教近传德经》中也记载有："两万药械续，由杰普赤西搜集。"由此可见，古象雄时期医学指路明灯（创始人）是杰普赤西。

宿卡·洛追杰布所著的《知识总论》中记载："藏医始于拉妥妥日年赞时期的说法不可信，因为之前就有本教医学，而本教祖师祖敦巴·辛绕弥沃是与佛祖释迦牟尼同一时期降临世间。"这种说法更符合历史的考证。

据有关雍仲本教源流的著作《格言·格桑项饰》记载："本教四续早已盛行，且在聂赤赞普时期进入鼎盛，同时期涌现了十二位智者。何为智者？乃本教医术能够治愈疾病并消除生命危险者也。"同时，《五部箴言·大臣箴》中记载：聂赤赞普在雅砻被众部落推举为吐蕃第一代赞普时，向智者提出对盗贼、嫉恨、敌人、野牦牛、毒、诅咒等六点疑问有何应对措施时，智者泽拉嘎玛云德向赞普回答道："在吐蕃有盗贼就有惩罚，有嫉恨就有慈悲，有敌人就有朋友，有野牦牛就有武器，有毒就有药，有诅咒就有降妖术。"其中，"有毒就有药"的记载说明当时医学得到了进一步发展。

宇妥宁玛·元丹贡布的传记《威严大宝藏》中记载：8世纪，藏王聂赤赞普在桑耶寺邀请各方名医，天竺医生向宇妥宁玛·元丹贡布询问医学源流。答曰："象雄医术中有

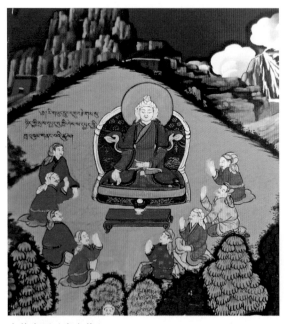

杰普赤西（唐卡像）

疾病下引之泻疗传承，吐蕃医术中有调和疾病之对治四续，雍仲苯医中有解除疾病之熏烟、浸浴、涂敷之传承。"这说明了象雄医学与藏医学的关系。《四部医典》中记载有古代象雄医学的药名。

学者帝玛尔·丹增彭措所著《医学记录明晰茉莉续》中引用《解毒永恒集》的记载，写道："大白药丸约如百灵鸟的蛋，国王的药丸能养活人马十三；中等红黄色药丸约如鹿粪粒，大臣的药丸能养活人马九；小的黄丸约如羊粪粒，后妃药丸能利于人马七；绿白色药丸约如豌豆，百姓药起先能养活人马五，后来能利于人马三。药的颜色、大小有别，大而坚硬的药丸属优类，小而脆又无光泽的药丸属劣类。"其中详细记载了药物的历史、组成、分类及作用等。可以说，古象雄时期杰普赤西很早就有从事医疗工作的经历，这也说明藏医药学的历史源远流长。

特别是敦煌石窟文献《藏医学火灸法》中有"此部医疗书连藏书库中也无存，是和象雄派医疗结合而著成的"等记载，说明藏医药学自象雄医药学以来已有两千多年的历史。

2. 童格妥·觉坚

童格妥·觉坚出生于吐蕃赞普拉妥妥日年赞时期，他从小接受藏医药知识教育，长大成人后获授《诊病切脉纲》《内治药物纲》《创伤外治纲》等医学典籍。他经过艰苦努力，成为一代藏医学家。《医学概论·仙人喜宴》中记载："童格妥·觉坚的儿子、孙子、曾孙及玄孙分别担任了赤年松赞、仲年德吾、达日年思、囊日松赞、松赞干布等藏王的御医。"在宇妥宁玛·元丹贡布的传记里也记载有，自童格妥·觉坚作为藏王的御医之后，代代相传，宇妥宁玛·元丹贡布及宇妥萨玛·元丹贡布都是童格妥·觉坚的后代。

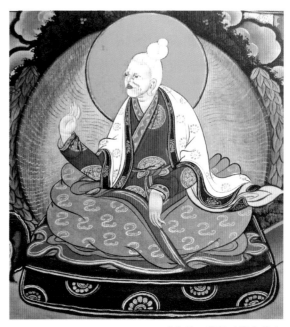

童格妥·觉坚（唐卡像）

3. 马哈德瓦

马哈德瓦为梵语，依据藏文史书和医学典籍而沿用，其真实姓名已不为世人所知。他是松赞干布时期的一位汉族和尚，通晓藏文，兼通汉藏医学，是一位高明的僧医。《西藏王统记》中提道：641年，文成公主入藏时，随带"治四百零四种病的医方百种，诊断法五种，医疗器械六种，医学论著四种……"这是吐蕃王朝首次大量接受汉医学的文字记载。其中的《医学大全》在7世纪中叶由马哈德瓦和藏族翻译学家达摩郭卡两人合作翻译成藏文，书中系统地介绍

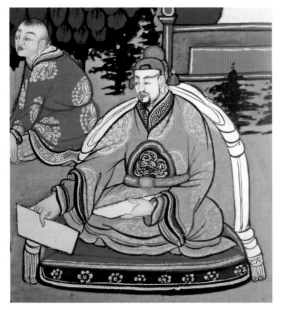

马哈德瓦（唐卡像）

了中医理论中有关人体的生理病理、诊断治疗及药物等学说，被藏医吸收后与藏地医学融合概括为"隆""赤巴""培根"，对后世的藏医药学产生了巨大的影响；同时，这也是汉藏医学交流的一大成果。另外，马哈德瓦还将一些汉文佛经译成藏文，对汉藏民族的文化交流产生了重大的推动作用。

4. 韩文海

韩文海是文成公主进藏后，为治疗藏王松赞干布的疾病而被邀请到吐蕃的一位中医药学家，后与天竺（印度）医生巴热达扎、大食（阿拉伯）医生嘎里诺各自献上带去的医学著作《大小汉地治法拾遗》《新酥油药方》《雄鸡、孔雀和鹦鹉治法》，并共同编译成一部综合性医书《无畏的武器》（已亡佚）。该书兼收并蓄了汉地、天竺（印度）、大食（阿拉伯）医学的内容。松赞干布得到进献的《无畏的武器》以后，敕令吐蕃医生传习，明诏学好了这部书的医生可以赐予称号并给予优待，"不懂得三大医学（汉地、天竺、大食）的医生，就算不上大医学家。也不能利己利人，如同虚空抓物一般。"他对此书给予了极高的评价。韩文海还独立翻译《中医零散诊疗汇集》，之后还无私地在西藏传授汉地医学，使中医理论和实践在藏区得到了发展，藏医药学开始吸收中医药学的精华。如7世纪起的中医阴阳五行学说，关于当归、牛黄等药物的用法以及脉诊等实践经验逐步体现在藏医药学的经典著作《四部医典》中，为各地民族医学的交流与融合，为藏医学的繁荣，做出了重大的贡献。

5. 巴热达扎

巴热达扎是来自天竺（印度）的一位医学大师。藏王松赞干布为了进一步丰富和发展藏医药学，邀请巴热达扎前往吐蕃，请他翻译了《酥油新配方》等富有天竺（印度）医学特色的著作。另外，巴热达扎与韩文海、嘎里诺共同编译了《无畏的武器》。巴热达扎是将天竺（印度）医学传至吐蕃的重要使者，为藏医药学的发展做出了重大的贡献。

现代专家学者在研究藏医与古印度医学的关系时，认为巴热达扎是古印度传说中的人物，是否真有其人尚难确定。但从现在藏医学的内容来看，藏医学的确包含有天竺医学的内容。

6. 嘎里诺

嘎里诺是为医治松赞干布的疾病，从大食（阿拉伯）地区邀请来的一位医学大师，他参与编译了《无畏的武器》。此外，嘎里诺还在拉萨编写了不少医学著作。

从现在的藏医学内容来看，藏医学也包含有大食医学的内容。

7. 马哈亚那

马哈亚那是唐代汉地和尚、大乘禅师、大译经师，其名依据藏文史书和医学典籍沿用，真实姓名已不为世人所知。马哈亚那受邀前去吐蕃传播佛教和翻译医药学典籍。710年，金城公主入吐蕃时，汉地的天文历算和医药著作等再次盛传于吐蕃，著名的医学典籍《月王药诊》即由马哈亚那和吐蕃的大译经师毗如赞纳共同译成藏文。上述内容在德格木刻版《月王药诊》跋文中有记载。但从具体内容来看，《月王药诊》显然已经与藏地的具体医疗经验与自然条件结合，是一部融合了藏地、汉地以及其他医学体系的著作。

8. 九名御医

藏王赤德祖赞为了推动藏医药学的发展，想将更多的医书翻译成藏文，于是派人遍访各方名医，从汉地、天竺（印度）、大食（伊朗）、泥婆罗（尼泊尔）等地邀请了九位名医进入吐蕃任御医，传播各地的医疗技术。九名御医和藏地其他名医合作编著了各种医药论著，汇集成《太医药诊紫色经函》。后又选了九名聪明的孩子由九名御医传授医术，这些孩子后来成了"吐蕃九大名医"，宇妥宁玛·元丹贡布就是其中之一。

9. 三名太医

三名太医是指赤松德赞从天竺（印度）邀请来的达玛热扎医生、从汉地邀请来的马哈坚塔和尚、从仲地邀请来的赞巴西拉哈医生。他们到来之后，出现了以君、臣、使为喻的黄色医学经卷，形成了天竺、象雄、蒙、吐蕃等医学派系。他们根据各地的医学特点，编著了《医学根基·日月轮算》《三基疗法详解》《尿诊金镜》《药浴日月滴》《药物分布概况》等医学著作，并统称《关于珍宝聚集论》，为吐蕃各地传播医药学理论做出了重要的贡献。

10. 莲花生

莲花生是吐蕃"师君三尊"中的轨范师，8世纪中叶应吐蕃赞普赤松德赞邀请入藏，建立桑耶寺，教授藏族子弟学习翻译之学，培养了以白如杂纳等为代表的翻译家，把大量佛经翻译成藏文。《医学概论·仙人喜宴》中记载有莲花生所著的《诊断·日月和合》《疗法甘露瓶》《甘露

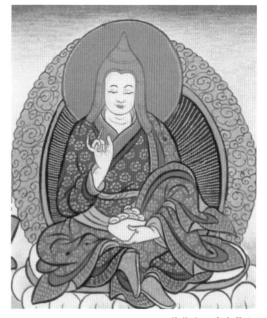

莲花生（唐卡像）

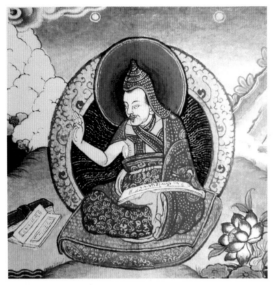

毗如赞纳（唐卡像）

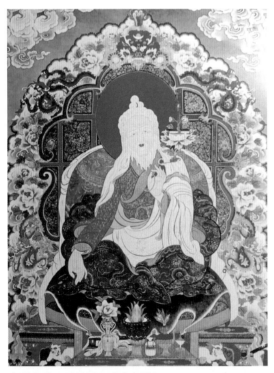

宇妥宁玛·元丹贡布（唐卡像）

精要鬘》等医学书籍，里面介绍了与瘟疫有关的诊断、治疗、保健等内容。

11. 毗如赞纳

毗如赞纳，意为"大日如来"，是他在弘扬佛法时被赐予的法名。毗如赞纳是吐蕃赞普赤松德赞时期最著名的大译经师，也是藏地早期的"三大译经师"之一，他与马哈亚那合作将《月王药诊》译成藏文。此外，他还有《药诊诸种要诀》《文殊本草》《解毒论》等译著。他的译著对藏族文化的发展，尤其是对藏医药学的发展，有着深远的影响。

12. 宇妥宁玛·元丹贡布

宇妥宁玛·元丹贡布出身于医学世家，其前辈均为吐蕃赞普的御医。他从小就学习藏文、听讲医理、奔走行医，被敕为赤松德赞的御医，位列"吐蕃九大名医"之首。之后，他前往各地游学、广投名医，学习了许多医学论著，同时行医治病、传授医术。他在治病时，善于根据患者的不同情况，灵活应用一些独特的疗法。宇妥宁玛·元丹贡布以吐蕃医学为基础，集汉地、天竺（印度）和各方的医学之所长，并结合多年的学习和实践经验，撰著而成藏医药学经典著作《四部医典》。该书总结了前人的经验，吸收了其他民族医学的长处，使吐蕃医学达到前所未有的高度，为藏医药学发展成为一门有理论、有实践、有特色的民族医学奠定了基础。

13. 阿底峡

阿底峡，意译为"殊胜"，他受邀前往藏地传播佛教和医学。在藏地居住期间，他重点传播和讲授佛教理论，翻译佛教学说，为佛教和众生的利益做了大量工作。在医学方面，阿底峡来到藏地时缺少药材，因担心自己的医药学会失传，抵藏后他即开始观察药材生长的情况，并发现天竺（印度）生产的所有药材的替代药材俱全。在聂唐寺期间，应各方医者的请求，阿底峡讲授了《八支精要》等内容，当时的弟子后来成了医学方面颇有成就的学者，授课内容的记录流传到了藏医药学家宇妥萨玛·元丹贡布手中并得以继承和发扬。另外，阿底峡还与人合作翻译了《食肉解毒达亚坚》《头疾外治法》等医学著作，为藏医药学的发展做出了不可磨灭的贡献。

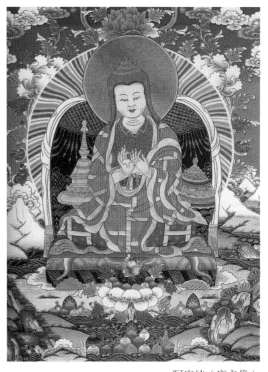

阿底峡（唐卡像）

14. 宇妥萨玛·元丹贡布

宇妥萨玛·元丹贡布是宇妥宁玛·元丹贡布的第十三代后裔。他从小就善于辨识药材，并专心攻读医学论著，年纪轻轻便学业有成，后成为一代名医，行医济世，培养门徒。他前半生主要向人传授《八支精要》，旨在解除病人的痛苦，并要求门徒像保护生命一样保护医药学。

为便于后人代代相传，宇妥萨玛·元丹贡布在晚年时对堪称医药学精华的《四部医典》中的疑难词汇做了详细的注释，并把它看成众生共有的财富。宇妥萨玛·元丹贡布为后人留下了诸多医学著作，如《宇妥本草》《秘诀要义》《火灸要素》《图解夹板术》《妇科疗法十四卷》《五味镇痛要方》等，使藏医药学在雪域高原上蓬勃发展。他的医学思想及医学著作被认为是藏医药学发展道路上的指路明灯，他本人也是藏医药史上最为杰出的人物之一，被后人称为"第二尊药王佛"。

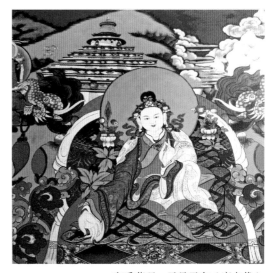

宇妥萨玛·元丹贡布（唐卡像）

15. 竹钦·邬坚巴

竹钦·邬坚巴青少年时期学习佛教知识，因曾到过圣地"邬坚"而得名"邬坚巴"。他成功地进行了"水银洗炼"的冷热处理及祛毒等整个过程的实践操作，开创了藏药"水银加工"系统完整的实践操作，为"水银加工"的传承和普及做出了无法估量的贡献。他的医学

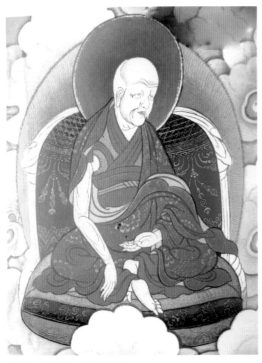

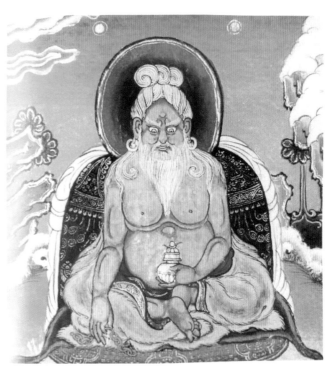

竹钦·邬坚巴（唐卡像）　　　　　　　　唐东杰布（唐卡像）

著作有《水银提炼法》《耳传黑色手册》，其中记录了水银的炮制加工以及避孕的方法等诸多独特的实践见解和应用经验。

16. 唐东杰布

唐东杰布在藏医药学方面做出了杰出的贡献，他精心研制的智托洁白丸和红丸有独特的配方和用法，沿用至今。在藏族历史上，唐东杰布也是一位影响深远的"大成就唐东王"，几乎家家户户都供奉着他的塑像，以祈求家庭和睦，家人健康长寿。

17. 宗喀巴

宗喀巴自幼心存学医之志。据《宗喀仁莫赞》中所述，宗喀巴学医时，经努力很快便被称为医家，后前往别处学习医理，背诵《八支要集》，学习汉、藏贤者之说。宗喀巴一生著述颇丰，弟子众多。

18. 强巴·朗杰札桑

强巴·朗杰札桑是北方学派的创始人，诞生在今西藏日喀则地区昂仁县境内。这里处于拉萨以北方向，平均海拔在4 000米以上，气候寒冷，常年积雪，地域辽阔，药材独特。强巴·朗杰札桑的各代弟子大力推广北方学派的各类学术知识及临床经验，形成了藏医学中独

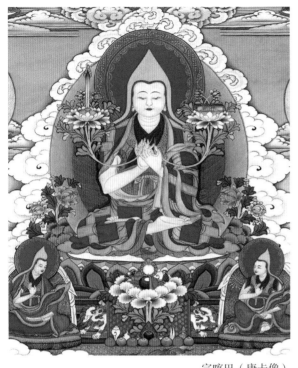

宗喀巴（唐卡像）

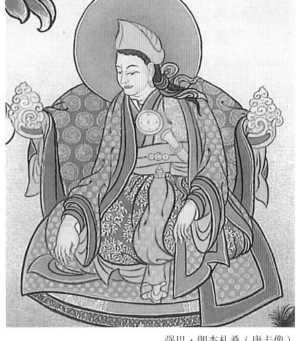

强巴·朗杰札桑（唐卡像）

具特色的一大派系。

　　强巴·朗杰札桑为了让后学者能够更容易理解《四部医典》，更好地将理论运用于实践中，撰写了《八支诸学精要——如意宝珠》《根本续释——燃亮续义明灯》《论述续广释——甘露流水》《后续释难——一切如愿》《夺命九病分类》《医籍宝匣》《体认三百六十种治疗法》《哲琼明了义》《答森格措杰之问》等，并结合拉萨西北高寒地区干燥的气候特点，总结出一套治疗寒症的经验。另外，他在药材的鉴别、艾灸治疗、药物的多味组方等方面也很有建树。

19. 弥尼玛·童瓦顿丹

　　弥尼玛·童瓦顿丹，系吐蕃王室后裔索朗多吉之子。他曾遍读雪域境内的医学书籍，遍访印藏各地的著名医师，后将北方学派推向了一个新的高度。弥尼玛·童瓦顿丹著有《医学明王》《四部医典释〈四部庄严〉》《四部医典释〈四部流续〉》《脉症疑释——耳传金刚语》《瘟疫疗法——施人命根》《医学集要——珠宝鬘》等，并广收门徒，使北方学派真正意义上成为

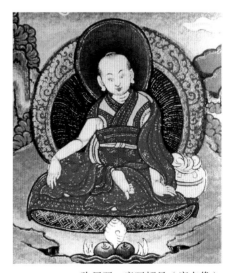

弥尼玛·童瓦顿丹（唐卡像）

雪域境内的一个医学传承派别，为北方学派的发展做出了不可磨灭的贡献。

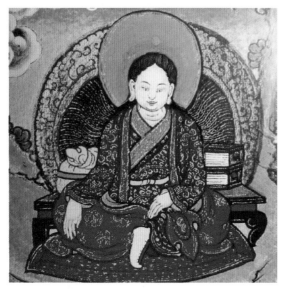

拉尊·扎西白桑（唐卡像）

20. 拉尊·扎西白桑

拉尊·扎西白桑是弥尼玛·童瓦顿丹的儿子，曾跟随祖父索朗多吉和父亲研习众多经典，并拜贤者为师，继承了北方学派的风格，著有《论述续释——善说宝》《后续释——所欲源出珍宝藏》《四续明说——如意树》等。

21. 索朗益西坚赞

索朗益西坚赞是拉尊·扎西白桑的儿子，他自幼便跟随父亲研习典籍并深谙医理，得到北方学派的真传，特别是获得了《四部医典》教言、伏藏两大传承交融的教授亲传，后来成为仁布的太医。他著有《医学论述莲花增盛之昊日》《论说续广释——无垢遍明》等。索朗益西坚赞对北方学派历代传人先后发现的各种草药进行了仔细分析研究，对药物的名称来源、特性辨别、类别好坏、寒热、产地区分、形态颜色等做了详细记载，编著了《草药宝库》。

22. 宿喀·娘尼多杰

宿喀·娘尼多杰出身于西藏达波拉托（今西藏的朗县和加查县境内）的一个医学世家，他自幼跟随精通佛经、藏医学知识的父亲仁增彭措、崔康大译师、曼登汪秋绒布等大学者学习五明文化。

宿喀·娘尼多杰对《四部医典》进行了校勘，发现其中许多地方有误，或是书写有误，或是偏解之误。经宿喀·娘尼多杰修订后，形成了宿氏版的《四部医典》。宿喀·娘尼多杰撰写了《千万舍利》《四部医典注水晶彩函》《四部医典问难银光宝鉴》《致各方医师书》等医学论著，并编纂了《药物鉴别——摩尼宝》《药味论——铁鬘》《甘露池》《甘露藏库》等药学著

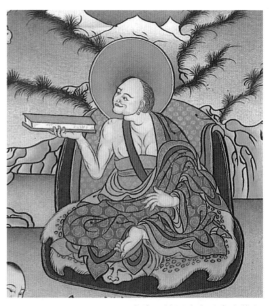

宿喀·娘尼多杰（唐卡像）

作，为后人留下了宝贵的资料。

23. 宿喀·洛追杰布

宿喀·洛追杰布自幼修学祖传医学，并得以精通其中的医理和实践之道。宿喀·洛追杰布虽然医术高超、学识渊博，但是一直没有停止求学的脚步，他多方拜师学习五明文化，并能抛开门户之见，吸收北方学派等各派所长。宿喀·洛追杰布不辞辛劳地找到宇妥萨玛·元丹贡布的《四部医典恰哲玛》后，历时四年撰写了《四部医典根本续·祖先口传》《论述续·祖先口传》和《后续脉诊及尿诊·祖先口传》三本著作。这三本著作成为理解《四部医典》的权威释文，一直沿用至今。宿喀·洛追杰布也开启了南方学派融合各派医学的发展新篇章。后来他来到山南扎塘，对《四部医典》进行了一次全面、细致地校勘，并刻制印刷，这就是《四部医典》的扎塘版，使《四部医典》得以更广泛地流传，为藏医药学的弘扬起到了推动作用。宿喀·洛追杰布还著有《宿喀·娘尼多杰传记》《四部医典教论辨析——除暗灯明》《医学概论》等。

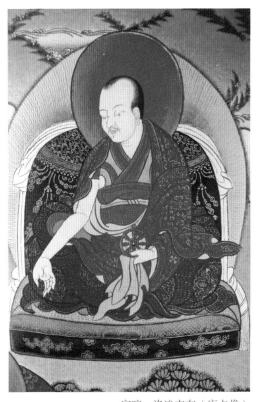

宿喀·洛追杰布（唐卡像）

24. 贡曼·贡觉德勒

贡曼·贡觉德勒，广具闻慧、思慧、修慧，遍访当时雪域的众多学者大德，博览众多医学经论，撰写了《医学甘露水滴》《医学秘诀〈红函〉〈黑函〉〈花函〉》《后续释难明灯》《傅承史》《药名释》等著作，另外还对《四部医典》做了大量的注释。其中，《医学秘诀〈红函〉》将远古藏医史上由本教祖师辛绕之子常松协布赤西所创，象雄医学中小儿耳际血管脉诊的方法收录于书中。他广收门徒，传承医学，对解除病人的痛苦，弘扬藏医学做出了卓越的贡献。

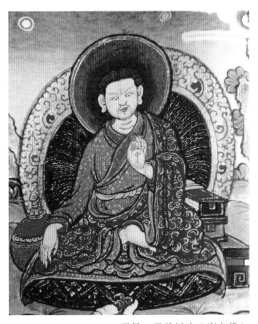

贡曼·贡觉彭达（唐卡像）

25. 贡曼·贡觉彭达

贡曼·贡觉彭达是贡曼·贡觉德勒的弟子，出生于藏、印边境，父亲早逝，后随根秋德勒（舅舅）习医。他熟知《四部医典》及十八部医书之注释，著有《验方百篇》《医学常识精要》等重要医学论著，并广行各地拜师学习，传法授徒，授业弟子有四百三十多名。据说他的弟子中能背诵并实际应用《四部医典》，且能讲传弘扬的弟子就有二十五位；精通医学八支的弟子有三位；深谙续义并能论说合一的弟子有两位；讲授教戒传承的弟子有三位。贡曼·贡觉彭达最优秀的弟子是布措瓦颜登嘉措及擦绒巴登嘉措师徒，他们以及他们的传承人一代代地传承着藏医学至今，为人类的医药卫生事业做出了很大的贡献。

26. 金巴·次旺

金巴·次旺是宿喀·娘尼多杰的再传弟子，出生于西藏林芝地区工布江达县境内。他撰写了《根本续释·获胜讲说》《论述续释·词义昊日》《秘诀续释·安乐妙源》《后续释·明示实践》等医学论著并汇集成有名的《四部医典详注》一书，为藏医学的发展史增添了光辉的一页。另外，他还总结自己的临床实践经验，编撰了《医疗实践·百寿灌顶》等重要医学论著，丰富了南方学派的理论思想，提高了该学派诊治医疗技术水平。

27. 伦顶·勒珠巴

伦顶·勒珠巴是"藏医九圣"之一的涅巴曲桑的后裔，是强巴·朗杰札桑的弟子。伦顶·勒珠巴的父亲贡觉勋努精通宁玛派密法和藏医学。伦顶·勒珠巴自小就得到父亲的真传，并长年不懈地寻访高僧，静心研习、配制药物和诊治患者。

在伦顶·勒珠巴之后，伦顶家族中不断出现智者，如伦顶·西绕白丹、伦顶·堆孜久美、伦顶·朗杰多吉等，不断延续着北方学派的藏医学成就。第司桑杰嘉措的《医学概论·仙人喜宴》中记载有："涅氏祖先在医学上均有大成就，但是直到伦顶·勒珠巴才开始集成强巴学派的独特传承。"

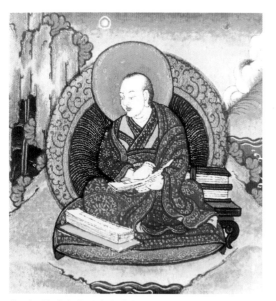

伦顶·堆孜久美（唐卡像）

28. 伦顶·堆孜久美

伦顶·堆孜久美自小就跟随涅巴医学世系的父亲索朗群培学习医方明等五明文化，学识渊博，是觉囊派更嘎宁布活佛的太医。他组织审定刻制了《四部医典〈恒固版〉》的印版，撰写了集理论释义、实践指南为一体的医学名著《医学实践·如意珍宝》。第司桑杰嘉措在1691年编著《秘诀续补注》时，吸取了《医学实践·如意珍宝》的许多优点，甚至直接引用了其部分内容。

29. 伦顶·朗杰多吉

伦顶·朗杰多吉是伦顶·堆孜久美的儿子，他继承了父辈医学传承的精华，精通医学理论与实践经验，医术精湛，尤其精通《四部医典》及其释论、妙诀等，致力弘扬北方学派的医学，并继承了该学派诸贤者的独传秘诀。伦顶·朗杰多吉到60岁时仍然每天记诵一篇医学理论，是当时的医学权威，受到五世达赖喇嘛和摄政王第司桑杰嘉措的赞赏，并赐予他很高的荣誉。

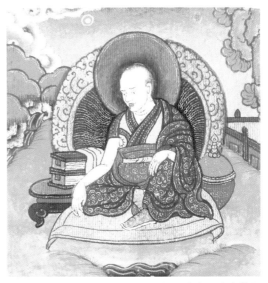

伦顶·朗杰多吉（唐卡像）

伦顶·朗杰多吉将《四部医典》释续中有关药物的疑问编成文字，在拉萨石碑上张贴"疑问石碑美饰"，从而引起了五世达赖喇嘛的关注，遂让他为后辈学医者讲授人体部位尺度。第司桑杰嘉措在《医学概论·仙人喜宴》中记载："从涅瓦派伦顶·朗杰多吉处学习了药性、人体部位尺度等，解决了大部分疑问，剩下小部分疑问，通过查找各种医典后也得到了解决。"由此可见，伦顶·朗杰多吉不仅擅长医疗实践，而且精通注释医典。

30. 直贡·曲吉扎巴

直贡·曲吉扎巴幼时在谷纳嘎然或颜登迥勒处学习以《四部医典》为主的藏医学的理论知识和实践秘诀，后来主要师从宿氏传承的藏医学者贡乔将村等一大批藏医药学家，系统地学习了以医学为主的五明文化，掌握了许多藏文化理论、藏医学术思想、医治疾病的方法。直贡·曲吉扎巴在继承宿氏学派的基础上，极力弘扬宿氏学派的医学，并形成了宿氏派中的直贡一派。他撰写了《四部医典释难》《百种二十五味配方集》《珍宝大黑药丸笔记——智者欢喜》等，形成了

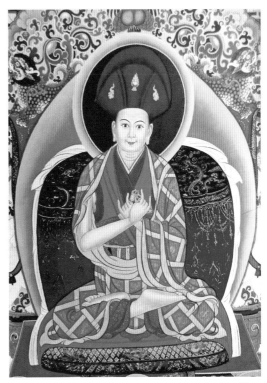

直贡·曲吉扎巴（唐卡像）

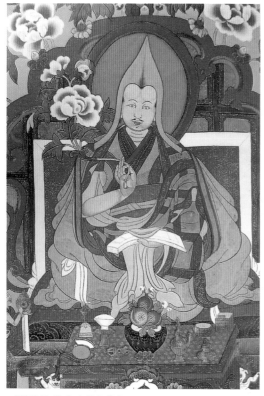

五世达赖喇嘛（唐卡像）

直贡一派独有的风格，并为完善和发扬直贡医学做出了重要的贡献。

31. 五世达赖喇嘛

五世达赖喇嘛阿旺洛桑嘉措对《医学十八支》《根本续注释·祖先口述》《释续·祖先口述》《后续尿诊章节》等医学典籍进行了审定。为了推动藏医药事业的发展、培养藏医药继承人才，五世达赖喇嘛还在哲蚌寺创办了医学利众院，在日喀则创办了仙人聚集医学院，在布达拉宫也创办了医学学堂等。

五世达赖喇嘛还敕令传授水银提炼法以及各种医学典籍，如在赐予《扎塘版四部医典》的前言中说："生命维系者强欧巴，弘扬发展医学者，八支精要甘露露滴，精要书籍编于布达拉。"他还为很多传承者提供了良好的学习条件。

32. 达莫·洛绒曲扎

达莫·洛绒曲扎出身于达莫土司加莫玉扎列布部落，他先后在藏医名家岭堆尼唐洛绒降成和宗松丹增达吉处学习以藏医学，后成为五世达赖喇嘛的御医，享有"曼然巴"（医学博士）的称号。达莫·洛绒曲扎在布达拉宫东阁创办了藏医学校，培养了许多高级医学人才。

达莫·洛绒曲扎和著名藏学家拉木林衮秋曲扎对《祖先遗教》中《四部医典注释》部分做了补充和完善。他独著的医学著作有《医诀训诫》《四部医典论述续注释》《新老宇妥·云丹贡布传记》等。

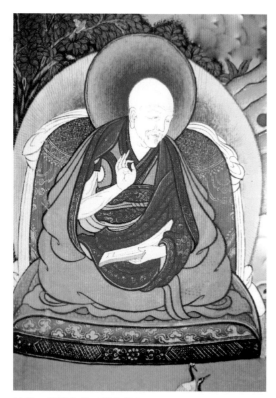

达莫·洛绒曲扎（唐卡像）

33. 第司桑杰嘉措

第司桑杰嘉措出生于西藏拉萨市北郊的娘热地，八岁时被送到布达拉宫接受严格的、全面的经学教育。除了一般的佛教学程，他还普遍涉猎梵文、诗学、医药、天文、历算、文学、历史等各个学科，并且取得优异的成绩。

第司桑杰嘉措组织了扎塘版《四部医典》的校订工作，并重新刻制了印版即布达拉宫版。1687年他撰写了《四部医典·蓝琉璃》，后来编写了《秘诀续补遗》《医学概论·仙人喜宴》等医学著作。

第司桑杰嘉措召集全藏的知名医学画家，根据《四部医典》的内容，以原有的医学解剖挂图为参考，组织编绘了《四部医典》系列唐卡79幅（又称为《四部医典系列彩色挂图》）。这是人类历史上最早用唐卡表现医学的挂图，也是藏族留存至今最系统、最全面、最详细的人体医学解剖图和医学教学挂图，为后世学者直观地了解藏医药学提供了很大的帮助。

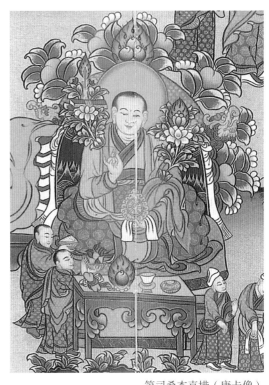

第司桑杰嘉措（唐卡像）

第司桑杰嘉措于1695年建立了西藏第一座医学教育寺院——药王山利众院。寺院开设了多门课程，且除了要求学生学习书本上的医学知识，还要求学生临床实践和到外地学习，加强学习成果交流，建立了藏医药学的教学模式。药王山利众学院培养了一大批藏医人才，如钦饶诺布大师（1883—1962）及强巴赤列大师（1929—2011）。

34. 司徒·曲吉迥勒

司徒·曲吉迥勒出生于西藏德格县龚垭乡安介西村。他聪明好学，四处寻访知名学者，学习和掌握了许多佛学知识，并且在藏医学上有很高的造诣，二十出头就成了有一定知名度的藏医学

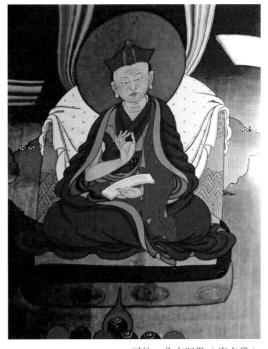

司徒·曲吉迥勒（唐卡像）

专家。他除了精通医方明，还学习了许多以佛学为主的哲学逻辑、天文历算、语言文学、绘画艺术等藏学知识。他一生著有佛学、语言文字、医学、历算等方面的著作多部，其中《司徒眼科术》《水银加工之笔记》等被后世医者作为可靠的理论依据。这些著作大都收入《司徒·曲吉迥勒》，存于德格八邦寺印经院。他编著的医学书籍当中，与中医学有关系的有好几部，其中《中医学历史概论》介绍了中原古代神医岐伯、华佗、张仲景等医林人物及《黄帝内经》《素问》《伤寒论》《金匮要略》等医学名著。他不仅掌握了天花疗法等中医药专业知识，还对中医药的发展历史有一定的了解。

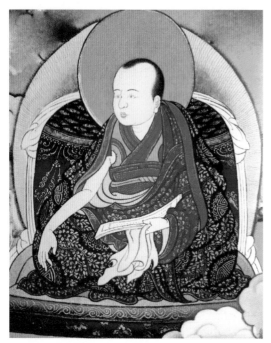

帝玛尔·丹增彭措（唐卡像）

35. 帝玛尔·丹增彭措

帝玛尔·丹增彭措出身于今西藏昌都贡觉县境内的一个藏医世家。除了跟随自己的叔父学习藏医，他还拜直贡派系的噶玛登批等多位有名医生为师，最终成为著名的藏医学家。帝玛尔·丹增彭措一生编写了近百部医学著作，他对医学最为突出的贡献是对药材种类的鉴别与性味功能的核实。他利用二十多年的时间，不辞艰辛，前往藏区各地，并深入汉地的峨眉山、丽江等地区，甚至远赴印度，通过走山川、访百姓、做实验，进行了广泛且深入细致的调查研究。他撰写的享有极高声誉的《晶珠本草》，成为藏医药材鉴别的指南，是藏医药物学名著。《晶体本草》的问世，标志着藏药学发展到了较高水平。

36. 噶玛·额勒丹增

噶玛·额勒丹增自幼学习藏文及藏文化知识。他通过不断的努力和凭借自身的聪明才智，掌握了藏医和天文历算的诸多理论。噶玛·额勒丹增编著了以诊断疾病、配方药物、注解四部医典的秘诀续与后续等为主的著作，共有两函，书名简称分别为《艾》及《旺》，其木刻版保存在德格印经院内。在天文历算方面，他撰写了《历

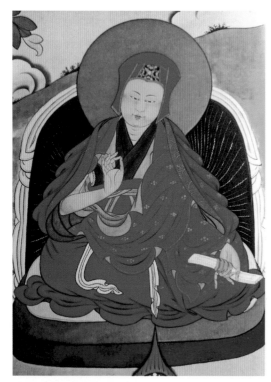

噶玛·额勒丹增（唐卡像）

算常用宝瓶》。噶玛·额勒丹增在为藏医药及历算学的发展等方面做出了巨大贡献。

37. 宗曼·益西绒波

宗曼·益西绒波从十八岁开始在拉萨药王山利众院学习藏医古典名著《四部医典》，经过十八年的刻苦学习及潜心研究，后成为藏医大师喇曼塔肯的四大学徒之一。他三十七岁时在七世达赖喇嘛噶绒嘉措及颇拉四郎多加的安排下，前往青甘一带的安多地区任勤王丹增旺曲的太医。数年后，他又赴拉卜楞寺教授以《四部医典》为主的各类藏医学理论经典及临床实践知识，培养了洛让达尔吉等一大批优秀的藏医药人才。宗曼·益西绒在七十多岁时，根据创建拉卜楞寺的高僧降央协巴的想法，在拉卜楞寺创办了藏医学校。宗曼·益西绒波一生不仅在甘、青一带的安多地区培养了众多藏医药人才，还著有《药物专著》《阐述头部、颈项、体腔部位的脉络等结构》《外伤论》《外治法》等三十余部著作，为安多地区弘扬和发展藏医药学事业做出了巨大贡献。

38. 岭麦·扎西崩

岭麦·扎西崩出生于德格，十二岁时从阿须大草原到藏传佛教噶举派圣地八邦寺学习藏医学，经过长期的努力及上师的细心指导，在医学理论经典、临床医疗实践、药物辨认配制、外治操作技术等方面均达到了很高水平。他一生专研藏医药，配制了许多新的临床用药，救治了无数重病缠身的苦难患者，并将所学的医学秘诀及理论知识结合自身的临床实践编撰出了诸多珍贵论著，为后人留下了宝贵的遗产。他七十二岁时编著了临床医学著作《长寿甘露宝瓶》，

八十二岁至八十五岁编撰了《四部医典疑难释解》，八十八岁时撰写了《秘诀璀璨光波》。此外，他还著有《传承知识无亡之光》《传承知识珍珠连串》《辨认药物论著》《外治常识》等医学著作。

39. 噶玛热拉

噶玛热拉出生于德格县，他从小在八邦寺学习佛经和藏医，最后成为知名的藏医学专家。他在药物配制方面有一些独特的经验和见解，二十九岁时编著了著名的配方学著作《实用配方要诀长寿珠曼》及别录其奥义所成子卷《诀窍心宝》。这两本书合并为一函称为《长寿珠曼母子合璧》，为整个藏区的药物配制提供了极好的理论依据。《长寿珠曼母子合璧》在西藏、青海、

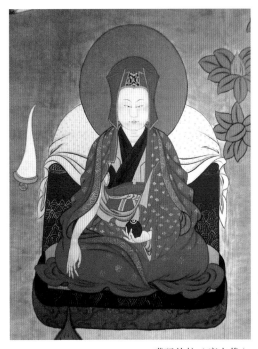

噶玛热拉（唐卡像）

甘肃、云南、四川等地至今仍然是药物配方的重要资料。除此之外，噶玛热拉还著有《四部医典释难》等医学著作。

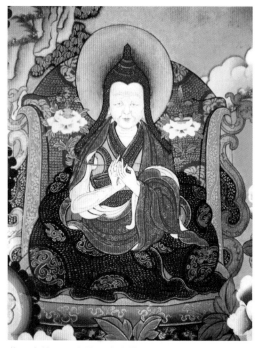

蒋贡康楚云丹嘉措（唐卡像）

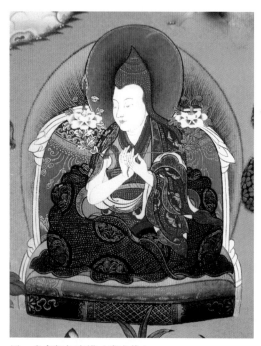

居·米旁郎加嘉措（唐卡像）

40. 蒋贡康楚云丹嘉措

蒋贡康楚云丹嘉措出生于德格县俄南乡绒加村，他从小就喜欢读书学习，拜了很多博闻多识的老师，也学习了许多佛学经典著作，后成为藏学大学者。他一生著书九十多部，总称为《五大宝藏》，其内容包括以各藏传佛教教派的不同经典为主的内明学、藏医学、工巧学、因明学、语言文学、历史传记、天文历算等。这些珍贵文史资料的木刻版完好保存于德格印经院和八邦寺印经院，在藏学、佛学研究方面具有很高的价值。

蒋贡康楚云丹嘉措曾在八邦寺医生嘎玛泽翁绕登及嘎玛彭措等处学习藏医基础知识及植物药物辨认方法，在藏医学者噶玛泽巴处学习了许多藏医药理论经典及临床知识。六十岁时他总结自己以往的经验，吸收历代南派藏医药专家宝贵的临床实践知识，编撰了藏医师手册《临床札记》《汞及八种金属、八种矿物冶炼法智者心宝》，以及包括藏医学在内的大小五明的《知识总汇》，还整理了以莲花生大师编撰的《甘露宝瓶》为主的各类伏藏大师的古典医籍四十六部。

41. 居·米旁郎加嘉措

居·米旁郎加嘉措出生于原德格所辖雄德扎溪卡（现石渠县）境内，七八岁就跟父亲和舅父习读经文，很快就掌握了天文历算的基础知识，十二岁时受戒出家，先后拜蒋扬钦哲汪波、蒋贡康楚罗卓泰耶、巴珠尼麦曲吉汪波、旺钦吉绕多杰等高僧大德为自己的上师，学习了以佛学内明学、藏医学为主的藏文化十明学。居·米旁郎加嘉措在藏医药学方面有很高造诣，他编著了几十部医学论著，包括《医学秘诀选编和临床实践利乐宝库》《体腔区位线详定琉璃宝镜》《后补续脉尿经注释》《草药配制甘露精华》《常用身体保养法八条》《秘诀续释难选编》等，这些在德格印经院都保存有完好的木刻版。他的文集共有三十二函，包罗万象，为后人留下了宝贵的财富。居·米旁郎加嘉措还是藏族近代著名的五明学家，他对工巧明、医方明和天文历算都有很深的研究，他的《四部医典释难》《草药配方集——甘露滴》等著作在藏医学史上有着很大的影响。

42. 德格拉曼·仁青俄热

德格拉曼·仁青俄热别名夏青拉杰，出生于德格县龚垭乡境内，十三岁开始学习藏医学知识，通过长期的不懈努力，最后成为藏医药专家。德格拉曼·仁青俄热一生编著了《根本医续的注解水晶明镜》《论述医续注解明理阳光》《后续注解实践指点》《药物配方甘露神湖》等藏医学典籍。

43. 果洛达拉罗布

果洛达拉罗布又名尼美土登嘉措，出生于今青海果洛州境内。他幼年拜著名学者居·米旁为上师，学习以藏医学为主的各类藏文化。果洛达拉罗布凭借丰富的理论知识和高超的医技，治愈了无数饱受疾病困扰的患者。他编著的医学著作有《高山草药绿绒蒿八十种配方》《百种樟脑》《秘诀甘露精》等，具有实践指导性强、容易掌握理解、疗效显著等特点。此外，果洛达拉罗布在天文星算等方面的著作也很多。

44. 钦绕诺布

钦绕诺布，西藏山南人，近代藏族著名医学家。1897年，钦绕罗布代表寺庙被送到药王山利众院学习，成绩出众。1910年，拉萨药王山利众院任命钦绕罗布为哲蚌寺药师，自此他正式成为一名藏医药师。在哲蚌寺期间，钦绕罗布一边治病救人，一边研究藏药典籍，撰写医著。1916年，他奉敕令组建藏医历算学校，在原药王山利众院的基础上，创建了研究藏医和天文历算的学术机构——门孜康（即拉萨市藏医院的前身）。他担任院长，整治药王山利众院积弊，整顿学院风气，让西藏普通家庭的孩子也可以学习藏医药知识，从此藏医药从寺

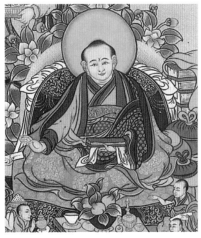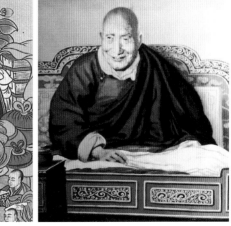

钦绕诺布（唐卡像）　钦绕诺布（选自《雪域历代名医传》）

庙走向民间。他在这个学校培养出的高级医学和历算人才不计其数，除蒙、藏、汉等民族的人外，还有不丹、锡金等地的人，真可谓桃李满天下。

钦绕诺布有很多医学著作，其中较重要的有《人体脏腑图解月晶宝镜注释》《四部医典根本续树喻·医海精华》《简述草药形状稀奇金穗》《婴儿接生法利众明月宝鉴》《配方甘露宝瓶》和《脉诊的补遗》等，为藏医药的发展做出了很大的贡献。

45. 康宗珠加

康宗珠加出生于青海果洛地区，他自幼学习藏文字及藏文化，七岁时就能熟念各类经卷，在书法、绘画方面也有超凡的天赋。十六岁时为了学习藏医学知识，他从果洛来到了德格八邦寺。二十三岁时他再次来到德格八邦寺，利用三年多的时间在著名藏学家居·米旁的高徒嘎玛赤勒巴绒布处学习医学巨著《四部医典》，同时还学习八邦寺高僧噶玛额勒编著的医学著作《医学集要艾·旺》两函、著名藏医学家岭麦·扎西崩的《四部医典疑难注解》、宿喀·洛追杰布的《祖先口述》、著名藏医药大师蒋贡康楚云丹嘉措及居·米旁的医治秘诀和传承知识，熟练掌握了佐塔炼制的操作技术。1958年他担任久治县藏医院的名誉院长，治愈了无数重症患者，并培养了许多藏医后继人才，编著了众多医学论著，在丰富和发展祖国的医疗卫生事业方面做出了重要的贡献。

46. 颜登彭措

颜登彭措出身于德格县达玛乡荒达村一个普通农民家庭，年满八岁时按当时的惯例被送往噶玛噶举派主寺八邦寺当扎巴，开始在自己的亲戚喇嘛噶批巴久处学习藏文及经文，并在此基础上逐步学习藏文文法、辞藻学、历算学、藏医学等多门专业学科。经过多年的不懈努力，他成为当时八邦寺年轻僧人当中才华出众的佼佼者。他除了学习以《临床札记》为主的各类医学名著传承知识，还对《四部医典》的内容进行了全面、深入地学习。

颜登彭措曾参与《藏汉大辞典》的编纂工作及《中国藏医学百科全书》部分内容的编写工作，个人撰写有《如何治疗食道癌症》《治疗妇科方案》等十多篇论著，培养了多位民间及医疗卫生机构的藏医药学传承人员，为继承和发扬祖国传统医学做出了贡献。

47. 唐卡·昂翁降措

唐卡·昂翁降措出生于德格县，9岁时跟随德格更庆寺著名藏医扎木拉吉学习藏医药知识，13岁时开始在名医列让喇嘛更尕生格处学习藏医药知识，18岁时回德格县更庆寺从事藏医药工作，其间赴西藏跟随洛绒克珠等名藏医学习藏医药知识，29岁又赴西藏扎木县与措如才郎（当今藏学界公认的藏医药大师，已去世）一起跟随十四世达赖喇嘛的御医丹增曲扎活佛学习藏医药知识，并专门学习了母本藏药"仁青佐塔"研制工艺技术。

唐卡·昂翁降措在长期的藏医药临床实践中，认真总结藏医药先辈们留下的学术理论和方法，并结合自身的临床经验，针对藏区高原人群的多发疾病（如心脑血管、胃肠病、肝胆类疾病、风湿及类风湿、糖尿病、妇科病等），形成了疗效显著的诊治方法，治愈了大批患者，年均诊治病人9 000余人次。1983年，他在甘孜州卫校八美藏医部首次完成了名贵母本藏药"仁青佐塔"的研制工作，该成果填补了甘孜州藏医单位不能生产"佐塔"的空白。他先后多次主持指导名贵母本藏药"仁青佐塔"的研制工作和名贵仁青系列藏成药的研究开发工作，参与了"佐塔德子玛"治疗慢性胃炎临床疗效观察、国家三类新药"藏药然降多吉胶囊"的研究工作；参加了藏药中"汞"的作用特点和安全性研究，该课题荣获了四川省人民政府科技成果三等奖；参与了全国藏医本、专科教材的编写，并担

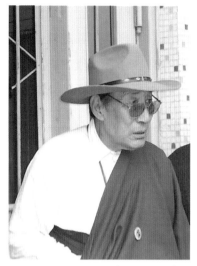

唐卡·昂翁降措

任《藏医五官科》杂志的主编；编写了中专教材《妇产科》；参与了《中国民族民间秘方大全》《中国民族药食大全》的编写工作；先后在各级刊物和学术会议上发表或交流学术论文20余篇。

48. 措如·才郎

措如·才郎出生于今西藏自治区昌都地区江达县得顿区错如村，12岁时因在措如寺的禅堂中做护禅的机缘，得到了禅修上师祝拉咕如医学的启蒙，接受了《脉诊》《尿诊》等藏医学基础理论的学习。15岁时因深受藏医医圣宇妥宁玛·云丹贡布"不应自持居本土，漫游各地多求学"思想的启发，他立志游学四方。

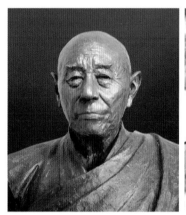

措如·才郎（塑像）

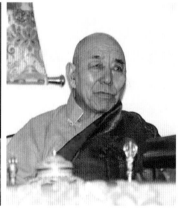

措如·才郎

后被格泽活佛久美登巴朗杰留在身边，他更加系统地学习了工巧明、音明、医方明以及因明等学科。

措如·才郎的主要论著有《水银加工洗炼法实践论》《珍宝藏药常觉、然纳钦波、然纳桑培等的药性鉴别与配制法精要》《央金占多·声明学论著注疏》《声明学·占查巴本注释》《四部医典大详解》《藏医与历算的关系》《藏医学关于人体元素、疾病与治疗三者间的辩证关系》《隆查（气血）旺乱及其辨证治疗》等，多达十五卷函。

措如·才郎先后担任藏医学研究生和博士生导师、西藏藏医学院院长、藏医药主任医

师、国家级专家、全国政协委员，中国佛教协会常务理事、西藏佛教协会副会长、全国民族医药学会首席常务副会长等职务。2000年，国际藏医药学术研讨会在位于拉萨市的西藏藏医学院召开，参会代表一致决定将首个"宇妥金杯奖"授予措如·才郎大师，以表彰大师在藏医药传承和发展事业上做出的重要贡献。

49. 强巴赤列

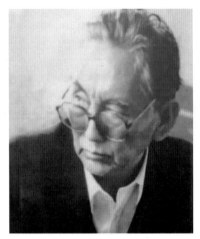

强巴赤列

强巴赤列出身于藏医世家，他是为数不多的既学习藏医藏药，又掌握藏文学和语法、天文历算的学者。6岁时，强巴赤列被送到拉萨有名的私人学校学习藏文30个字母和短脚、长脚书法。13岁时，强巴赤列被母亲带着去拉萨"门孜康"（当时的拉萨藏医天文历算学院）向最有名的藏医大师钦饶诺布拜师，强巴赤列艰辛的求学生涯从此开始。他的学习内容除了藏医学，还包括天文历算和藏语法。藏医经典《四部医典》是强巴赤列学习的主要内容。

20世纪70年代，在教学资料匮乏的情况下，强巴赤列凭借惊人的记忆力和自己的藏医实践，根据《四部医典》，为藏医教学编写了《藏医基础学》《生理学》《诊断学》《病理学》《内科学》《外科学》《五官学》《妇科学》《儿科学》《方剂学》等一整套教材。他编写的藏医教材迅速传遍藏、川、滇、青、甘五省区的藏族聚居地区，被评价为"第一次用现代观点深入浅出、系统总结藏医真正奥秘的科学著作"。这也是藏医史上首次按照现代医学分科方法写出的藏医教材。

1988年，强巴赤列对医典挂图做了注解，整理和翻译了《四部医典彩色挂图》，后又主编了25万字的《藏医曼唐大详解蓝琉璃之光》，对80幅蓝琉璃之光（其中小图5 000多幅）做了全面诠释。2006年，强巴赤列虽然已双目失明，但他还是以惊人的毅力重新整理并主编了《藏医四部医典八十幅曼唐释难蓝琉璃之光》，这是目前诠释《四部医典》最有分量的著作。

强巴赤列历任拉萨市藏医院院长，西藏大学筹备组成员，西藏自治区藏医院院长，西藏自治区卫生厅副厅长，西藏自治区科协主席，第六、七届全国人大代表，第八届全国政协委员，第五届中国科协副主席，中国中医专家委员会委员，中国中医网络专家委员会委员，中华医学会中藏医分会会长，西藏天文历算学会会长等职务，1986年享受国务院特殊津贴。

50. 旦科

旦科，又名旦增东珠，1933年出身于若尔盖县热当巴乡塔哇村一个贫苦牧民家庭，父母是虔诚的佛教徒，忠厚、勤劳而勇敢。在贫穷的家庭生活环境里成长起来的旦科，从小就养成了坚强刚毅、永不服输的性格。

16岁时，天资聪颖又勤奋好学的旦科离开家乡热当巴，随朝佛者一起到甘肃省夏河县拜卡加隐士高僧旦巴为师，学习《四部医典》中的《根本医典》和《后继医典》等藏医药学以及天文历算、藏语文法、声明学、诗学等传统藏学知识，从此涉足藏学领域。

旦科参与了藏医教材《藏医方剂学》《中国医药学百科全书·藏医分卷》《全国中等藏医专业教材》《全国藏医本科教材》等的助编整理工作。他利用自己的科研成果加工配制和新制藏药100余种，其中不少藏药有独特的疗效。

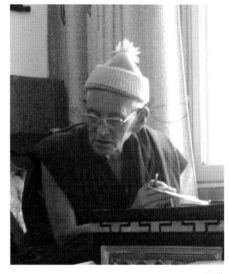

旦科

旦科多年从事藏医药临床工作，善于接受新事物，主张借鉴中医药学的精华，结合传统医学的特点发展藏医学理论，其中一些学术理论填补了安多地区藏医药研究的空白。他坚持不懈地致力于藏医理论研究，翻译整理出大量的古今藏医著作。他先后编纂《藏医临床经验》《藏医验方汇集》《藏药方剂1500种》，同时组织编写了藏医中专教材13本。

旦科精于藏医内、外科，擅长治疗内科杂症及慢性骨髓炎、骨结核等。他研制出了8种治疗妇科病、慢性骨髓炎、肺心病、消化系统疾病的新型特效藏成药，深受患者的欢迎。

为继承和发掘藏医宝库，解决藏医后继乏人乏术的问题，旦科和若尔盖县藏医院其他藏医药人员先后培养了藏医药人才2 100多名，为藏医学的继承、发掘、整理、提高做出了贡献。

第四章
藏医药代表性著作（汉文版）

藏医药的传承与发展有赖于其古籍文献的代代相传，藏医药古籍是藏医药学知识的重要载体，发掘、整理藏医药古籍是传承藏医药学的重要途径。藏医药典籍浩如烟海，本章介绍其中部分汉文版文献，以展示藏医药的源远流长、博大精深、体系完整、疗效独特。

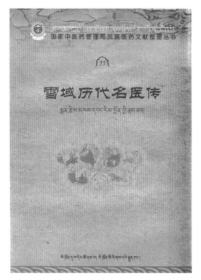

《雪域历代名医传》

1.《雪域历代名医传》

全书289页350千字，收录名医123位，由国医大师、著名藏医药学家强巴赤列原著、索朗编译。

书中记载了雪域历代名医的传承谱系和学术成就，包括藏地、汉地以及天竺等地对藏医药做出重要贡献的人物，如藏地医药学家宇妥宁玛·云丹贡布、第司桑杰嘉措、帝玛尔·丹增彭措，汉地医药学家马哈德瓦、韩文海，天竺医药学家巴热达扎，大食医药学家嘎林诺等。

作者强巴赤列曾说："藏医历史悠久，其独特的理论体系更是名扬国内外。不管过去、现在还是未来，历代贤者对开创和发展藏医学做出的功绩及他们的名号应被铭记于后人的心里。然而，如今的有些年轻的后辈，缺乏历史知识，对藏医历史和源流不甚熟谙，又缺乏阅读相关文献的习惯，长此以往，后辈们不但不熟悉藏医历史，甚至连藏医历代贤者的名字都闻所未闻。因此怀着传扬藏医历史的美好憧憬特编此书。"

该书是强巴赤列翻阅大量文献资料后撰写的藏医历史人物传，它具有以下特点：①将在藏医药史上具有巨大影响的123位历史人物传记汇编成册，成为藏医药历史研究的重要参考书。②每位名医的传记都引用了大量古籍文献资料，对他们的传承谱系、生平事迹和学术成就等内容进行了准确、可靠的描述，通过本书可以清晰了解整个藏医药史发展的历史轨迹。

2. 《藏医学通史》

全书214页187千字，由蔡景峰编著。

全书采用了综合考虑的方法，根据藏族通史以及藏医药发展史的特点来分期，比较符合医学本身的规律，使读者较容易理解藏医药学是如何从无到有，从原始的医疗状态到复杂的发展状态，从低级到高级的渐进式发展过程。全书采用公元纪年的方法，便于与世界其他传统医学体系的发展史进行横向比较，相互印证，也可以与同时期的其他医学体系的发展水平进行比较。

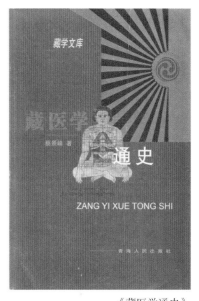

《藏医学通史》

3. 《月王药诊》

全书114章，160页230千字，原书作者佚名，由毛继祖、马世林译注。

《月王药诊》成书于8世纪—11世纪，由藏族译师、医学家不断改进和完善后最终完成，是藏医学的奠基之作，也是我国现存最古老的藏医学理论、实践和藏药的经典著作，曾先后被译成多种文字，充分说明了它对古代藏医药学的重要性及其在藏医药学发展史上的重要价值。从内容上看，它以中医药学为蓝本，把藏医的经验和理论增编进去，同时又吸收了天竺医药学、大食医药学的内容和理论，对研究藏医学起源、早期历史，以及藏医学与中医药学、天竺医学的相互关系，都有着重要的参考价值。

《月王药诊》全面论述了藏医药学的基础理论，具有浓厚的高原民族特色：在人体生理构造方面，讲述了人体的生理功能、胚胎发育、人体骨骼、肌肉、脉络、脏腑各器官的组织构造，身体的要害部位；在生理机能方面，突出讲述

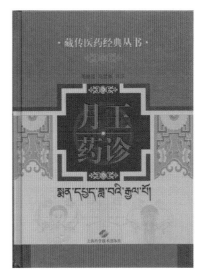

《月王药诊》

隆、赤巴、培根三大因素，对生理、病理起着主要协调作用，而气血是生命活动的动力；在疾病起因分类方面，归纳为寒性病与热性病两大类；在疾病的诊断方面，提出了望、闻、切的诊断法，以及一些具有鲜明特色的特殊诊法（如尿诊）等；在治疗方法方面，总结了内外

两治法；在药学方面，记载了各种单药、方剂，归为寒性与热性两大类，并与临床的寒性病与热性病形成对治。此外，书中对食物的营养疗法作了评述，对食物和药物的中毒和预防也作了记载。

总的来说，《月王药诊》是藏医学的奠基之作，是综合了青藏高原自然特点和高原人群体质特点的一部医药典籍，对研究藏医学与中医药学、天竺（今印度）医学的相互关系有着重要的参考价值。

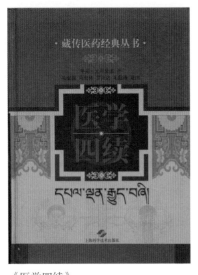

《医学四续》

4.《医学四续》（《四部医典》）

全书分为四大部分，340页478千字，由宇妥·元丹衮波（即宇妥·云丹贡布）著，毛继祖、马世林、罗尚达、毛韶玲译校。本书原著者系藏传佛教僧人，原著是采用古藏文的佛经韵语编写的。

藏医药学的奠基经典著作《医学四续》（又称《四部医典》），藏文原名《华丹据悉》，是藏医学宝库中的一部经典著作，以吐蕃医药学为基础，集古代藏医药学之大成，吸纳汉地、天竺、大食及其他各方的医药学知识编撰完成，之后又经宇妥萨玛·元丹贡布（新宇妥）加入注释，斟酌差异，随宜补遗，用实践医学加以补充，使藏医药学成为一门系统的医学科学。

《医学四续》系统全面地确立了五源三因的基本理论，总结规范了藏医病症、诊断、治疗的临床标准。

第一部《根本续》（也称为《根本医典》，藏文名《扎据》），共6章，为医学总论，介绍藏医药系统的概况，纲领性地论述人体生理、病理、诊断、治疗、养生的知识，采用了树喻的形式。后世增补彩色挂图4幅。

第二部《论述本》（也称为《论说医典》，藏文名《协据》），共29章，详细阐述了人体的胚胎发育、内脏器官、疾病的内因和外因、日常饮食宜忌与注意事项、药物的性味功效、外科治疗器械、诊断方法和治疗原则，并对医生的道德修养提出要求。后世增补彩色挂图35幅。

第三部《秘诀本》（也称为《秘诀医典》，藏文名《门阿据》），共92章，对404种疾病以八支顺序分类排列，详细论述了临床各科各种疾病的病因、症状、诊断和治疗，并且详细地阐述了饮食、起居、药物、外治相结合的治疗方法。后世增补彩色挂图16幅。

第四部《后序本》（也称为《后续医典》，藏文名《其玛据》），共27章，详细论述了脉诊、尿诊、方剂药物的配伍、药物的炮制、功能和给药途径以及外治法（放血、艾灸、火灸、外敷、拔罐）等。后世增补彩色挂图24幅。

《医学四续》成书以来的1 000多年，一直是医者学习藏医药学知识的必修科目，而今更是藏医药院校和藏医院学习者必读的著作。历代藏医著作颇多，都以《医学四续》为典范，多以疏释《医学四续》为要务。《医学四续》不仅在藏医药学界闪烁着璀璨的光芒，而且在整个中华民族医学界都有重要的意义。《医学四续》已陆续翻译成蒙古文、汉文、英文等多种文字，成为中华民族医药学宝库中的明珠。

5.《蓝琉璃》

全书分为四部共156章，710页1 000千字，由第司桑杰嘉措编著，由毛继祖、卡洛、毛韶玲译校。

《蓝琉璃》由五世达赖喇嘛时期的摄政王第司桑杰嘉措编著。当时由于《医学四续》特殊的学术地位，宇妥萨玛·元丹贡布（新宇妥）对《医学四续》做了注释和修订，著成《亲注医学四续》。南派藏医的代表宿卡·洛哲杰布又对《医学四续》作了注疏，著成《祖先口述》，成为当时《医学四续》最权威的注释本，至今仍有很大影响。由于藏医药学的不断发展和临床经验的不断丰富，更出于藏医药教学的需要，第司桑杰嘉措根据自己的深入研究和临床实践经验，在《亲注医学四续》《祖先口述》及其他探究成果的基

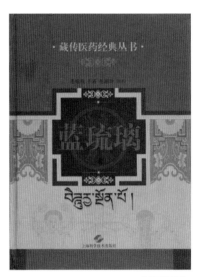

《蓝琉璃》

础上，于1684年用通俗文体重新注疏、编制成《蓝琉璃》，篇幅比《医学四续》增加一倍。该书注释准确详尽，文字通俗易懂，内容丰富精炼，避免了原书古奥难懂和诗韵体带来的表述不明确，被后世推崇为《医学四续》最优秀、最准确、最实用的注释本，也成为后世藏医的权威教材和必修课本。

《蓝琉璃》详细地诠释了藏医药学的基本原理——五源三因学说、人体生理病理，系统地讲述了404种疾病的病因病缘、疾病分类、疾病症状、辨证诊断及治疗方法，并明确地讲述了饮食疗法、起居行为疗法、药物疗法、外治疗法。同时《蓝琉璃》收载了药材和方剂，并对药物的六味、八性、十七效作了进一步阐述。《蓝琉璃》中除讲述西藏本地医药学知识，还吸收了中医药学、天竺医药学及西藏周边其他各民族医药学的精华，并且还涉足佛学经典哲理。因此《蓝琉璃》是一部少有的自然科学和社会科学融为一体的科学巨著，是藏医药学经典著作《医学四续》的权威注释本。

6.《晶珠本草》

《晶珠本草》又名《药物学广论》《晶珠晶鬘》，是18世纪著名的藏医药学家帝玛尔·丹增彭措撰写的一部集藏医药物学之大成的藏药本草著作。该书在对西藏、青海、四川等地药物实地考证的基础上，收载藏药2 294种，堪称与明代中医药学家李时珍《本草纲目》

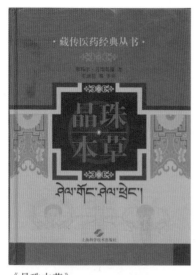

《晶珠本草》

媲美的藏药经典。

全书分为上、下两部，269页380千字，由帝玛尔·旦增彭措著，毛继祖、林鹏程、吉永祥、芦永昌、张璐璐、毛韶玲、吉日木图、李小梅、陈少林重译、药物考证和配图而成。

上部《概论治病伏魔药物功效·无垢晶珠·根本续》共十三章，为歌诀部，采用偈颂体写成，对每种药的功效进行概括论述。

下部《甘露药物味性功效名称广论·无垢晶钏·诠释续》共三篇：第一篇《药物起源概论》共两章；第二篇《各类药物性能分论》共十二章；第三篇《善事说·药物采集加工与药名简称解释》共两章，为解释部，采用叙述文写成，分别对每种药物的来源、生长环境、性味、功效予以叙述。

根据来源、生长环境、质地、入药部位的不同，书中将药物分为珍宝类、石类、土类、精华类、树木类、湿生草类、旱生草类、盐碱类、动物类、作物类、水类、火类、炮制类等13类。其中，珍宝类药166种，石类药594种，土类药31种，汁液（精华）类药150种，树（茎、干、枝）类药182种，湿生草类药142种，旱生草类药266种，盐碱类药59种，动物类药448种，作物类药42种，水类药121种，火类药11种，膏汁类药82种。该书的药物分类法接近现代科学的分类方法，至今仍在植物分类学、动物学、天然药物学等方面有重要的参考价值。

《月王药诊》《四部医典》虽然从理论上提出了六味、八性、十七效，但没有在具体药物上予以体现；而《晶珠本草》中对每种药物都讲述了味、性、效及其用药的注意事项，这就给药物学增添了具体内容，更为学习药物学的人员指明了用药的道理所在。《晶珠本草》收录的药物种类多，内容丰富，考证全面，订正确切，书中所记载的药物中至今仍有75%被广泛用于临床。

《晶珠本草》是在藏医理论和前人的药性划分基础上撰写的。比如"山柰治培根、隆并发症，破血化血""姜黄解毒，止腐烂，治溃疡病。让钧多吉说'姜黄是治痔疮的良药'。本品之名有云哇、云果拉、尕赛尔、坚木巴多合。汉语中称黄姜，高昌语中称黄厘。《图鉴》中说'姜黄生于南方温暖的川地，叶像大蒜叶，根外皮像高良姜，里面有红黄色，有光泽。味微苦、辛，功效治病毒'。如上所述，姜黄味辛，效润，与碱、石灰等相接处变为血色。"这种记叙形式，既贴合藏药用药方式，又参考了前人典籍，加之所收录的药物绝大部分是青藏高原主产种和特有种，更是引人关注。

7.《秘诀续补遗》

全书共133章，502页，由第司桑杰嘉措著，由青海省藏医药研究院编译。

《秘诀续补遗》由16世纪著名藏医学家第司桑杰嘉措所著，是《四部医典》秘诀部的通俗注解和补充，原书采用偈颂体韵文写成，语言简练、句子简缩、字词晦涩、术语独特。第司桑杰嘉措在编著《蓝琉璃》的过程中，发现该书拘泥于《四部医典》，在收纳的病种和临床诊治实践操作等方面不尽如人意，于是编著《秘诀续补遗》以弥补它的不足。对此，他在跋文中明确："《蓝琉璃》对一些不知属类疾病的治疗只做了概述，缺乏实质内容，……鉴于这些考量，便萌发了编著一部著作帮助一心一意拯救众生生命的医生们。"在撰写时，他参考了历代名医的大量临床著作，汇集百家之长，海纳名家之作，对隆病、赤巴病、培根病、六痼疾、神志疾病、黄水病、妇科病等百余种疾病的发病机理、分类、诊断、临床症状、治疗原则、治疗方法都作了精辟论述。这是一部集医理、临床、养生、保健为一体的名著，受历代医学家推崇，传抄行世，是藏医生必须学习的临床诊治参考书。

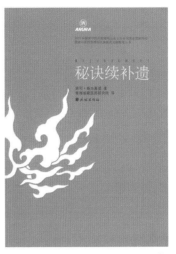

《秘诀续补遗》

8.《度母本草》

全书共4章，321页430千字，收录了238种草本类药物，由天竺医药学家、佛学家希瓦措著，由毛继祖等翻译。

《度母本草》成书于8世纪中叶，书中所收录的草本类药物皆是青藏高原特产。希瓦措在吐蕃生活十余年，除弘扬佛法外，对藏医药的发展也有很大的贡献。

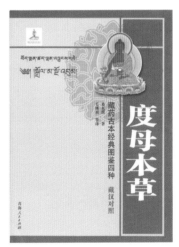

《度母本草》

9.《妙音本草》

全书210页270千字，收录了199种草本类药物，由藏医大译师白若杂纳（毗如赞纳）译著，由毛继祖等翻译。

《妙音本草》是藏医药学中最早的本草专著之一，主要从药物的生地、形态、味性、主治等方面记述了产于青藏高原的近两百种药物，在藏医药发展史上占有重要地位。

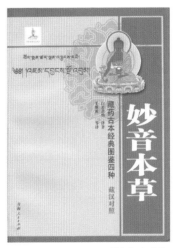

《妙音本草》

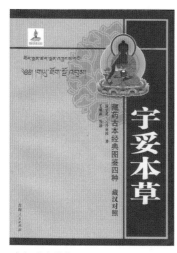
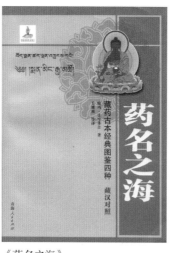

《宇妥本草》　　　　　《药名之海》

10.《宇妥本草》

全书194页180千字，收录了191种草本类药物，由著名藏医学家前宇妥·云丹衮波（宇妥宁玛·元丹贡布）著，由毛继祖等翻译。

《宇妥本草》成书于8世纪中叶，采用偈颂体写成，语言通畅流利。

11.《药名之海》

全书共11章，161页125千字，由著名藏医药学家噶玛·让穷多吉著，由毛继祖等翻译。

《药名之海》成书于14世纪初，采用偈颂体写成，语言通畅流利。书中主要论述了药物的性味、功效，对药物进行了系统分类，是当时盛行的医书之一，后世医家多有引用。

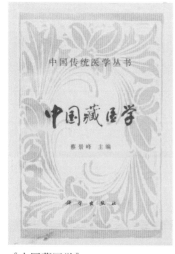

《中国藏医学》

12.《中国藏医学》

《中国藏医学》由中国中医科学院蔡景峰任主编，是我国第一部汉文版的全面概括介绍藏医药学的专著。

13.《四部医典曼唐》

全书273页，由中国国家博物馆吕章申馆长任主编。

娘本作为中国工艺美术大师和国家级非物质文化遗产项目热贡艺术代表性传承人，带领数十位学生，历时三年绘制完成了这套《四部医典》80幅曼唐长卷。这套长卷是目前单幅尺寸和总体尺寸（长80米）均为最大的版本，具有形象生动、工笔精细、风格独特、丰富多彩等特征。整套唐卡以视觉艺术形象的形式表现了《四部医典》庞大的藏医药学内容体系。

曼唐是唐卡艺术的一个重要门类，是历代藏医药名家通过尸体解剖、药材考察和临床实践，以科学审慎的态度整理绘制的挂图。《四部医典》80幅曼唐用6487个画图系统，将《四部医典》156个章节的内容变得通俗易懂。历史上曾多次组织复

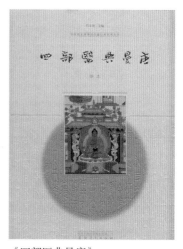

《四部医典曼唐》

制《四部医典》80幅曼唐，但仅有两套完整版本存世，一套保存在西藏拉萨罗布林卡，另一套保存在西藏自治区藏医院。

14.《四部医典八十幅唐卡及其解说》

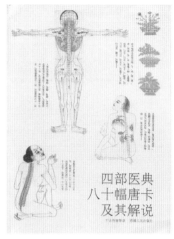

《四部医典八十幅唐卡及其解说》以《四部医典》为序，300页220千字，由才让当智、加羊宗智、兰周才让编译。

"曼唐"是藏语译音，"曼"即医药，"唐"即唐卡，翻译成汉文就是"医药学挂图"，是医药学师徒传承的教学用具，是对藏医学理论和实践的形象注释，是精深藏医药学与神奇唐卡艺术的结合，专门用于表现藏医药学的博大内容。藏医药文化中，曼唐有着悠久的历史，是传承藏医学重要的教学工具。整套80幅曼唐，从部分基础绘制到20世纪20年代部分重新圆满绘制，时间跨越上千年。

《四部医典八十幅唐卡及其解说》

15.《〈四部医典〉药物唐卡图解》

全书共7章，327页290千字，由才让当智、加羊宗智、华措吉编译。

该书对《四部医典》的曼唐中收录药物的唐卡细部，采用藏汉对照的形式，并参照《蓝琉璃》一一进行了讲述。

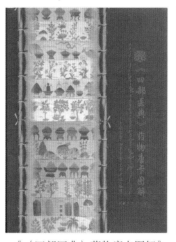

《〈四部医典〉药物唐卡图解》

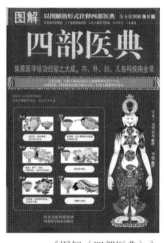

《图解〈四部医典〉》

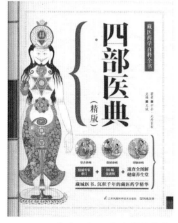

《〈四部医典（精版）〉》

16.《图解〈四部医典〉》

全书分为四部，687页650千字，由宇妥·元丹贡布原著，由李健编著。

《图解〈四部医典〉》保持了原著的面貌，全书以白话译文展示，还增加了曼唐细节图片，以图解、表格等方式辅助阅读，对疾病的病因病缘、症状表现、治疗方法以及疾病预防、生活养生等进行了详细论述，内容简单明了，符合现代人的阅读习惯。

17.《〈四部医典〉（精版）》

全书共分为四部，687页612千字，由王斌编著。

《〈四部医典〉（精版）》尊重古籍原文，结合大量图片、图解再现藏医药的精妙论述，配合正文介绍，涉及藏医药学的基本理论、生理解剖、诊断、治疗、药物等内容。

18.《图解四部医典》

《图解四部医典——医理与养生篇》全书287页150千字，《图解四部医典——秘法与实用篇》全书311页180千字，均由紫图编绘。

该书将藏医、藏药这两大瑰宝完美结合，采用图解的形式将唐卡局部逐一分解放大，使读者在尽情欣赏难得一见的国宝之时获得知识，并让古老而神秘的藏医文化为更多的人带来福音。

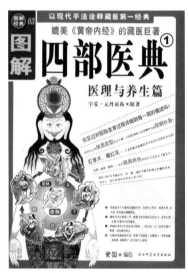
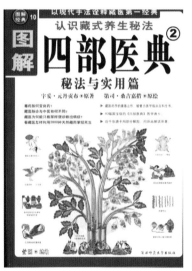
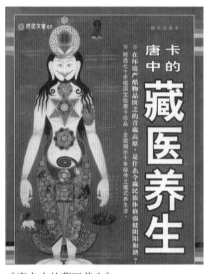

《图解四部医典——医理与养生篇》　　《图解四部医典——秘法与实用篇》　　《唐卡中的藏医养生》

19.《唐卡中的藏医养生》

全书255页110千字，由琼那·诺布旺典编著。

该书融汇历代藏医学家的养生经验和西藏民间养生风俗，按照人类生老病死的自然规律，详细讲述了针对生命各个不同阶段的养生知识，让读者可以系统了解藏医对生命的独特见解和极具民族特色的养生理念和养生方法。

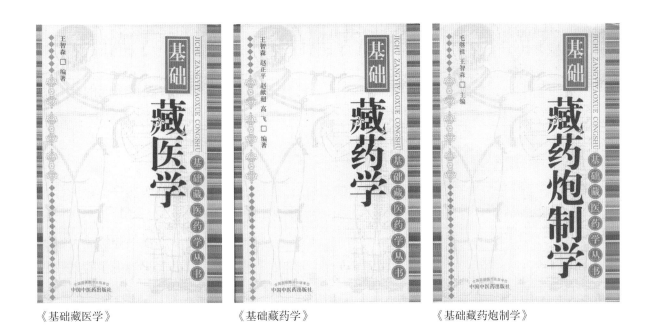

《基础藏医学》　　　　　　　《基础藏药学》　　　　　　　《基础藏药炮制学》

20.《基础藏医学》

全书239页199千字，由王智深编著。

该书的第一章讲述源远流长的藏医学，介绍了藏医学的历史阶段、历代藏族名医代表人物等内容；第二章讲述三因五源学说及其与生理病理、诊断治疗及特色药物的关系；第三章讲述医学树喻唐卡的内容，将繁杂的藏医药理论具体形象化；第四章讲述胚胎的形成和发育等内容；第五章讲述疾病的病因与病缘、途径与部位、特征与分类、种类与病程；第六章讲述疾病的诊断以及脉诊、尿诊、察诊等特色辨证论治方法；第七章介绍疾病防治的基本方法，包括饮食疗法、起居疗法、药物疗法、外治疗法、综合疗法；第八章介绍医生与医德。

21.《基础藏药学》

《基础藏药学》全书325页259千字，由王智深、赵正平、赵献超、高飞编著。

全书分为上、下两篇。上篇《基础藏药》分为七章：第一章，概述藏药的定义以及正确确定藏药药名的原则；第二章，讲述藏药学的基本原理，包括五源与六味、三化味、八性、十七效、药力以及对治疾病的分类；第三、四、五、六章，分别讲述矿物药、植物药、动物药及其他药类；第七章，讲述藏药的加工炮制方法。下篇《藏药方剂》分为八章，讲述藏药的平消剂（包括汤剂、散剂、糊剂、酥油剂、灰剂、膏剂、药酒、珍宝剂及草药内服）、清利剂（包括油脂疗法、清泻方剂、催吐方剂、滴鼻方剂、缓导清脉利尿方剂）、滋补方剂（包括延缓衰老的滋补方剂、壮阳的滋补方剂）、外用方剂（包括罨敷疗法、药浴疗法、涂搽疗法）、药物服法、各种疾病（隆、赤巴、培根及并发症、黄水病、白脉病等）常用方剂以及其中常用的组合药物等。

22.《基础藏药炮制学》

《基础藏药炮制学》全书分为十章，532页416千字，由毛继祖、王智深编著。全书概述了藏药炮制的发展史，总的加工炮制方法，矿物药、植物药、动物药、灰炭膏油类药物的炮制方法，各种剂型类药物的炮制方法，药香烟熏类药物的炮制方法及炮制药物的鉴别及检测方法。

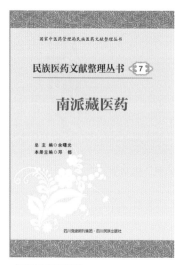

《南派藏医药》

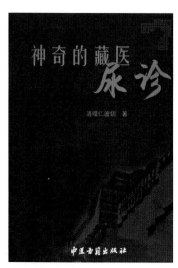

《神奇的藏医尿诊》

23.《南派藏医药》

全书分为四章，322页250千字，由邓都任主编。

该书是南派藏医药学实用工具书，书中对收集到的南派藏医药文献资料进行了系统研究整理、分析。该书堪称是南派藏医药文献的资料库，对南派藏医药文献的保护和传承有着积极作用。

24.《神奇的藏医尿诊》

全书分为九章，238页150千字，作者为洛嘎仁波切（王永盛）。

藏医尿诊是藏医临床诊断方法之一，《世界文明史》中写道："尿液分析法在当时是一种颇受青睐的方法。西藏的医生认为不用通过观察病人的其他任何部位，只需通过查看病人的尿液便可为病人治病。"《神奇的藏医尿诊》中论述了藏医尿诊的操作程序，尿液温度、稀稠等不同情况下的诊断，深入浅出地介绍了藏医尿诊的临床意义。

"隆""赤巴"和"培根"是构成藏医理论的三大因素。一个人机体中的"三大因素"若保持平衡，便可以维持正常的生命活动；若偏盛、偏衰或者发生紊乱，就会产生各种疾病。

尿液是饮食在体内代谢的产物，经过三大因素的作用后排到体外。食物在消化系统经过胃肠道，在小肠中分清别浊之后，清者成为人体的津液营养全身，浊者在尿中形成沉淀物。所以，"三大因素"一旦失衡就会在尿液中得以体现，这是藏医历代医家在探索和实践中得出的结论。

尿诊中，医生的经验非常重要，对患者的尿液取样要求也很高。患者一般需要留下子夜尿（黎明的第一次尿）。在采集尿液的前一天，患者不能吃太浓或太淡的食物，太酸、太甜的食品也要避免，也不能饮酒、过度操劳、过分激动及行房事，否则尿液就不能准确地反映病况及病因。

25.《中华本草（藏药卷）》

全书462页1458千字，收录藏药品种396味，由国家中医药管理局《中华本草》编委会编著。

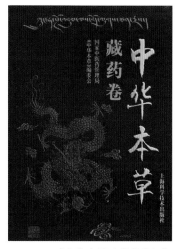

全书分为上、下两篇，上篇《概论》，概述藏医药学发展简史、藏药学基础理论；下篇《药物》，收录常用藏药396味，包括植物药、动物药、矿物药，少数在青藏高原不产的进口药物也收入其中；附编内容为藏医病名解释、参考书目。

药物条目，设汉文正名、藏文正名（异名）、品种考证、来源、原植物（原动物、原矿物）、采收加工、药材鉴别、化学成分、药理、炮制、功能主治、用法用量、附方、制剂等项目。以上各项根据药物的具体资料情况，有则附之，无则缺之。

《中华本草（藏药卷）》

正文之后附索引，包括汉文名称索引，药用植物、动物、矿物拉丁学名索引，药物的藏文名称索引。

26.《中国藏药》

全书分为三册，是由青海省药品检验所、青海省藏医药研究所编著的一部本草类藏医药著作。第一册462页961千字，概述藏医药史及其代表性著作，收录多腺悬钩子、野驴等166种藏药；第二册321页493千字，收录白矾、喜鹊等146种藏药；第三册410页623千字，收录葫芦、拉萨凤毛菊等214种藏药。

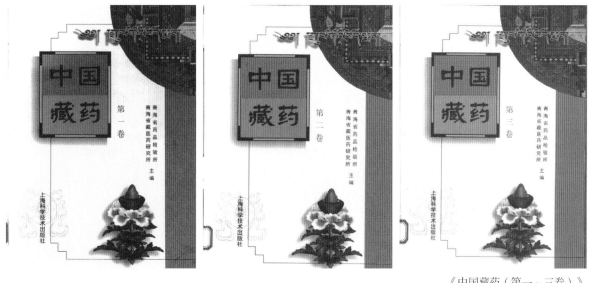

《中国藏药（第一～三卷）》

该书中所有藏药都是藏文名和中药名并列，历史项所引文献根据原著翻译而成，地理分布以青藏高原诸省区为主、其他省区为辅，部分藏药介绍包括药材鉴别、化学成分、药理作用三项内容，性味功效、主治配方等项目的内容主要来源于藏医药著作、藏医院处方等，用法、用量仅供参考。

27.《中国藏药材大全》

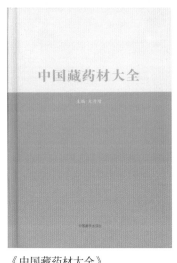

《中国藏药材大全》

全书795页963千字，收录藏药材1 242种，其中植物类928种、动物类174种、矿物类140种，由大丹增任主编。

该书体现了藏医药学的内涵，配有大量彩图，展示了藏药学的发展沿革和特色，基本揭示了藏药资源的全貌，是目前我国藏药材囊括数目最多、内容丰富、资料翔实的专业工具书。作者在编写本书的过程中，前往各藏区开展药材的系统调研，收集第一手资料，对药材资源做出了有效评估；同时，广泛吸收藏医药研究的最新成果，在传统用药经验及国家已有标准的基础上，根据现代生物学分类方法，结合前人藏药工具书编撰经验、调查研究成果及文献研究成果汇总而成。该书对继承和发挥藏医药事业，合理开发利用青藏高原藏药材资源，保护环境和生物多样性，实现藏药材资源的可持续利用，推动藏医药的科研、教学、药监及防病治病的工作产生了十分重要的作用，将藏药的研究水平提高到了一个新的高度。

28.《四部医典系列挂图全集》

全书499页，由第司桑杰嘉措主持编绘，由王镭、强巴赤列编译注释。

它是根据几百年前藏医的稀世珍宝曼唐出版的一套挂图全集。这套曼唐是我国古代传统医学中绝无仅有的医学教具，在世界上也是屈指可数的。

《四部医典》共分为四部：第一部《总则本集》（藏文名《札居》）是医学总论，共6章；第二部《论述本集》（藏文名《协居》），共31章，讲述人体解剖、

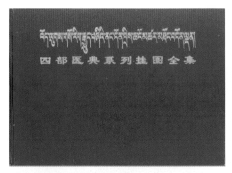

《四部医典系列挂图全集》

生理、病因、病理、饮食、起居、药物、器械和疾病的诊断治疗原则；第三部《秘诀本集》（藏文名《门阿居》）是临床各论，共92章，讲述内、外、妇、儿、五官各科疾病的症状、诊断和治疗方法；第四部《后续本集》（藏文名《其玛居》），共27章，除补充脉诊、尿诊、放血、艾灸外，着重介绍各种药物的炮制和用法。全书托借药王及其五个化身相互问答论述藏医药学。

《四部医典系列挂图全集》的藏文文字说明集中排印在每幅图后，读者在阅读时可根据

局部图下印有的数字查找。为反映原图的真实面貌，全集藏文文字说明除正反对应的十四幅挂图文字图解相连接，并对图标藏文字中的个别非改不可的错误进行认真纠正外，其余全部按照原图藏文图解及汉文译文，编者未做任何修改和增删。因人体骨骼及脉络、火灸穴位、放血穴位等图中藏文文字及数字十分繁杂，故在局部图中未做具体的标示和说明。

29.《曼唐详解》

全书共分为六册，由艾措千任主编。

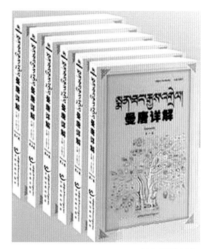

《曼唐详解》

8世纪，著名太医赞巴西拉绘制了《尸体图鉴》《尸体分剖图》与《活体及尸体测量图》，这是中外医学史上最早的人体医学解剖图。曼唐中最著名的要属《人体胚胎发育图》，这幅挂图仔细描绘了受孕、胎儿的形成和发育、分娩等一系列胚胎发育的过程，是最早的人体胚胎发育图。中医有"十月怀胎"的说法，藏医则更为具体地将胚胎发育过程划分为38周。在这38周里，藏医将胎儿发育过程分为鱼期、龟期、猪期和预备分娩五个阶段。在第司桑杰嘉措的主持下，"勉唐派"著名画师洛扎·旦增罗布负责整套曼唐的编绘工作，藏医的诊断方法、解剖流程、药物方剂、医疗器械跃然纸上，成为生动形象、直观的教材，几乎囊括了藏医学的全部内容，涉及生理、病理、各科病症的治疗原理及脉诊、尿诊、方剂和治法，促进了藏医药理论的发展。曼唐的人物形象具有鲜明的藏族特点，房屋建筑、动植物更显藏区特色，据药物分类专家鉴定，认为几乎达到依图即可辨认药物的程度。另外，从这些藏医唐卡上可以看出藏医学和汉医学之间的密切联系：中医诊脉在腕关节的桡动脉，分寸、关、尺三部，每部与体内一个脏腑相对应，唐卡上的心、肺图用明显的线条表示与脉部的关系，这在中医学史上的著作中都是从未见过的。这些曼唐在藏族地区的医学学校里，至今仍被作为老师们传授技艺的重要教具。

古老的曼唐非常珍贵和稀少，且随着时间的流逝，其中很大一部分遭受了破坏，一部分绘制曼唐的特殊技艺也面临失传。最初由第司桑杰嘉措组织绘制的藏医唐卡究竟是几套，我们已经不能准确知晓，现今可以考证的仅"门孜康"（现在的西藏自治区藏医院的前身）和罗布林卡中保存有两套，亟须采取一系列有效的、科学的方法对其进行保护、研究。《四部医典》曼唐是唐卡文化重要的组成部分，它所蕴含的思想价值和艺术价值均极高。

30.《中国的藏医》

全书分为十章，313页418千字，由强巴赤列原著，由格央、次旦久美任主编。

该书收集、整理了近百部藏医药学文献、专著，在继承前辈藏医药学专家、学者理论和

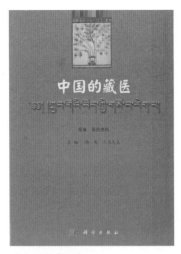

《中国的藏医》

实践经验的基础上，详细介绍了藏医历史、藏医药文献、藏医药学基础理论以及藏医本草。具体内容包括：第一章介绍古代藏医学科的形成和发展，第二章介绍"藏医九圣"的历史并论证了《四部医典》为西藏本地的典籍，第三章介绍12世纪后藏医药的发展概况，第四章介绍强苏二派对《四部医典》发展的贡献，第五章介绍五世达赖喇嘛和第司时期藏医药的发展概况，第六章介绍多康南北地区藏医药的发展概况，第七章介绍直康二派对藏医药发展的贡献，第八章介绍十三世达赖喇嘛前半生时期藏医药大复兴的情况，第九章介绍西藏和平解放以后藏医药取得的巨大成就，第十章浅谈藏医的基本理论，附译名汉藏对照。该书对藏医药的发展具有重要的学术价值。强巴赤列院长具有严谨的科学态度，全书集传统藏医药知识和他本人多年的研究成果为一体，对藏医药历史中存在的一些疑难和具有争议的问题给予了详细的阐述。

31.《藏药志》

全书670页990千字，由中国科学院西北高原生物研究所编著。

全书吸收了历代藏医学研究的精华，并在大量实地考察、收集标本的基础上，经系统挖掘、考证、整理后编纂而成，记载藏药437品（条目），共1152个物种。该书中，每种藏药以考证、原植物、药材、化学成分、采集加工、性味功用等分项记述，并附有植物图224幅、动物图58幅及解剖图112幅，是一部集藏药之大成的专著。

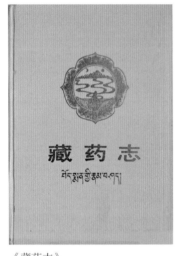

《藏药志》

32.《中国民族药辞典》

全书1263页1937千字，由贾敏如、张艺任主编。

该书总结了许多民族药的新数据，如率先提出使用民族药的总数为7736种。该书中提出，使用药物品种最多的民族是藏族，达到3105种；使用植物药品种最多的民族是藏族，达到2644种；使用动物药品种最多的民族是藏族，达到321种；使用矿物药品种最多的民族也是藏族，达到140种。

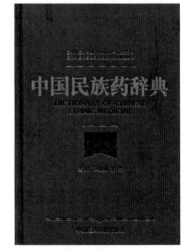

《中国民族药辞典》

第五章
藏医学挂图曼唐与藏医学基础理论

一、藏医学挂图曼唐

医生这一职业在藏族人民心中是很崇高的，藏族人民采用绘制佛像的彩绘挂图（藏语中叫"汤卡""唐卡"）来表示对医学事业的重视和对医生这一职业的崇拜，藏医学界也利用这种形式来绘制医学唐卡。

这种有关藏医学的唐卡，藏语称为"曼唐"。"曼"是Sman的译音，意为医学；"唐"是Thangka的译音，意为挂图。曼唐就是藏医学挂图。在今天，医学挂图在医学教学中极为普遍，但藏医的这种挂图却是世界古代医药体系中难得的稀世珍宝。原因如下：一是历史悠久，已有数百年的历史；二是内容丰富，挂图几乎包括古代医学的所有内容，这在其他医学挂图中尚无先例；三是富有民族特色，挂图的内容全部是以藏民族特点来表现的，如人物、建筑、生活习俗、语言文字、绘制技术、表现形式等。所有这些，使曼唐成为我国古代传统医学中绝无仅有的医学教具，在世界上也是屈指可数的。

一般的曼唐，所用材料以亚麻布为主，这些布料多数从印度或汉地输入。在制作图画之前，要把布料放在胶水和白垩土的混合液中反复浸泡。胶水一般是树脂树胶。浸泡充分以后，捞出任其自然干燥，然后用圆滑的贝壳等器具在布面上不断地轻轻摩擦，直到布面平整光滑，就可以作画了。曼唐绘好后，还要裱衬起来，一般裱衬的材料是深色绸缎，如深蓝、红色或褐色，具有极为浓厚的藏民族色彩。

曼唐全部都是彩色缤纷的图画。藏族绘画所用的颜料，尤其是在较早时期，全部采用天然珍贵颜料：①白垩土——白色；②雌黄——黄色；③朱砂——朱红色；④树脂——紫栗色；⑤孔雀石——绿色；⑥金粉——金色；⑦银粉——银灰色；⑧小麦炭——黑色；⑨氧化铁——棕色；⑩槐蓝——蓝色。

在藏王赤德祖赞赞普（705—754在位）时期，医学家占巴西拉哈被邀请入藏。这位医学家著有《尸体图鉴》和《活体测量》等著作，它们介绍的是解剖图谱的内容。可见，在8世纪左右藏医学形成的早期，藏族人民就已经很注重解剖图的绘制了。

13世纪以后，藏医学有了较大的发展，出现了不同的学术派别。其中主要有南方学派（又称宿派）和北方学派（又称强派），代表人物分别为宿喀·娘尼多杰和强巴·朗杰札桑。两派在治疗方法、用药习惯和基本理论上存在分歧；但也有一些共同点，如两派都注重绘制曼唐。特别是在17世纪中叶，北方学派的伦顶·堆孜久美善于绘制曼唐。13世纪到16世纪这段时间里，曼唐的绘制已逐渐趋于成熟。

在17世纪中叶以后的五世达赖统治时期，由于各派绘制的曼唐很不统一，各个学派对药物、治疗、火灸穴位等的认识都存在一定差异，第司桑杰嘉措决定对此进行整理。他以北方学派所绘曼唐为基础，根据自己所著《蓝琉璃》的内容，重新进行绘制，于1688年完成了整套的60幅曼唐。当时参加绘制的画师和医生中，负责绘制底稿线条图的是洛扎·诺布嘉措。绘制底稿线条图是技术要求最高，也是最难的一步。草图底稿画好后，主要由黑巴格聂等画师上色。

第司桑杰嘉措后又带领原班人马，根据《月王药诊》一书中关于诊断的内容，还有南、北学派不同的艾灸、放血部位、经脉图以及新增加的药物等，继续绘制，终于使全套曼唐达到79幅。这可能是现存藏医彩图最早的完整蓝本。

据《藏医史》（全名《医学概论·仙人喜宴》）记载，依《蓝琉璃》的内容绘制的曼唐挂图共计有79幅，其中《根本医典》有曼唐4幅，《论述医典》有曼唐35幅，《秘诀医典》有曼唐16幅，《后续医典》有曼唐24幅，最后增加1幅《雪域历代名医传》。因此，全套"曼唐"共有80幅，其内容安排如下：

（1）第1幅描绘了藏医药的起源。画面是一座药王城，其四周布满治疗各种疾病的药物，中央是药王菩萨向其信徒及诸神讲解医药的场景。传说藏医药就是由药王传授而来的。

（2）第2—4幅均是以一棵菩提树的形式展现的，用树的干、枝、叶和花果等来表示医药内容，概括地表示藏医体系中对人体生理、病理、诊断、治疗的全部内容。第2幅代表人体生理功能及病理变化，全图共1根2干12枝88叶2花2果；第3幅表示疾病的诊断方法，计有望诊、触诊和问诊几种，包括望尿诊、摸脉诊等内容，全图共1根3干8枝38叶；第4幅表示藏医的治疗方法，包括饮食、起居、药物和外治等方法，全图共1根4干27枝98叶。

（3）第5幅是人体胚胎发育图，描绘的是由父精母血的结合成胎开始到逐周的发育情况。此过程共计38周，由简单而复杂，最后形成胎儿，其间要经历鱼、龟、猪三个不同的发育时期，直至成熟分娩。

（4）第6—18幅是有关人体解剖构造的内容，包括人体的正面和背面，体现藏医独特的放血点、白脉、水脉、悬脉、隐脉、连接脉、络脉、命脉、骨骼、要害点等。其中反映的大部分内容颇为科学，符合实际情况，足见藏医对人的认识是较为准确的。第18幅说明人体具有不同的体质。

（5）第19—22幅描绘了人体死亡的征兆及日常行为，指出人体将死亡之前出现的种种不祥征兆，以及疾病的原因、缘起和日常生活中必须注意的各种不良行为和习惯。

（6）第23、24幅介绍饮食和食物中毒、解毒等。

（7）第25—35幅介绍藏医学中常用的各种药物，包括矿物、动物、植物等不同种类的药物，形象逼真，色彩鲜艳。

（8）第36幅为医疗器械图，描绘了古代藏医应用的各种刀、剪、钻、铗等，反映了古代藏医手术的发展水平。

（9）第37、38幅为藏医对疾病预防、治疗的概括。

（10）第39幅的内容是对医生品质提出的严格要求，是对藏医医德的概括。

（11）第40、41幅描绘的是藏医火灸与针刺治疗时所用的穴位图。

（12）第42—48幅指出藏医对疾病病因的认识，包括内、外科疾病以及妇科疾病等不同病种的病因。

（13）第49—52幅介绍的是人体解剖图、脉道以及绘制解剖图的不同测量方法等。

（14）第53幅介绍的是可以引起人体中毒的各种毒物及其配制方法。

（15）第54、55幅介绍的是追求健康长寿的养生方法。

（16）第56—68幅详列了藏医脉诊和尿诊的内容，十分形象而精细，内容丰富多彩、生动活泼，其中尿诊为藏医特别的诊断方法。

（17）第69—76幅描绘了各种不同的治疗方法，包括泻下、催吐、灌肠、放血、艾灸、罨敷、针刺、涂搽及药浴等。

（18）第77—79幅是全书的总结，其中还指出藏医传承应具备的条件。

曼唐在制成之后，就被当时的统治者视为珍贵的宝物。据《五世达赖金灵塔志》（藏文名《塞洞口戈恰》）记载，五世达赖圆寂后，将其中的50幅作为陪葬品放入灵塔中。由此可见，曼唐在当时就是极为珍贵的。此后，六世、七世达赖在位时期，又陆续进行补绘，一直持续到19世纪末。

十三世达赖在位时期，曾组织复制过曼唐，且一般都是成套复制。1923年，时任"门孜康"的主管钦绕诺布主持为曼唐补绘一幅图，这是原79幅中所没有的，即雪域历代名医图。这幅图中有南方学派的宿喀·娘尼多杰和北方学派的强巴·朗杰札桑，有莲花生等著名译经师，也有第司桑杰嘉措、蒂玛尔·旦增彭措等藏医药学家，以此提醒医药学后辈要有对前辈的尊敬之心、敬畏之心、学习之心。

目前存世的整套曼唐，都是不同年代绘成的。随着时代的变迁，即便五世达赖时遗留在世和六世达赖以后补绘的那些曼唐也都散落各方，有的落入民间，有的流失海外，难得完璧。

曼唐从开始出现就有明确的目的性。主持制作这套曼唐的第司桑杰嘉措就曾经说过："为了使《四部医典》通俗易懂，从渊博的学者到初习的学童均便于理解，我们着手编绘了一套系列彩色挂图。借助这套挂图，可以使《四部医典》各章节的内容，犹如托在手掌心中的余甘子一样透明，使研习者一目了然。"这充分说明制作曼唐的目的主要在于使研习者能够掌握《四部医典》，掌握整个藏医学的内容。

从曼唐的内容中，还可以窥知藏医学与其他古代医学之间的关系。在脉学方面，藏医的脉诊与汉医的脉诊大致相似；在脉与四季的关系、五行生克、太素脉等方面，藏医学与汉医学也大体相同。在具体诊脉时，藏医常同时用双手指诊候患者的两侧脉，这是其特殊之处。另外，藏医曼唐中，脉象的表达比汉医要形象得多，由此可以看出古代藏医善于学习、吸收和消化其他民族医学的优良传统。

曼唐中藏医与古印度的某些联系，也是明显可见的。藏医基本理论的三大因素学说，即隆、赤巴、培根，贯穿于生理、病理、临床治疗及药物疗法等方面。这个学说与古印度阿育吠陀医学也是有所联系的。

曼唐中有一幅关于医疗器械的内容，里面描绘的医疗器械设计精巧，加工细致，表明古代西藏医疗器械的制作水平是相当高的，也表明了古代藏医外科水平的先进性。

曼唐系列在古代各种传统医学体系中是绝无仅有的，它不仅是一种艺术珍品，且有文物考古学的价值，它的科学内容相当突出。仅以胚胎学的内容而论，它形象地绘制了人类胚胎须经历鱼、龟、猪三个不同时期，这符合人类进化过程，即由简单的水生动物，逐步向脊椎动物中的鱼类、两栖类、爬行类、哺乳类进化。这一科学的见解是世界科学史上十分突出的成就。又比如有关人体内脏结构解剖图，按藏族的传统观念，心脏是人一身之主，"端坐"在人体胸腔正中，主宰全身各种活动。但事实上并非如此，17世纪画家兼解剖医家洛札·丹增诺布对古代藏医的这一错误图画进行了革命性的改绘。他把心脏的实际位置画在胸腔正中偏左，把原来心脏朝上正中的位置改绘成心尖朝左下方的正确位置。

曼唐在医学科学方面具有重要意义，它几乎包括了藏医学的所有内容，如医学起源、理论、生理、解剖、病因、病理、治疗方法、外科器械、临床各科疾病的症状、诊断、药物以及疾病预后等。它以形象的教学方法传播藏医学，对于普及、传播藏医学起到了积极的促进作用。全套曼唐如下：

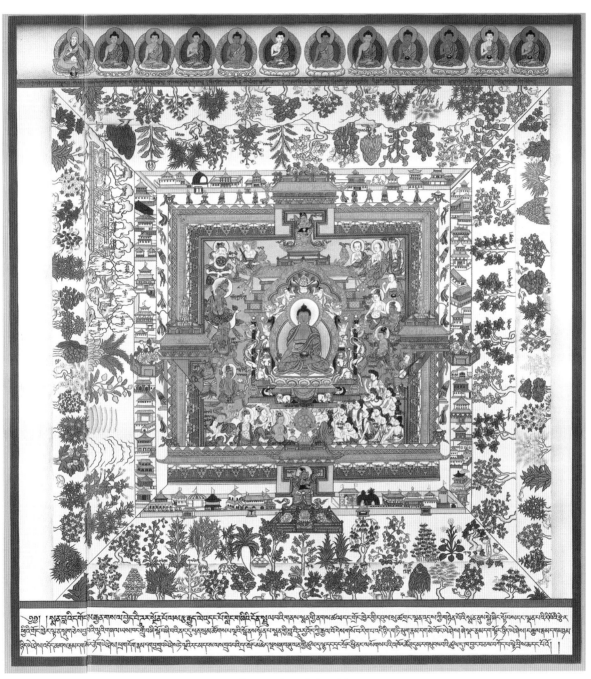

第1幅曼唐：《药王城》

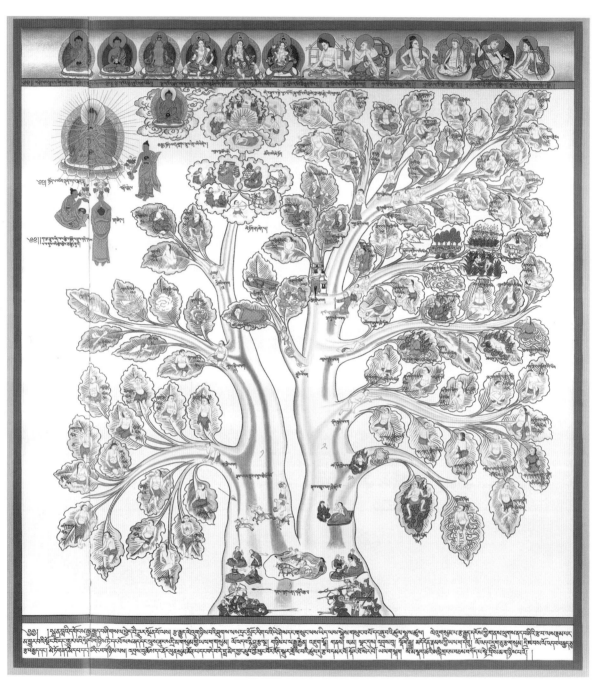

第2幅曼唐：《人体的生理和病理》

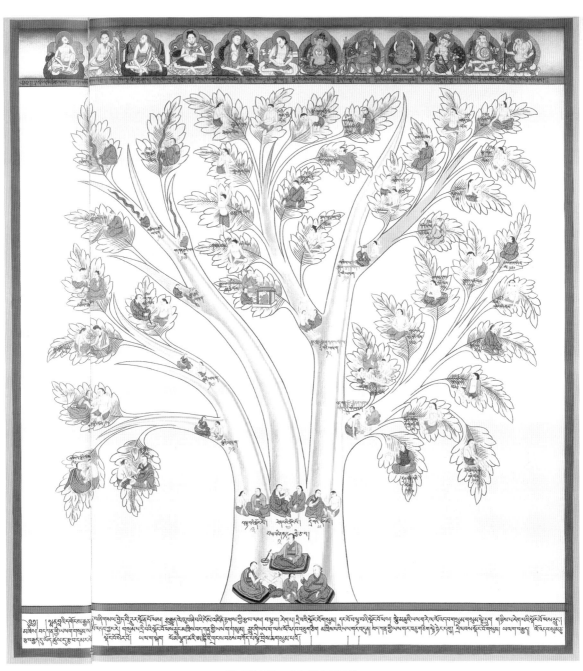

第3幅曼唐:《疾病的诊断》

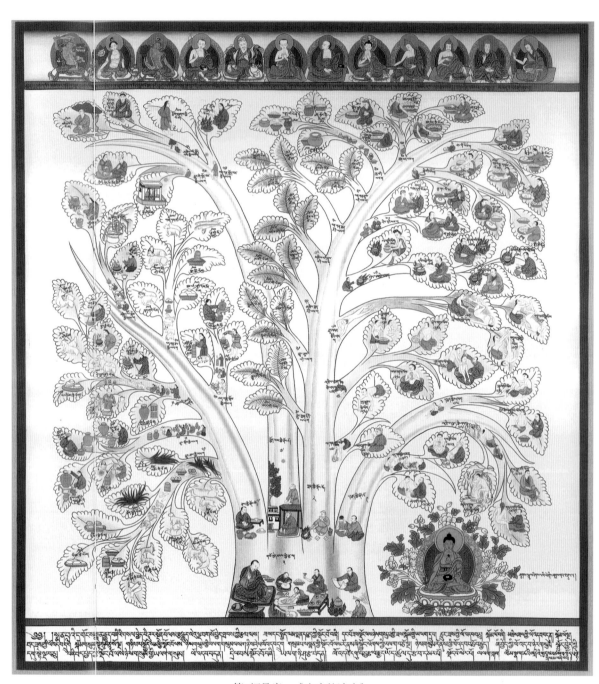

第4幅曼唐：《疾病的治疗》

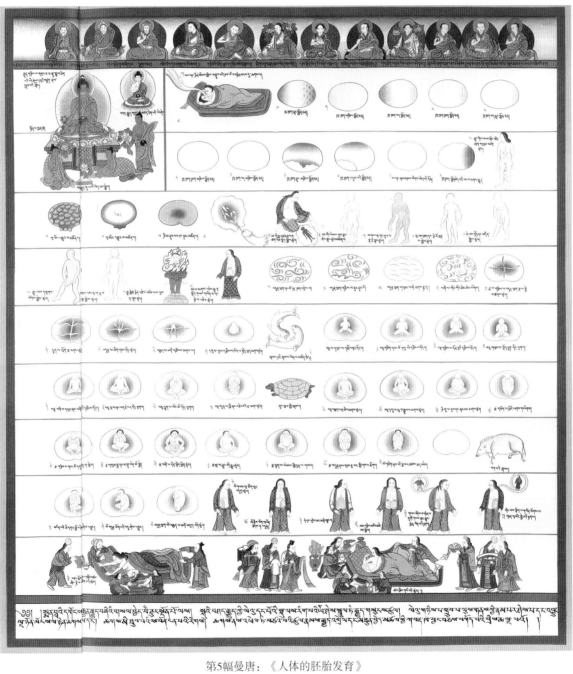

第5幅曼唐：《人体的胚胎发育》

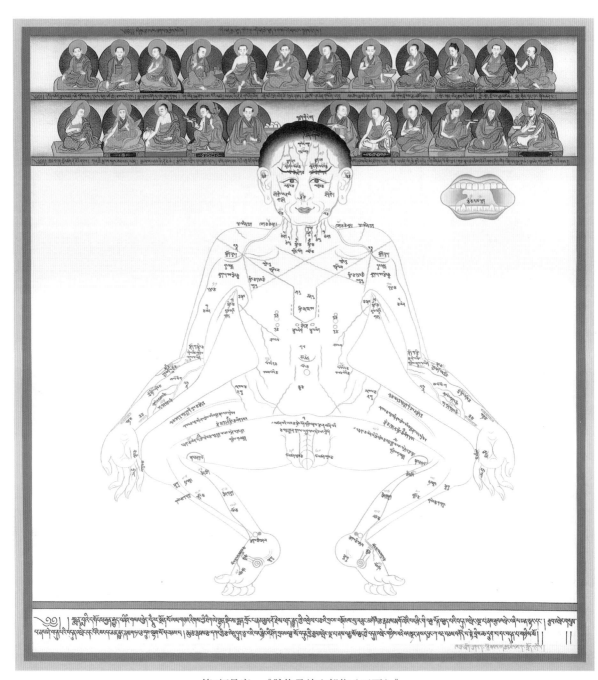

第6幅曼唐：《脉络及放血部位（正面）》

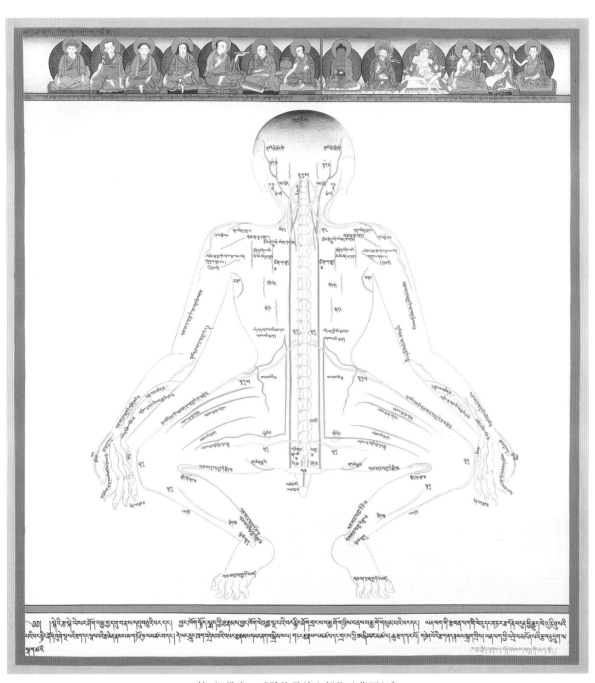

第7幅曼唐：《脉络及放血部位（背面）》

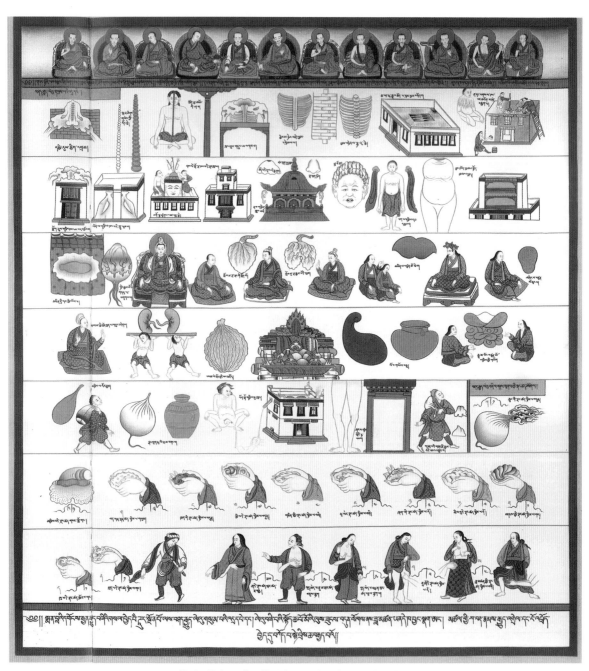

第8幅曼唐：《人体器官的比象和物质的计量》

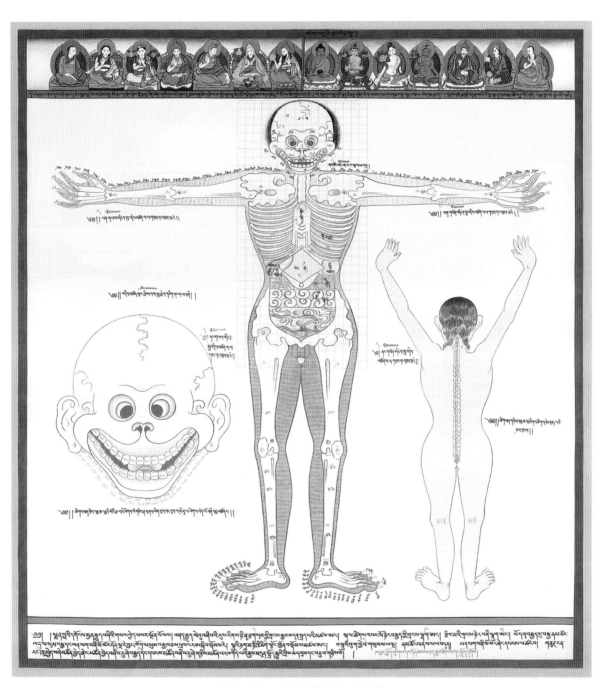

第9幅曼唐：《人体骨骼（正面）》

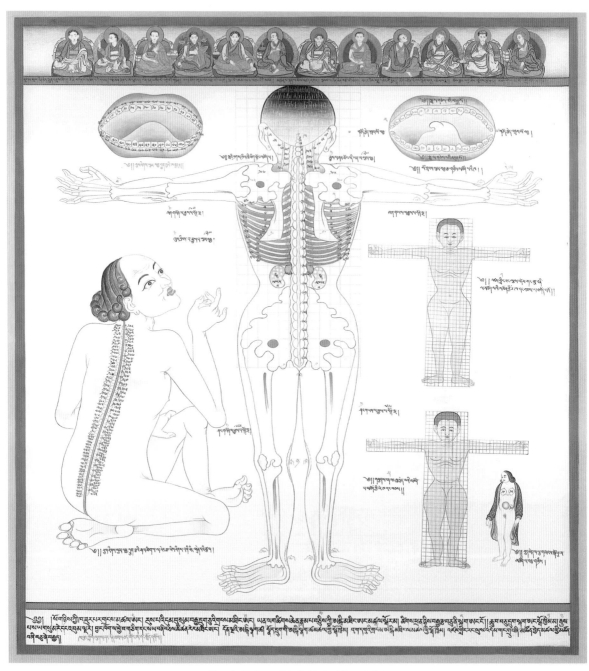

第10幅曼唐：《人体骨骼（背面）》

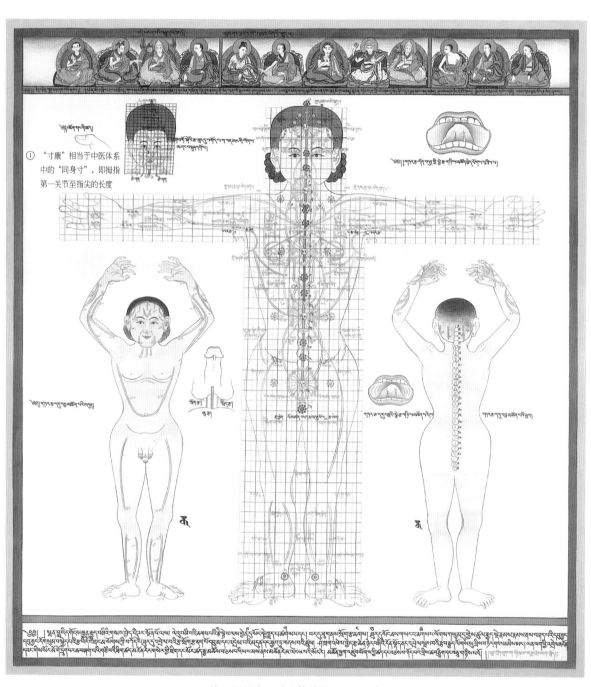

第11幅曼唐：《人体脉络（正面）》

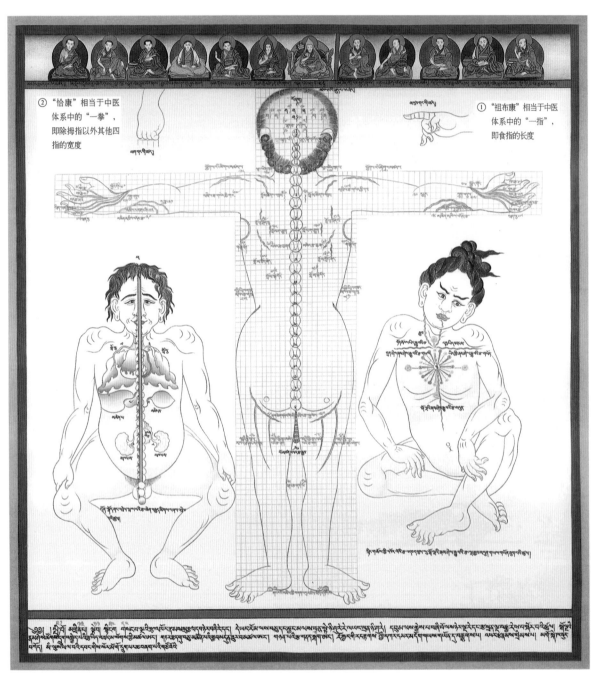

② "恰康"相当于中医体系中的"一拳"，即除拇指以外其他四指的宽度

① "祖布康"相当于中医体系中的"一指"，即食指的长度

第12幅曼唐：《人体脉络（背面）》

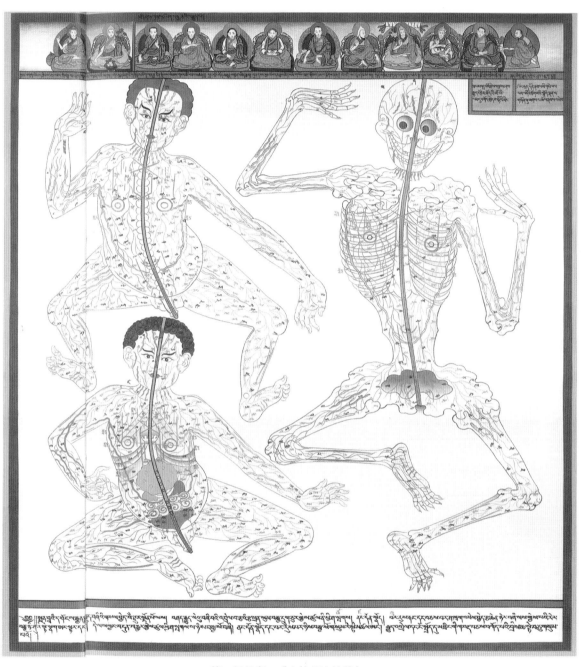

第13幅曼唐：《人体的连接脉》

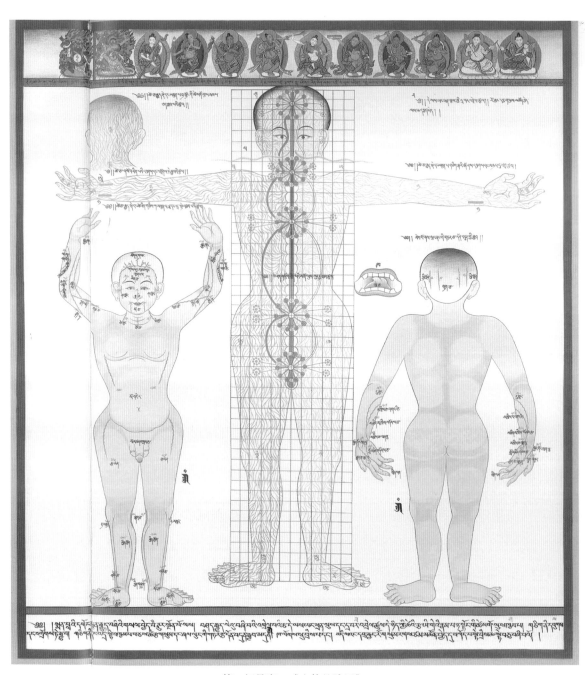

第14幅曼唐：《人体的脉网》

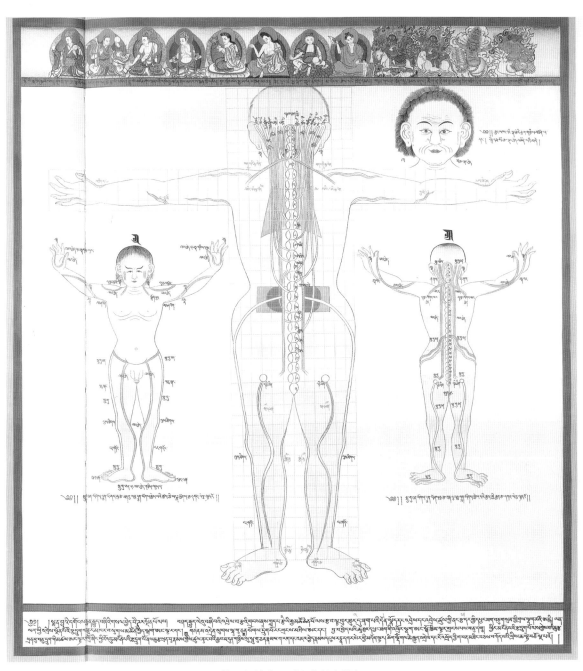

第15幅曼唐：《人体的白脉》

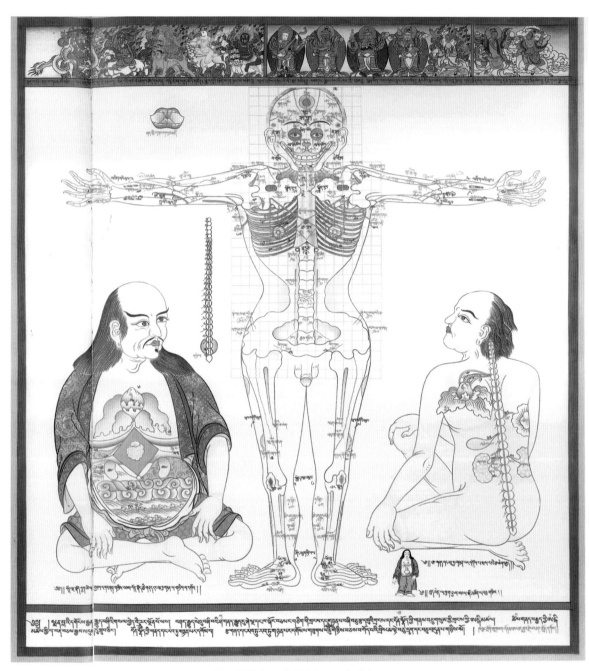

第16幅曼唐：《人体的要害部位》

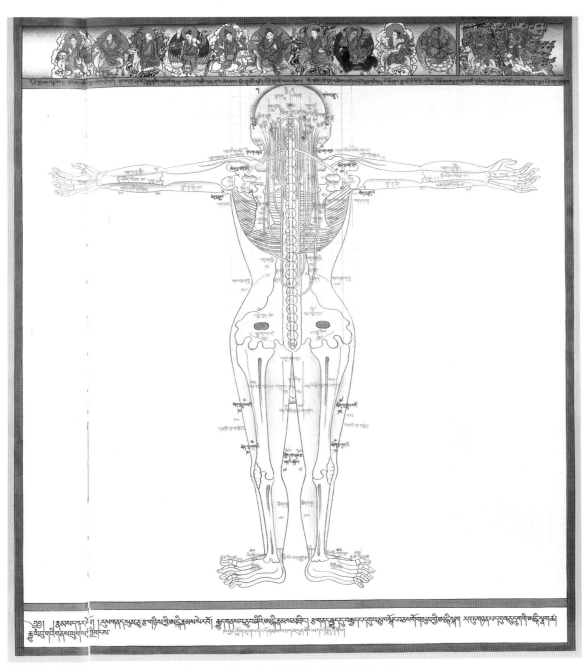

第17幅曼唐：《人体骨骼的白脉的要害部位》

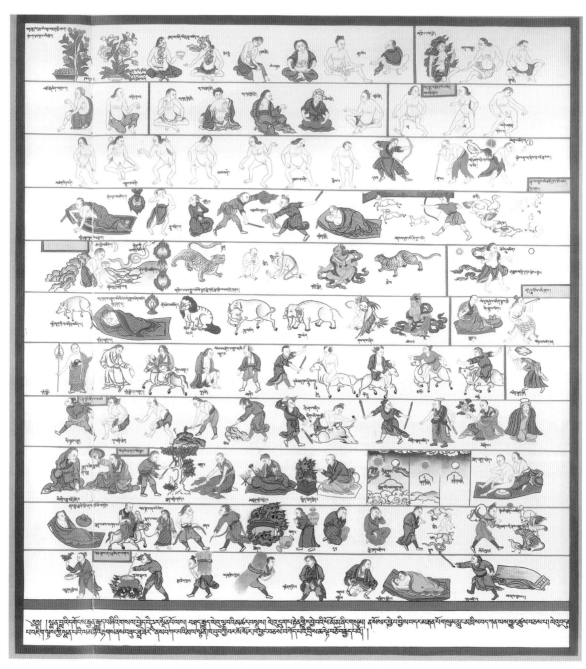

第18幅曼唐：《人体的生理特征和人的类型》

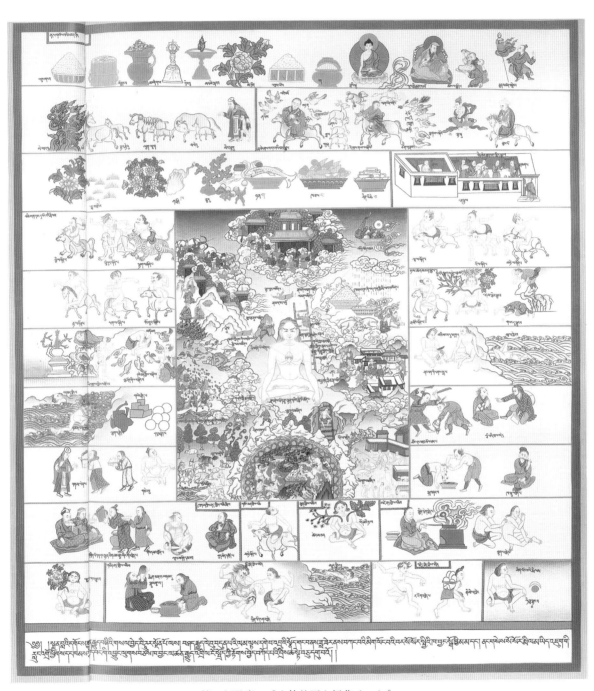

第19幅曼唐：《人体的死亡征兆（一）》

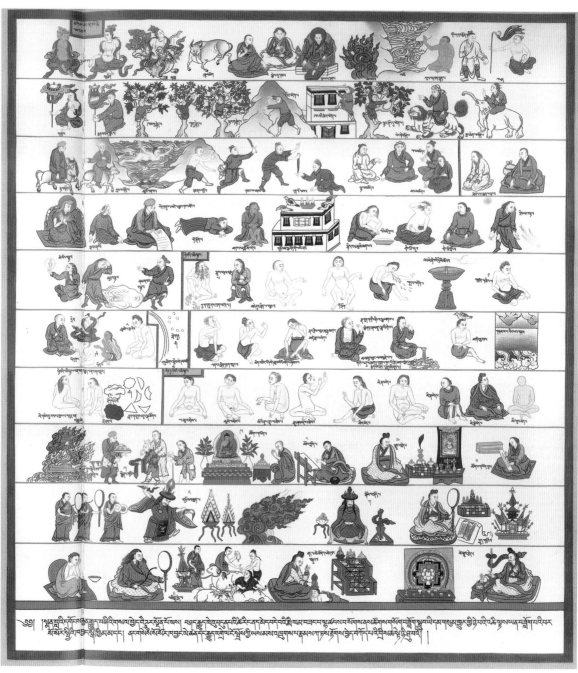

第20幅曼唐：《人体的死亡征兆（二）》

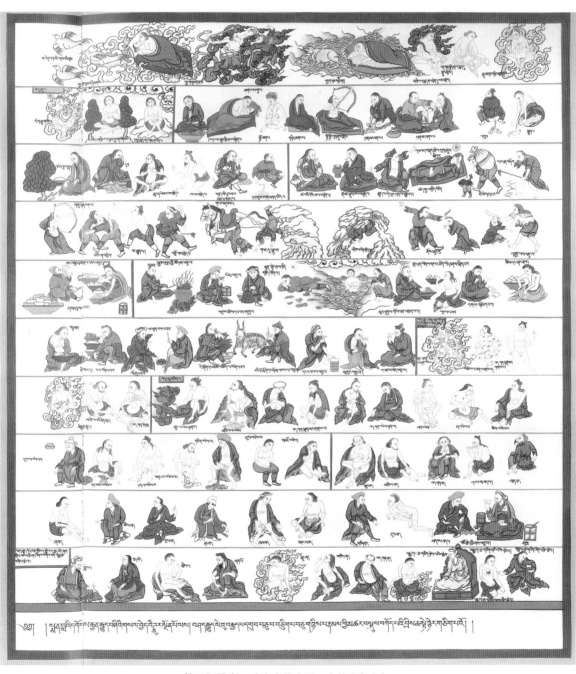

第21幅曼唐：《疾病的病因、症状和归类》

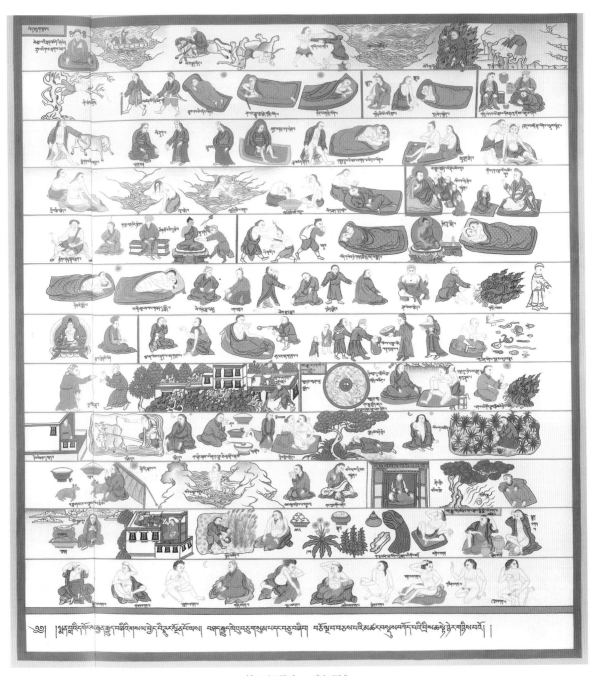

第22幅曼唐：《起居》

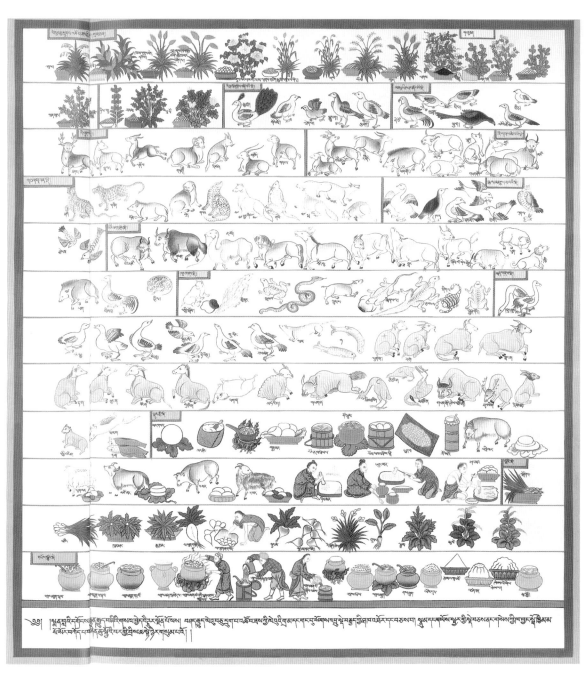

第23幅曼唐：《饮食》

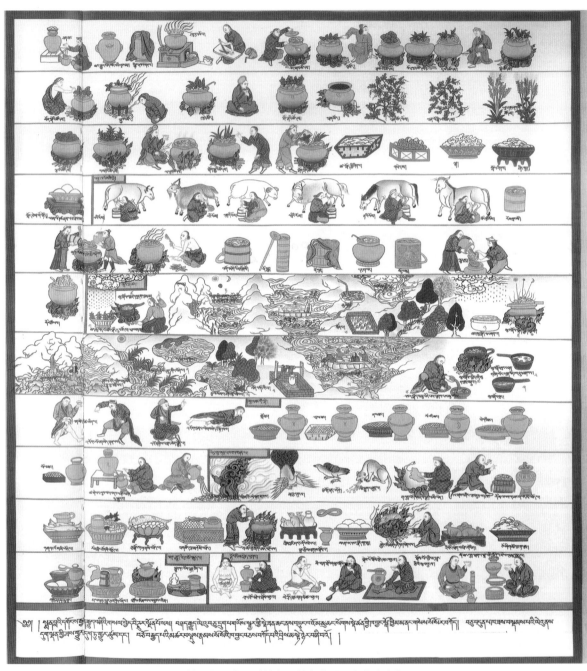

第24幅曼唐：《饮食、饮食禁忌和食物中毒》

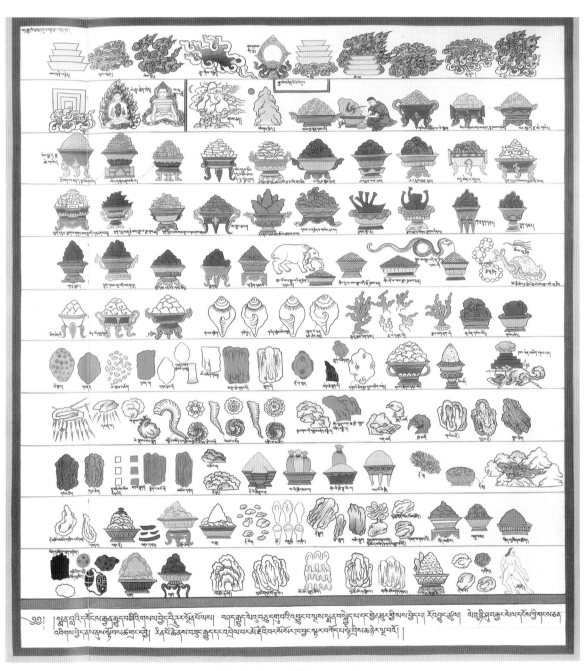

第25幅曼唐：《药物（一）》

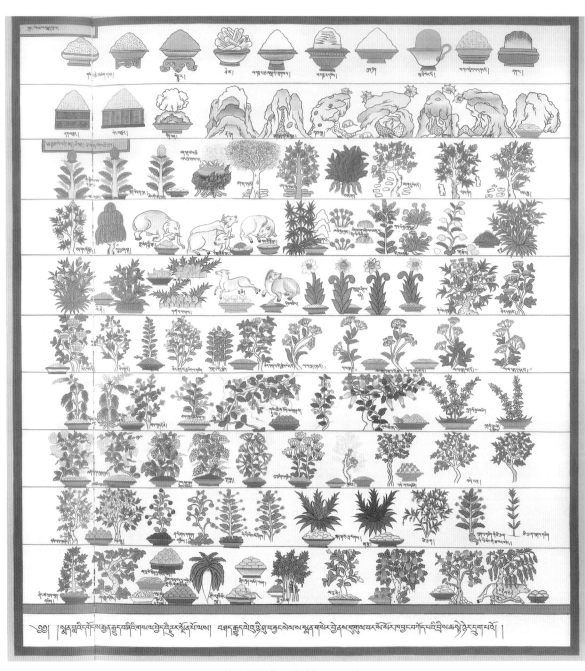

第26幅曼唐：《药物（二）》

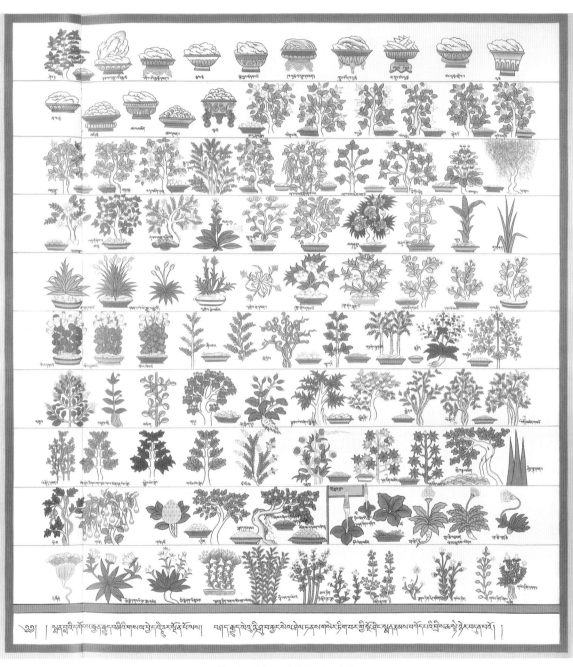

第27幅曼唐：《药物（三）》

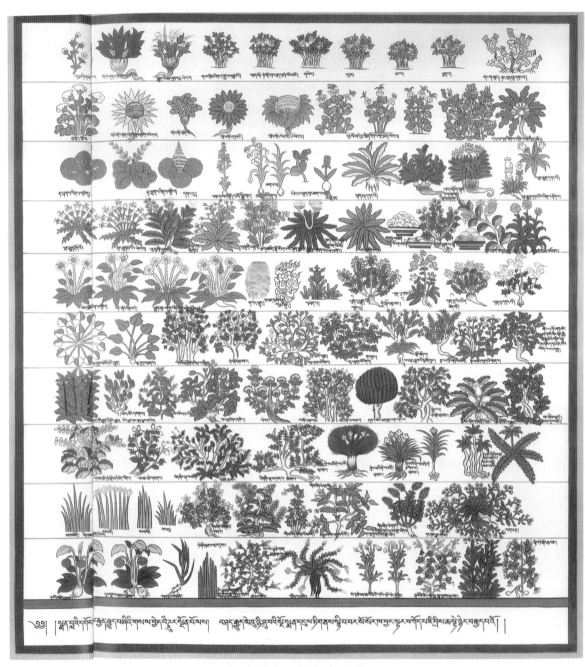

第28幅曼唐：《药物（四）》

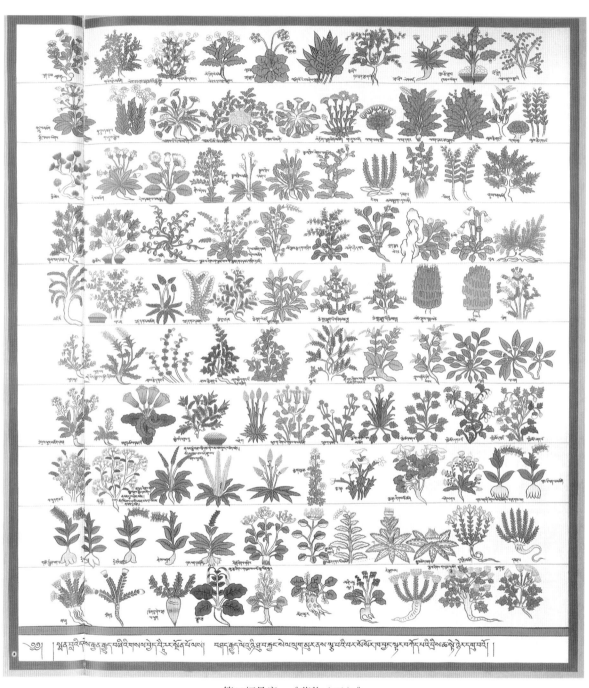

第29幅曼唐：《药物（五）》

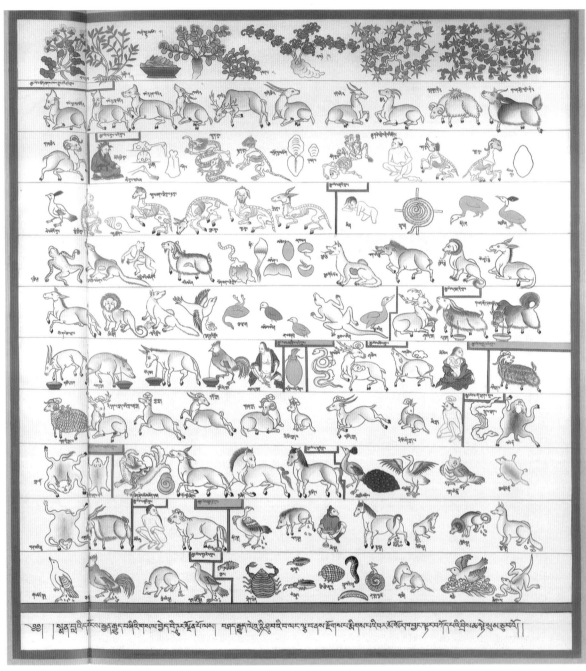

第30幅曼唐：《药物（六）》

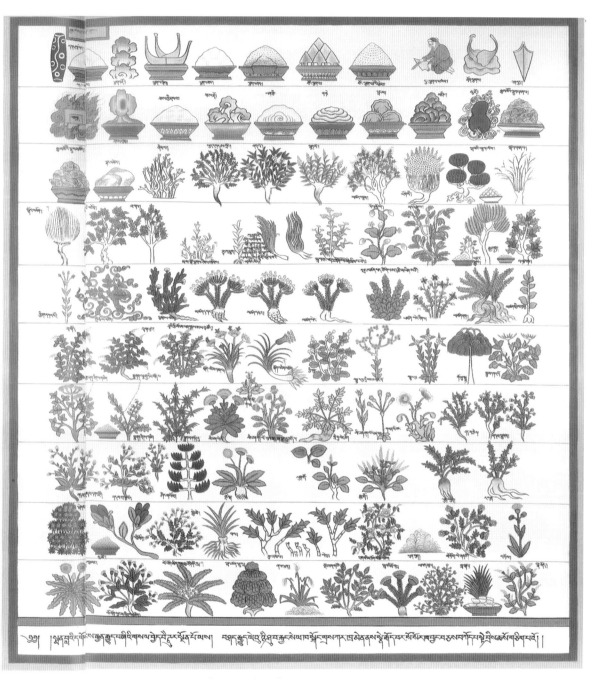

第31幅曼唐：《补充的药物（一）》

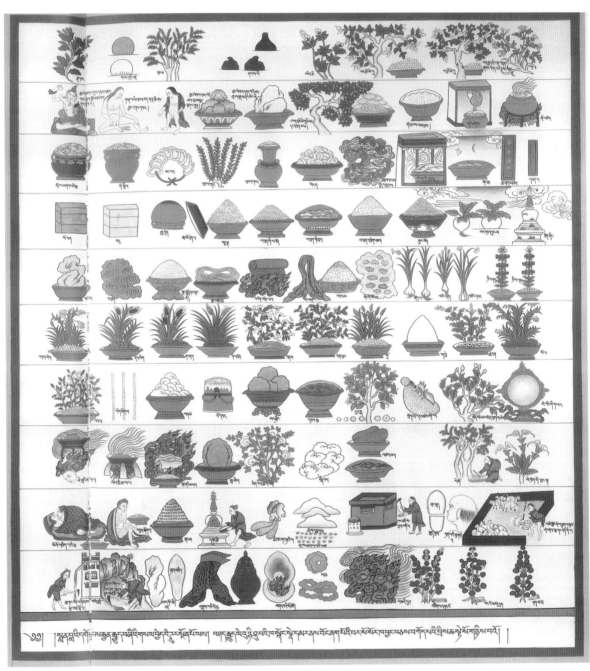

第32幅曼唐：《补充的药物（二）》

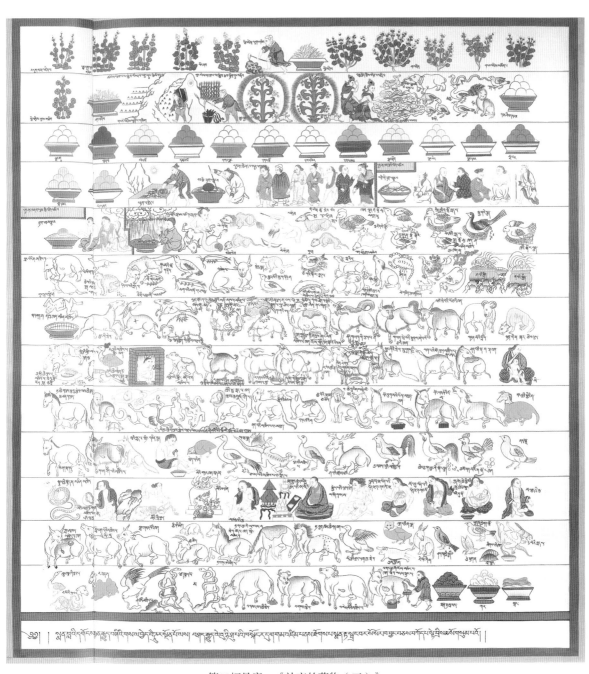

第33幅曼唐：《补充的药物（三）》

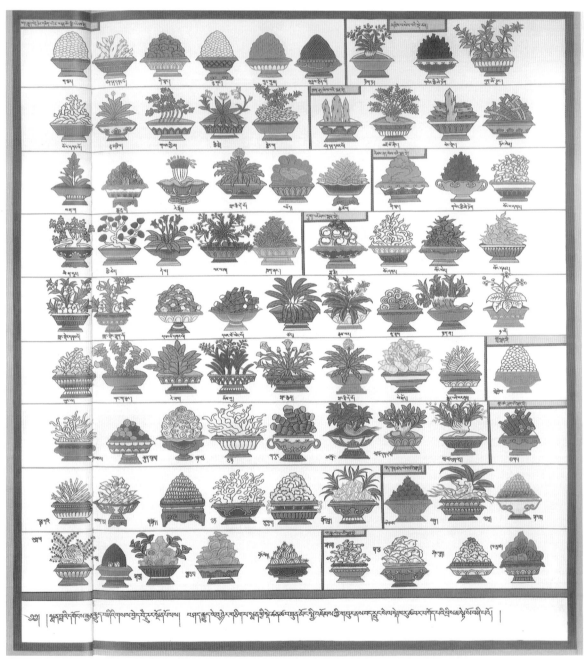

第34幅曼唐：《药物的分类（一）》

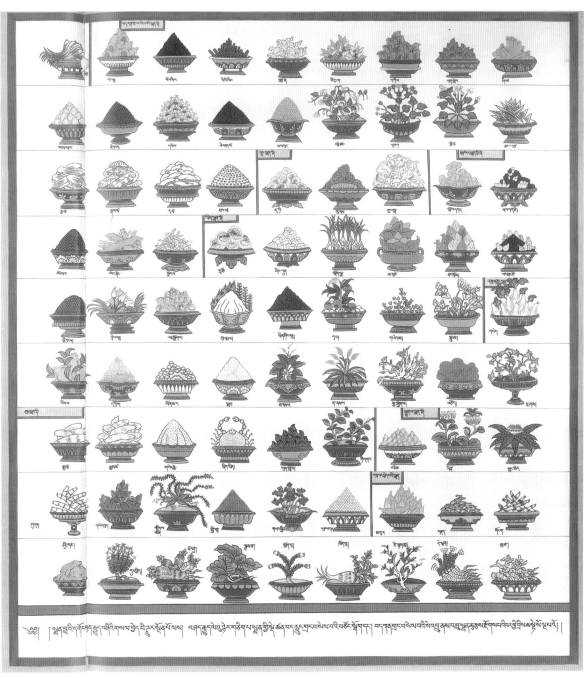

第35幅曼唐：《药物的分类（二）》

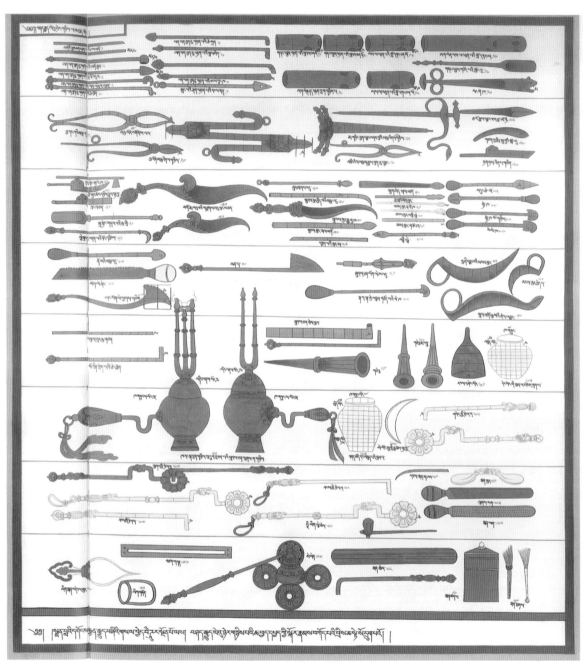

第36幅曼唐：《医疗器械》

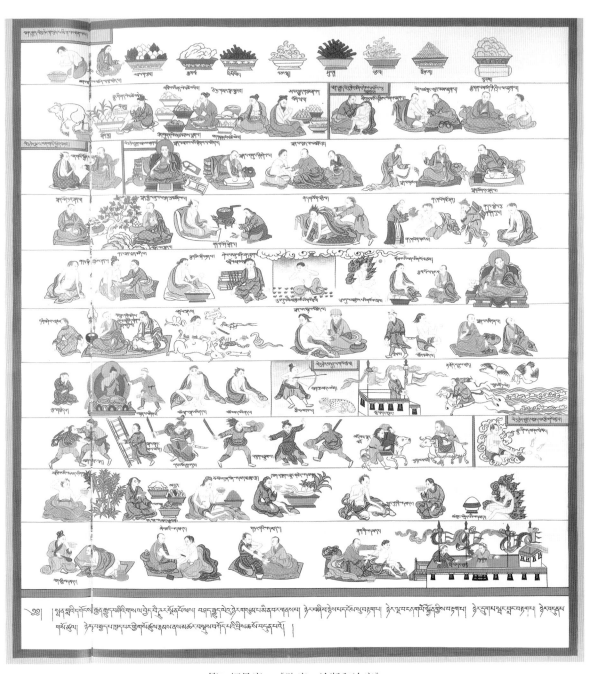

第37幅曼唐：《防病、诊断和治疗》

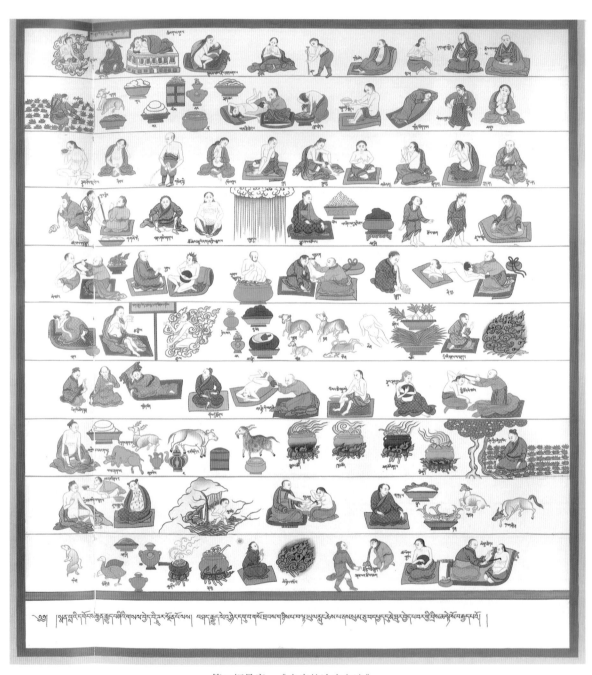

第38幅曼唐：《疾病的治疗方法》

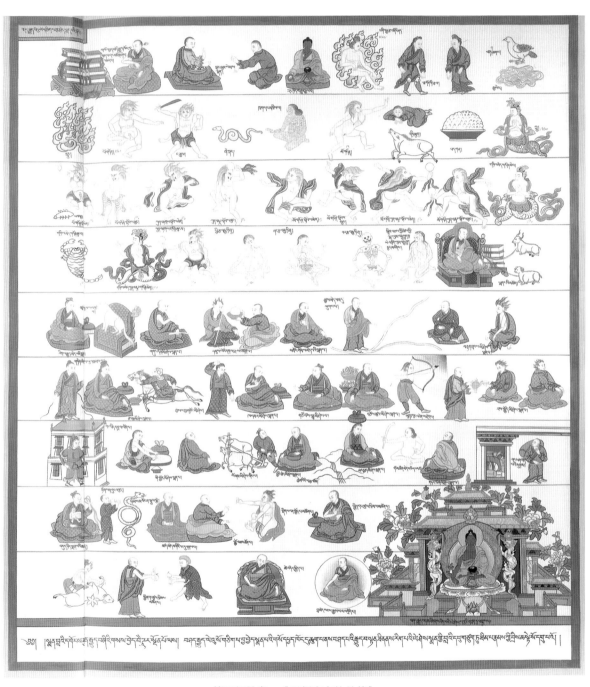

第39幅曼唐：《医师应有的品德》

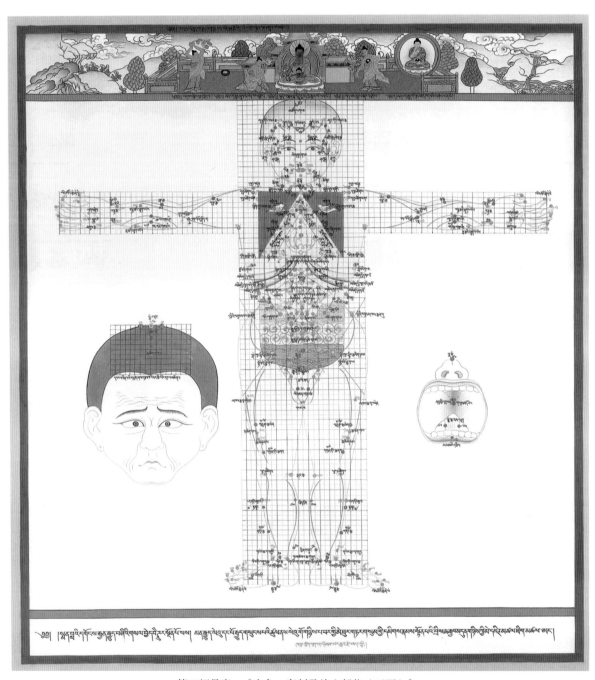

第40幅曼唐：《火灸、穿刺及放血部位（正面）》

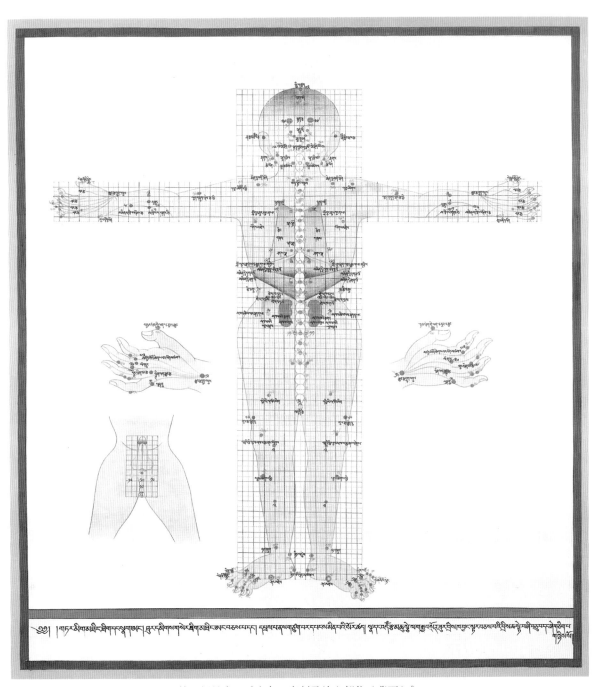

第41幅曼唐：《火灸、穿刺及放血部位（背面）》

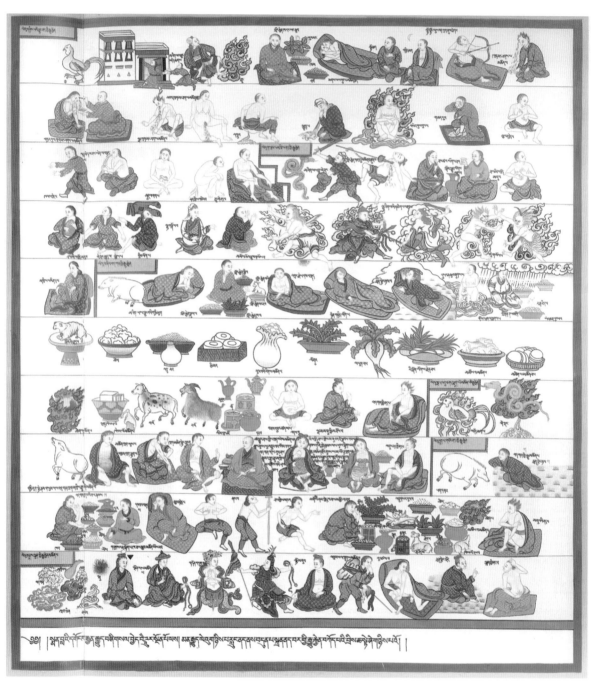

第42幅曼唐：《病因（一）》

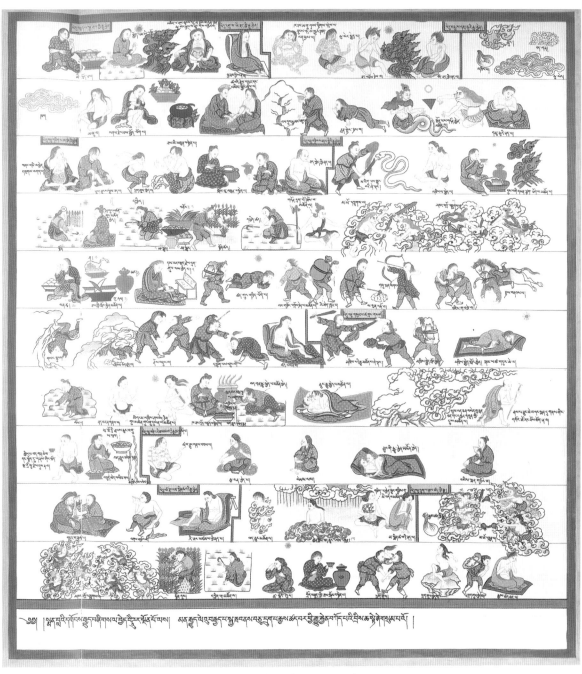

第43幅曼唐：《病因（二）》

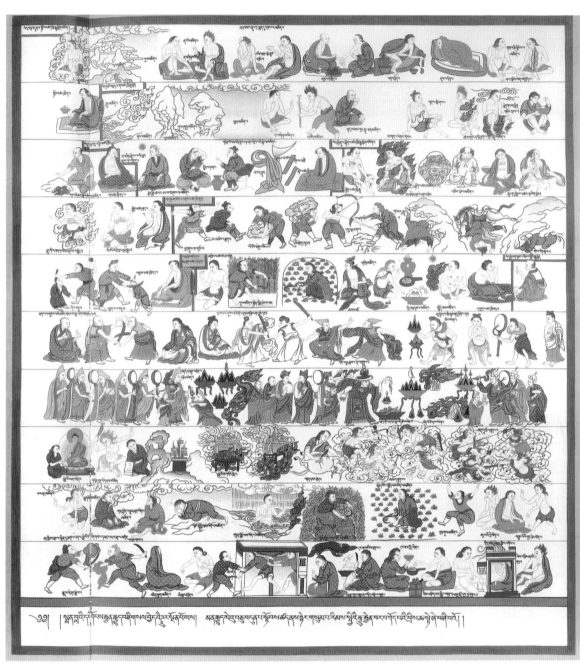

第44幅曼唐：《病因（三）》

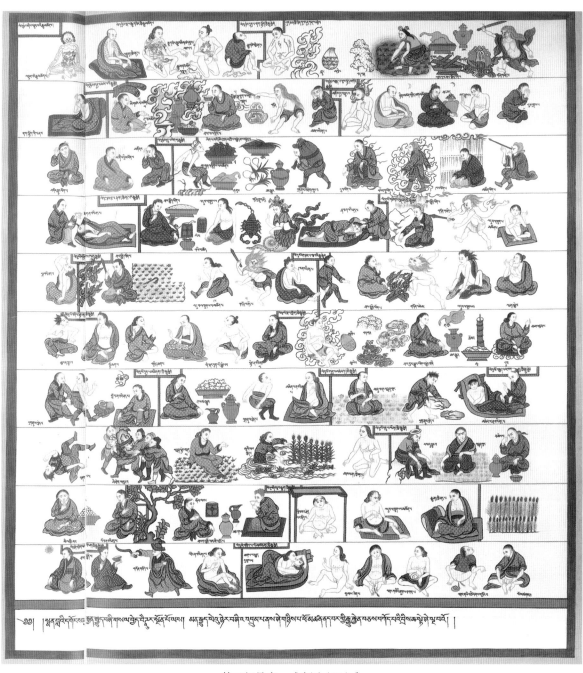

第45幅曼唐：《病因（四）》

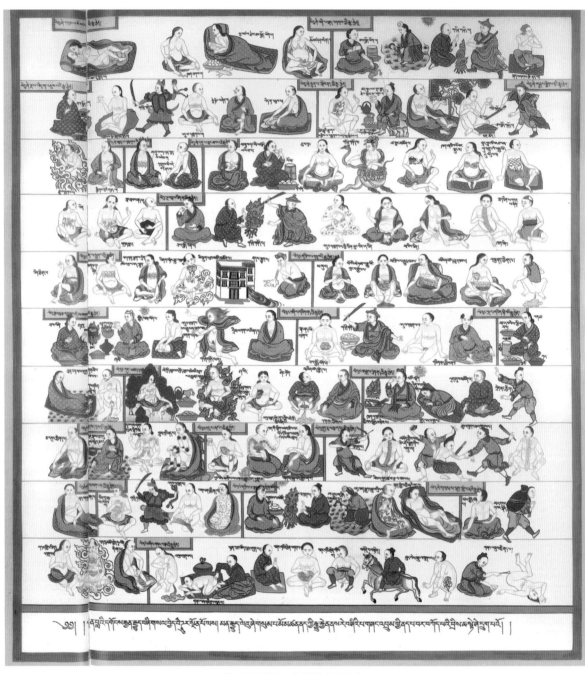

第46幅曼唐：《病因（五）》

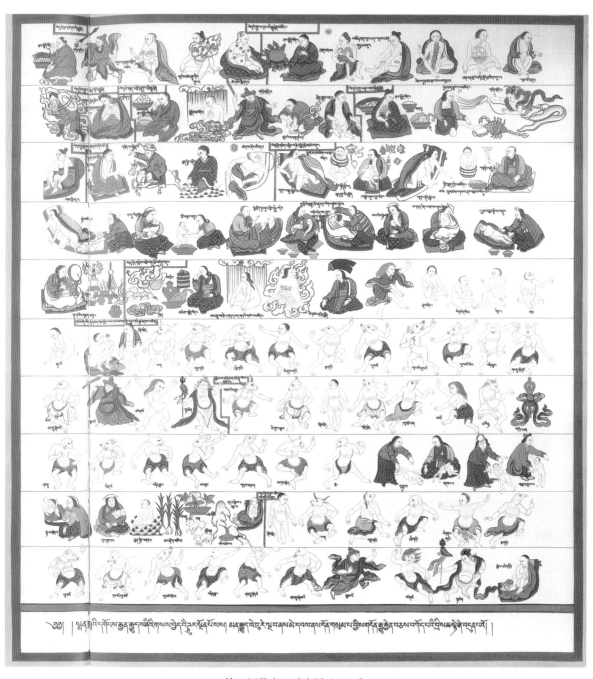

第47幅曼唐：《病因（六）》

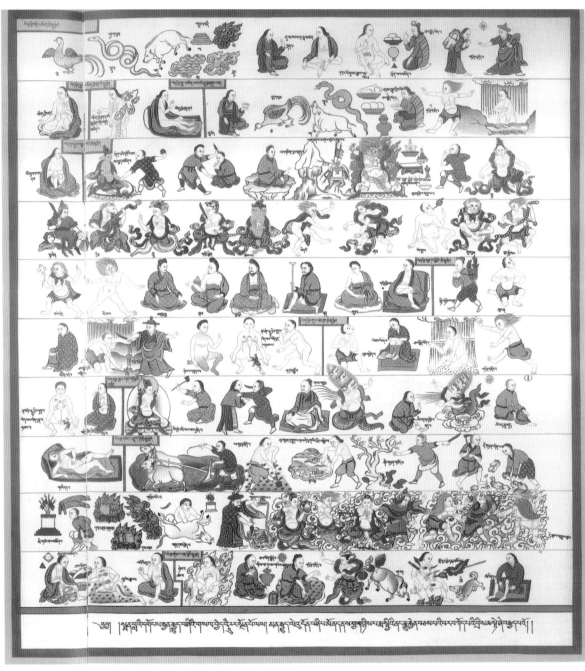

第48幅曼唐：《病因（七）》

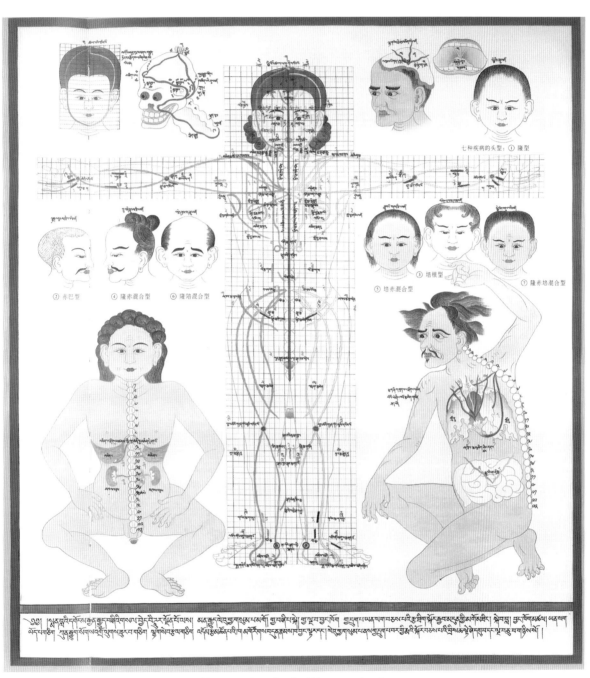

七种疾病的头型：① 隆型

② 赤巴型　④ 隆赤混合型　⑥ 隆培混合型

③ 培根型　⑤ 培赤混合型　⑦ 隆赤培混合型

第49幅曼唐：《人体脉络正面及头型》

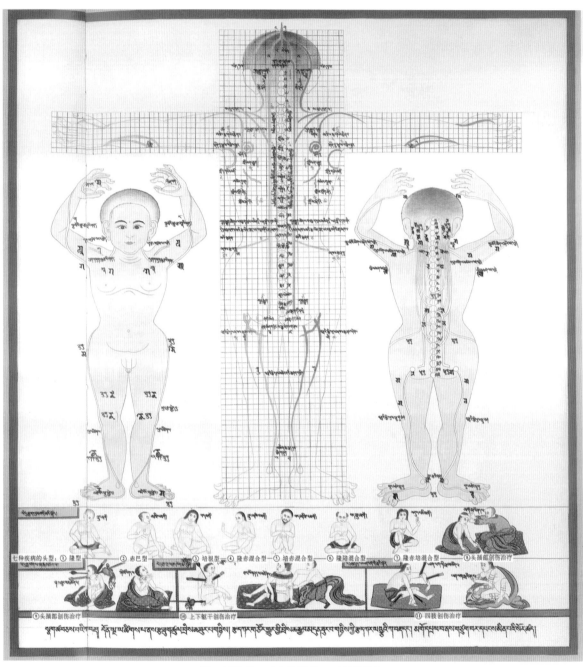

第50幅曼唐：《人体脉络正面及外伤》

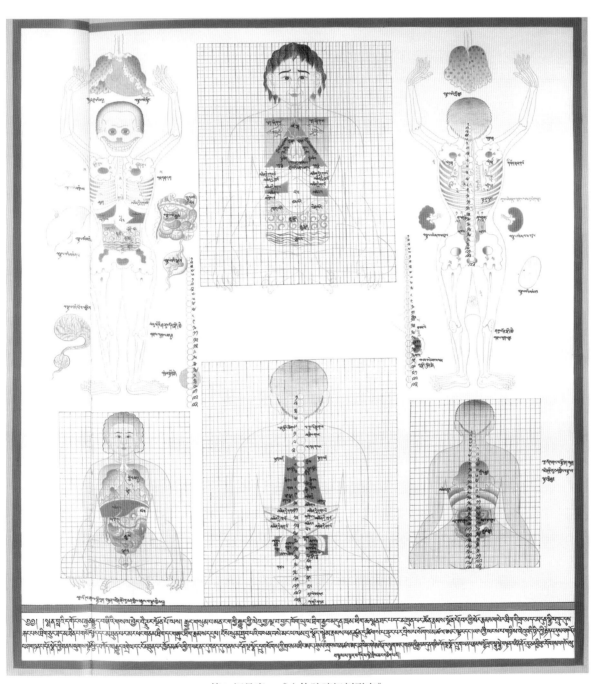

第51幅曼唐：《人体脏腑解剖形态》

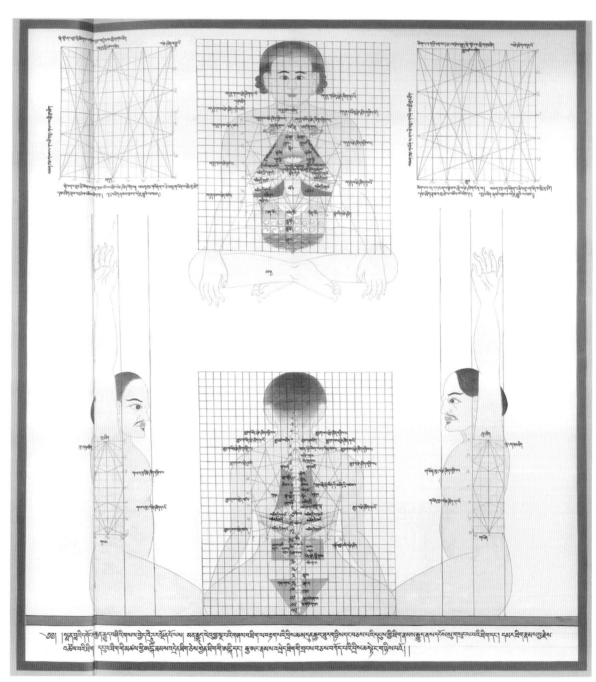

第52幅曼唐：《人体解剖的度量》

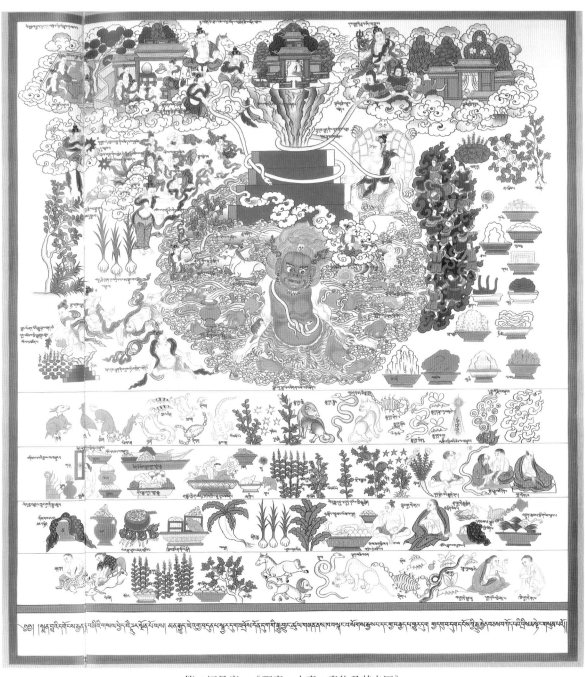

第53幅曼唐：《配毒、中毒、毒物及其来历》

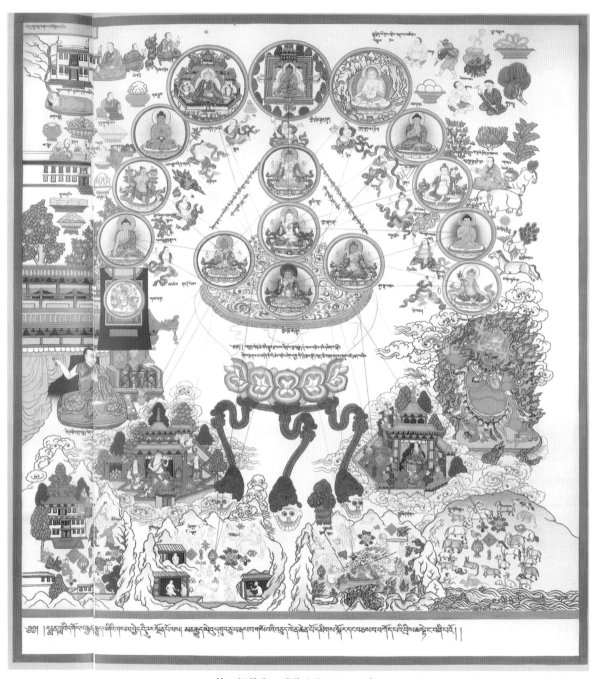

第54幅曼唐：《养生方法（一）》

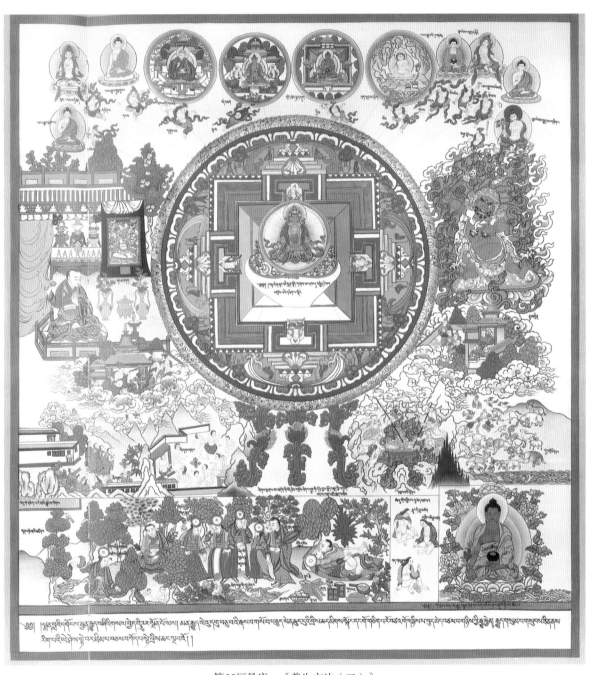

第55幅曼唐：《养生方法（二）》

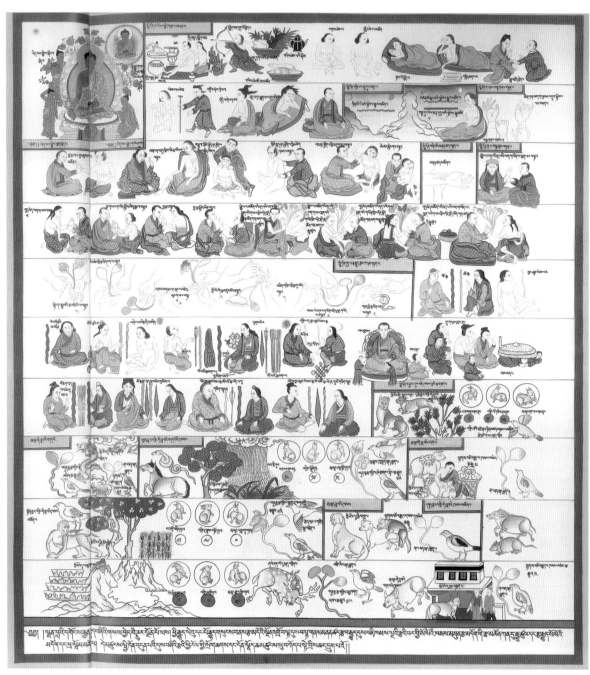

第56幅曼唐：《脉诊（一）》

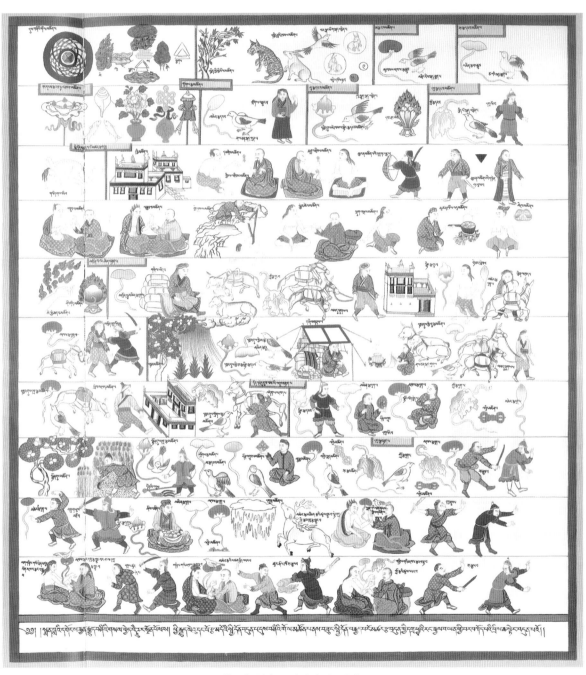

第57幅曼唐：《脉诊（二）》

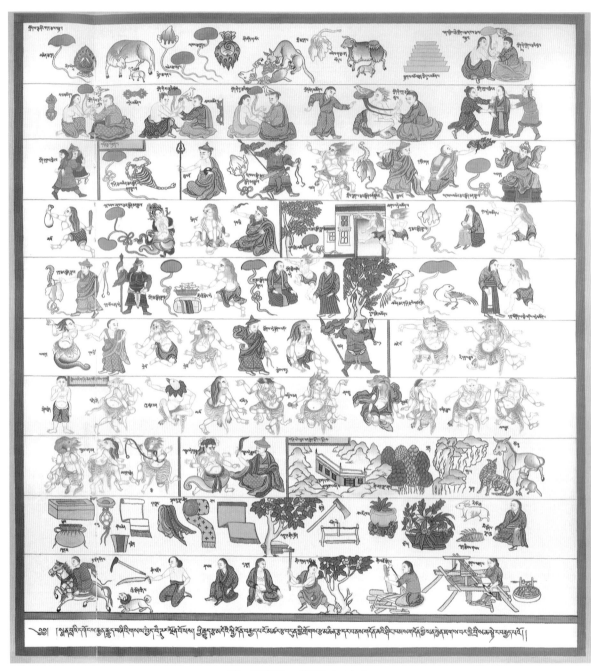

第58幅曼唐:《脉诊（三）》

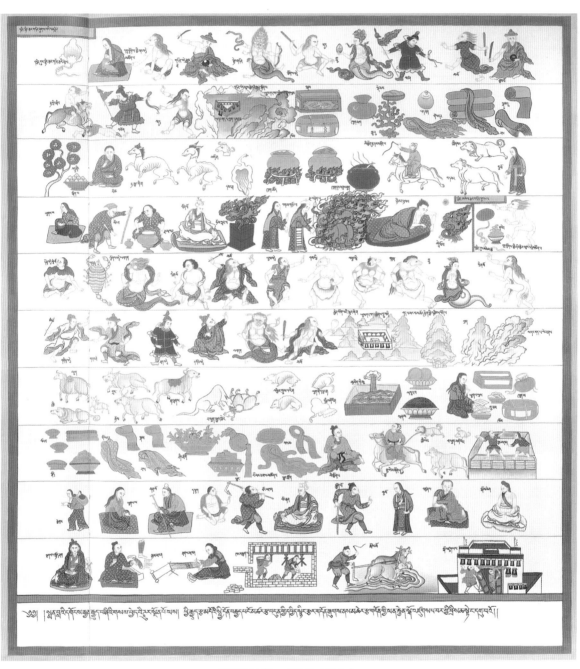

第59幅曼唐：《脉诊（四）》

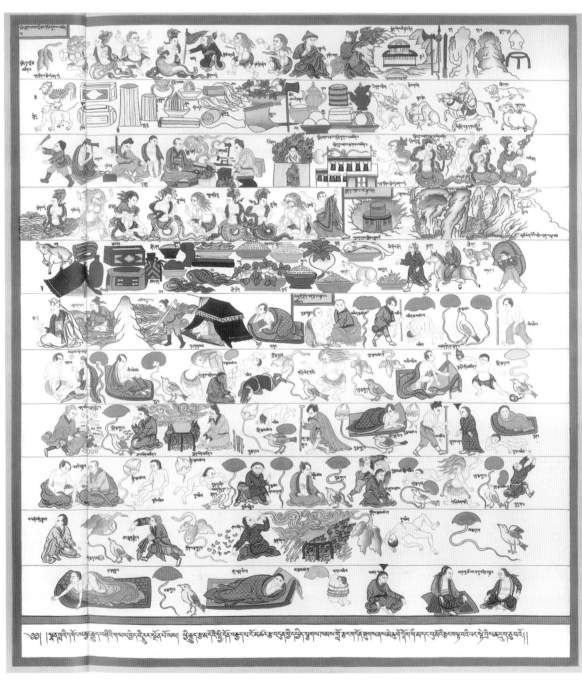

第60幅曼唐：《脉诊（五）》

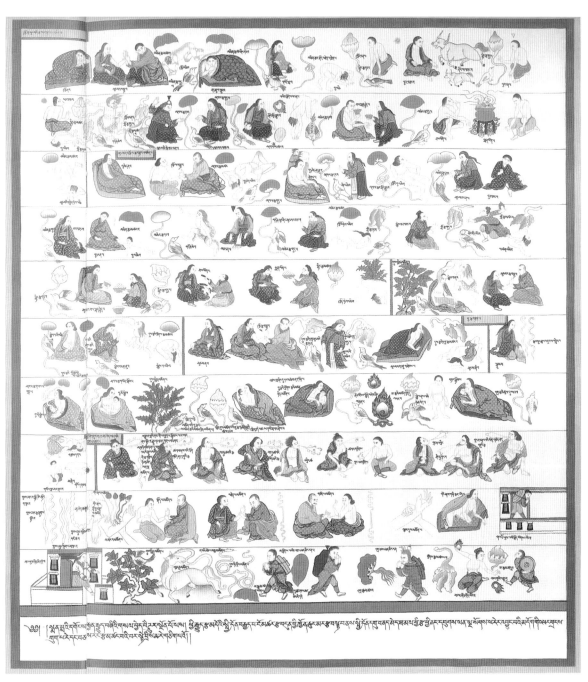

第61幅曼唐：《脉诊（六）》

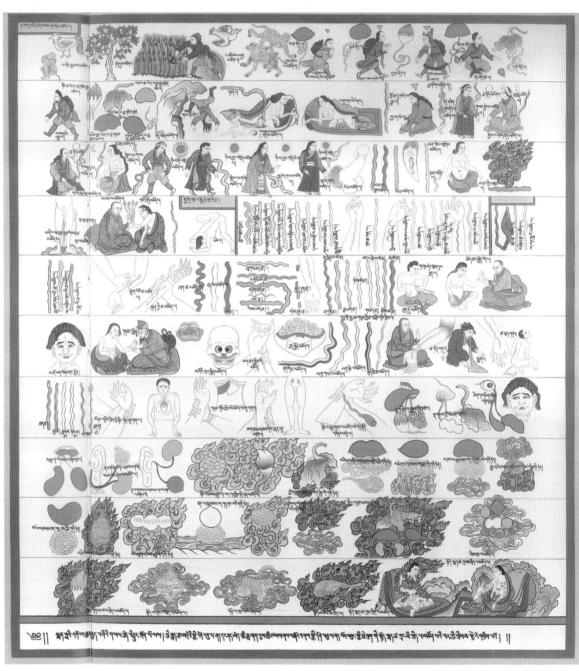

第62幅曼唐：《脉诊（七）》

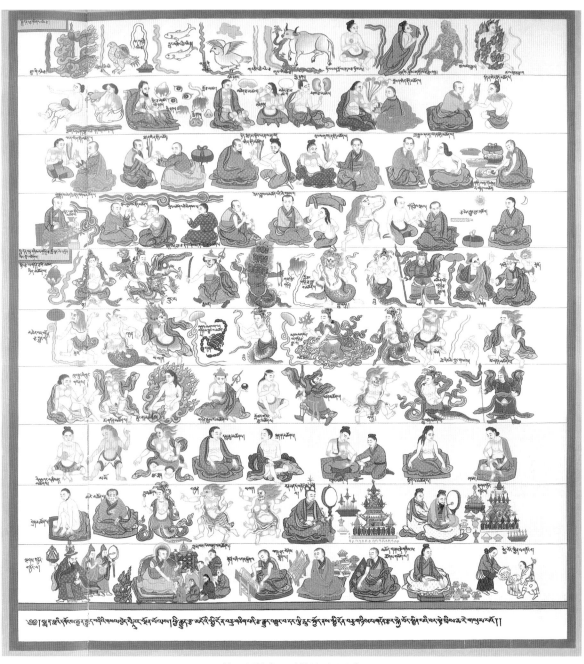

第63幅曼唐：《脉诊（八）》

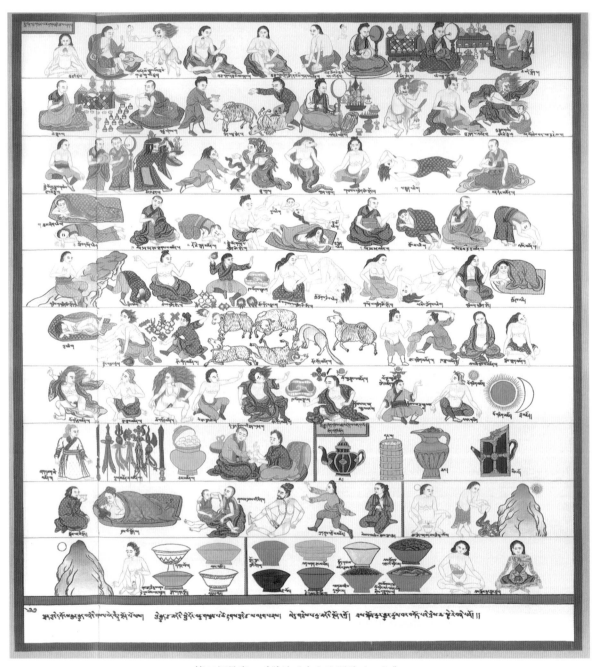

第64幅曼唐：《脉诊（九）和尿诊（一）》

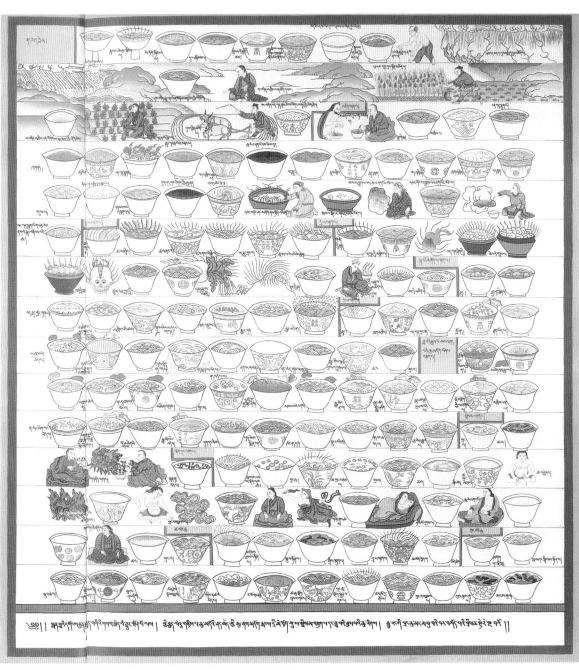

第65幅曼唐：《尿诊（二）》

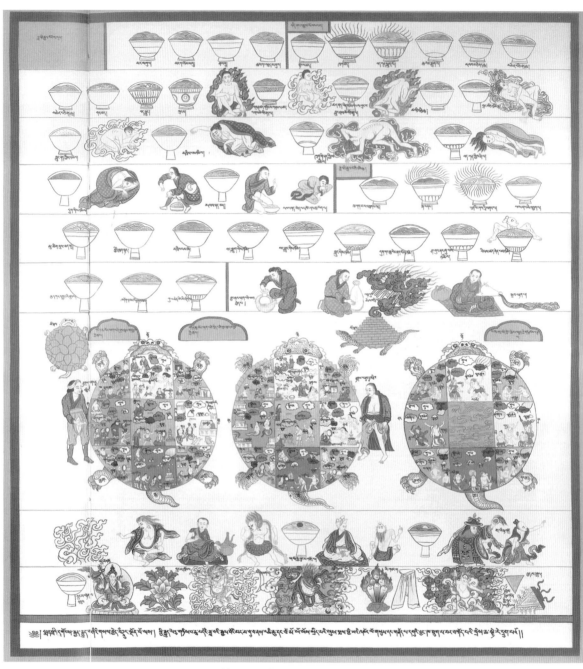

第66幅曼唐：《尿诊（三）》

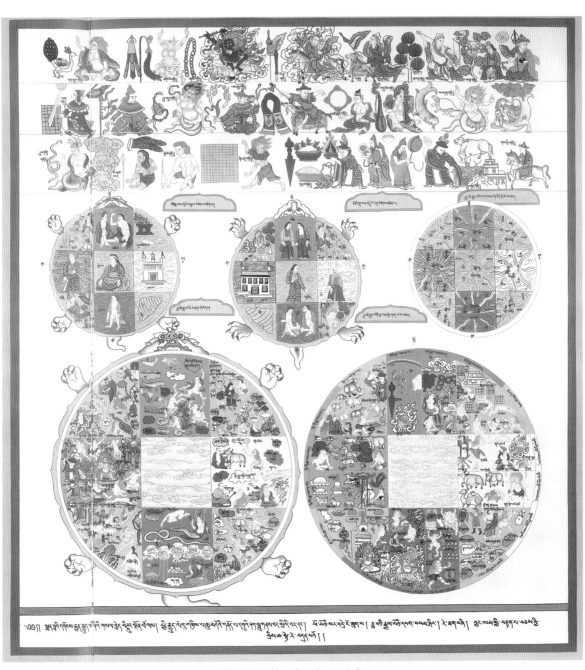

第67幅曼唐：《尿诊（四）》

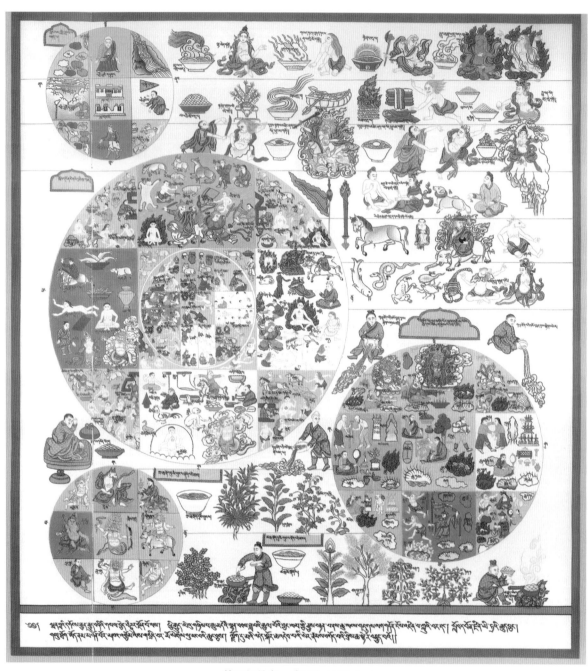

第68幅曼唐：《尿诊（五）》

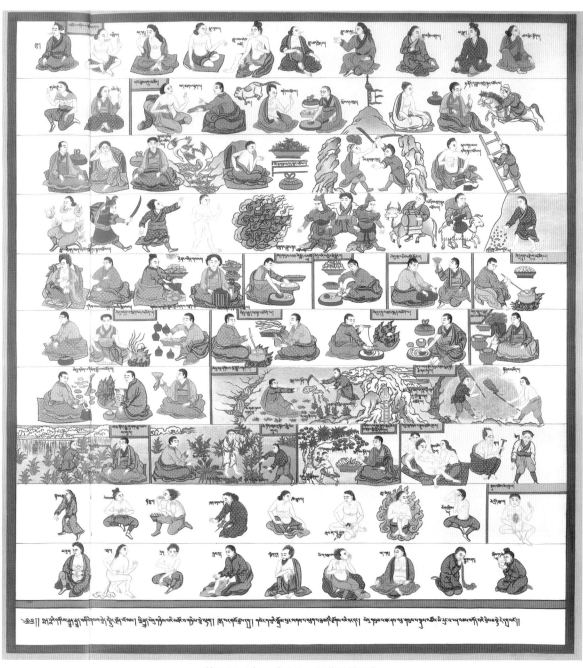

第69幅曼唐：《舌诊、制药及擦油》

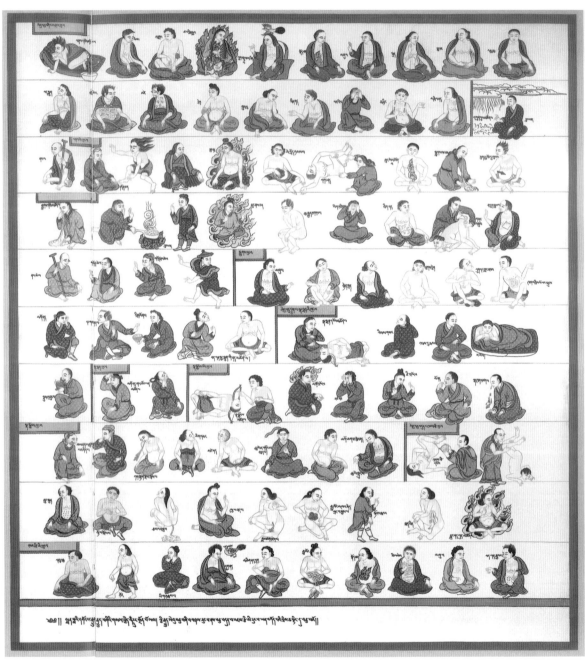

第70幅曼唐：《泻下、催吐、滴鼻、灌肠（一）》

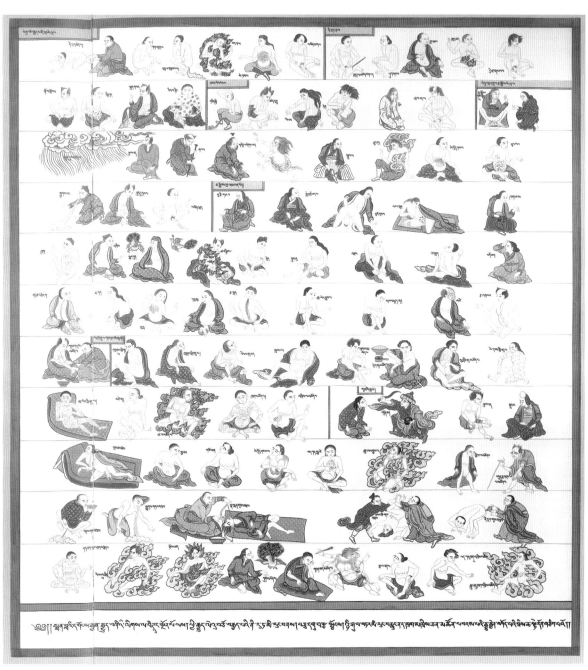

第71幅曼唐：《灌肠（二）、赶治、放血》

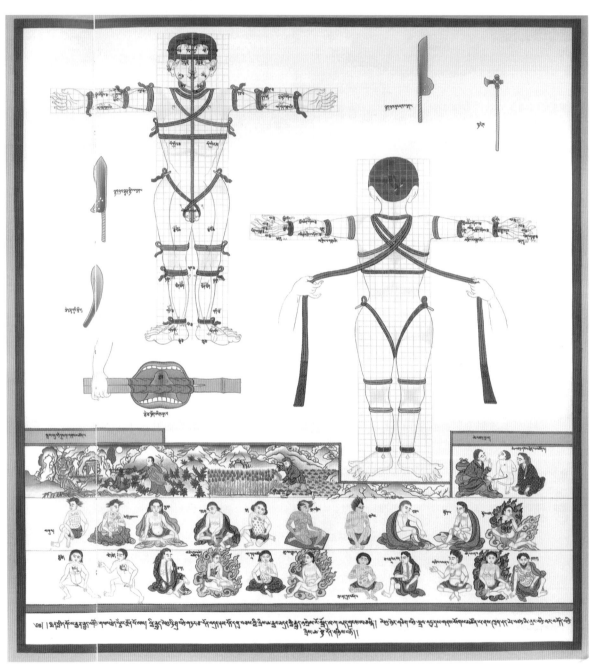

第72幅曼唐：《放血穴位及火灸》

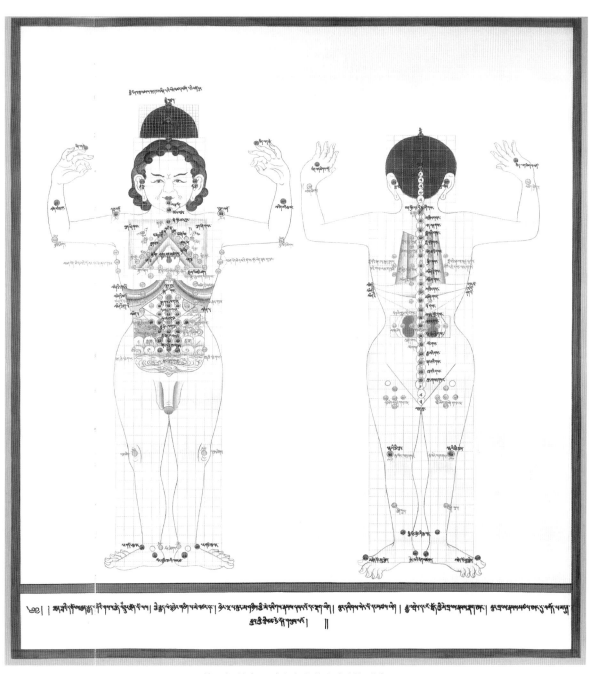

第73幅曼唐：《火灸穴位与穿刺部位》

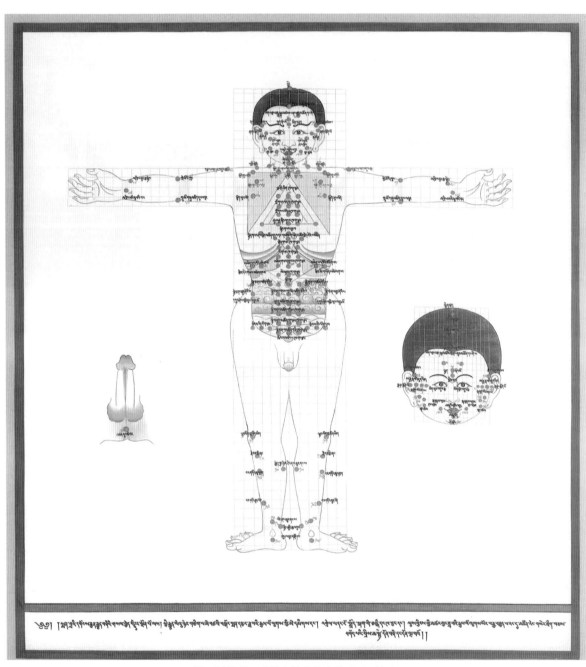

第74幅曼唐：《补充的火灸穴位（正面）》

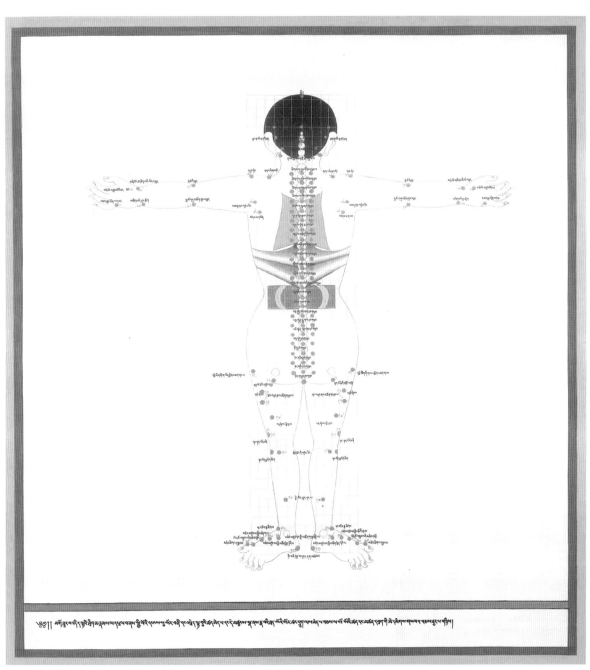

第75幅曼唐：《补充的火灸穴位（背面）》

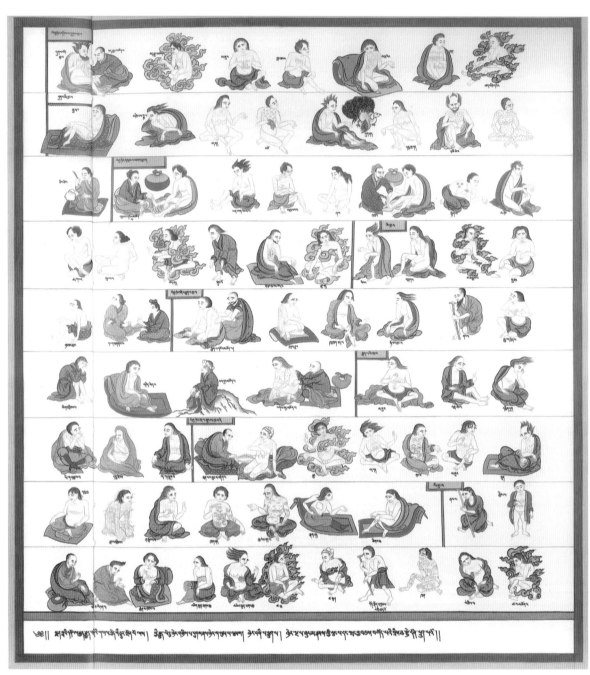

第76幅曼唐：《热敷、湿敷、药浴、擦油》

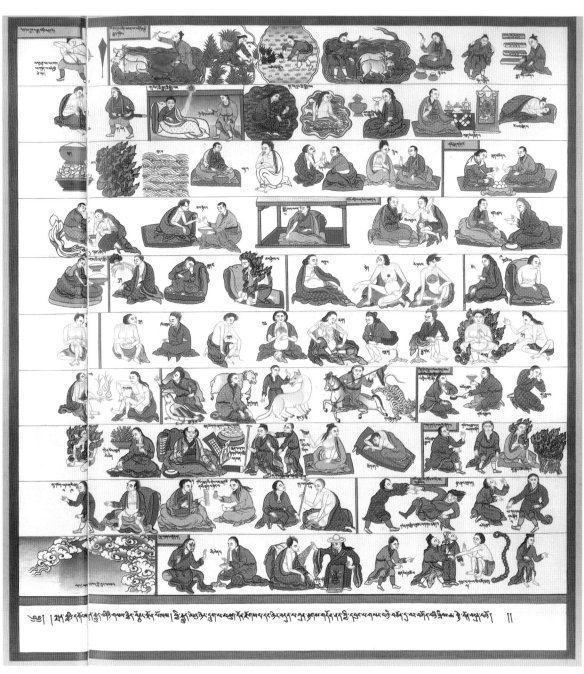

第77幅曼唐：《总结（一）》

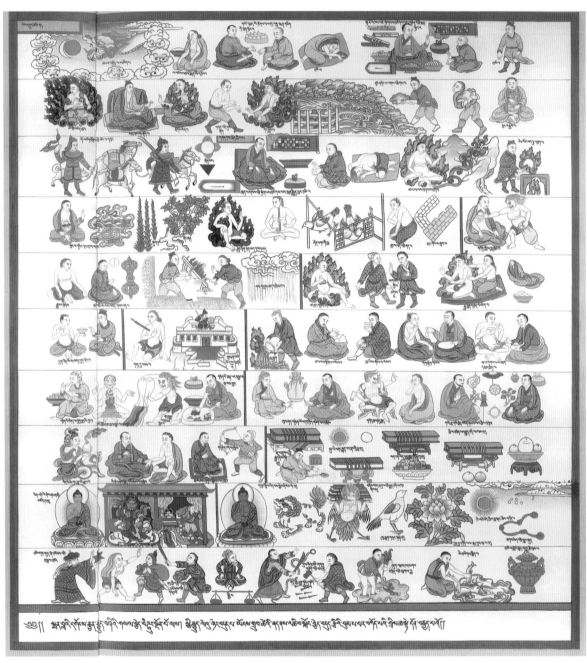

第78幅曼唐：《总结（二）》

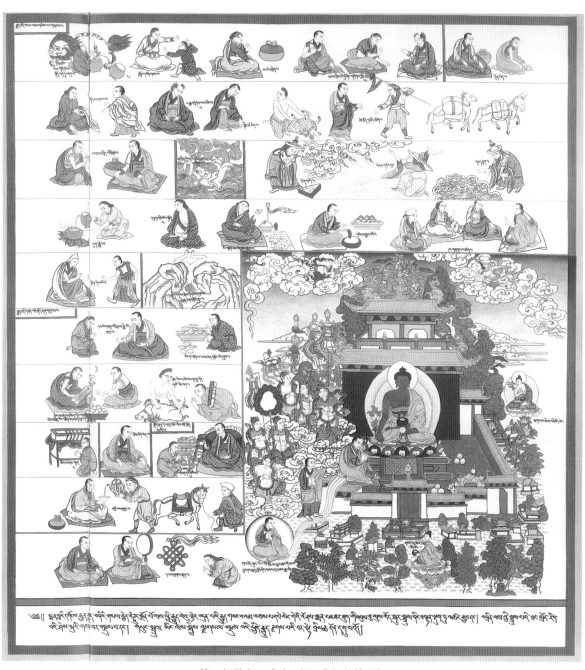

第79幅曼唐：《〈四部医典〉的传承》

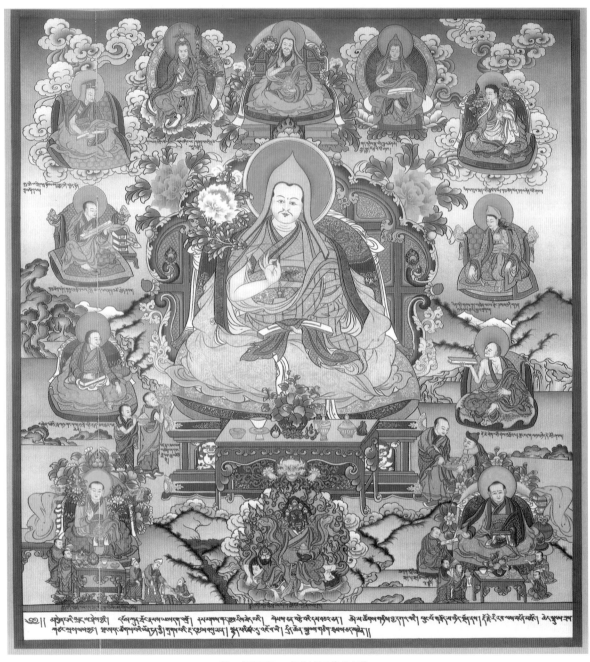

第80幅曼唐：《雪域历代名医》

二、曼唐中的《药王与药王城》

《药王与药王城》是依据藏医传说而绘制的。传说：在药王城里，有一座用五种珍宝建成的无量宫。无量宫以各种宝物装饰，这些宝物能治隆病、赤巴病、培根病、并发症、综合征等各种疾病及其转化疾病构成的四百零四种疾病（意指能治疗的所有疾病），能使热病转凉，寒病转温，平息所有疾病的根源。

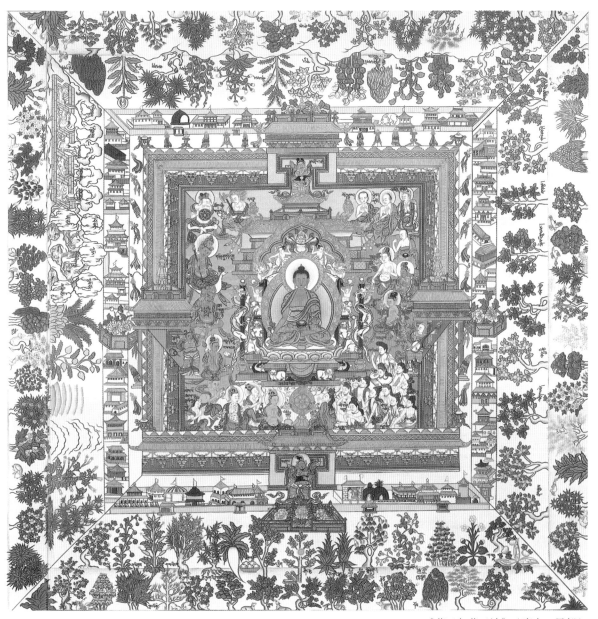

《药王与药王城》（唐卡，局部）

141

药王城的南面，有一座名叫博吉的大山（又名频陀耶山），具有太阳的威力。山上有一片石榴、胡椒、荜茇、小米辣等丛生的药林。这些药物味辛、酸、咸，性热而猛烈，能医治寒症。这些药物药味所到之处，就不会发生寒病。

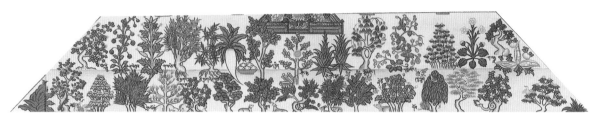

药王城南面（唐卡，局部）

药王城的北面，有一座名叫岗坚的大山（又名雪山），具有月亮的威力。山上有一片檀香、冰片、沉香、山豆根等丛生的药林。这些药物味苦、甘、涩，功效清凉、缓钝，能医治热症。这些药物药味所到之处，就不会发生热病。

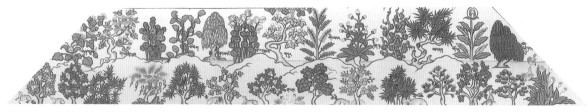

药王城北面（唐卡，局部）

药王城的东面，有一座名叫香积山的大山（又名具香山）。山上有一片诃子林，诃子的根能医治骨病，茎能医治肌肉病，枝能医治筋脉病，皮能医治皮肤病，叶能医治腑病，花能医治五官病，果实能医治脏病。山顶上有五种成熟的诃子，具备六样性味、八种性能，消化后有三种化味、十七种效用，能医治很多疾病。这些药物药味所到之处，很多疾病都不会发生。

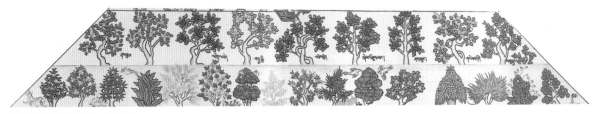

药王城东面（唐卡，局部）

药王城的西面，有一座名叫马拉亚的大山（又名摩椤耶山）。山上盛产六妙药（竹黄、丁香、肉豆蔻、草果、小豆蔻），还有五种寒水石、五种岩精（也称渣驯，本品为夏季炎热

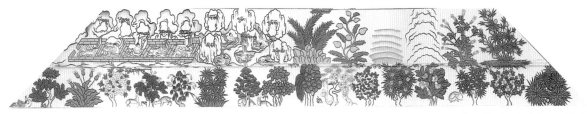

药王城西面（唐卡，局部）

时，自岩峰中流出的一种紫草茸汁样的胶状物堆积而成。由于岩石所含金属种类不同，本品分为金、银、铜、铁、铅五种类型。因本品不易收集，据说红耳鼠兔有觅食本品的特性，故通常以栖居岩峰中红耳鼠兔粪便代替）、五种药河水、五种温泉水；红花满山，香气四溢。山崖上遍布石类药物、盐类药物。山麓寄居着大象、熊、獐等有药用价值的动物。

三、《四部医典》概略（总纲）

学习《四部医典》，应当分别学习《总则本》《论述本》《秘诀本》及《后序本》共四部医论，涵盖八个分支的主要内容。

1.学习内容

（1）主要学习的八种科目，包括生理学与小儿科、妇科与邪魔病科、伤科与中毒、返老法与滋补法，又称"八支"。同时还要学习十一个点分（要点），内容依次是：第一根本精华之点，第二形成身体之点，第三实虚病之点，第四行业生活点，第五营养饮食点，第六药物方剂点，第七器械医治点，第八正常无病点，第九辨证点，第十调养法则点，第十一行医道德点。

（2）学习十五个"会"，内容是：第一会医治三病失，第二会医治内科病，第三会医治热症病，第四会医治头脑病，第五会医治脏腑病，第六会医治生殖器病，第七会医治痘疹，第八会医治先天性疮症，第九会医治儿科病，第十会医治妇科病，第十一会医治邪魔病，第十二会医治伤科病，第十三会医治中毒症，第十四会医治衰老病，第十五会增强气力。

（3）学习四个"经"，内容是：第一诊脉验尿经，第二补益用药经，第三攻下用术经，第四文武外治经，即"四经"。

2.四部医论的四个章节

《总则本》包括序言、缘起、基础理论、辨证、医术、数据等，共6章。

《论述本》包括身体结构，人体解剖，生理学，征兆，病症产生的内因及外缘，疾病侵入，病理分析，日常卫生，时令与起居，饮食方式，饮食卫生，禁忌，药味药性，配方及医疗器械，无病调养、诊断、察病、验疾，总治疗法与两种特殊治法，论医生等，共31章。

《秘诀本》包括十五"会"，共92章。

第一会，请问章与疾病类：隆病、赤巴病、培根病及三者的并发症，共4章。

第二会，痨病、不消化症、痞块症、浮肿、水肿病、水臌痼疾、肺痨消瘦等，共6章。

第三会，总论热症：总热、要热、寒热间、初热、高热、未成型热、伏热、久热、浊热、扩散热、劳热、瘟疫病、痘疹、疫痧肠痈、喉蛾热、感冒等，共16章。

第四会，上半身疾病类：头部疾病、眼病、耳病、鼻病、口腔病及瘿病，共6章。

第五会，脏腑中有心病、肺病、肝病、脾病、肾病、胃病、小肠病、大肠病等，共8章。

第六会，生殖器的私处疾病，分为男、女两科。

第七会，零杂疾病类：痘疹杂病、音哑症、消化不良症、吐泻症、便秘症、热泻症、尿闭症、遗尿症、消渴症、呃逆症、哮喘症、腹部绞痛、寄生虫病、淋巴结疫病、湿痹、痛风、黄水症、白脉症、皮肤病等，共19章。

第八会，并发性疮类：淋巴结核、痔漏、丹毒、内脏化脓症、疝气病、腺肿病、两足浮肿病、会阴漏症等，共8章。

第九会，儿科病类：抚育法、婴儿疾病、邪魔症等，共3章。

第十会，妇科病类：总论、特殊病症、一般病症等，共3章。

第十一会，部多类：癫狂病、健忘症、中风、麻风病、邪魔症等，共5章。

第十二会，伤科病类：总论、头部伤、颈部伤、胸部伤、四肢创伤等，共5章。

第十三会，毒症类：合毒（梅毒）、转毒症、物毒症等，共3章。

第十四会，人登寿域须颐养。

第十五会，饮食摄取重滋阴，要增气力，养精液。

《后序本》内容包括膏丹丸散、药油滋补剂、药酒等、珠宝、金石制剂、草药配伍、油疗、下泻、催吐、吹鼻药、缓泻、灌肠、峻泻、放血、针灸、脉泻、温熨、罨敷、按摩、穿刺等的治疗方法，共25章。

总述，《四部医典》包括《总则本》6章、《论述本》31章、《秘诀本》92章、《后序本》25章，再加上概论和结尾，总计156章。

3. 学习内容依据曼唐

生理、辩证、治疗列为三纲如树根。

有望、问、切等诊断方法的三门，和生理、病变、饮食、起居、药治、外治合起来为树的九条枝干。

疾病有病因、病缘、入门、部位、病道、发病期、结果、转因等要点，列为九枝，望诊观舌、验尿、切诊察脉占三枝；问诊需问病缘、症状、习惯占三枝；饮食、日常生活占三枝。三病的药味、药性共六枝；配方补剂占六枝；攻下方术占三枝，外治部分有三术。这样四十七枝依类分。树枝之上树叶茂，生理部分二十五叶片；疾病理论成记录，六十三叶分析全；望诊占有六片叶；切诊察脉占三叶；问诊占二十九叶。隆病饮食十四叶，赤巴病饮食十二叶，培根病饮食占九叶。日常生活有六叶，药味、药性共九叶，药露三叶，药油滋补剂占五叶，汤散、丹剂各四叶，丸剂占两叶，末药有五叶，各种治法占九叶，外治之部占七叶，分辨病症八十八叶，更有三十八叶片，全是辩证查原因：治疗的方法九十八叶记得全。

总计树叶二百二十四片整。

花开一朵表无恙，三果（法果、财果、安乐果）成熟义吉祥，医学精华——《总则本》。

四、人体的生理病理（总纲）

根据第司桑杰嘉措在《藏医史》中记载："人体的生理和病理的树根，长着人体生理和人体病理两个树干。"

1. 人体的生理（总纲）

人体生理主干有三因素、七基质、三秽物等三个分支。

人体内有隆、赤巴、培根等三大因素（即"三因素"），食物精微、血、肉、脂肪、骨、髓、精液等七种物质（即"七基质"），尿、汗、粪便等三种秽物（即"三秽物"）。

饮食、营养、起居三件事，与三因素、七基质、三秽物协调时，便安然无恙，增添气力；反之，失常时则生疾病。

隆、赤巴、培根，既用于解释人体的正常生理活动、某些疾病发生的原因，还用来区分人的类型，即隆型、赤巴型、培根型。隆型的人，其特点是消瘦，面色灰黄，畏寒，爱说话、唱歌，性格开朗等。赤巴型的人，其特点是易饥渴，多汗，身体有狐臭，面色发黄，性格倔强。培根型人，其特点是身体肥胖，面色发白，嗜睡，性格温和。体型一方面反映人的某些生理特点，另一方面又与疾病的发生有一定的关系。

（1）隆。隆是维持人体生理活动的动力，它的功用是主呼吸、血液循环、肢体活动、五官感觉、大小便排泄、分解食物、输送饮食精微。隆一旦失调，就会出现心、肺、肝、胃、肠、肾、骨、胆、血液等器官机能的疾病。

①按所在部位和功能不同，隆又分为索增隆、紧久隆、麦娘姆隆、恰不欺隆、吐塞隆等五种。

索增隆，即维持人体生理正常活动，保持命脉正常的隆。若索增隆失调，则引起命脉发病，精神错乱，可能患一种神经官能症或精神病。

紧久隆，即主气血上行的隆，它的功能是司气、血上行。若它失调，则会出现头痛、头晕、心慌气短、口干舌燥、心悸失眠等症状，可能患高血压或低血压类的冠心病。

麦娘姆隆，即主消化的隆，它的功能是将进食的食物分解成精微与糟粕，精微被人体吸

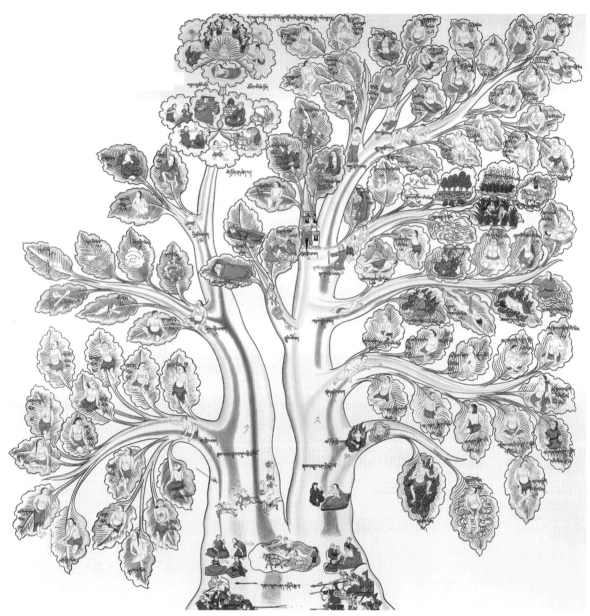

人体生理病理（唐卡，局部）

收，使糟粕被排到体外。它失调则出现消化系统紊乱。

吐塞隆，即主排泄的隆，它的功能是使大便、小便和汗排泄到体外。它失调则引起三种排泄物排泄发生紊乱。

恰不欺隆，即普遍存在于全身的一种物质，作用是协调各种隆。

②隆，具有粗、轻、寒、微、硬、动六种性质。

"粗"的特点是性情急躁、出现舌苔、皮肤粗糙等。

"轻"指身轻动作敏捷，性情易变。

"寒"指喜欢就火向阳、避寒就温、食物喜热、喜饮温水热水。

"微"指随处可到，无孔不入之意。

"硬"则坚硬成形、肚腹坚硬而欠柔软，不易发生泄泻。

"动"是情志易激动、到处流动，也与微、轻等密切相关。

（2）赤巴。它的主要功能是产生热能，维持体温，增强胃的功能，长气色，壮胆量，增智力等。

①根据功用，赤巴分为赤巴觉久、赤巴当己、赤巴朱谢、赤巴同己、赤巴多塞五种。

赤巴觉久（消化赤巴），其功用是产生热能，使食物分解成精华与糟粕。

赤巴当己（变色赤巴），主要存在于肝胆中，它的作用是使精微的色素转变成血液、胆汁、二便等各不相同的颜色。

赤巴朱谢（能作赤巴），存在于心脏中，支配意识，主心壮胆，生谋划，助骄傲，滋欲望等。

赤巴同己（明视赤巴），存在于眼目中，明辨外界的一切颜色。

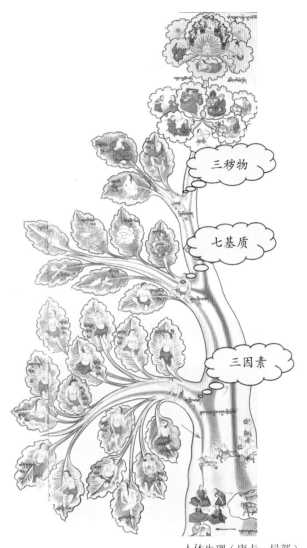

人体生理（唐卡，局部）

赤巴多塞（明色赤巴），存在于皮肤中，使皮肤细腻润滑。

②赤巴，具有腻、锐、热、轻、臭、泻、湿七种性质。

"腻"指面部油腻，皮肤油脂分泌较多。

"锐"指发病多急，性情也较暴躁，患肿块时一般较易化脓。

"热"指发病多为热性，喜凉食冷饮。

"轻"指得病较易治、轻松。

"臭"指身体常有汗臭味，小便多有味而浓臭。

"泻"指食不宜之品易发生腹泻。

"湿"指常有水湿痰液、易泻泄、易出现肿湿的病症。

（3）培根。它的功能是磨碎食物，增加胃液，使食物消化吸收，司味觉，供人体以营养和输送体液，保持水分，调节人体的瘦胖，使人睡眠正常、性情温和等。若培根失调，则会引起脾、胃、肾的机能发生紊乱而致病。

①根据存在部位和功能不同，培根分为以下五种。

培根登及（能依培根），存在于胸部，为五种培根之首，可协调其他四种培根发挥作用。尤其是人体缺乏水分时，有调节体液的功能。

培根疟及（能化培根），存在于胃部，主要作用是磨碎食物，有利于食物分解。

培根娘及（能味培根），主司味觉，存在于舌中，用于辨别食物之味。

培根寸及（能足培根），主司感觉，存在于头中，使人产生喜、怒、哀、乐并对外接触刺激有反应。

培根局尔及（能合培根），主司关节机能活动，存在于关节中，使各部关节相互间有机联系，并能自由伸屈运动。

②培根，具有腻、凉、重、钝、柔、稳、黏七种性质。

"腻"指黏腻而带有油性，如舌苔腻滑、排泄物也多黏腻而有油质感。

"凉"为身常凉，因而喜温食热饮。

"重"指身体重浊、行动懒慢、不喜活动，患寒性病且病情一般较重。

"钝"指病情发展一般较慢，不易转成他病。

"柔"指舌苔较薄、皮肤润而嫩柔、疼痛一般也较轻微。

"稳"指病情不易产生突变。

"黏"指排泄物一般多有黏腻润滑之感。

（4）三因的相互关系

隆具有"气"的性质，赤巴具有"火"和"热"的性质，培根具有"水"和"土"的性质。在正常的生理状态下，三者虽然各有特点，自具职能，但是它们各自并非孤立存在，而是有着不可分割的相互依赖、相互制衡、相互影响和相辅相成的紧密关系，共同负担人体的正常生理机能活动，因而是生理性的。

当内外因素发生变化，三大因素、七种物质、三种秽物一旦平衡失调，均可导致产生疾病。特别是三大因素、七大物质及三种秽物在互相不断矛盾之中，互相依赖，缺一不可，此为人体形成、存活、死亡的根本原因。若功能失去相对平衡，人就产生了疾病，不仅引起隆病、赤巴病、培根病，而且还可引发其他疾病，则它们又变成了病理性的。此论在藏医基本理论学中起到很大的作用，是藏医临床学的依据。因此，治疗疾病的过程中就需要利用食物、生活起居、药物和外治等办法来进行调整，使其恢复到原来的协调状态，达到健康的水平。

藏医学中的三因系统不是孤立的，而是相关的。这种关系的成立，决定着机体生命活动的质量。我们可以把三因间的这种关系概括为三因的依存关系、三因的制约关系、三因的对立关系。

①三因的依存关系，即相互作用的关系。《蓝琉璃》中有"三因任意一个发生危机时，

其他两者即刻紊乱，这是互为依存之故"的记载，阐明了三因的依存关系。

三因的依存关系，实则是指机体器官功能的依存关系。如"麦娘姆隆"的食物吸收作用主要是在"培根疟及"的搅拌和"赤巴觉久"消化分解的基础上完成的。如果其中任意一个环节出现问题，那么"麦娘姆隆"的吸收也就无从谈起。同样，当"麦娘姆隆"发生变化时，也可能影响其他两者。这种依存关系是自然存在的，而不是人为组合起来的，比如心脑的关系、心肺的关系、心肝的关系等。藏医认为三因间的依存关系是能否建立特殊生命的前提，从低级的植物到高级的动物，都必须服从这种规律。

②三因间的制约关系是指三因的依存关系不是任意的，而是有一定的限制。这种限制可以是定量的关系，也可以是定位的关系。《四部医典》中有"隆之定量满膀胱，赤巴之量满精囊。培根所需自手三捧量"的记载，阐述了三因间一定的量的关系。《月王药诊》中有"三因量与位之变，危体安神与康健"的记载，即三因间的量和位发生变化时，则可出现疾病，然而这种量和位不是绝对的，而是一定条件下产生的相互关系的总和，是机体各器官关系的总和。如果失去这种关系的制约性，三因的系统就无法维持正常的平衡。

③三因的对立关系，即三因的对立统一关系。藏医认为机体的机能不是独立存在的，是各器官的物质与信息交流的结果。这种物质和信息的交流过程既是对立的，又是统一的。《四部医典》中有"两属先言隆培根，其性寒凉属水性。血与赤巴热属火"。把三因的物质关系比喻为水与火，即寒热两种对立的东西。这种对立的东西根据三因学的依存观点又是统一的，是存在于三因系统内的两个相关的对象。在临床上根据三因的对立观，任何一种疾病可能是寒性的，也可能是热性的。根据三因的统一观，同一种疾病也可能寒性、热性同时存在，而这种寒热的变化过程也是体内正邪斗争的过程。这一对立的关系不是绝对不变的，而是在一定条件下可以同时并存或相互转化的。这种转化在临床上通常表现为单一型、合并型、综合型。

总之，三因系统各要素之间实现了一定的相关关系，而这个相关关系是三因各系统要素之间关系的总和。这种关系的指向可以大到整个宇宙，也可以小到机体的每个细胞。

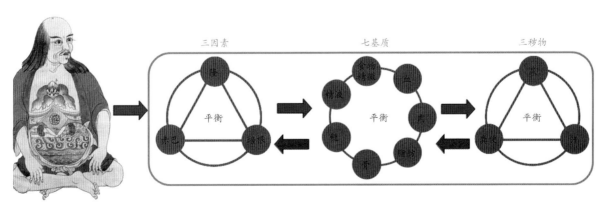

体内生理的平衡状态

2. 人体的病理（总纲）

人体病理主干有九个分支。

一切疾病是由三种内因、四种外缘引起的，由六种入侵门户积在人体的上部、中部、下部，其传播途径有十五条。在年龄、地域、时令等九种因素的影响下，一般疾病可能会发展成难以治疗的九种绝症。

（1）疾病的根源：疾病由贪欲、怒瞋、痴愚引起。贪欲能引起隆病的发生；嗔怒能引起赤巴病的发生；愚痴能引起培根病的发生。

（2）疾病的诱因：季节影响、邪气影响、饮食不当、起居不慎、外力及其他因素均可能是疾病发生的诱因。

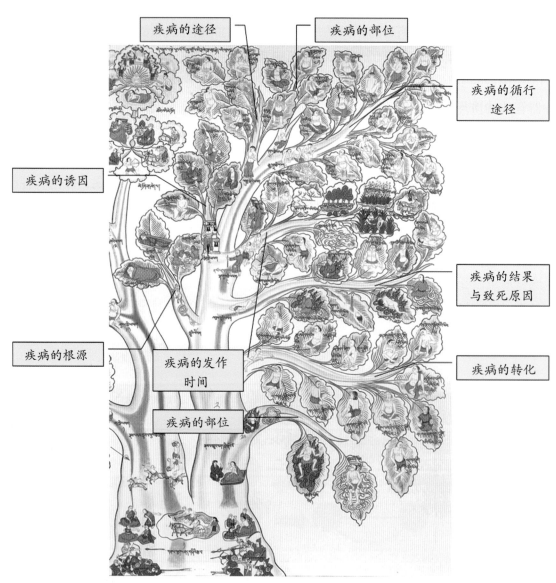

人体病理（唐卡，局部）

（3）疾病入侵的途径：疾病入侵人体时，首先侵入皮肤，进而扩展至肌腠，向里行入血脉，再里进入骨髓，有的降至五脏，有的坠入六腑。病邪通过这六个途径从表及里，从外到内，从浅入深，侵害机体发病，从而影响机体健康。

（4）疾病发生的部位：培根病好发于上部，近头、脑；赤巴病好发于中部，近肝、膈；隆病好发于下部，近腰、髋。

（5）疾病的循行途径：眼、耳、鼻、舌、神、心脏、脾、肺、肾、胃、肠（包括大肠、小肠）、肝、胆、血管、骨和髓、脂肪、精液、粪、尿、膀胱等是人体固有的，是隆、赤巴、培根运行的通道，也是疾病发生的具体部位。

（6）疾病的发生规律与年龄的关系：老年人隆的成分大，所以患隆病的可能性较大。壮年人赤巴的成分大，所以患赤巴病的可能性较大。儿童培根成分大，所以患培根病的可能性较大。三大因素的变化均能影响疾病的盛衰。

（7）疾病的发生规律与时令的关系：严寒霜冻之地是隆之域；干燥炎热之地是赤巴之域；潮湿阴暗之地是培根之域。隆病多发生于夏季，日暮、黎明是发病期；赤巴病多发生于秋季，中午、半夜是发病期；培根病多发生于春季，初夜、上午是发病期。

（8）疾病的转化：隆病痊愈，转化为赤巴病；隆病痊愈，转化为培根病；隆病未愈，又增赤巴病；隆病未愈，又增培根病；赤巴病愈，转化为隆病；赤巴病愈，转化为培根病；赤巴病未愈，又增隆病；赤巴病未愈，又增培根病；培根病愈，转化为隆病；培根病愈，转化为赤巴病；培根病未愈，又增隆病；培根病未愈，又增赤巴病。

（9）疾病的归类：隆病、培根属寒性，血与赤巴属热性，虫病及黄水症介于两者之间，其性兼有寒与热。因此，所有能治疗的疾病都能够归纳为寒症与热症两大类。

（10）患疾病的后果与致死原因：包括阳寿终结、三因相克、呼吸停止、用药失当、伤中要害、呼吸停止、发烧过度、体温耗尽、虚弱不堪和其他因素。患者若是病入膏肓，热症内灼引起高热，寒症冷侵导致沉疴，体力不支，诸虚百损，便形成致命的九种绝症。

3. 人体的差异（总纲）

人体的差异有四个方面。

（1）性别，分为男性、女性、中性三种。

（2）年龄的区别。在十六岁以前称为童年；在此以后，身体的精气、各种器官、容颜、光泽、体力等均发育成熟，十七至四十岁之间称为壮年；四十岁之后，精气逐渐衰竭，进入中老年。

（3）体型和生理构造的区别。体型的区别有七种：单一的隆型，单一的赤巴型，单一的培根型，隆和赤巴混合型，培根和隆混合型，培根和赤巴混合型，隆、赤巴及培根三者汇集型。

（4）生理构造的区别：

以隆为主要成分的人，驼背、干瘦、容颜青灰色、多语言，不能忍受寒冷，行走时关节

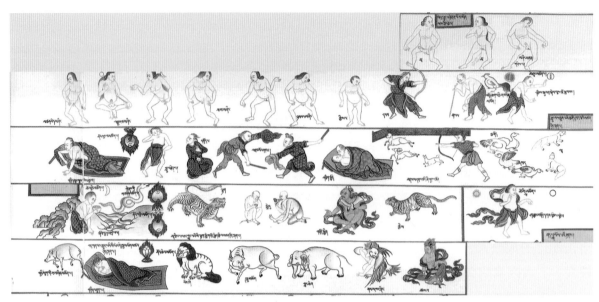

人体差异的特征（唐卡，局部）

作响，寿短，睡眠不实，体格矮小，喜欢唱歌与嬉笑，爱争吵，善射箭，酷嗜甜、酸、苦、辣等味的食物。这样的人具有老鹰、老鸦、狐狸等的性格。

以赤巴为主要成分的人，易渴、不耐饥，头发和身体的肤色发黄，极其聪明而骄傲，多汗，身臭，寿长，体高，酷嗜甜、苦、涩以及凉性的食物。这样的人具有老虎、猴子及夜叉等的性格。

以培根为主要成分的人，体温低，骨骼关节不显露、肌肉丰满，身体的肤色为白色，体型端直，耐饥渴，抗烦恼，能耐痛苦及旱热，肥胖，长寿，嗜睡，外柔内刚，性格善良，酷嗜辣、酸涩、粗糙的食物。这样的人具有狮子的性格。

隆和赤巴混合者身材较矮小，培根和隆混合者身材中等，培根和赤巴混合者身材高大，其行为、声调、思维等也因其混合的成分而定。汇集型者，由于汇集了上述各方面的特点，发育圆满，疾病较少，具备上等才能。

（5）有病与无病的区别。形态没有发生变化时，为无疾病的人，可正常工作生活；形态发生变化时，则是生病的表现，应积极医治。

五、疾病的诊断（总纲）

藏医学中，用树的根、干、枝、叶形象地介绍望诊类疾病的诊断方法。望诊树干有看舌和验尿两个分枝，每枝各有三片树叶。

1. 望诊

凡能用眼睛看到的都要观察，看体型、察肤色，包括舌象、尿液、眼、耳、鼻等十二

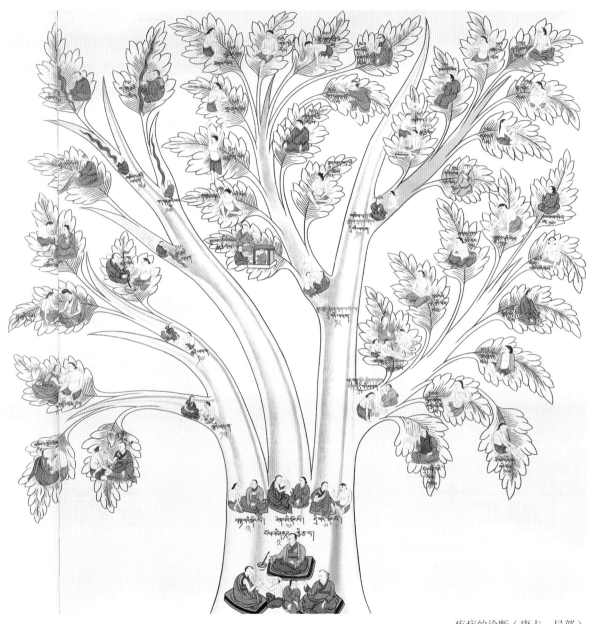

疾病的诊断（唐卡，局部）

项，特别应该观察尿与舌。这是视觉所及的诊断。

舌诊，是通过观察舌的颜色、舌苔、舌质及其运动变化来诊断疾病的一种方法，是一种简单而实用的临床诊断方法。一般情况下：隆病的舌象为舌色红、舌苔薄、舌质干粗、舌周出现红疹；赤巴病的舌象为舌色灰黄，舌苔厚、舌质干燥等；培根病的舌象为舌色灰白，舌苔较厚、舌质湿润等。

尿诊，分热、温、凉等三个阶段观察。观察内容包括尿液的颜色、蒸汽、气味、气泡、乳浊物、漂浮物、变化时间、变化特征、变后性质。在检查尿液的前一天，需要禁食使尿液变色的茶、酪浆及酒等饮料，不能过量饮水、过度活动等。患者应该留下半夜或早晨第一次排出的尿液，以备观察使用。隆病患者的尿液清澈如水，泡沫较大；赤巴病患者的尿液呈红黄色，蒸汽大而气味浓臭；培根病患者的尿液色白，蒸汽和气味均较小。

眼面望诊，通过观察病人的眼睛，即形态、运动、视力和巩膜颜色等的变化来诊断疾病的方法。

2. 触诊

触诊：触摸全身，验证人体的寒热，皮肤的燥润、凸起等状况，特别是要切脉。

脉诊：脉搏主要位于气血上，是医生和患者之间传送信息的纽带，所以一般疾病都可以通过脉诊了解。辨证时，要依据总脉象与具体脉象而断。总脉象又从六种脉象，分为寒、热、洪、浮、滑、极、紧、实等，皆是热症现象。脉象细、沉、弱、迟、微、虚等皆是寒性疾病的脉象，久寒系新疾，寒甚为陈疾。

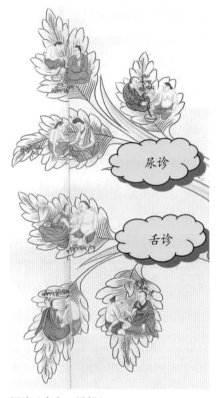

望诊（唐卡，局部）

具体脉又从各脉象辨识病情，通过寸、关、尺三个部位的十二种脉象诊断身体上下和脏腑疾病。

在脉诊的前一天，患者在饮食与起居方面，需禁食酒肉、性温有营养难消化和性凉影响病情的食物，不能过饥过饱、贪睡、语多劳神等，这样患者的身体才不致违和，功能紊乱。就诊时，不要突然闭气，影响脉搏。脉诊的时间选择也是很重要的：一般是早晨太阳刚升起，病人静卧在床上，热气未呼出，冷气未吸入，空腹未活动前，这时阴阳调和，呼吸均匀。

一般来说，健康人的脉搏一呼一吸跳五次，一分钟跳动百次以内，没有大小、沉浮、急缓、间歇、张弛等差异，均匀地跳动，称为平脉。与此不符者，便是病脉。隆病的脉象如皮袋充满气体一样，向上浮动，有时出现间歇；赤巴病的脉象浮数而紧；培根病的脉象沉弱而迟。

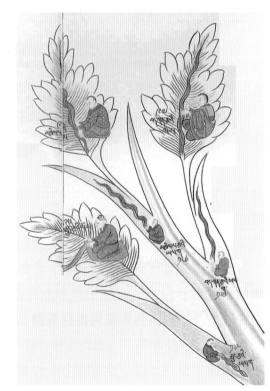

脉诊（唐卡，局部）

3. 问诊

隆病、赤巴病、培根病三种疾病都需要进行问诊。

问诊时，听力所及的都要询问：询问病因，患病的时间，患病的部位，特别是病因、部位和症状，必须问清楚。问清病因，就能知道患的是什么病；问清患病部位，就能知道发病的途径；问清疾病的特征，就能知道病情的细微差异而不致误诊。因此，在三诊中，问诊最为重要。问诊是听声音的诊断。从有益、有害方面诊断，观察病因与疾病的性质之间是否相符，详细观察才能正确诊断。这样，医生才能掌握病情，顺利地从饮食、起居、药物、外治等四个方面进行治疗。

辨证如火与烟的关系，火是烟的基础，烟是火的表现。所以辨证时就必须先认清症状，认

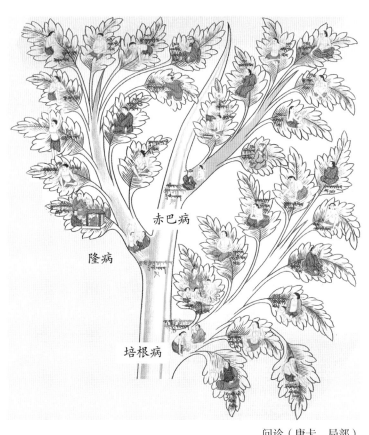

问诊（唐卡，局部）

不清症状，就可能把不可靠的征兆看成是可靠的征兆。

六、疾病的治疗（总纲）

医治疾病的善方主要有饮食、起居、药治、外治四种及其综合治法。

1. 饮食

（1）食物功能

合理的饮食会使身体健康，生命得到保证。如果饮食方面出现低、超、反等情况，人便会生病，甚至危及生命，因此善于安排饮食是很重要的。食物可分为吃的食物和喝的饮料两部分，其中食物分为谷物、肉食、油脂、蔬菜、烹调类等五个方面。

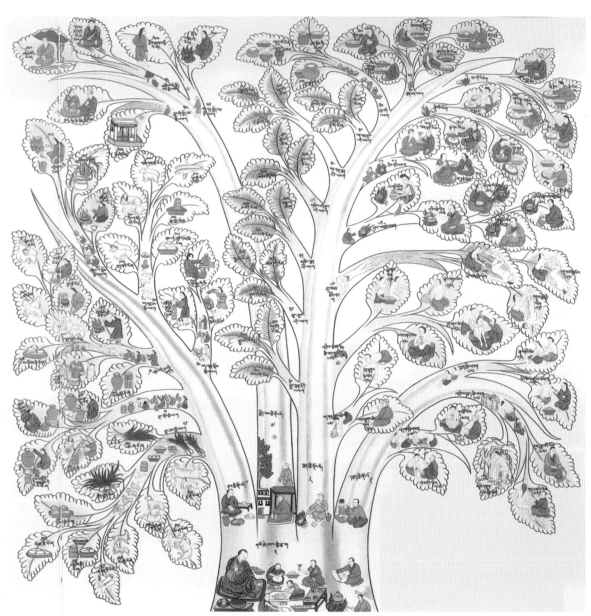

疾病的治疗（唐卡，局部）

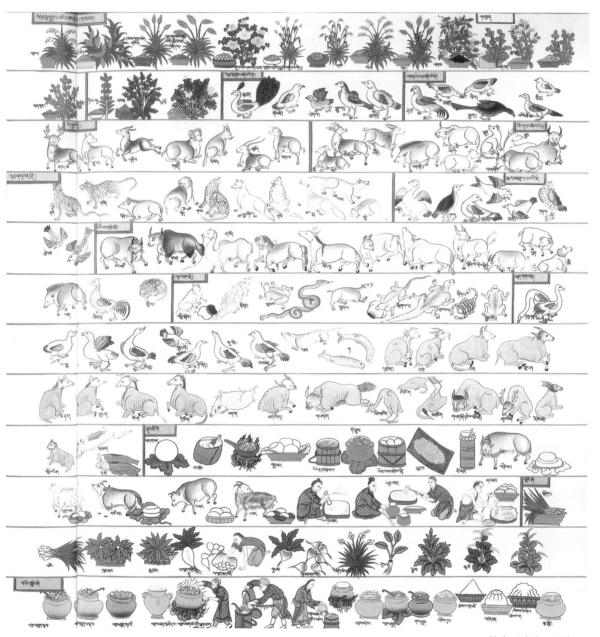

饮食（唐卡，局部）

①谷物

谷物可分为芒类和荚类两大类。

芒类谷物有大米、粟、早熟的谷子、小麦、青稞、大麦、燕麦等，其味甘，消化后其味仍甘，功能是壮阳、祛隆、增长体力，能生培根。其中，大米具有滋润、柔软、凉而轻的性质，能除三灾害、壮阳、止泻、止吐。粟具有重而凉的性质，能滋养身体、愈合骨折。早熟的谷子具有凉而糙的性质，其主要功能是开胃。小麦具有重而凉的性质，能养育身体、祛隆、除赤巴。青稞具有重而凉的性质，其主要功能是增加污物，增强体力。大麦、燕麦具有凉而轻的性质，能祛培根、清除赤巴。

荚类谷物有豌豆和扁豆两类，其味涩、甘，性轻、凉、燥，能收敛肛门，消除培根产生的热，止泻，消除湿润，凡血、赤巴、脂肪增长时涂抹有效。印度产的豆子，能医治培根、隆病、呼吸不畅、痔疮、精液变易等，能滋生血液和胆汁。其中，相思豆能祛隆，滋生培根和赤巴，提高精力。小豆味涩、甘，虽然能滋生三灾害，但是它的面糊能医治丹毒、痛风症、血液病。芝麻具有重而温的性质，其功能是壮阳、祛隆病。胡麻味甘、苦，具有滋润、柔软的性质，对治疗隆病有效。荞麦具有凉、轻的性质，能愈合外伤，也能产生三灾害。凡是新产的粮食，其性质都沉重而湿润；陈旧粮食的性质干而轻。凡是生的、熟的、加了辅料的粮食，其性质也依次变轻，容易消化，对身体比较适宜。

②肉食

肉食有八类，其产地分为干地、湿地、不干不湿之地。

鸟类分为：用爪抓刨觅食物类，如孔雀、雪鸡、斑翅、山鹑、红嘴鸦、乌鸦、山地的鸟等；用喙觅食类，如鹦鹉、杜鹃、鸽子、喜鹊、画眉等。野兽类有狍、鹿、麝、黄羊、盘羊、野兔、羚羊等；大野兽类有马鹿、野山羊、野猪、水牛、犀牛、竹虎、野驴、野牛等；猛兽类有虎、豹、熊、棕熊、雪豹、狼、猞猁、狐狸、沙狐等。凭借技能觅食的猛禽有秃鹫、老鹳、雕、鸢、渡鸦、雕鸦、鹰、鹞等。豢养的家畜家禽类有犏牛、牦牛、骆驼、马、驴、黄牛、犏犊、山羊、绵羊、狗、猪、鸡、猫等。洞居类和穴居类有旱獭、刺猬、青蛙、蛇、獾猪、沙蜥、鬣蜥、蝎子等。居住于水湿地的有大雁、麻天鹅、鸬鹚、沙秋鸭、褐背地鸦、水獭、鱼等。

以上八类肉食都具有甘味，消化后仍具甘味。前三类产于干燥地带；第七类产于潮湿地带；其他各类产于不干不湿的地带。产于干燥地带的肉食性凉、轻、糙，能消除隆、培根混合型疾病所产生的热。产于潮湿地带的肉食，其性滋润、沉重、湿热，治疗胃、肾、寒性隆等病有效。产于不干不湿地带的肉食，具备以上两种功能。鸟类、猛兽、凭借技能觅食并食生肉的动物的肉，具有糙、轻、锐的性质，能生胃火，破痞块，增肌肉，能医治寒性疾病。绵羊肉具有滋润、湿热的性质，其功能是助消化、增体力、生元气、祛隆病、治培根病、开胃口。山羊肉，其性重而凉，能诱发三灾害病，对治疗梅毒、肉毒、黑天花、烧伤均有效。黄牛肉，其性凉而滋润，能消除隆的并发症所产生的热。马及野驴、驴等动物脊椎部肌肉，能治化脓症、肾腰部疾病、黄水症等。猪肉，其性凉而轻，能治疮症、紫色培根病。水牛肉，能安神助睡眠，增长肌肉。牦牛肉，性质滋润、温热，能医治寒性病，滋生血液和胆汁。鸡肉和雀肉，对增生精液、治疗疮症有效。野牛肉，增生火热，对治疗胃、肝的寒性症病有效。野兽肉，其性凉而轻，能消除并发症所产生的热。野兔肉，其性粗糙，能增生火热、止泻。旱獭肉，其性油润，沉重而温暖，能治疗硬核大疮、寒性隆症、胃病、肾病、头部疾病等。水獭肉，能壮阳，治腰肾等处的寒性病。鱼肉，能开胃、明目，医治疮症、硬核大疮、培根病等。

关于各类肉食，雄性动物上体的肉，性质沉重；雌性下体的肉，性质沉重；怀孕动物的肉，其性均沉重；雌性的四肢肌肉，其性轻。禽类的肌肉中，雄性的性质都是轻的，雌性的头、上体、胸、背、髋、腰等部分的肌肉性质均沉重。七大部位的肉，越是后面的，其性质越沉重。新鲜肉性凉，陈旧肉性热而有营养。特别是经年的陈肉能生火热，祛除隆病。生肉、冻肉、火培的肉等，其性凉，难消化；干肉和熟肉性轻，容易消化。

③油脂

油脂有新酥油、芝麻油、骨髓油、脂肪等，其味甘，增添沉重，寒冷，能轻泻，具有滋润、钝、细、软、湿等效能。对老人、小孩、体弱者、极度消症而皮肤粗糙者，以及精血过度损耗、下泻、脑力劳动过度、由于隆病造成危险者等都有益处，可进食。新鲜酥油性凉，功能包括壮阳、焕发容颜、提高体力、能消除赤巴病所产生的热。经年的陈酥油，能治疯狂、癫痫症，也能治疗眩晕、疮疖等。熔炼过的酥油，能提高智力，增强记忆力，增长体力和体湿，延年益寿，是油脂类中的上品。鲜酪、胶乳、酪素等，能增进食欲、干燥大便、诱发培根。桶酥，能治疗培根、隆症，增加火热。牦牛、绵羊奶打的酥油，能治疗寒性隆。犏牛奶打的酥油，性湿凉；黄牛和山羊奶打的酥油，性凉，能治疗隆病所产生的热。芝麻油性热、锐，能使瘦弱者增生肌肉、肥胖者减肥，能治疗培根和隆病。芥子油能祛除隆病，产生培根和赤巴。骨髓油能清除隆病，产生精液和力量，也能滋长培根。脂肪能治关节病、烧伤、隆病、耳病、脑病、子宫病等。经常服用熔炼过的油脂，能产生旺盛的火力，清除体内疾病，立刻产生元气，增加体力，焕发容额，坚固五官，使年迈的人体质变坚实。

④蔬菜

蔬菜中，大蒜、葱等味辛辣；蒲公英、苣菜等味苦。

蔬菜又分为产自干燥地带、潮湿地带，新鲜的、干的、烹调过的熟菜，未烹调过的生菜等，越是前者越具有温、轻性质，越是后者越具有凉而重的性质，能治疗寒热疾病。大蒜与葱能促进睡眠，增进食欲，治疗培根和隆病。大蒜性重而凉，能治疗虫病和热性隆病。小萝卜性质温热，能生火热；老萝卜性质重而凉，能滋生培根灾害。蔓菁和萝卜一样，能治疗中毒症。野蒜难消化，但能开胃进食，性质属于重性。大黄与亚大黄的叶子能治疗培根病，并且能开胃。所有生的青菜能闭阻脉门，具有药物效能。

⑤烹调类

大米粥可分为稀粥、稠粥、浓稠粥三种，依次性质变重。稀粥能治疗口渴、昏愦及其他灾病，助消化，平衡元气，提高体温，防止脉管硬化；稠粥能产生火热，消除饥渴、困倦，通便；浓稠粥能止腹泻，健胃进食，消除口渴。因此米粥是体弱和泻后滋补身体的佳品。大米粥与热性药物混合调煮后性质轻，容易消化，与肉汤调煮后性重。炒米能止腹泻、愈合骨折。炒青稞片性轻而温热，对胃有补益。冷糌粑团性重，能增长体力。煮熟的食物性轻、柔软，容易消化。生冷食物会降低胃火。加了调料煮沸的麦粥容易消化，会耗损体力，但能治疗许多疾病。醅酒能祛除隆，对体内热量有补益。酸汁能开胃进食，能治许多疾病，但其渣滓则无益。肉汤能补益虚弱，治疗隆病。稠青稞粥加菜是治疗隆病的上品。

荨麻菜能祛除隆病，产生热量，诱发培根和赤巴。冬苋菜能产生温热、止腹泻。山芋能祛除隆病，收敛疮伤，诱发培根与赤巴。灰条菜虽然对眼睛有害，但有干燥大便的作用。门隅产的红灰条菜能治疗三灾害病。白花地丁、蒲公英性凉，有清热的效能。姜花菜能清胆热所致的头痛。豌豆菜能开胃口，除去体内的油腻，清除油积；但也能诱发培根与隆。新鲜的豌豆叶性平，寒热均衡，火燎后能引起培根与隆。白芥菜叶能紊乱培根与赤巴。川芎、黄精能治疗培根和隆病。萝卜温热能止腹泻。白蒜和青蒜性热，能治疗隆病。盐能使菜产生鲜味，其性质温热，容易消化，有通大便的作用。花椒能疏通脉门，但也能诱发培根和隆病。干姜性温热，能祛除隆病。各种调料能提味，也能开胃。

⑥饮料

牛乳、水、酒等都属饮料，适量饮用能治疾病；过量则有危害。

一般而言，牛乳味甘，消化后其味仍甘，其性质滋润、沉重，功能是增长元气，焕发容颜，能治疗隆和赤巴引起的疾病，但也能引起凉而重的培根。黄牛的牛乳对治疗肺穿孔、肺痨病有效，也能治疗病期已久的瘟疫、尿频症，使心智锐敏。山羊乳能治疗呼吸困难症。绵羊乳虽然对心脏有害，但能祛除隆病。牦牛乳对治疗培根、赤巴病有害。马和驴的乳汁能治疗肺病，但能使人神智昏昧。生奶性凉而重，能引起虫病、培根病，煮沸后性轻而温热，两者掺和后性重难消化。刚挤出的鲜奶与甘露一样，是上品。由陈奶中分离出来的淡酪能治瘟疫、感冒、扩散症、紊乱症、腹泻等。淡酪及酪的味道是酸的，消化后其味仍酸，其性凉而润，能治大便干燥，能清除隆病所产生的热，开胃口。鲜酪浆味涩、酸，性能轻而温热，生火热，能治肿大的痞块症、脾脏疾病、痔疮、油腻不消化等。新鲜的酪乳水能治腹泻、便稀、峻泻脉热。酪素能医治培根病而不引起隆病、赤巴病等。熟酪能治大便干燥、热泻等症。绵羊及牦牛乳性温热而富有营养；黄牛、山羊乳性凉而轻；犏牛乳性凉，热适中。

水，分为雨水、雪水、河水、泉水、井水、咸水、森林中的水等七种，依次由上品转为下品。天空中的雨水无异味而有香味，其性凉而轻，与甘露一样，为上品。雪山上流下的雪水其质优良，能降胃火。蓄积过久的水能导致虫病、腿部象皮病、心脏病的发生。总之，经过风吹、日晒，清洁地方的水是好水，沼泽水、苔藓丛生的泉水、树木杂草丛生阴影笼罩着的水、咸水等都是下等水，其味苦，能诱发疾病。凉水能治昏迷、头晕、酒病、口渴、发热、呕吐、血病、赤巴病等。水煮沸后性温热，助消化，止呃逆，能治培根病、腹胀、呼吸困难、初期感冒、初期瘟疫等，凉开水能治赤巴病而不诱发培根病。

酒具有甘、酸、苦的味道，消化后其味变酸，其性质是锐、热、糙、细，能轻度下泻。饮酒适量使身体产生热量，也能壮胆，促进睡眠，医治培根、隆等病；反之，饮酒过量会使人心智紊乱，神志不清。

凡是新酿的酒，其性温柔、火热，容易消化。小麦酒、米酒、青稞酒依次前者性重，大麦酒、燕麦酒、炒麦酒等性轻。

盐能治疗血病、赤巴病、培根病等。

（2）食物禁忌

忌有毒的饮食。有毒食物的颜色和味道一般与无毒食物有区别。另外，肉有毒时颜色虽呈红色，但用铁烧灼时则不会沾铁。这种肉还呈现膨胀状态，若在这种肉上浇酒，蒸气会熏刺人的眼睛。

有些食物的性能互相冲突，如同时进食，人也会中毒，其危害性极大。例如没有发酵的乳酪与新酿酒同时食用，便会中毒；鱼肉与牛乳性质不合，进食后会中毒；牛乳与核桃、杏仁等彼此不相适应；鸡蛋和鱼肉不相适应；豌豆菜与红糖、乳酪三者不相适应，同时服用会中毒；芥子油不能炒蘑菇；鸡肉不能与乳酪同时吃；新鲜酥油不能放置在铜容器里十昼夜以上；不能用小檗烧野兽肉。服了寒水石后接着吃蘑菇、蒲公英，吃了熔炼过的酥油后接着喝凉水，生肉已有酸味及炒面味，熟肉放置长达七天等，都会引起中毒。酸性食物与牛乳同食，或者前顿饭未消化，接着吃下一顿等，因食物性质互不适应，会引起病症；不按习惯、不规律地吃喝或暴饮暴食，都对人体健康无益。经常进食油腻性大的食物而胃火特盛的青壮年人，就是吃了不合适的食物，也不会形成疾病；按照习惯进食也不会造成危害。应该忌食性质不相适应的食物，并逐步形成习惯；若已形成了饮食习惯却又急于纠正，也会引起危害。无益有害的饮食习惯，都应该放弃。

（3）适量的饮食

要根据食物性质的轻重，适量饮食。性轻的食物要吃饱，性重的食物只能吃半饱，以便顺利消化。若不适量地进食，量少则不能增长体力，容颜也会衰败，随之就会产生隆病；量多时，则会引起消化不良，胃液过多，会影响平顺运行的脉道，造成胃火衰败，产生疾病。所以，按照食物的轻重性质，胃火的强弱，胃部容积的四分之二应留与食物，四分之一留与饮料，四分之一留与隆、赤巴和培根。吃过食物后适量饮水，使其糜烂消化，增长体力。声音嘶哑、肺穿孔、咯痰、感冒、锁骨以上部位患病者，便不宜过量饮食，否则有危害。胃火弱者，吃肉后应该适量喝点酒；若有不消化的腹胀现象，则应喝适量的开水。消瘦者若希望胖一点，吃过食物后可适量喝点酒；肥胖者若希望消瘦一些，吃过食物后可喝点蜂蜜水。吃了乳酪、酒以及被消毒物污染了的食物后喝点凉水，可有补益。在吃饭前若喝点饮料，则可使身体肥瘦适中；在吃饭中间喝点饮料，可使身体变强壮；在吃饭后喝点饮料，可使身体消瘦。这样做可促使胃火燃烧，身体清爽，开胃进食，五脏功能良好，增长体力，大小便等都能顺利排出。

2. 起居

起居方面，患隆病者适宜在暖和的地方居住；患赤巴病者应该在阴凉处安静休养；患培根病者，应当常常散步，坐在暖处。

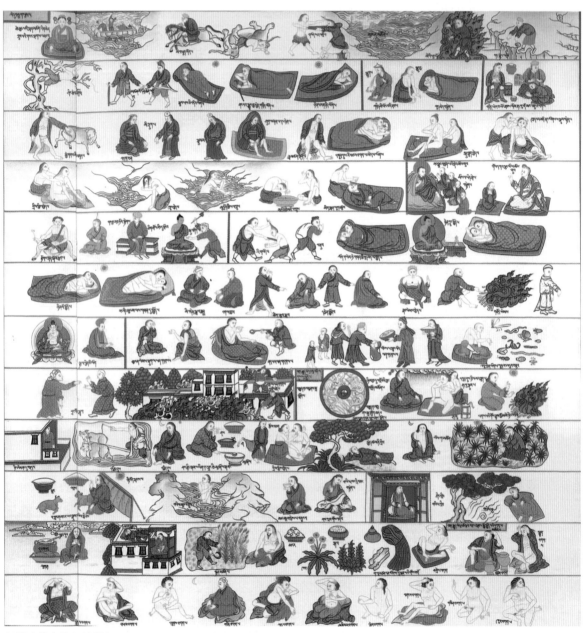

起居（唐卡像，局部）

（1）日常的起居行为

①日常延年益寿的行为

要延年益寿，应该克服能诱发一切疾病的外因。在身、语、意这三方面不要过于疲劳困苦，不能使舌等器官疲困不堪。夜晚失眠的，次日清晨要闭斋禁食，并在另一半的时间内睡觉。酩酊大醉者、精力衰损者、被痛苦折磨者、讲话过多者、老年者等，在干燥的暑季里，由于夜晚短暂，体力容易衰损，隆容易升起，因此在白天应适当睡觉休息，对人转滋润、恢复有好处。此外，若在白天睡觉过多，会使培根增加，导致虚肿、神志昏沉、头痛、小腿疫困、瘟疫等。睡眠增多时，应该促使其呕吐，闭斋禁食。若失眠严重，则应服用牛奶、乳酪、肉汤等有营养的食物。在冬季，经常用油脂在身上涂敷、按摩，能延年益寿、祛风。在头部、手足、耳朵等处涂油按摩，能使身体轻快，防止肥胖，增长火热。坚实的身体很大程度上得益于锻炼，但是锻炼过度会产生相反的结果，老人、小孩以及患有隆、赤巴病的人必须放弃这样的锻炼。身强体壮食油性食物太多的人，以及患有培根病的人，应该在冬、春两季进行适当的锻炼。搓擦能消除培根，是减少脂肪，使皮肤光泽、四肢结实的良方。经常洗浴，能增长精液，增加身体的热量，焕发容光，能消除身体发痒、多汗等症状，制止消瘦、降低体温。眼睛属火性，特别忌讳培根，若经常流眼泪，应该每隔七天点一次小蘖眼药。

②人际往来的行为

世间人的起居行为是一切的基础。因此，说了就要有行动，以实际行动来证实自己的言论。对于坏事，不但不能去做，还要想尽办法把它挽救过来。做好事者事先仔细地考虑一番，别人说的不能完全信以为真，自己必须去实践验证，要三思而言，言出必行。对自己施仁慈的人不能报以虚伪，而是要老老实实，诚恳对待；对敌人不能忽视，要用巧妙的方法应对；对亲友，要爱护；对恩人、师长以及长辈，要恭敬相待；与乡亲们要同心同德，对农业要细心，凡事必要时都要大方施舍；对服输者，要适可而止。要经常力戒骄傲，富裕时要知足，不鄙视比自己穷的人，也不嫉妒比自己富的人。对坏人，不能收容。不敌视外教。不贪恋别人的财富。禁忌赌咒。做事应当机立断，做到事后不悔。不给坏人以权力。处事要公正，要心宽量大。

③正法（按照佛教的法规行事）行为

为了众生安乐，致力于人世间的一切事务。若没有正法，安乐也将成为痛苦的根源。为了长久的安乐，须积极实践正法，诚心诚意地侍奉师长，不杀生，不偷盗，不淫乱，不说谎言，不出恶语，不粗话伤人，不挑拨离间，不贪羡别人的财物，不得有嗔怒众生的毒心，不得存邪念。在身、语、意三方面要杜绝"十不善"。此外，对受贫穷、疾病、痛苦所扰的人，要力所能及地消除其痛苦；对凡是有生命的动物，要像对待自己一样地加以爱护。对人不能欺骗，要诚实待人；对危害自己的人不愤恨，要以德报怨。总之，要具有菩萨的心肠，把他人的事作为自己的事来对待，如此来实践正法。

（2）季节性的起居行为

季节是指孟冬、季冬、孟春、季春、暑季、秋季六个季节。从初冬开始，每两个月为一个季节。从医疗这个范畴来讲，时间的最小单位是一刹那，集一百二十次一刹那为一瞬间，集十次一瞬间是片刻，集三十次片刻是一须臾，集三十次须臾是一昼夜。三十个昼夜是一个月，两月为一季，六季为一年。每年的仲夏或仲冬是夏至或冬至。每隔三季，太阳运行到最南或最北。这段时间平分为二，夜晚与白天的时间长短相等，这就是夏季和秋季从雷声初起至雷声终止的时间。从冬至一直到夏至，是太阳向北运行的时期，锐、热、粗的本性增长，再加隆与太阳之力，太阴和土的功效大大耗损，而辛、涩、苦的效能却增强了，致使人们的精力衰退。反之，太阳向南运行的时候，太阴之力增加，太阳之力减弱，雨和风湿润了大地，热能逐渐削弱，酸、咸、甘的效能大大增强。冬季人的精力旺盛，暑季与夏季人的精力较差，春秋季节则为中等。

关于季节性的起居行为：孟冬气候严寒，毛孔闭塞，隆促使体内火的功能旺盛，这时若饮食减少，元气将有耗损，因此要足量地吃具有甘、酸、咸三味的饮食。其间夜晚较长，容易饥饿，身体的元气就会耗损，可用芝麻油在身上涂抹搓摩，要吃一些肉汤油性的食物，穿皮衣，勤换鞋子，要晒太阳或烤火，住在暖室里。冬季气候更加严寒，则更应该按照上面的办法行事。冬季培根积于体内，春季因太阳暖和之故，胃火减弱，培根随之升起，因此要适量服用苦、辛、涩三下味，如陈青稞炒面、产于高而干燥地方的动物肉、蜂蜜、开水、生姜汤。总之，要服用粗糙食物，减少活动量，用豆粉剂搓擦身体以消除培根病，在芬芳的园林林荫处休息。暑季气候炎热，体力消耗很大，要服用甜味食物，应吃轻、油、凉性效能强的食物；要放弃咸、辛、酸性食物，减少活动，不在太阳下久停，用凉水洗澡，酒里渗点冷水后饮用；穿着要单薄，要在清爽的凉房里休息，要居住在阴凉清爽的地方。夏季天空布满浓云，下起雨来大地湿润，风凉大盛，水蒸气与水滴混合，应该增加体热，要服用甘、酸、咸三上味的轻、温、油性的食物，喝一些高而干燥地方产的粮食酒，不得在房顶上乘凉。夏季的风雨是寒冷的，而太阳却是灼热的，蓄积起来的赤巴在秋季上升起来，需服用甘、苦、涩三味的食物，穿着一些有冰片、檀香、马兰草等气味的衣服，住在打扫清洁的房子里。总之，在冬、夏季节，饮食、起居要温暖；在春季，要吃粗性食物；在暑季和秋季，住处要凉爽。在冬、夏季节要进食甘、酸、咸三上味的食物，在春季应吃苦、辛、涩三下味的食物，在秋季要吃甘、苦、涩三味的食物。

（3）临时性的起居行为

临时性的起居行为应该注意的是：当生理上发生饥饿、口渴、呕吐、呵欠、喷嚏、喘息、瞌睡、吐痰、吐唾沫、大便、放屁、小便等现象时，应该因势利导，不得遏止。饥饿时若不进食喝水，则身体会亏损不堪，胃口受阻而头晕，需以轻而滋润的温热性食物和饮料来解除。若口渴时阻止饮水，则口干头晕，心脏病会发作，对此需给予饮料，方能消除。若阻止呕吐，会发生胸口阻塞、呼吸不畅、浮肿、丹毒、疥疮、麻风、眼疾、多痰、瘟疫等，对此需以闭斋禁食、烟熏、锐性药物煎汁漱口等方法来消除。若阻止喷嚏，则会发生视物模糊、头痛、颈项僵硬、唇口歪斜等，对此需用锐性的烟熏、鼻药、看太阳等方法来消除。若阻止呵欠，则会发生像阻止喷嚏时所发生的病症，对此用祛隆（祛风）的医疗方法疗效较好。因疲劳过度而呼吸不畅时，会发生痞块症、心脏病、疯癫等，对此需采用休息、升隆（养气）的方法来医治，疗效显著。若阻止睡觉，则会发生呵欠多、身体困倦、头脑沉重、眼睛疲劳、视物模糊、不消化等，对此需用饮酒、喝肉汤、按摩、熟睡等方法来医治。若阻止吐痰，则会发生痰多、呼吸不畅、干瘦、呃逆、心脏病、食欲不振等，对此需用消痰法治疗。若阻止眼泪外流，将会发生心痛、头痛、流鼻涕、头晕、胃口受阻等，对此需用饮酒、睡觉、与知心朋友谈心等方法来消除。若肠道不通畅，则会发生大便秘结、痞块、绞痛、视力衰减、体温下降、心脏病等，因大便秘结而向上逆转，产生头痛、小腿抽筋、感冒等。若憋尿，则会发生结石症、尿道炎、多种生殖器疾病，以及放屁被阻塞时所发生的一切病症，对此应用药锭疏通、按摩、罨敷、服用药油滋补剂等方法治疗。若精液被阻，则精液滴漏，会引起男性生殖器的疾病、小便闭塞、结石、阳痿等，对此应采取手术疏通、热敷身体、进行房事、服用麻油、喝牛奶、吃家禽肉、饮酒等方法治疗。总之，若不因势利导，硬挤硬压，也会引起隆的紊乱，发生疾病。因此要服用治疗隆的药物和饮食。一切疾病用闭斋禁食、消导的方法虽然能治疗，但是疾病潜伏之后在一定时期内还会复发。因此，冬季蓄积的疾病，在春季需用泻下法根除；暑季蓄积的疾病，在夏季需用泻下法根除；夏季蓄积的疾病，在秋季需用泻下法根除。很好地泻下后，疾病不再发生，人们应经常按照医学中讲的饮食、起居行为去做，以避免产生疾病。

3. 药治

药物治疗方面，隆病应当用味甘、酸、咸，性润、重、软的药物；赤巴病应当用味甘、苦、涩，性凉、稀、钝的药物；培根病应当用味辛、酸、涩，性锐、糙、轻的药物。以上诸味和诸性能的药物，应当配合补、泻两种方法使用。

（1）药物的性能、药味与消化后的情况

①来源

一切药味都是来自土、水、火、风、空五大种。药物依靠土生长成形，水使其潮湿，火使其生出温热，风使其活动，空使其有发育长大的空间。药物生长的情况大致相同，但是药味各有区别：土与水使药物生出甘味；火与土使药物形成酸味；水与火的成分生出咸味；水与风的成分大时生出苦味；火与风的成分大时生出辛味；土与风的成分大时生出涩味。这就是两个大种的成分配合不同，随之也产生了药物的六种味道。

土性药性重、稳、钝、柔、润、干，作用是能使身体坚实，主要医治隆病；水性药性稀、凉、重、钝、润、柔、软，作用是滋润身体，主要医治赤巴病；火性药性辛、锐、干、糙、轻、润、动，作用是能生火热，主要医治培根症；风性药物性轻、动、寒、糙、燥、干，作用是使身体坚实，精气通行，主要医治培根、赤巴病；空性药物统帅其他四大种所生的药物，遍行全身，主要医治综合性的疾病。因此，五大种相合生成各物，地上无物不

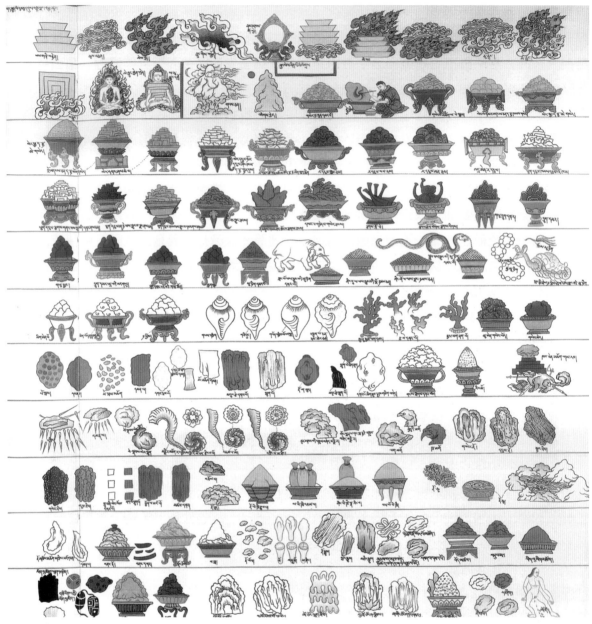

药物（唐卡，局部）

为药。向上运行的药物是火性药和风性药，下行药物是土性药和水性药，泻药大部分是甘味药。

②区别

药味的区别，计有甘、酸、咸、苦、辛、涩六种，其滋养身体的力量依次减小。舌对药物的感觉就是味。甘味在口中能长时间停留，能引起食欲；酸味会使牙酸痒，口水外流；舌头一接触咸味，口水会聚集；苦味能使口臭消失，引起反胃；辛味一到口里就刺舌头，使人流眼泪；涩味一到口中便粘舌、粘颚，有粗糙的感觉。

③分类

药物按照六味分类如下。

甘味药物类，如甘草、葡萄、红花、滑石、腊肠果、玉竹、黄精、川芎、白糖、蜂蜜、肉类、酥油等。凡药物之味与这些药味相同者，都属于甘味药。

酸味药物类，如石榴、沙棘、木瓜、余甘子、柏子、五味子、乳酪、酪浆、酒曲，以及具有酸味的其他药物。

咸味药物类，如光明盐、硇砂、角盐、黑盐、藏红盐、白秋石、火硝、哇擦、皮硝、灰盐、松盐、芒硝、土碱等。凡药物之味与这些药味相同者，都属于咸味药物。

苦味药物类，如山豆根、藏茵陈、榜嘎、黄连、波棱瓜、止泻果、麝香、苦胆、小檗、哇夏嘎、岩精、秦艽、丹参等。凡药物之味与这些药味相同者，都属于苦味药。

辛味药物类，如胡椒、干姜、荜茇、鲜姜、阿魏、溪岸银莲花、毛茛、天南星、葱、蒜等。凡药物之味与这些药味相同者，均属于辛味药物。

涩味药物类，如檀香、诃子、毛诃子、毛瓣绿绒蒿、大株红景天、没食子、西河柳等。凡药物之味与这些药味相同者，均属于涩味药物。

冰片、亚大黄等属于混合型药味的药物，这类药物可以如此类推。

④作用

具有甘、酸、咸、辛味的药物能医隆病；具有苦、甘、涩味的药物能医治赤巴病；具有辛、酸、咸味的药物能医治培根病。其中，甘味药物适宜身体的需要，能增长元气和体力，对老人、小孩有补益作用，对治疗消瘦、气管炎、肺病有特效；还能增长肌肉，愈合疮伤、焕发容颜，使五官灵敏、延年益寿，对治疗中毒症、隆病、赤巴病都有效用。但是甘味药物使用过量时，则会诱发培根病、肥胖症、消化能力下降、遗尿症、甲状腺肿大等。

酸味药物能生胃火，提高消化能力，能使油脂糜烂稀释；还能顺气；但使用过量时，则会产生血液病、赤巴病，使肌肉松弛、目力昏花、头晕、水肿、臌胀，发生丹毒、疥癣、皮疹、口渴等。

咸味药物能使身体坚实，有疏通作用，能治闭塞梗阻症，用于罨熨时则产生胃火，有健胃作用；但是使用过量时，则会造成头发脱落、头发变白，面部皱纹增多，体力减弱，也能诱发麻风、丹毒、血液病、赤巴病等疾病。

苦味药物能开胃、驱虫、止渴、解毒，也能医治麻风、晕眩、瘟疫、赤巴等疾病。苦味药物还有收敛作用，能使大便变干燥，使心智敏锐，能治乳房炎症、声音嘶哑等。苦味药物使用过量时，则会诱发体力减弱、隆、培根等。

辛味药物能治下颌病、喉蛾、麻风、水肿等疾病，也能愈合创伤、提高体温、开胃助消化、去腐生肌、下泻、疏通脉管等。辛味药物使用过量时，则会损耗精液和体力，发生抽搐、颤抖、眩晕、腰背疼痛等。

涩味药物能治血病、赤巴病、脂肪增多症，去腐生肌、愈合伤口，使皮肤滋润光泽。涩味药物使用过量时，则产生胃液淤积、便秘、腹胀、心脏病、消瘦、肛门梗阻等。

总之，甘味药物虽然能治隆病、赤巴病，但是除陈青稞、干燥地方产的肉外，一般能诱发培根病。可是，野牛肉、鱼肉、绵羊肉、蜂蜜等甘味药物有补益作用。酸味药物虽然能治培根病，诱发赤巴病，但是余甘子能治血病、赤巴病、热症。咸味药物虽然能治隆病、培根病，但是除黑盐、光明盐外，使用过量也能引起赤巴病，特别过量时会诱发培根病。苦味药物虽然能治赤巴病，引起培根病和隆病，但是大托叶云实、木藤蓼能治培根病和隆病。辛味药物虽然能治隆病和培根病，但是除大蒜和荜茇外，其他辛味药物也能引起赤巴病；特别是用量过大时，由于辛味药物性轻而粗，也能诱发隆病。涩味药物能医治赤巴病，但是除诃子、毛诃子外，其他涩味药物对培根病和隆病有害。

⑤消化后变化的情况

药物被服用后与胃火相遇，这时培根、赤巴被隆依次消化。甘味和咸味被消化变为甘味；酸味处于中间阶段，消化为酸味；苦、辛、涩之味消化后，成为苦味。消化后的每一种药味，能医治两种疾病。

（2）药物的功效

药物的功效可分为药味和药性两个部分。按总的功效和各具体功效分述如下。

总的功效：按性味、威力、效能三方面叙述。药物的性味分为重、润、凉、钝、轻、糙、热、锐八性。重、钝两者能医治隆病和赤巴病；轻、糙、热、锐能医治培根病；轻、糙、凉三者能诱发隆病；热、锐、润三者能诱发赤巴病；重、润、凉、钝四者能诱发培根病。

威力是指药物效用的精华部分产生的特别功能。由于日月的威力，雪山和密陀山具有卓越的冷热效能，热的效能医治寒症，冷的效能医治热症。

药物效能有柔、重、热、润、稳、寒、钝、凉、软、稀、干、温、轻、锐、糙、动、燥等十七种，有医治三灾害的二十种特性，因此又称为功效。功效大都是从药物六味中产生的，药味又是由土、水、火、风、空五大种决定的，重、润等性质由此产生。咸、涩、甘三味依次增重，咸、酸、甘三味依次变润，涩、苦、甘三味依次变凉，苦、涩、甘三味依次变钝，酸、辛、苦三味依次变轻而糙，辛、酸、咸三味依次变温而锐。药味没有任何改变时，都具有各自的效力。药味相同时，由于各自性能依赖于五大源的成分有大有小，这时药力也会发生变化。因此，配方制剂时，要把药味起作用的药物加在一起，把功效起作用的药物加在一起，把消化后变化作用的药物加在一起。

按照药物性质，将每一种性质的功能加以叙述，计有八类：

①珍宝药类，如黄金、白银、松耳石、珍珠、珊瑚等。

②石药类，如赤石脂、炉甘石、菊石、石燕、金石和银石等。

③土药类，如石蕊花、黄丹、火硝、芒硝、碱花、黑矾、胆矾等。

④木药类，分为根、梢、干、枝、树脂、皮、茎、叶、花、果等十种。

⑤精华（芳香成分）药类，包括草类所生者、树木所生者、动物所生者三种，如冰片、白檀香、紫檀香、沉香、红花、丁香、麝香、熊胆等。

⑥湿生草药类，如木棉花、香旱芹、决明子、波棱瓜、沙棘、石榴子、白胡椒、大托叶云实、诃子、余甘子、毛诃子、川木香、甘草等。

⑦旱生草药类，如藏黄连、翼首草、矮紫堇、秦艽、花锚、乌奴隆胆、角茴香、独一味、佛手参、亚大黄、玉竹和黄精、喜马拉雅紫茉莉、蒺藜等。

⑧动物类药，分为角、骨、肉、血、胆、脂肪、脑、皮、爪、毛、尿、粪便、全身等十三类。

药引（服药水）的功能：红糖水，味甘，性热，是医治寒性隆病的最佳服药水。白糖水，味甘，性凉，是医治热性血病及赤巴病的最佳服药水。蜂蜜水，味甘，性热，是医治黄水病和培根病的最佳服药水。

（3）药物分类与剂型

①药物的分类

医治热性病的药物：冰片、白檀香、牛黄、竹黄、红花、毛瓣绿绒蒿等。

医治赤巴病的药物：藏茵陈、波棱瓜、止泻木、唐古特乌头、凤毛菊、钩腺大戟、秦艽、小檗等。

医治血病的药物：红檀香、锦鸡儿、降香、黄连、哇夏嘎、余甘子、矮紫堇、翼首草、茜草、紫草茸等。

医治瘟疫的药物：牛黄、波棱瓜、川乌、大株红景天、苍耳子、膜边獐牙菜、角茴香、翠雀花等。

解毒药物：麝香、乌头（白、黄、红三种）、钩藤（白、褐两种）、莨菪（白、黄两种）、藏川芎、翻白草、姜黄、翼首草、乌奴隆胆、藏贯众、西河柳、隆胆、小檗皮等。

医治肺病的药物：竹黄、甘草、葡萄、沙棘果、木香、大株红景天、茵陈蒿、红景天、板蓝根等。

医治隆病和热性培根并发症的药物：木藤蓼、覆盆子、沉香、茴香、木香、安息香、大蒜等。

医治热性培根病的药物：木瓜、芫荽、沙棘果、绿绒蒿、石榴、干姜、余甘子等。

医治隆病的药物：山奈、干姜、阿魏、红硇砂、葱、蒜等。

医治寒性培根病的药物：石榴、黑胡椒、荜茇、干姜、小米辣、草果、小豆蔻、桂枝、大托叶云实、黄花杜鹃、高山唐松草、蛇床子、铁线莲、溪岸银莲花、毛茛、紫硇砂、光明盐、硇砂、角盐、灰盐等。

医治黄水症的药物：白芸香、决明子、麝香、黄蜀葵子、降香、小檗等。

医治虫病的药物：麝香、阿魏、大蒜、紫铆、莨菪子、天仙子、蔓荆子、马蔺籽、蜗牛壳、结血蒿炭、瑞香果、天南星、花椒等。

医治腹泻的药物：葫芦、金瓜、五味子、郁李仁、小车前、大车前、紫草茸、茜草、翠雀等。

医治尿病的药物：硇砂、光明盐、海金砂、螃蟹、小豆蔻、蜀葵等。

催吐药物：没食子、橐吾、刺参、菖蒲、丝瓜子、草莓苗、沙生槐子、金腰子、白芥子等。

下泻药物：诃子、巴豆、腊肠果、芦荟、泽漆、大黄、白芷、佛手、瑞香狼毒、亚大黄等。

②按照药味与功能配制的两类剂型

两种药味配合的，甘味有5种，酸味有4种，咸味有3种，苦味有2种，辛味有1种。三种药味配合的，甘味有10种，酸味有6种，咸味有3种，苦味有1种。四种药味配合的，甘味有10种，酸味有4种，咸味有1种。五种药味配合的，甘味有5种，酸味有1种。以上四种药味配合的与两种药味配合的各有15种，三种药味配合的及五种药味配合的共有26种，六种药味配合的只有1种。共计按药味配方的有57种。根据疾病变化，按照74种对治法配制方剂。

③按照药物功效配合方剂

按照药物功效有调理与峻泻两种方法。调理的药剂有五类或七类，计有汤、散、丸、膏、药油五类，再加药酒与药膏共计七类。峻泻有温和导剂、猛烈导剂、洗泻与催吐、鼻泻等。依此医治三灾害的四百零四种疾病。

4. 外治

外治的方法一般分为12种，分类如下。

（1）藏医艾灸疗法

藏医艾灸疗法是最常用的外治法之一，它是将艾绒根据病症不同，做成大小不一的艾炷，直接或间接置于穴位上施灸，是用来防治疾病的一种方法。该疗法是藏族医务人员在实践经验的基础上，吸收中医和外来医学的精华而形成的。灸法应用广泛，每名藏医艾绒随身带，大部分病症施灸疗。藏医灸疗的精华则是化脓灸。藏医艾灸疗法以藏医药理论为基础，在选穴、适应证、禁忌证、方法上和中医有不同之处，对某些疾病有非常显著的疗效。

（2）藏医擦涂疗法

藏医擦涂法是用药油及软膏涂擦、按摩患处，使腠理开启、气血流通、经络疏通，实现内病外治的一种方法。藏医经典《四部医典》专章论述擦涂法，此后的很多藏医名著中也都有详尽介绍。

（3）藏医催吐疗法

藏医催吐法是让患者服用催吐药，使宿食或毒物随呕吐排出，达到治病目的的一种方法。《四部医典》中有专章论述，藏医北派强巴·朗杰札桑及南派舒卡·年姆尼多吉等诸多藏医名家在各自的著作中也有详尽叙述，是一种经久不衰的常用疗法。

（4）藏医滴鼻疗法

藏医滴鼻法是将药汁滴入鼻腔，达到开窍、治病目的的一种方法。早在8世纪，藏医就

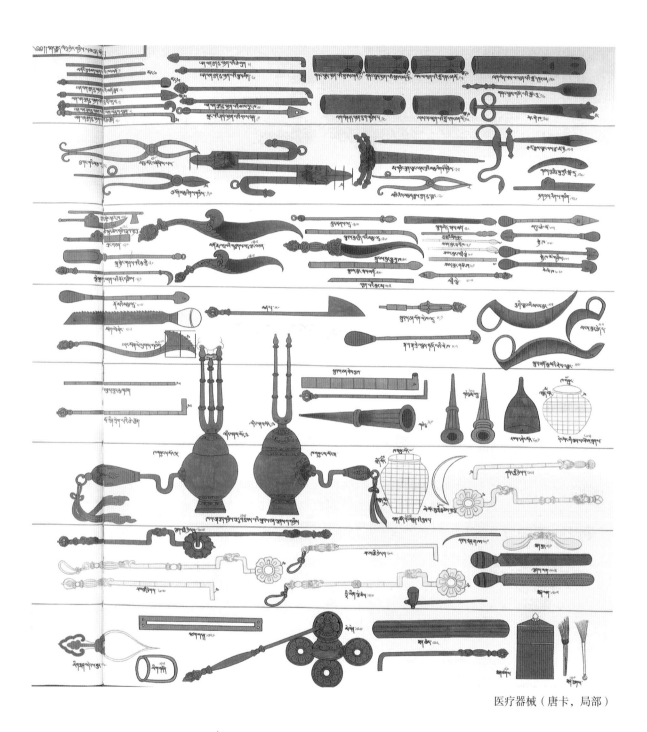

医疗器械（唐卡，局部）

用此法治病。藏医医药经典《月王药诊》和《四部医典》中均专书一章，总结的滴鼻法沿用至今。

（5）藏医放血疗法

藏医放血疗法是依体表不同部位，用不同形状的针刀点刺或切开血脉，祛除病血，达到治疗疾病目的的一种治疗方法。放血疗法，中医古已有之，而藏医放血疗法有其独特之处。《四部医典》中专书一章，对放血疗法从工具、诊断、部位、效用等方面详加论述。

（6）藏医灌肠疗法

藏医灌肠疗法是用药末加入油脂或肉汤制成药液，注入患者肛门灌肠，使病邪随大便排出，从而治疗腹部以下疾病的一种方法。《月王药诊》中有专章叙述灌肠疗法。《四部医典》中专书两章，详细阐述了灌肠法的理论依据及操作方法。另外，许多藏医名著中均介绍了此法。

（7）藏医金针疗法

藏医金针疗法是用金属制成的针、刀等锐利器械刺入人体的一定穴位和部位，排除体内积液、脓血、痞块、异物及病邪的一种治疗方法。藏医经典《四部医典》中专书一章，对金针疗法从器械、穴位、方法、效果等方面详尽论述。藏医北派强巴·朗杰札桑及南派舒卡、年姆尼多吉等藏医名家的著作中均对此术有详尽叙述。《四部医典》相关章节中，对人体血管分布、神经走向及脏腑等器官的位置都有详尽的描述，并具体指出人体骨骼、肌肉、淋巴等处的凶险位置。著名藏医昌狄、班旦措吉著的《解剖明灯》中绘制了较详细的人体解剖图。这些为金针等外科手术疗法奠定了基础。

（8）藏医利尿疗法

藏医利尿疗法是让患者服用利尿方剂，将病邪通过尿道排除，从而达到治病目的的一种治疗方法。《月王药诊》和《四部医典》中都以专章论述此法。此法沿用至今，经久不辍。

（9）藏医泻下疗法

藏医泻下疗法是让患者服用具有下泻功效的方剂将脏腑病邪排到体外，达到治病目的的一种方法。《月王药诊》和《四部医典》中都以专章论述此法，后世的藏医名著中也多有专书叙述此法的。此法千余年经久不衰，沿用至今。

（10）藏医药浴疗法

藏医药浴疗法是将患者全身或部分肢体浸泡于药物煮熬的水汁中，然后让其卧热炕发汗，使腠理开泄、祛风散寒、化瘀活络，从而达到治病目的的一种疗法。《四部医典》中列有专章讲述药浴疗法。藏医南、北两派和新宇妥·元丹贡布等历代藏医名家都著书论述了药浴疗法。此法沿用至今，经久不衰。

①水浴法

水浴法包括天然温泉浴法和药浴法两种。其中，天然温泉浴法对治疗外散于肌肤，内伏于骨髓的伤热、毒热及陈旧热和各种疠痈，肢体强直或拘急，背弓腰曲，肌肉干瘦，胃与肾的寒症等都有良好效果。

②缚浴法

将青稞、小麦、米、豌豆、大麦、芝麻、荞麦等磨面加陈年植物油，加水煮成糊状，热涂于头部，上包扎布条。待干后取下，再按上述热敷几次。此法能敛聚头部黄水，再用吸角将黄水坏血抽吸干净。

③蒸法

所用药物与药浴法相同，方法是用五味甘露药等煮一大锅药水，上面盖一块有许多小孔的木板，再铺上毛毡毛毯，让患者卧于其上并盖被。蒸汽蒸腾治疗药浴对瘫痪、偏瘫、强直拘挛等疗效极佳。适应证、禁忌证、注意事项等皆与药浴法相同。

据《藏医药选编》记载，圆柏枝主治肾病、黄花杜鹃叶平骚扰引发的培根邪等病，水柏枝清肉毒，麻黄扑杀窜入脉中血虫而清肝热，"坎巴"能使血液平衡，兼清黄水而疗关节肿胀。五味配合，具有祛痰化湿、清热解毒、活血化瘀、益肾壮腰等效能；再加辅助药方、白酒、麝香等，可治疗四肢僵直拘挛、胃火衰败、脾血不足、腰风寒、疮疡皮肤等。现代医学研究证明，藏药浴对类风湿性关节炎的治疗有效率达94.3%。

（11）藏医油脂疗法

藏医油脂疗法是食用动、植物油脂或外用涂擦、点滴身体的特定部位，达到治疗疾病、营养滋补、增强体质目的的一种治疗方法。藏医史书中记载，早在公元前百余年，藏族人民就已经懂得用融酥油止血疗伤的道理。《四部医典》中专书一章讲述油脂疗法的药物、施治方法、禁忌证、效果等，其他藏医古籍中也有相关记载。油脂疗法是藏医外治的一种独特方法。

（12）藏医熨敷疗法

藏医熨敷疗法是将药物或其他物体炒热热熨或冷敷患处，借助药性及温度等物理作用，使气血流通，达到治病目的的一种方法。藏医史书中记载，早在公元前百余年，藏族人民就掌握了以酒糟、牛羊反刍胃中的余草、新杀的动物皮等热敷患处，用来消肿止痛的方法。《四部医典》中专章阐述了熨敷疗法的原理、药物及操作方法。此法沿用至今，被藏医药人员广泛使用。

以上所说饮食、起居、药物、外治等常用治法，医生应谨慎辨证论治，患者要严格遵照医嘱施治。

第六章
藏药学及其发展

一、藏药学的起源

第司桑杰嘉措在《藏医史》中提出了藏药学起源的"搅海"学说，这个学说的依据是古天竺高僧嘉饶廓嘉所著《殊胜赞》中提到的一个传说：很早的时候，静海中间有一个"毒孜宝瓶"名扬神界和非天界。那时候，非天界的首领扎建增正游历四大部洲。仲春二月十五日之夜，他在须弥山南面月光洒满大海之时，看见宁静的大海中有一个宝精凝聚的水晶宝瓶，闪着宝光。他对众人说道："我看见静海中有一个宝瓶！"神和非天们计议如何取得宝瓶，即在须弥山上以苏卜相树做桩柱，以龙蛇做滑索，由大梵天从天而降取瓶。忽然，神和非天们看见一个非常隐秘的海隙中有一个叫"都哈拉"的毒魔，色黑，九脸，黄发，须眉和眼中冒着吓人的火焰，每面脸上各有四颗狰狞的獠牙。它身躯高大威严，无论谁看见它，谁听见它的声音，都要吓晕。它散发着四百零四种病的毒气。众位幻化出任何一个法象也不能驱散。巴保的《精义集要》中也说："古时神和非天们，欲取甘露宝瓶而渡海时，未取得甘露宝瓶之前，遇见了一个吓人的毒魔，黄发，双睛冒着火焰，四颗獠牙狰狞，谁见了就遭难。"众神异口同声说："这是何物？去问问老祖宗梵天，他年岁最长，可能知道！"

梵天想起："从前，佛说过，将来会产生一个叫'毒哈拉'的毒魔，你对他可长呼一声'哞'。"于是，梵天长长呼吼一声"哞"，怪物的幻像立即消散。飘游着的毒气化作昆虫、疯狗、毒蛇、蜘蛛、蝎子等动物的毒；不飘游的毒气化作信石、狼毒、乌头、大戟和莨菪等的根茎和土石之毒。

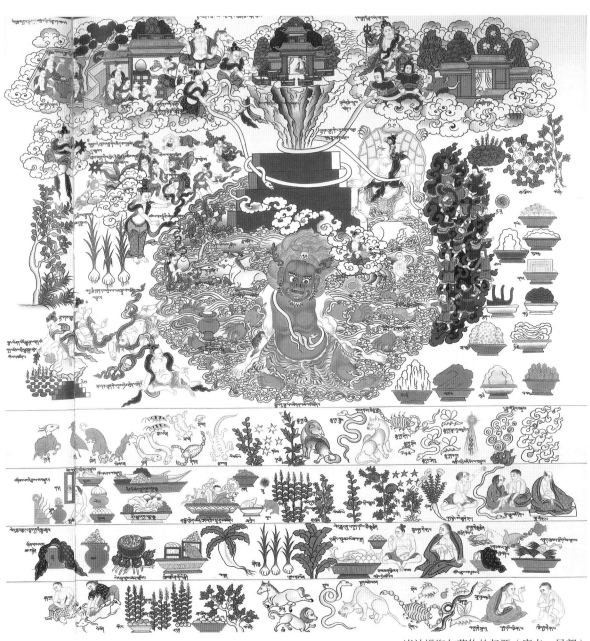

诸神搅海与药物的起源（唐卡，局部）

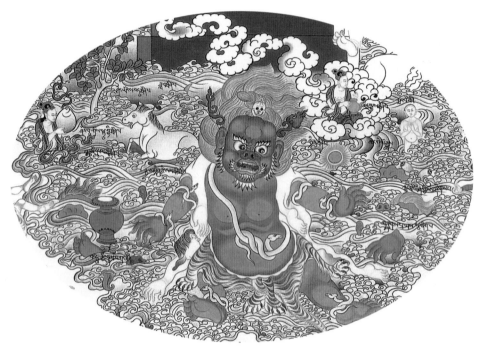

毒魔"毒哈拉"（唐卡，局部）

怪物口中呼出的气所化的四百零四种病，由欲天天女收敛。《成就源续》中引用《章松桑格语颂》的说法："十方宇宙聚毒精，渗入太阳火轮中，毒气化作各种病，共四百零四种，因而称为疾病主妇。"因此，最初的病及其派生病危害有机体的生命，称为"毒"。

"毒孜"的"孜"是解毒治病的汁液，即药。

所谓"毒孜"的产生，传说是这样的：从海隙里依次出现了梵天之姜巴毛和一见就令人迷醉的仙女酒、七珍八宝、甘露宝瓶、药物等。在须弥山意胜宝殿，梵天和帝释等神及非天首领扎建增等按品排座。扎建增打开甘露宝瓶开始敬献时，贪婪之心忽起："甘露如此难

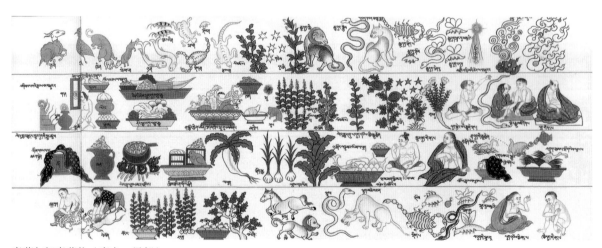

毒药与解毒药物（唐卡，局部）

得，还是自己饮了逃去为妙。"他心生恶念，偷饮了甘露，幻化逃去。梵天等随后追去，快要追上时，扎建增将自己的武器法轮打在梵天的面颊上。梵天为医治面颊之伤，使神界产生了医学。梵天也祭出法轮砍断了扎建增的脖子。扎建增的脖子快被砍断的时候，所喝的甘露滴在地上，大部分变成药。"

一些传说又说："众神分饮甘露，每位一口，剩余的很多，都被梵天喝了，在追赶之时，从梵天的口中滴下了一滴甘露。"又说："在分饮甘露的时候，甘露之精气飘散十方，被欲天天女收敛，带回月宫，广布月界。"《成就源续》中说："敛十方宇宙甘露之精，渗在月宫净界，甘露之气化为治四百零四种病之药，由甘露药之女神收管。"

《甘露八部》中说："世界形成苏卜树，苏卜树所结的果实是宝贝，产生了火晶和水晶；其用各种办法和智慧，主管着白日和黑夜。"首先，佛光和众生之缘，形成世界；由于众生之缘，生成空行度母之城；由于嫉妒，生成风坛卓玛之城；由于情欲，生成水坛玛玛格之城；由于慎怒，生成金基桑杰慧眼之城；由于骄傲，生成白火缎之城。它们分布各处，称为"容器"。在此之上有精华之海，圣者文殊用苏卜村树做"桩柱"，以龙蛇做"滑索"，以盛怒之力搅动，首先产生了毒。文殊喝了没有中毒；马头明王吸了一口，喉部变为青色。此后，就产生了"毒孜"，上面显现出由珍宝火晶和水晶形成的一对日月，是绝技和智慧的结晶。火晶太阳温暖，水晶月亮清凉。在此周围是群星闪烁。此后，"毒孜"点滴生成药。《药籍》中说："此后毒孜之滴，不生于卑贱之地，而落在神和阎婆、药叉各种聚宝之地、雪山山麓、沟川岩崖之地，生为药。"

《老宇妥传》中说："药物女神毒孜玛的化身女神意超玛用诸药种生法轮，从神界采集药种，祈祷后播种于印度和其他各地。而另一本古印度医书中又增加了"搅海"的情节，说在混沌初开时，世界安乐无比。众天神及阿修罗均由梵天管辖。梵天用神奇的法力将天界和俗间的各类药物，包括各种性味的根、茎、花、树脂、外敷药等，统统抛入大海。此时，众天神、阿修罗、俗人……他们来到曼陀罗山，以广才子龙王作为绳子，拴起曼陀罗山去搅海。从翻腾的海里首先出现白姆仙女，随后依次涌现出八个消灾宝瓶、太阳、酒、玛瑙、璎珞、甘露神药、精通所有医术的唐拉巴……在众天神和阿修罗搅海的过程中，结下了宿怨，还出现了毒魔。大家都无法制服毒魔，就去求助于梵天，梵天制服了毒魔。毒魔立即消散得无影无踪，并溶化到毒蛇、毒虫、鸟头以及莨菪等有毒植物中去了。世界上的医药就是这样出现的。当然，第司桑杰嘉措对此的评论很简单："这只不过是一种传说而已。"

二、藏药学的发展历程

藏药学据文献记载有近2 000年的历史，但其全部历史远不止于此。藏医学和藏药学在早期是相融合的，并没有分开著书，7世纪至8世纪的代表著作《月王药诊》《四部医典》就是例证。自10世纪始有藏药学的著作问世，其代表作首推《晶珠本草》。

现将藏药学的发展历程划分为以下六个时期予以介绍。

1. 萌芽时期（远古—6世纪）

早在公元前的几个世纪，藏族人民在与疾病作斗争的过程中，就已经认识到动物、植物、矿物的某些部分具有解除人体疾病的功效，认为"有毒就有药"，其后又用酥油止血，治烧伤、烫伤；用青稞酒通经活络散瘀；用柏树枝、艾蒿熏烟防治瘟疫病；等等。这些经验都是通过言传口授，世代相传，保存于民间。这是一个漫长的时期，也是藏药学的萌芽时期。

2. 奠基时期（629—846）

7世纪初，囊日伦赞开创了统一西藏的宏图，其子松赞干布继承父业完成了统一西藏的大业，结束了各部落互不相属的割据局面，于629年建立了吐蕃王朝，并建都罗婆（今拉萨）。松赞干布采取了强化政治、发展经济、振兴文化的一系列措施，并派土弥·桑布扎等人去天竺学习，以梵文为蓝本创造了30个藏文字母。在此期间，唐太宗为维护汉、藏两族的关系，把文成公主许配给藏王松赞干布。

641年文成公主进藏时带去了大批书籍和百名技艺人员，其中有医方百种、诊断五种、医药著作四种（据《西藏王统记》）。这些医药书籍由汉族僧医马哈德瓦和达摩郭卡等译成藏文，命名为《医学大全》，这是最早的一部藏医药著作（现已失传）。松赞干布又聘请汉族医生韩文海、天竺医生巴热达扎、大食医生嘎里诺共同编著了一部七卷本的综合医药书籍。这部书吸收了中医药、天竺和大食医药学的内容，命名为《无畏的武器》（现已失传）。松赞干布命令全藏医生学好这部书，并为此颁布了12条优特令，这些措施促进了医药学的发展。

710年，唐中宗令金城公主进藏，再次带去大批医药书籍，其中最著名的译注本当推《月王药诊》。该书由汉族僧医马哈亚纳和藏族翻译家毗如赞那翻译，并结合藏医药的临床经验，于720年前后编著而成。全书共113章，是我国目前保存的最早的藏医药经典著作之一。《月王药诊》对研究藏药学早期的历史与中医药、天竺和大食医药学的渊源关系都有极其重要的价值。书中收载药物329种，其中植物药212种，动物药67种，矿物药50种。所载药物具有高原特色，其中的绝大部分沿用至今。

8世纪中叶，著名藏医药学家宇妥宁玛·云丹贡布等人在总结藏医药经验的同时，又吸收上述著作中的精华，用了20多年的时间编著成《四部医典》。《四部医典》收载方剂313方、单药406种，并根据来源、质地、生境、入药部位的不同，将药物分为贵重药类、宝石类、土类、木类、精华类、平地产类（作物类）、草类、动物类等8大类。

6世纪至9世纪中叶是藏医药学史上的关键时期。这一时期的著作尽管是医药学合著，但它们为藏医学和藏药学的发展奠定了坚实的基础。

3. 形成时期（846—1271）

吐蕃王朝末期，又发生了朗达玛灭佛事件，后吐蕃分裂，西藏地区政局混乱，出现割据局面。但藏药学的专著在此时期渐次问世，标志着藏药学开始形成。其特征是：前期（吐蕃王朝时期）是医药融合，以医为主、以药为辅的《四部医典》虽对药物作了分类，对性味与五源提出论述，但这些在该书中仍作为辅佐篇，且篇幅很短。在这一时期，医药各有专著，药学专著不断问世，分化形成藏药学。这一时期的代表著作有《甘露精义》《甘露八部》《甘露精义八支秘诀》《药诊诸种草本要诀》《赞木央本草》《药物大全》《医药方剂集要》《草药大全》等20余部。这些专著分别记载了药物的种类、分布生境、性味功用、加工炮制等内容。有的著作将《四部医典》中的药物篇抽出来给予考证或对其中部分药物给予补充增修，如《草药大全》。《草药大全》沿用了《四部医典》对植物药的分类法，但对药材种类和药材生境分布、形态等内容进行了增补。

4. 发展时期（1279—1642）

到13世纪，藏医药学派鼎立局面形成，在学派争鸣中形成的学术见解促使学者著书立说，从而促进了藏药学的发展。

南方学派以宿喀·娘尼多吉为首，包括宿喀·洛追杰布等不同时期的藏医药学家。这一学派善于使用热性药物，对药物的形态特征、生长环境颇为在意。他们绘制了一些药物挂图，并对药物的配伍、炮制提出了不同见解。这一学派的著作有《千万舍利》《答北方学派·人参》《药物问答》《祖先口述》等近20部。

北方学派以强巴·朗杰札桑为首，包括伦丁·堆孜久美等不同时期的藏医药学家。这一学派在教学上总结了"六边四法"的教学法；在药物方面善于使用寒性药物，对高原疾病、风寒湿痹颇有研究。这一学派的著作有《药物问答录》《甘露长流》《四部医典注释》等10余部。

5. 兴盛时期（1642—1750）

五世达赖喇嘛执掌政权以后，积极发展藏医药事业，直至十世达赖喇嘛的两百年间，执政者始终不渝地发展藏医药学，组织南、北两学派著名医药学家整理、刊印了医药书籍40余部。如1662年重新刊印了《四部医典》《宇妥药诊十八支》《祖先口述》等名著。在六世达赖时期，第司桑杰嘉措又召集了全藏知名画家以《四部医典蓝琉璃》为蓝本，结合全藏采集的藏药标本，于1702年绘制了一套彩色药物挂图（79幅），之后又根据《晶珠本草》绘制了《晶珠本草药物图鉴丽奇眼饰》的彩色挂图，其种类之多，色彩之协调，形态之相似，在我国药学史上是一个创举。其他还著有《医药方剂集要》《药物配方》《药物汇编》《札记集要甘露之滴》《水银炮制》《札记美饰甘露药库》《药物识别》《制药法三种》《散药》《预防传染病九药方》《本草》等医书。其中《四部医典蓝琉璃》和《晶珠本草》两部巨著是藏药学发展兴盛时期的代表作。

6. 飞跃发展时期（西藏和平解放至今）

西藏和平解放后，藏医药事业有了飞跃发展。自1960年以来，肖培根、杨竞生、罗达尚等老一辈科研工作者先后对青藏高原的藏药资源进行了实地调查。特别是罗达尚对藏药调查时间之长，地域之广，种类之多，为查清藏药资源种类和藏药的开发利用做出了重要贡献。

据不完全统计，西藏和平解放至今，我国相关学者共发表藏医药继承整理方面的论文500余篇，翻译出版了藏医名著《四部医典》《月王药诊》《晶珠本草》《四部医典蓝琉璃》《祖先口述》等，编著了《中华藏本草》《新修晶珠本草》《四部医典系列挂图》《四部医典大详解》《帝玛尔·丹增彭措医著选集》《青藏高原药物图鉴》《中国藏药》《藏药志》等大型专著。在药物研制方面也取得了不少成绩，全国进行植化、药理、临床研究的藏药约70种，其中的一些藏药已广泛用于临床上，如山莨菪碱（原料植物为山莨菪）、杜鹃油（原植物为杜鹃属多种植物）胶囊等。

三、藏药学的基本理论

《居悉》强调："药有味、性和化味、化性之别。"要认清药物五源生六味、三化味、八性、十七效。

1. 五源

藏药理论主要分为两个方面：一是讲药物的生长、性、味、效与五源（土、水、火、风、空，在佛教经典中也称为五大种）有密切关系；二是讲性、味、效是临床用药的理论基础。

万物之生机有五源，药物出土、水、火、气、空（天）即五源聚合而成。土为药物生长之本源；水为药物生长之汁液；火为药物生长之热源；气为药物生长之动力；空为药物生长之空间。五源缺一，特别是缺了空，药物则无生机。这一精辟论述，阐明了药物生长与自然环境的辩证关系，这就是生态环境对植物生长的特殊作用。药物的味、性、效也来源于五源。土与水的成分偏盛生出甘味，火与土的成分偏盛生出酸味，水与火的成分偏盛生出咸味，水与风的成分偏盛生出苦味，火与风的成分偏盛生出辛味，土与风的成分偏盛生出涩味，随之产生药物的六种味道。

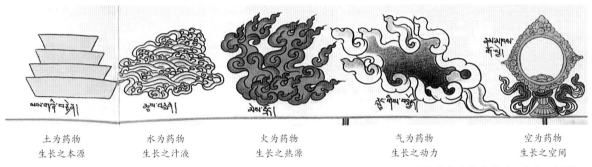

土为药物　　　　水为药物　　　　火为药物　　　　气为药物　　　　空为药物
生长之本源　　　生长之汁液　　　生长之热源　　　生长之动力　　　生长之空间

五源与药物生长的关系（唐卡，局部）

2. 六味

藏药的药味计有甘、酸、咸、苦、辛、涩六种，其滋养身体的力量依次递减。舌对药物的感觉就是味，因此甘味在口中能长时间地停留，能引起食欲；酸味会使牙酸痒，口水外流；咸味一接触舌头，口水就会聚集；苦味能使口臭消失，引起反胃；辛味一到口里便觉刺舌头，流眼泪；涩味一到口中便觉粘舌，粘腭，有粗糙的感觉。

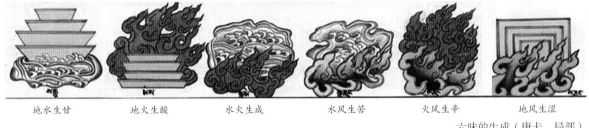

地水生甘　　　地火生酸　　　水火生咸　　　水风生苦　　　火风生辛　　　地风生涩

六味的生成（唐卡，局部）

3. 三化味

三化味即人体消化后变化的情况，药物经服用后，与胃火相遇，甘味和咸味被消化后变成甘味；酸味处于中间阶段，消化后仍为酸味；苦、辛、涩味消化后，成为苦味。消化后的每一种药味，能医治两种疾病。

4. 八性

八性是指药物具有八种性能，即重、润、凉、热、轻、糙、钝、锐。重、润两者能医治隆病；凉、钝两者能治赤巴病；轻、糙、热、锐四者能医治培根病。轻、糙、凉三者能诱发隆病；热、锐、润三者能诱发赤巴病；重、润、凉、钝四者能诱发培根病。同时将药物的性归为寒、热两大类，也把疾病归并为寒性与热性两大类。隆病、培根病属寒性；赤巴病和血病属热性；黄水病和虫病为寒热并存。这是主导，其他六性介于其间。因此，临床理论则依据对治原则，即热性病以寒性药物医治；寒性病以热性药物医治；寒热并存的病则寒热药兼用。

藏医学认为疾病的发生是"三大因素"（即隆、赤巴、培根）失调所致，而"三大因素"失调又是所用药物的性质不当、饮食不和、起居不适所致。所以治病时要综合考虑，辨证定性，对症医治。如隆由性轻、性糙的药物或饮食所致，应当选择性重、性润的药物或食物对症医治；赤巴病由性热、性锐的药物或饮食所致，当选用性凉（寒）、性钝的药物或食物对症医治；培根病由性润、性重的药物或食物所致，当选用性糙、性轻的药物或食物对症医治。若所用药物或饮食的性质和疾病性质相反，不但不能治愈，反而会导致疾病恶化。由此表明药物的性质和疾病的属性是对立的，寒与热、轻与重、锐与钝、润与糙是相互对立又相互制约的矛盾对立统一体。

5. 十七效

十七效系指藏药对疾病具有十七种功效，对治二十种属性的疾病，分别为寒—热、温—凉、干—稀、润—糙、轻—重、稳—动、钝—锐、柔—燥等。藏药学理论认为药物的性、味、效与五源（五大种）有渊源关系，即土性强的药物具有重、稳、柔、钝、润、干之效，可强筋骨，治隆病。水性强的药物具有稀、寒、重、润、软、温、柔之效，可使七大物质基础聚集，也治赤巴病。火性强的药物具有热、锐、燥、轻、润、动之效，可生热促使七大物质基础的成熟，能治培根病。十七效也源于药物的药味，如药味甘、苦、涩者属于寒性效能，咸、涩、甘者属于润性效能，苦、涩、甘者属于钝性效能，酸、苦、辛者属于轻和糙的效能，辛、酸、咸者属于热和锐的效能。药物的药味若和"三化味"相同，则在临床上疗效较好。

藏药在临床上的应用往往是复方，单味药很少，而味、性、效是针对单味药而言的，在复方中如何应用？其一，藏医组方时特别考究"君、臣、佐、使"的配伍，君药是方中主药，臣药是方中主药之臂，这两味药在方中占主导。"佐、使"则是根据主导药的味、性、效配伍，是组方时注意的要点。其二，组方时要对疾病确切诊断，明辨疾病的性质、导致疾病的病因，包括主因和诱因，弄清病的属性和药性的关系；否则不但不能治愈疾病，而且会贻误病情，甚至使其恶化。因此，用药时必须根据病的属性决定其药的味、性、效来主方。味是主导，性、效是对治关系，即因果关系。病有其性，药也有其性，同性治之（即寒性病用寒性药）必遭其祸；对性治之（寒性病用热性药治之）必得其愈。因此，在藏医药理论中，异性对治是首要原则。性与效既指病又指药，两者不可割裂理解。如寒性病用热性药治，热性病用寒性药治，寒、热关系就移位了。同理，温与凉、润与糙、钝与锐、稳与动、轻与重等均互为对治，也是矛盾的对立统一。

概而言之，药物的功效以寒热为主导，热的效能医治寒性病，寒的效能医治热性病，其他效能依此对治。十七种效能可医治三病因（隆、赤巴、培根三者失去平衡所致的病）的二十种同性的疾病，它们都是从药物六味产生的，药味又是由土、水、火、风、空五源聚合而产生的，重、润等性质也由此而产生。咸、涩、甘三味依次变重；咸、酸、甘三味依次变润；涩、苦、甘三味依次变凉；苦、涩、甘三味依次变钝；酸、辛、苦三味依次变轻而糙；辛、酸、咸三味依次变温而锐。药味没有任何改变，都具有各自的效力。药味虽然相同，但由于各自性能依赖五源的成分有大有小，这时药力便发生了变化。如果药味不同，后者的功效就大；如果一切相同，药味便起了作用。按照药味而没有产生副作用，这是药物被消化后的变化起了作用。与药味相反时，则是功能起了作用。因此，配方制剂时，要把药味起作用的药物加在一起，功效起作用的药物加在一起，消化后变化作用的药物加在一起。

6. 藏药的性能

（1）生地性

《根本续》中说："雪山药有日月之力。"生长在雪山、高山等阴凉之地的药物，具有月亮之力，非常寒凉。生长于此类地区的凉药是药生适地，质佳，为上品；生长于此类地区的热药是生不适地，效力很差，不可入药。生长于山坡之阳和山沟温暖地方的药物，具有太阳之力，非常温暖。生长于此类地区的热药是药生适地，质佳，为上品；生长于此类地区的凉药是生不适地，效力很差，不可入药。许多药物典籍和歌诀中对此都有提及，即药效之精在于药性之力，非常重要。

（2）同味性

所谓同味性，指药物的本质性能要与味相对应。

（3）气味性

如冰片、白檀、阿魏、藏红花、麝香等汁液精华类药物，气味浓烈时，表明有药性，可以入药；气味消散后，虽有味，但再无药效。

（4）对治性

如孔雀肉和胆、翎能解毒；猪鼻能治疗疮、炭疽；水獭肉脂能治鱼刺卡喉；水绵和水生动物胆治火伤；豹骨、龙骨治狗咬伤；麝香解蛇毒；驱邪之物可除邪；等等。

（5）同类性

如蛇眼治眼疾；狼舌治舌肿；豹牙、龙牙治牙疼；绵羊甲状腺治活动瘿瘤；野牛心、鹦鹉心、野兔心治心绞痛；狐狸肺、燕肺和吃奶的山羊羔肺治肺病；各种动物的胆治疗胆病；奶羔羊的肾治肾脏病；猞猁肠和獾猪肠治疗肠绞痛；等等。

（6）色形性

同形性，如马脑石治脑病；四肖夏分别治心、肝、肾、脾病。同色性，如紫檀、紫草、锦鸡儿、苏木等红色药物治血病；小檗等黄色药物利胆。

（7）缘生性

卵形药物治疗瘿瘤和牙龈病；野兔脑治疗血病；等等。

（8）祈愿性

此类药物如烈香杜鹃和佛手参都是滋补良药。

四、药物的采集加工

《协据》中强调："适地采集，适时采集，干燥拣选，分清陈旧，炮制去毒，调伏增效，适当配制。"药物的采集加工等分为七道工序。

1. 适地采集

《协据》中指出："药物分别生长在雪山、高山、凉爽、温暖、具有日月光华之力的地方。"《甘露宝瓶》中记载："性味等的差别是：除了干旱、地势好、坟地、有大树、神地、悬崖峭壁外，生长在平坦湿润、河水右旋、茅草丛生、没有犁过之地和树影不遮之地等处的药物，色艳味鲜者，性味最佳。没有被虫蛀咬，没有被火烧焦，没有被大自然伤损，没有为阳光、阴影、水所害，适时稳固生长，根大而深，北面向阳生长的药物性味最好。"非常干旱的地方，土质特别干燥，除生长一些山坡细草外，多不生长湿生草类；悬崖峭壁，土质坚硬而干燥，像这些地方，不宜去采药。所谓"色艳味鲜"，是指药草颜色鲜艳，味浓汁多；所谓"没有被大自然伤损"，是指药草未受干旱、破碎、霜雹、潮湿等的损伤；所谓"适时稳固生长"，是说从时令已至，叶枝干枯，药草稳固、苗壮地生长在原地。

2. 适时采集

《药物生系甘露经典之阶梯》中记载："花蕾、茎枝在旺盛时采，根、种子在春季挖，叶子在夏季采，花在初夏摘，果实在秋天收，树皮在冬春秋采集，树脂在春秋采集。"《根

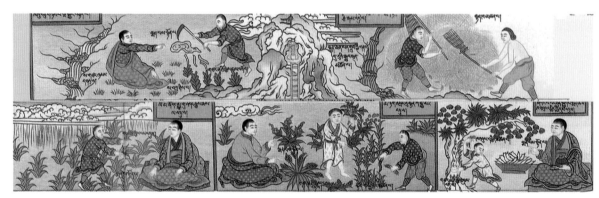

药物的采集加工（唐卡，局部）

本续》中说："关于适时采集，根、枝、茎，三者属于茎类，主治骨、脉络、肉的疾病，在秋季汁液饱满时采集为好；叶、汁、芽，三者属于叶类，主治腑、髓、骨血、精液的疾病，雨季叶茂时采集为好；花、果、实，三者属于果类，主治眼、脏、头的疾病，秋天果熟时采集为好；外皮、韧皮、树脂，三者属于皮类，主治皮、筋、四肢疾病，春季萌芽时采集为好。泻药在茎枝汁液干后功效下行时采集为好；催吐药在草木萌芽功效上行时采集为好。"

诸药采集要符合相应的采集时令。关于采药临界期，《甘露上品八部》中说："采药要在季秋九月和仲春二月的望日采集。"《洒饶达雅之药续》中说："初七日至十五日之间，药物成了甘露。"《协据》中说："特别是上旬，为采药的良辰。"

3. 干燥拣选

关于干燥和拣选，《协据》中说："任何草药，都要干燥、拣选，在采摘时要绿打捆扎。关于绿打，是指有关草药采集后，待微蔫，用棒略锤打，使其不失药效而气味更浓。也可将手洗干净，略微揉按，使其绿液外浸。如若不绿打或揉搓，让其自行干燥，就如同枯草，失其气味和功效。凉药要晾干风干，热药要烘干晒干。不要被风吹坏，不要被火烤焦，不要被阳光晒坏，不要被烟熏坏，不要染上别的气味，如此干燥才不失药效。"这里所说的"别的气味"，是指不要诸药混合干燥，以免药物气味相串，一种把另一种损害。诸药应该分别干燥，使其保持功效。

任何时候都要保持药物干净卫生，不要让口涎和手垢混入药内，"医生要像婆罗门一样讲究净行，药物要净如供品，才会药力无穷；如若像猪狗一样不干不净，上品之药也会变成污秽。"

4. 分清新旧

《根本续》中说："新药旧药别过期，过期失效不可用。"所谓新药，主要针对药效而言。如果没失药效，就不是旧药，还是新药。《蓝琉璃》中说："除了草药，无论哪一种药，尤其是木、果等六种好药，旧而未衰败的功效也大。"

5. 炮制去毒

关于去毒，《协据》中说："根、茎、皮、干、枝、节、叶、叶柄、花、果等均有毒，汁液和髓、脂三者无毒，还有皮垢毒、内膜毒、韧皮毒。去毒后药性缓而易消化。"根和茎的毒，是指外皮和干髓，须去掉。同样，枝毒是指节，但除特用的茜草节结外，要去掉。叶毒是指叶柄。花毒是指花被，即外苞皮。果实毒是指果核，但有时也有用果核的。外皮毒是指日晒雨淋而形成的黑垢。韧皮毒是指内膜即茎部外的皮层。汁液、髓、脂即树脂类，《蓝琉璃》中说："汁液、髓、脂三者无毒。"但是，如大戟和白狼毒等的汁液，是乳状白汁，有毒。像这样的药物，一般都要炮制去毒。大多数药物都需要除毒去锐，提高功效，如大戟、白狼毒和巴豆的髓、脂等。

6. 对症配制

调伏增效、适当配制、两道工序中修改的问题，都属于配制操作工序的问题。对治和适配很重要，只注重采集是不行的，还需注重各类药物的适配对治。根对治骨骼病；枝对治脉络病；茎对治肌肉病；叶对治六腑病；汁液对治骨髓病；芽对治骨血精液病；花对治眼病；果实对治内脏病；尖对治头部病；外皮（即树垢下部的皮）对治皮肤病；韧皮对治筋病；树脂对治四肢病。这种对症用药的对治法是很重要的。原因是：时令；由此而生的五行之力；由此而生的药物的根、茎、叶、花、果等；其中所含的性味、功效、化味化性；由此而产生的结果和功效；由此而生的"三灾"；由此所化的调和、亢进、盈、余、亏、损；药物的二十种功能的性质；药物的危害、主治、种类；对症配方的实践；药物采集的时间；分别采集的药物的根、叶等；对身体内外的各种疾病对症配方的优良方法；等等。

五、藏药资源概况

1. 青藏高原的自然条件

地理位置：青藏高原处于我国西南边疆，位于北纬28°～37°，东经75°～103°。它的南侧是高山林立、地形陡急、潮湿多雨和森林繁茂的喜马拉雅山，沿山脉主脊经横断山脉南沿至滇西中甸；北界以昆仑山、阿尔金山至祁连山；东界北起祁连山东段，向东南方向延伸经岷山、邛崃山、二郎山、贡嘎山至中甸；西面以喜马拉雅西段和喀喇昆仑山主脊为界。行政区划包括青海、西藏，川西阿坝、甘孜两州大部分县，甘南的临潭、夏河、碌曲、玛曲，滇西北的迪庆州一部分，新疆的塔什库县的大部分。其面积为280余万平方千米，约占全国陆地面积的1/4。

地貌概况：青藏高原远在晚古生代之前还是浩瀚的汪洋大海。从三叠纪晚期开始，相继经过海西运动、燕山运动、从始新世开始的喜马拉雅运动及第三世纪的喜马拉雅造山运动，印度板块向北俯冲，使高原拔地而起，气势磅礴，形成世界上最高、最年轻的高原。高原之上有世界著名的巨大山脉，源远流长的江河，众多湖泊和大面积冰川，发育有高山、高原、湖盆和谷地等地貌类型。

山脉：青藏高原的山脉大致分为东西走向和南北走向两组。呈东西走向的山脉主要分布在西藏境内，主要有喜马拉雅山脉、冈底斯山脉、念青唐古拉山脉、唐古拉山脉、喀喇昆仑山脉等，平均海拔高度为5 500～6 000米，世界最高峰——珠穆朗玛峰位于喜马拉雅山脉中段。呈南北走向的山脉主要有横断山脉、川西的大雪山、邛崃山、贡嘎山、岷山等，平均海拔高度为4 000～5 000米。这些高大的山脉、重叠的山峦连绵起伏，构成了整个青藏高原的基本骨架。

河流：青藏高原的河流分内、外两水系。外流水系位于高原东部、南部和西部的边缘地区，分别流入长江、黄河、澜沧江、怒江、雅砻藏布江和印度河等大水系。内流水系主要分布在高原腹地，河流短小，均流向盆地、湖泊。与此相应的特征是湖泊星罗棋布，在羌塘高原和青海南部至西部尤其多，这是青藏高原地貌的显著特征。

气候：青藏高原主要受两大基本气候的影响，即夏半年的西南季风和冬半年控制高原面的西风环流。夏半年，西南季风沿横断山脉河谷进入高原，带来了大量暖湿气流，向高原推进途中，不断被高山拦截而降水。所以自东南向西北气温逐渐下降，降水量也逐渐减少。年降雨量方面，东南部为500～1 000毫米，东北部为400～700毫米，西北部只有200毫米左右，阿里地区则只有40～70毫米。冬半年，干冷的西风环流控制全区，疾风沿山地上部长驱直入，致使气候寒冷、干燥、疾风强劲，其强度自西北向东南逐步减弱。因此，大气环流与温度、降水量自东南向西北的递减是一致的。

青藏高原地域辽阔，地势复杂，各地海拔差异较大，因此区内各地的气候状况差异很大。总的说来，青藏高原东南部受海洋季风影响较大，西北部大陆性气候明显，由东南往西北气温逐渐降低，降雨量逐渐减少，气候从温暖湿润逐步变为寒冷干旱，形成有规律性的地区差异。

2. 青藏高原藏药药用植物资源

青藏高原自然条件复杂，植物种类比较丰富，特别是东部和东南部是我国植物种类较多的地区之一。据《中国藏药》统计，已用藏药植物191科682属2 885种。其中，菌类14科35属80种；地衣类4科4属6种；苔藓类5科5属5种；蕨类30科55属218种；裸子植物5科12属47种3变种；被子植物131科581属2 565种141变种。此外，还有动物药57科111属159种；矿物药50余种。就其药用植物种属结构看，40种以上的有12科，菊科占首位，有54属214种；其次是豆科43属128种，蔷薇科27属111种；再次是唇形科27属78种，罂粟科7属74种，玄参科10属70种，小檗科7属60种，伞形科28属55种，隆胆科9属55种，蓼科5属53种，十字花科20属44种，虎耳草科9属44种。有些科在高原上分布的种类虽然不多，但大部分都为藏医药用，如茄科、景天科、麻黄科等。

3. 濒危藏药品种

青藏高原藏药资源种类虽多，但由于自然气候恶劣，生态环境薄弱，所以药物资源储量不丰富，不少物种一旦被开发，便有濒临灭绝的危险，因此，必须对藏药进行规划性开发，合理利用资源，保护生态环境。

2000年，西藏红十字会与瑞士红十字会根据已有保护品种目录和藏药资源实际情况，共同拟订了三级藏药濒危品种目录，其划分依据如下：

一级（濒危）：濒临灭绝状态的藏药野生物种。特点是数量极少，分布区域狭窄；仅生长于特殊的恶劣环境中；物种适应能力差；易遭受灾害性的病虫害或遭受毁灭性的开发；资源再生能力极差，常为多年生药材；资源量迅速减少，市场供应紧缺；常用重要藏药；生长环境特殊，极难栽培（养殖）。这一类包括伞梗虎耳草、波棱瓜、红景天、雪莲花*①、船形乌头、毛瓣绿绒蒿、大花隆胆、肉叶金腰、尼泊尔紫堇、冬虫夏草**②、鸡蛋参、翼首花、麝*、川滇小檗、独一味、白花秦艽、打箭菊、梭砂贝母*、藏菖蒲、野牦牛*、水獭*、雪鱼、虎*、藏羚*、狐。

二级（稀有）：处于衰竭状态的重要野生藏药物种。特点是数量和分布有限，或分布区较多，只是零星存在；中国特产物种，生长环境特殊；资源再生能力差，常为多年生药材；资源减少快，市场需求量大；在医疗、科研、经济方面有重要价值；生长环境特殊，难栽培（养殖）。这一类包括美丽乌头、蚓果芥、土木香、云连*、红延胡索、迭列黄堇、高山辣根菜、乌奴隆胆、天仙子、茅膏菜**、甘松、川木香、麻黄、印度獐牙菜、岩白菜**、高山党参、掌叶大黄、唐古特大黄**、马熊*。

三级（渐危）：正在减少的重要野生藏药物种。特点是分布区较广，但数量在减少；生长环境受到影响；资源再生能力较差，常为多年生药材；为工厂原料，开发利用过度；自然或人为的影响，在预见的将来可能成为濒危的物种；生长环境特殊，较难栽培（养殖）。这一类包括手掌参、角茴香、毛蓝雪花、喜马拉雅紫茉莉、藏菖蒲、马尿泡**、点地梅、小大黄、红花隆胆、小叶杜鹃、羊齿天门冬、黄精、梭子芹、臭虱草、兔耳草、胡黄连*、黑节草*、延龄草*、桃儿七*、药用大黄、花锚、川贝母*等。

---

① 带"*"的为国家重点保护的中药物种，下同。
② 带"**"的为建议国家重点保护的中药物种，下同。

第七章
藏药代表性品种

一、植物药

1. 丁香（藏药名：里西）

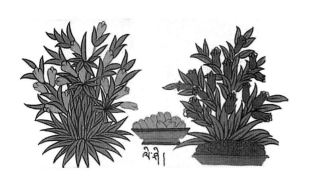

【本草】《释难》云："里西分公、母两种，产地与豆蔻相同，'森噶拉'里西为公，颗粒大而粗；别处产的较细小为母。里西以紫色、坚硬、重、气香、无瘦粒、无枯死者为佳。"《释诠》云："不油润，无壳，色淡，如霜打者为'勒西'，里西中不含'勒西'者为上品。"《图谱》云："里西状如小铜瓶。"《蓝琉璃》云："里西状如瓶，粒大，钉状。"《甘露本草明镜》云："多年生小乔木。茎小，深绿色，有分枝。叶草绿色，质厚而油润，似杜鹃花叶，但比它稍大，先端渐尖或急尖，基部渐狭常延伸至柄，全缘，对生。聚伞花序顶生，花白或紫红色，花瓣四个，生于茎和枝的顶端，花蕊黄色。果实大的状如瓶，小的铆钉状，具芳香味。"

【基源】本品为桃金娘科植物丁香的花蕾。

【味性】辛、苦；温。

【主治】寒性隆病，寒症，脉病，胃病，食欲不振，脾病，心痛，呼吸困难等。

2. 大托叶云实（藏药名：甲木哲）

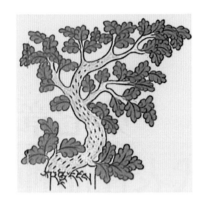

【本草】《晶珠本草》云："甲木哲表皮深黑色，叶稀疏具刺，花黄色，果实椭圆形，种子淡青灰色，卵状，摇动时壳内有响声。"《甘露本草明镜》云："茎色黑，无直立生长，多分枝；枝条与叶轴处具扁形先端尖锐的刺，叶绿色，偶数羽状复叶，对生；花色黄，形如豆花，花丝长而色黄，尖端较凸；果实扁圆形，果肉厚，大小约有拇指般；种子呈浅蓝色，表面光滑，果内有三至四粒种子。"

【基源】本品为豆科植物大托叶云实的干燥、成熟种子。

【味性】辛、涩；温。

【主治】肾寒病，胃寒等。

3. 丝瓜子（藏药名：塞吉普布）

【本草】《度母本草》云："丝瓜子状如去头的甲虫。"《鲜明注释》云："本品状如波棱瓜，色黑，种子扁平如去头的甲虫。"《晶珠本草》云："其生态同波棱瓜，花黄色，果实状如椰子被草丝包裹。种子黑色、扁，状如无头甲虫者，质佳；亦有白色者，质中；而状如草丝交错包裹者，质劣。"

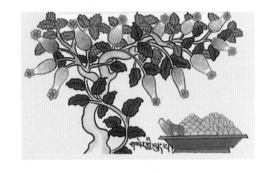

【基源】本品为葫芦科植物丝瓜的种子。

【味性】苦；凉、糙。

【主治】赤巴病和培根病等。

4. 川西獐牙菜（藏药名：桑蒂）

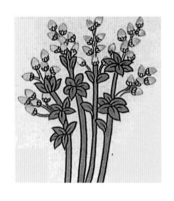

【本草】《宇妥本草》云："生于干旱地，叶似白芥子叶，叶柄红色，分枝多，长约五指拳宽或一指长，花灰红色。"《鲜明注释》云："茎和叶红色，花赤铜色。"《甘露本草明镜》云："根细，圆锥形，具须根。茎细，棕红色，长约一指长，铺伏于地面，分枝。叶小，青绿色而软，呈披针形，全缘，无柄，直出平行脉，对生。花赤铜色，具五个花瓣，单生分枝顶端或叶腋间。"

【基源】本品为龙胆科植物川西獐牙菜的干燥全草。

【味性】甘、苦；凉、糙。

【主治】黄疸型肝炎，病毒性肝炎，血病等。

5. 木棉花（藏药名：纳嘎格萨）

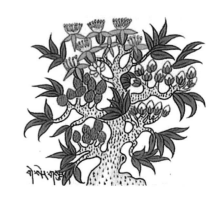

【本草】《蓝琉璃》云："纳嘎格萨叶和树干状如核桃树，花序轴具刺。花蕾同向一侧，未开裂者干如铜壳称纳嘎布西；花开后，花心花丝如马尾，称纳嘎格萨；中层即红色花瓣，称为白玛格萨。"《甘露本草明镜》云："树干灰色，质硬，似幼核桃树，具多数分枝，上有稀疏的刺。青绿色叶，每个叶柄长有五个先端如矛头的叶，总的形状为掌状，叶缘具不定数的齿。花红色，极其鲜艳，花瓣多数；雄蕊多数，细长，黄棕色，老时变白，被包于铜色具三尖的包皮中。"

【基源】本品为木棉科植物木棉的花。

【味性】苦；凉。

【主治】心、肺、胆、肝热及消化不良等。

6. 止泻木子（藏药名：土膜钮）

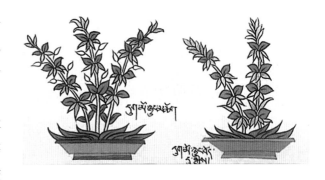

【本草】《蓝琉璃》云："根据种子大小分二种。种子大者为雄或上品；种子小者为雌或下品。止泻木的叶茎绿色，花淡黄色，果实状如小贝齿，种子状如鹦鹉舌。"《晶珠本草》云："生于土山、沟滩和林间，茎缠绕它树而生，常与被缠绕之树等高，不缠绕者长约尺许，叶状如荞麦，但较大，花小黄色，荚果圆而嘴长，种子状如鹦鹉舌，外有兀鹰羽毛状物包裹。"《甘露本草明镜》云："根深黄色，较粗而长，须根少，茎黄绿色，细而长，五至六枚由根茎发出丛生，有的缠绕它树而生，无缠绕者侧生，叶黄绿色，心形，先端尖，边缘平，叶柄长，叶脉似网状，花小黄色，伞房状聚伞花序；萼片五裂，蓇葖果双生，内有许多种子，细小，略扁。"

【基源】本品为夹竹桃科植物止泻木的种子。

【味性】苦、涩；寒。

【主治】赤巴病，肝胆病，胃肠热病，腹泻，痢疾等。

7. 手掌参（藏药名：忘保拉巴）

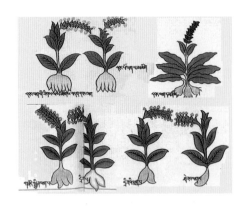

【本草】《度母本草》云："阴、阳、干、湿之地皆生；根如野人手掌，叶如宝剑轮，润而光滑。旱地所生者花色为蓝、黄、红色，茎长而粗；湿地所生者花为红色，根如人掌，其中具五指者状如人手，六指者状如金刚佛手，四指者状如年迈之手，三、二指者为下品。"《妙音本草》云："生于草坡和泉水边，旱地所生者花为黄色，根状如人掌，有四、三、五指。"《宇妥本草》云："生于草坡，叶平铺地上，油润，光滑，

花红色状如马先蒿之花，茎圆形，果实堆积，长约四至五指，根状如儿童手掌。"《蓝琉璃》云："生于草坡和泉水边，叶状如多罗树的叶，花状如蟠绕的飘带，穗状如荞麦穗，根状如人手。上品生于旱地，叶绿色，似多罗树的叶，花状如蓝色或黄色，穗似佛塔；根状如人掌，手指越少质越低；生于湿地者其叶柄与上述相同，花为黄色，手指多于四支。"《鲜明注释》云："因采地或数目不同而分为多种，但总的可分为上、下两品。旱地生者花为蓝或黄色，湿地生者花为红色。"《神奇金穗》云："旱地或高地生长者为上品，其中根具有四、三、二、一手指者品质依次下降；湿地生者为下品，其中根具四指以上者佳，三指以下者次。"《甘露本草明镜》云："本品为多年生草本。根肉质，肉色，状如儿童手，新旧根合掌而生，掌状分裂，须根少数。茎单一，蓝绿色，长约一肘，短约一卡，直立，分枝。叶黄绿色，润而光滑，舌状，边缘平行，背面微灰色，披针形，下部茎逐渐苞片；花淡红色或黄色，状如马先蒿，穗状花序顶生，花多而密。蒴果，棕黄色，微小。"

【基源】本品为兰科植物手参的块茎。

【味性】甘；温、润。

【主治】肺病，肺虚咳喘，肉食中毒，遗精阳痿等。

8. 乌奴龙胆（藏药名：冈嘎琼）

【本草】《度母本草》云："冈嘎琼四角八面顶端尖，茎顶开花似房屋重顶。"《蓝琉璃》云："冈嘎琼生长在山岩之中，四角八面状如宝塔，花如倒钟，根如筋而蓬松凌乱。"《医学千万舍利》云："生长在雪线附近，四角八面像宝塔；顶端花似绿绒蒿。"

【基源】本品为龙胆科植物乌奴龙胆的全草。

【味性】苦；寒。

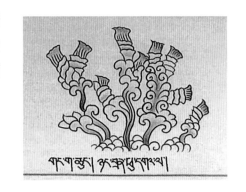

【主治】血和赤巴并发症，木布病，血管闭塞病，中毒性发烧，热性腹泻，流行性感冒，咽喉肿痛，黄疸病等。

9. 石榴子（藏药名：塞珠）

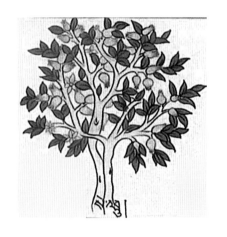

【本草】《宇妥本草》云："塞珠为温带树木；树冠伞状，叶小，圆形；花白色，甚美丽；果实状如瓜，内含红色种子，种子状如珊瑚。"《鲜明注释》云："产自阿里和谷格、康巴之地，色紫；含果汁者佳，产自尼泊尔之地者质劣。"《蓝琉璃》云："树冠伞状，叶小，圆形，花白色，甚美丽；果实状如瓜，内含满红色种子。"《晶珠本草》云："产自阿里和珞隅、门隅之地，色紫，含果汁者佳，不含果汁者质劣。另产自康木之地者，质优；果实色红，油润者质佳。"《甘露本草明镜》云："多年生乔木植物，茎紫色，坚硬，似山里红，但微弯，大小不规则，枝具针刺；叶绿黄色，具光泽；披针形或箭形，全缘，先端钝或渐尖，叶背灰白色，有白色短毛且光滑，对生或簇生；花白色或红色，光泽，花冠重瓣；浆果球形，外果皮黄褐色，内具薄隔膜。种子灰黄色。"

【基源】本品为安石榴科植物安石榴的干燥种子。

【味性】酸、甘；温、润。

【主治】培根寒症，胃寒症及一切胃病等。

10. 印度獐牙菜（藏药名：甲蒂）

【本草】《度母本草》云："甲蒂叶黑绿色而厚。"《鲜明注释》云："蒂达似白芥子之叶柄。"《晶珠本草》云："产自印度者状如灌木，茎中空，壁薄而硬，具光泽，有节。"

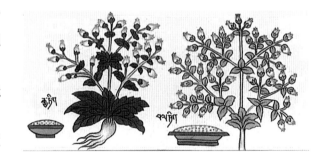

【基源】本品为龙胆科植物印度獐牙菜的全草。

【味性】苦；凉、糙。

【主治】黄疸型肝炎，病毒性肝炎以及血病，胃病，退烧，缓泻等；并有滋补作用。

11. 宽果丛菔（藏药名：索罗木宝）

【本草】《神奇金穗》云："索罗分四种，即索罗嘎布、索罗玛布、索罗木宝、桂竹香。"《甘露本草明镜》云："多年生草本，根灰白色而粗壮；叶绿而密集，倒披针形，全缘，边缘具短柔毛，先端锐尖；茎多分枝，密被宿存老叶柄；花淡红，花瓣呈倒卵形；果实呈半月形，顶端尖，无毛；种子有八粒，扁平。"

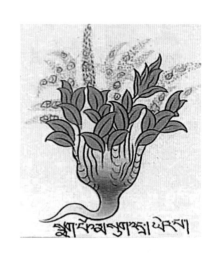

【基源】本品为十字花科植物宽果丛菔的带根全草。

【味性】苦；凉。

【主治】肺炎，气管炎，刀伤。

12. 杧果核（藏药名：阿斋）

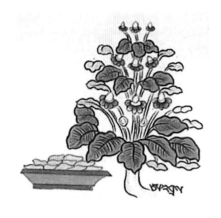

【本草】《度母本草》云："阿斋树小，叶如酸模叶，花蓝色，伞形，果实如鹿睾丸，甚大。"《图鉴螺眼》云："阿斋果核形如鹿睾丸。"《晶珠本草》云："叶如大黄叶，花蓝色，伞形，果实如鹿睾丸，果实扁长，粗如拇指，外表生有鹿毛状毛，有脉纹，果实较重，摇时嘎嘎响者为佳。"《晶珠本草》云："阿斋形如牙咬双唇状，皮为紫红色，内面白色，此为正品。"《甘露本草明镜》云："本品为高大乔木，形态似苹果树，植株外皮呈白色且微具皱褶，多分枝；叶厚，呈黄绿色，长形，状如长矛枪之尖，全缘，叶柄长，伦生，叶脉明显，网状；花生瓣，呈蓝绿色，从叶基而生，且有多个黄色种子；雄蕊长，多数；果实青绿色，成熟时呈黄绿色，大而呈肾形，肉质，内含狭长形果核，中间凸而四周薄。"

【基源】本品为漆树科植物杧果的种子。

【味性】甘、酸、苦；平。

【主治】肾虚等。

13. 红花绿绒蒿（藏药名：吾白玛布）

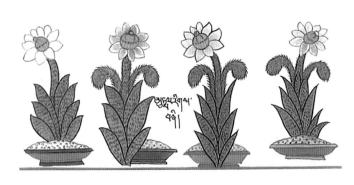

【本草】《蓝琉璃》云："茎叶绿色，叶呈剑形，叶、茎、花蕾均被短毛，花红色，状如罂粟花，花药膨大。"《晶珠本草》云："除花色不同外，叶、茎均被小毛，气味芳香，根单一，花状如罂粟花，红花的瓣薄而长。"《甘露本草明镜》云："二年生草本。根圆锥形，表皮呈深赭色，内白色，须根多；叶基生，莲座状，叶柄短；叶片草绿色，叶背色淡，状如剑，薄而扁，呈长椭圆形，两面密被黄色柔毛，全缘，一般无茎；花红色，花瓣五至六个，大而具光泽，顶生，下垂，花柄细而长，密被黄色毛；雄蕊多数，花丝扁，子房宽长圆形或卵形，密被黄色柔毛；种子黑色，状如五脉绿绒蒿籽。"

【基源】本品为罂粟科植物红花绿绒蒿的全草。

【味性】甘；凉。

【主治】肺热，肝热，头痛，察龙病等。

14. 蛇床子（藏药名：拉拉卜）

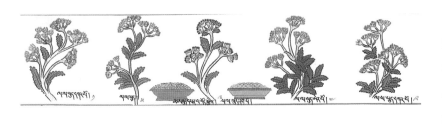

【本草】《鲜明注释》云："拉拉卜的叶缘有缺刻，花白色，果实似藏茴香果而小，气味浓。"《蓝琉璃》云："茎叶草绿色，花、果实有白、黑、黄三种，种子状如藏茴香子而小，气味浓。"《晶珠本草》云："拉拉卜的生态似藏茴香，花有白、黄、黑三种，因而本品也分白、黄、黑三种。种子状如旱芹子而扁，有皱纹，弯曲，状如新月，嘴尖，大小如芝麻，气味浓。"《甘露本草明镜》云："一年生草本植物。根淡黄色，圆锥状，细短，有须根；茎绿色，微细，有分枝，形态似藏茴香；叶草绿色，叶柄短，二回三出式羽状全裂；复伞形花序顶生，花冠白色或黄色，花瓣小而薄；果实蓝灰色，熟后灰白色，扁平，微尖。"

【基源】本品为伞形科植物蛇床的成熟果实。

【味性】辛；温。

【主治】胃寒腹胀，消化不良等。

15. 花苜蓿（藏药名：布苏杭）

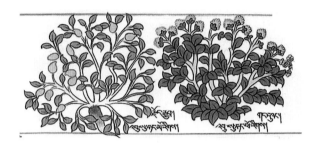

【本草】《宇妥本草》云："生于田边，长约四至五指宽，叶粗，形似三叉锄，花黄色，果实扁形似豆角。"《鲜明注释》云："布苏杭分雌、雄二种，雌者无种子。"《蓝琉璃》云："分雌、雄二种，雌者茎细，花黄色，有荚果；雄者茎细而直立，叶绿色圆形，花黄色，无果，种子形似黄鼠狼。"《神奇金穗》云："布苏杭有种子，无荚果者为雄；无种子具荚果者为雌。"《晶珠本草》云："本品花黄色，有黄丹光泽，状如豌豆花。"《甘露本草明镜》云："本品为多年生草本，根呈白色，细而长，状如锥子、须根多。茎铺散或斜上升，疏被白色短柔毛。叶具三小叶，两侧小叶与顶生小叶。总状花序，腋生花黄色。种子四至五粒，深蓝色，有纹理，形似黄鼠狼。"

【基源】本品为豆科植物花苜蓿的全草。

【味性】苦；凉。

【主治】痘疹，肺病，肾病。

16. 花锚（藏药名：甲地然果枵）

【本草】《晶珠本草》云："甲地生于水边草滩。茎似铁筷；叶蓝绿色，基部微卷，叶柄黑而细；花淡蓝色，具金刚角，所生之处一片蓝色，角果如胡麻、籽小，形似铁舍利。"

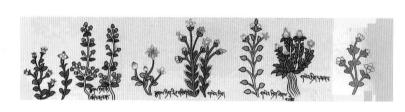

【基源】本品为龙胆科植物椭圆叶花锚的地上部分。

【味性】苦；寒。

【主治】急性黄疸型肝炎，胆囊炎，头晕头痛，牙痛等。

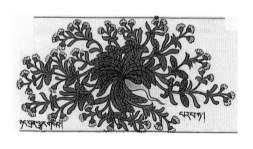

17. 角茴香（藏药名：巴尔巴达）

【本草】《度母本草》云："巴尔巴达的叶小，茎粗，花白色，果实细长。"《宇妥本草》云："巴尔巴达生于各地，叶小淡绿色，铺于地面，长约一指宽，茎切断有汁液，花白色。"《蓝琉璃》云："茎叶绿色，蒴果状似菜油子，花白色，种子状似门隅产的豌豆。"《晶珠本草》云："巴尔巴达生于黑土和畜圈，叶小绿色，铺于地面，花白色，状如聚集一处之小贝齿，果细长，种子细小，状如小米粒。"《甘露本草明镜》云："本品根白色，圆柱状，细而长，具少数须根，叶绿色，铺于地面，基生叶多数，奇数羽状复叶，叶卵形至长卵形，叶柄长，无毛，基部宽大，茎生叶似基叶，具短柄，向上渐无柄。花排列为二歧聚花序，花白色。蒴果细长，内具横隔，种子白色，状似门隅豌豆。"

【基源】本品为罂粟科植物节裂角茴香的全草。

【味性】苦；寒，有小毒。

【主治】感冒发烧，肺炎咳嗽，热性传染病引起的高烧，肝炎，胆囊炎，关节疼痛，咽喉肿痛，目赤，解食物中毒等。

18. 角蒿（藏药名：乌曲玛保）

【本草】《度母本草》云："乌曲因花色不同分红、白色乌曲。红色乌曲生于高山石岩，叶平铺于地面，深裂，花橙黄色，状如珊瑚堆，花蕊黄色，荚果状如岩羊角，种子小，黑色，油润，形似小豌豆。"《宇妥本草》云："乌曲生于山坡、平原，叶平铺于地面，深裂，长三至四指宽，长满红色花。"《蓝琉璃》云："乌曲因花色不同分红、白、黄三种，其中红色乌曲叶深裂，铺地面，花似珊瑚堆，花蕊黄色，荚果状如岩羊角，种子形似小豌豆。"《甘露本草明镜》云："本品根肉质白色，外皮深

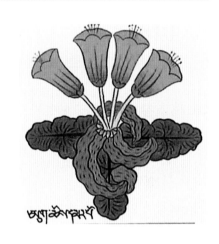

黄，根状茎细长，无须根。叶绿而带黑，柔而润，具有光泽，聚生于茎基部，叶片呈琴形，平铺于地面，藏历四月开二至三朵红花，形似喇叭状。荚果状如犏牛角，有黑斑，熟时纵裂。白色角蒿除花白色外，根、叶、果实均同红色乌曲。"

【基源】本品为紫葳科植物密生波罗花的全草。

【味性】温；苦、甘。

【主治】种子用于治中耳炎；根用于治虚弱，头晕，胸闷，腹胀，咳嗽，月经不调；叶用于治咳嗽。

19. 藏荆芥（藏药名：萨都那保）

【本草】《洒累那木加》云："萨都那保生于在高山雪线附近，阴阳交界的山地和白

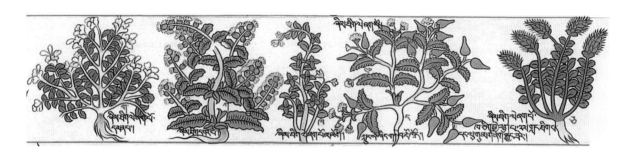

水泉的右侧。根状如人尸僵卧，茎九枝，状如陈腐猪头，叶状如铁指重叠。一根植株生九根茎，每根茎上有两个皱褶。花青色，状如鸟，有牛黄气味。折断流乳状白液。"《晶珠本草》云："生长在阴阳交界的山地和高山雪线附近的碎石带和沼泽草甸。根状如筋，有麝香气味，燃烧时能熏死蛙、蛇；茎四棱，叶状如荨麻叶，花青色带绿，每个花中一个如诃子一样的胚芽。"《甘露本草明镜》云："根粗大，外皮深赭色，内面淡黄色，有须根；茎四棱，淡绿色，高约一肘，八至九个丛生，顶端分枝；叶淡绿色，质厚，两面被白色柔毛，微具黏性物，全缘，叶柄微长，对生；总状花序顶生或腋生，唇形花，蓝色。有浓臭气。"

【基源】本品为唇形科植物藏荆芥的全草。

【味性】苦；凉。

【主治】神昏痉厥，中风，癫痫，脑出血，疮伤及疼痛等。

20. 鸡蛋参（藏药名：尼哇）

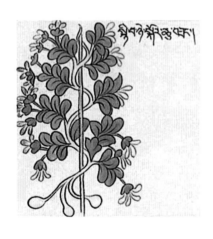

【本草】《度母本草》云："尼哇生长在阴面，叶细，花状如紫菀花，蓝色，攀缘其他植物而生，根状如酥油皮袋。"《宇妥本草》云："生长在阴面山坡和草木丛间，叶小，叶柄细，长约一肘或箭长；花蓝色，具五个花瓣，花梗折断则流乳汁；根球形。"

【基源】本品为桔梗科植物鸡蛋参的根和花。

【味性】甘、微苦、涩；微凉。

【主治】感冒，咳嗽，扁桃体炎，胸痛，食欲不振，营养不良等。

21. 西藏猫乳（藏药名：生等）

【本草】《度母本草》云："生于热带地区，灌木，主干高大，质地坚硬，叶

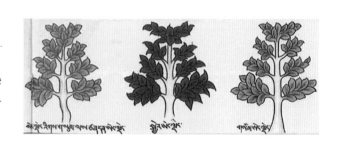

浅裂。"《晶珠本草》云："生等因颜色不同分三种：色红者为赞旦生等，色黄者为杰巴生等，色白者为松木生等，三种依次质优、坚硬、质轻。"

【基源】本品为鼠李科植物西藏猫乳的干燥树干及枝条。

【味性】微苦；凉。

【主治】类风湿性关节炎，黄水病，高山多血病等。

22. 刺参（藏药名：将刺嘎保）

【本草】《宇妥本草》云："将刺生于荒土，叶子粗糙，边缘具刺状锯齿，果实堆在一起。"《蓝琉璃》云："将刺嘎保生于黑土地带和荒地，茎直立。叶边缘具刺，叶丛中间开白花，花状如钟形。"《药名荟萃》云："将刺分黑、白两种。"《晶珠本草》云："将刺分黑白两种，根茎圆柱形，茎白色，中空。边缘具不规则的刺状锯齿，花白色，花顶端具刺。"《甘露本草明镜》云："将刺嘎保为多年生草本，根较粗，外面褐色，内面白色。茎直立，空心，有长短不等的节间，具纵条纹，长约一肘。叶淡绿色，披针形，边缘具不规则的刺状锯齿，叶柄短，花轮生，白色，前端具刺齿。"

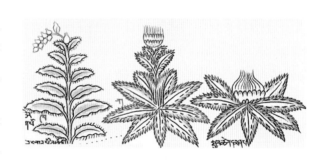

【基源】本品为川续断科植物青海刺参的全草。

【味性】甘、涩；温。

【主治】内用治关节痛，小便失禁，腰痛，眩晕及口眼歪斜；外用治疖疮，化脓性创伤，肿瘤等。

23. 金腰草（藏药名：亚吉玛）

【本草】《度母本草》云："亚吉玛生于乱石山岭中，叶片淡黄绿色，圆形，状如莲蓬，簇生。"《宇妥本草》云："生于石缝中，花润，叶片如小冬葵堆集状，叶柄细，长约四指宽或一指长。"《概念释诠》云："生长在石山雪线附近，叶面上有金色网纹，花为五宝装饰甚美丽。"《释难》云："生于石山、草山及岩石缝中，叶圆形，质厚，花状如铜钉子，根黄色，被

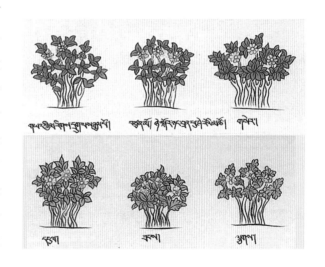

柔毛。"《蓝琉璃》云："叶绿色，圆形，叶柄细，花蓝灰色。"《晶珠本草》云："亚吉玛分为五类，除花的颜色不同外，其他相同。花绿色与叶同色者，称为左毛；花白色者，称为欧吉；花黄色者，称为塞吉；花红色者，称为桑吉；花蓝色者，称为佳吉。"《甘露本草明镜》云："本品根淡黄色，细，状如肌健，有须根；茎草绿色，细而短，无分枝；叶草绿色，圆形，具油润、光泽，叶柄略长，边缘具圆齿，状如冬葵叶，互生；花小，黄绿色，无光泽，腋生或顶生。"

【基源】本品为虎耳草科植物裸茎金腰子的全草。

【味性】寒；苦。

【主治】胆热症，发烧，头痛，胆囊炎，胆结石等。

24. 兔耳草（藏药名：洪连门巴）

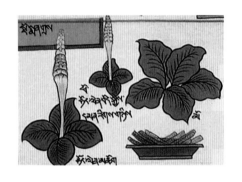

【本草】《鲜明注释》云："洪连门巴随处皆有。"《度母本草》云："洪连门巴产自南方者为上品；下品分雌、雄两类：能开花者为雄，无花者为雌。"《图谱》云："雌洪连生于草坪和海滨，叶厚而具皱纹，下垂，花白色，状如狼；根如松鸡粪，枝被长毛。"《蓝琉璃》云："随处皆生，分雌雄两种，雄者花蓝色，状如松鸡粪；根状如虫。"《甘露本草明镜》云："本品根呈灰色，圆锥形，具须根；叶绿色，厚而具皱纹，微粗糙，叶背微灰色，卵形或剑形，边缘有锯齿，先端急尖或钝圆；叶柄紫红色，细而长；花紫红色；果实小，黄紫色。"

【基源】本品为玄参科植物短管兔耳草的全草。

【味性】苦、甘；寒。

【主治】全身发热，肾炎，肺病，高血压，动脉粥样硬化，月经不调，综合物毒物中毒及心热症等。

25. 草木樨（藏药名：甲贝）

【本草】《宇妥本草》云："甲贝生于山谷内，花黄色，花柄细，长约一肘，花瓣似重冠紫菀瓣，叶圆、茎细、色白。"《鲜明注释》云："茎细而长，叶似葫芦巴叶，花黄色或紫色，微具金光，气味芳香，紫花有的认为香薷。"《度母本草》云："甲贝生长在花园中，叶如葫芦巴叶，呈椭圆形，花黄色有光泽。"《甘露本草明镜》云："根浅黄色，圆柱

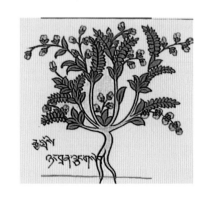

形，微粗，有须根。茎细而长，多分枝。叶黄绿色，小而圆，叶柄短，边缘具细锯齿，先端圆形或钝。花黄色或白色，总状花序腋生；一朵花结一果实，有明显的网纹。"

【基源】本品为豆科植物草木樨的全草。

【味性】苦；凉。

【主治】脾脏病，绞肠痧，白喉，乳蛾等。

26. 草玉梅（藏药名：苏嘎）

【本草】《度母本草》云："根细色黄并具毛。叶被柔毛。茎柔长如枪杆。花青白色无光泽，果实蓝色并具钩状喙。叶背色灰而被毛，花白色。"《蓝琉璃》云："茎柔，叶大色绿，三全裂。果小，其前端形如铁钩。花大而色白。"

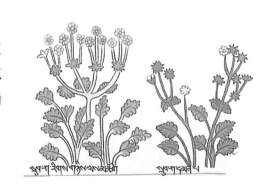

【基源】本品为毛茛科植物草玉梅的果实。

【味性】辛、苦；温。

【主治】胃虫，刺痛，蛇咬伤，寒性肿瘤，淋病，关节积黄水等。

27. 荠菜（藏药名：索嘎哇）

【本草】《蓝琉璃》云："索嘎哇茎柔韧，叶绿色，羽状浅裂，短角果扁平，倒三角形，种子黄色，大小如虱子卵。"《晶珠本草》云："索嘎哇形状似菥蓂子。茎叶较小，叶似萝卜叶，花象蚓果芥花，白色而密，有萝卜味。短角果倒三角形，种子细小，黄色。"《甘露本草明镜》云："一年生草本。根白色，有须根。茎单一或分枝，呈草绿色，柔韧。叶互生，似萝卜叶，两面被单毛和星状毛，基部箭形抱茎。花白色，萼片四，总状花序顶生和腋生。短角果倒三角形，种子细小，淡黄色。"

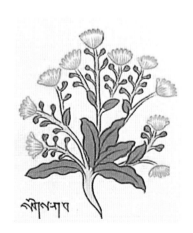

【基源】本品为十字花科植物荠菜的全草。

【味性】微辛；温。

【主治】肾盂肾炎，淋病，腰痛，尿频尿急，胃痉挛，溃疡病，呕吐等。

28.荨麻（藏药名：莎布）

【本草】《蓝琉璃》云："本品叶绿黑色，叶片大而一触即蜇，生于高山者为上品，生于低山者为下品。"《晶珠本草》云："生于山滩交界处，生长状如蔷薇幼苗，茎方形、直立，紫色，叶黑绿色，一触即蜇，因生长环境的不同而分两

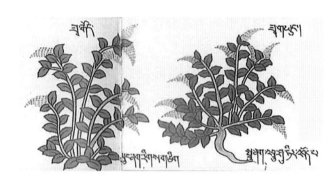

种。"《甘露本草明镜》云："根灰白色而质松，主根长，具须根，茎方形，紫色，直立，有明显的节，节间处分枝；叶黑绿色，叶肉较薄，表面疏生毛和细糙毛，对生叶，叶片卵圆形，顶端尖锐，边缘具细齿，叶柄长，叶茎密被白色粗毛，毛尖具一种刺激性物，一触即蜇；花白色，具红色光泽，穗状花序腋生，果实瘦果，在藏区初春期用本品制粥为食。"

【基源】本品为荨麻科宽叶荨麻的叶与种子。

【味性】甘、苦、辛；温，有小毒。

【主治】隆病引起的久热、消化不良等。

29.砂生槐子（藏药名：觉伟哲布）

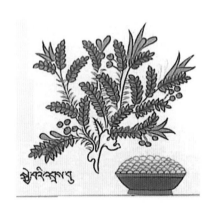

【本草】《度母本草》云："砂生槐子遍体，生灰白色刺，叶细小，花小，蓝色，果荚长，种子似豆粒。"《妙音本草》云："砂生槐子具刺状小叶，果似萝卜果。"《蓝琉璃》云："砂生槐子各地均有生长，叶细小，花淡蓝色，荚果长，种子红色。"

【基源】本品为豆科植物砂生槐的种子。

【味性】苦；凉。

【主治】白喉病，黄疸型肝炎，化脓性扁桃体炎，虫病等。

30.独一味（藏药名：达巴）

【本草】《度母本草》云："由于生长环境不同独一味分两种，生长在山、川者分别称白色独一味和黑色独一味。不论生长在何处，两者功能及形态都一

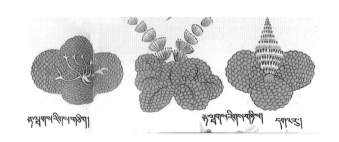

致，茎方形，如标尺，叶圆形，有疣状腺点，铺地而生，花序状似狗尾，花分紫色、黄色、白色三种，有香味，叶绿者为佳。"《宇妥本草》云："叶片似老人胸皮、茎方形花紫色，长一肘。"《甘露本草明镜》云："根单一，须根多，茎方形，粗而短，叶绿色四枚，大叶对称，叶边缘具圆齿，基部浅心形或楔形，叶脉两面均明显，叶上面密被白色有节柔毛，紫色花唇形，轮伞花序密集排列成短穗状。"

【基源】本品为唇形科植物独一味的全草。

【味性】甘、苦；平。

【主治】骨折挫伤，筋骨疼痛，黄水病等。

31. 秦艽花（藏药名：吉解嘎保）

【本草】《四部医典》云："吉解分为白、黑两种；白色者称为吉解嘎保。"《宇妥本草》云："白色者生于河边、草甸，叶铺于地面；花银白色状如铃形，长约一卡，一指。"《度母本草》云："白色者生于草甸上，叶厚长，青色、光滑，茎红色，花白色，种子黑色，状如铁屑。"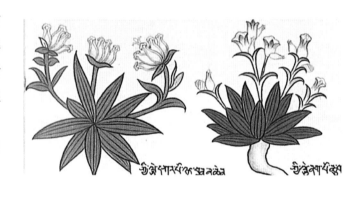《蓝琉璃》云："叶厚大而长，青色，光滑；花白色似龙胆花，种子黑色如铁屑。"《晶珠本草》云："茎直立，茎端开花，花状如龙胆，花瓣上有许多蓝斑，花萼相连。"

【基源】本品为龙胆科植物麻花艽的花。

【味性】苦；寒。

【主治】胃肠炎，肝炎，胆囊炎等。

32. 宽筋藤（藏药名：勒哲）

【本草】《度母本草》云："治疗诸病的勒哲，生于阴阳交界处，缠绕它树而生，茎形似扎玛（藏药名：短叶锦鸡儿），叶小，圆形，花白色美丽，果实味甘，油润。"《蓝琉璃》云："缠绕它树生长，无叶与枝，茎表皮蓝黄色，根横切面的木质部有菊花纹。"《晶珠本草》云："本品横切面状如马兜铃，木质部具很多花纹，像皮象扎玛，色黄而具光泽。"《甘露本草明镜》云："多年生的灌木植物，茎细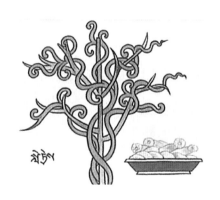

而长，攀缘其他植物生长，表皮淡黄色，柔润，枝能分几枝，叶青绿色，柔和，心形叶，边缘有锯齿，花白色较小，花瓣五，腋生。果实青黄色，小，成熟时变红色。"

【基源】本品为防己科植物中华青牛胆的茎与枝。

【味性】苦、涩；凉。

【主治】肝热，五脏热，肺病，风湿关节炎，衰老病等。

33. 蓝翠雀花（藏药名：恰刚）

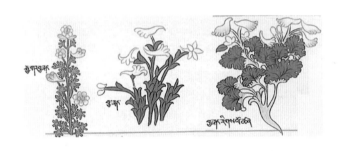

【本草】《度母本草》云："恰刚生于高山草地。叶似灰条草，略青。茎青色，细长。花蓝红色，状如戴胜头。"《宇妥本草》云："生于阴面，叶柄细而弯曲，总长约肘长，花蓝色，状如鸡头。"《蓝琉璃》云："茎青色，细长，叶似鲮鲤爪，花蓝红色，形似戴胜头。"《甘露本草明镜》云："多年生草本。根棕色，略粗，有须根。茎青绿色，细长，被疏短白色柔毛，分枝或无分枝。叶片青绿色，肾状圆形，两面被白色柔毛，叶缘有不规则分裂，脉序呈叉状；基生叶片大，叶柄长，茎生叶片略小，叶柄短，抱茎，叶互生。伞房花序顶生，花蓝色，状如鸡足或鸟飞状；雄蕊二，呈黑紫色。果实棕黑色，细而多数。"

【基源】本品为毛茛科植物蓝翠雀花的地上部分。

【味性】苦；凉。

【主治】肝胆热病，肠热腹泻，痢疾，黄水，疖肿等。

34. 绢毛菊（藏药名：索宫色保）

【本草】《晶珠本草》云："索宫色保生于高山草甸，叶茎状如蒲公英，茎单一，基部细，中空，粗壮，叶光滑，花黄色，齐整如缨毛，折断有乳汁。"

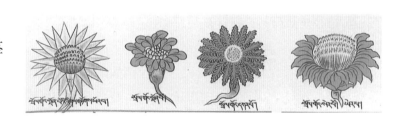

《释难》云："生于岩石及灌丛中，叶片紫红色，叶缘有锯齿，花黄色，茎中空，有乳汁，根白色。"《鲜明注释》云："茎中空，花淡黄色，头状花序多数，叶细，边缘波状，下延成柄。"《蓝琉璃》云："叶青绿色，边缘锯齿，花黄色，茎粗，中空。"《甘露本草明镜》云："本品根微粗，色白，根尖细而长，有须根。茎单一，从基部到顶端变粗，中空，有乳汁。叶灰白色，全缘或边缘波状，被白柔毛或光滑。头状花序多数，花黄色，花瓣细如针，齐整如缨。"

【基源】本品为菊科植物绢毛菊的全草。

【味性】苦；寒。

【主治】食物中毒及其引起的发烧，头痛，头疮，胸腔和四肢黄水病等。

35. 菥蓂子（藏药名：寨卡）

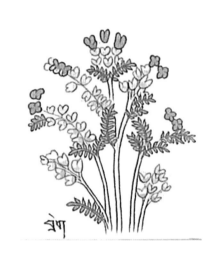

【本草】《宇妥本草》云："寨卡生于阴面地带，叶片小，花白色，花柄细、长约四五指宽，果实球形，状如油菜果，种子扁，呈红色。"《鲜明注释》云："本品为旱生草类药物中的主要药物，生于田间和松土上，叶浓绿而厚，有光泽，茎状如竹且长，果实似小手鼓，种子黑色，状如芝麻子。"《蓝琉璃》云："茎直立，状如竹，叶绿而厚，有光泽，果实似手鼓，种子如芝麻。"《晶珠本草》云："生于田间和松土上，茎似竹而枝多，叶绿而厚，有光泽，花小，白色，果实似小手鼓，种子小，红紫色，表面有明显的斑点和花纹。"《甘露本草明镜》云："一年生草本。根淡黄色，有须根。茎青绿色，单一或顶端分枝，有纵棱，表面被白色的疏柔毛，老化呈灰色。叶草绿色，长圆状披针形；叶缘具疏锯齿，无柄，互生。总状花序顶生，花小，白色，状如十字花。果实圆形，中间凸，边缘薄，先端凹缺；种子红褐色，状如芝麻籽，表面具黑色花纹。"

【基源】本品为十字花科植物菥蓂子的成熟种子。

【味性】辛；温。

【主治】肺热，咳嗽，肾热，淋病，消化不良，呕吐等。

36. 黄帚橐吾（藏药名：日肖）

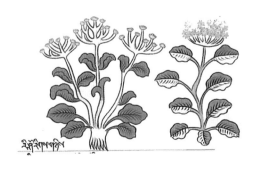

【本草】《度母本草》云："黄帚橐吾叶大，茎丛生，花黄色，果实如莲子。"《宇妥本草》云："日肖生于石山，叶厚而韧、花如金鱼曲身、气味浓烈。"《晶珠本草》云："茎少而叶大，花多，色黄，果实如芍药（藏药名：拉豆玛保）子或莲子；本品分两种，生于山坡者称日肖，生于沼泽者为纳肖。"《甘露本草明镜》云："本品具胡须状的黄色根须，新生叶密被毛，呈手指状生长，其后生长中叶慢慢变大，呈心形，黄绿色。"

【基源】本品为菊科植物黄帝橐吾的根茎。

【味性】甘、苦；凉。

【主治】消化不良，培根和赤巴并发症，胃隆病，陈旧疫疠，黄水病，疮痈，中毒症等。

37. 水母雪莲花（藏药名：恰果苏巴）

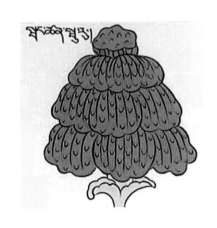

【本草】《度母本草》云："生于雪山石岭中，茎空心，全株密被白色绵毛，形似绢毛菖或秃鹫落于岩石上，头状花序，花黑紫色。"《宇妥本草》云："恰果苏巴生于山坡，根细，叶密集，气臭，全体密被白毛似绵球，长约四至五指宽。"《甘露本草明镜》云："多年生草本，根自上而下渐细，形似琶鲁刷子，外表咖啡色，内淡白色，茎直立，不分枝，全株密被长绵毛，似绢毛菖，生境不同，长短不一，叶面淡蓝色，扇形，羽状浅裂，茎上部叶对生，叶柄短，头状花序密集顶生，花红紫色。另一种，茎上部每叶间长出小花。"

【基源】本品为菊科植物水母雪莲花的全草。

【味性】苦；寒。

【主治】头部创伤，炭疽，热性刺痛，妇科病，类风湿性关节炎，中风等；还用于外敷消肿。

38. 假耧斗菜（藏药名：益母得金）

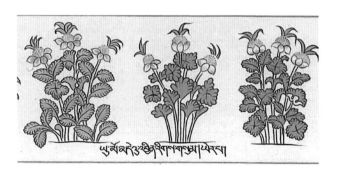

【本草】《度母本草》云："益母得金能除百病，生于阴阳交界处的岩石上，蓝色的叶铺盖岩面，花淡蓝色，状如倒扣的铃，具金色斑点。"《宇妥本草》云："益母得金生于岩石山坡上，叶状如紫菀叶，茎细而弯，长短约有一指或一卡，花红色，状如戴胜乌头。"《四部医典名词注释》云："益母得金长于石山，叶圆形，边缘具锯齿，花淡蓝色，状如罂粟花；果实蓝色，状如弓套子；根状如甘松香茎。"《蓝琉璃》："益母得金叶青绿色，叶片稀疏盖岩石，花红、白、蓝色各样；花丝黄色，因花色不同而分为三种。"《甘露本草明镜》云：

"本品是多年生的草本植物，基部枯存叶鞘与叶柄，新生的叶茎在枯存叶鞘与叶柄中生长，叶柄细长，叶片青绿色，稀疏，叶片背面灰白色，三至四个长柄基部同生，顶端叶片轮生；花单生，具五个花瓣，紫红色或淡蓝色，雄蕊多数，黄色，花色多样，蓇葖果，种子尖角内有五子。"

【基源】本品为毛茛科假楼斗菜的地上部分。

【味性】淡；平。

【主治】跌打损伤，胎衣不下，下死胎等。

39. 杜鹃花（藏药名：达玛）

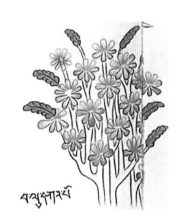

【本草】《度母本草》云："达玛生于阳坡；茎坚硬，叶背面被浓密的绒毛，花白、红色，大而美丽。"《甘露本草明镜》云："为小灌木，茎表皮灰白色，坚硬而具多分枝；叶绿褐色，革质，箭形或卵形，全缘，叶背面有黄褐色或红褐色的绒毛密被，叶表面较凹下，主脉明显突出，则脉羽状，叶柄短，腋生。花多，白色而显红色，具五个花瓣，生于茎与枝的顶端。"

【基源】本品为杜鹃花科植物陇蜀杜鹃的花。

【味性】苦；寒。

【主治】肺脓肿，肺部疾病，咽喉疾病，气管炎，跌打损伤，梅毒等。

40. 棘豆（藏药名：俄大夏）

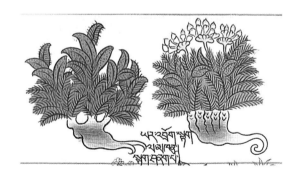

【本草】《度母本草》云："俄大夏生于阴山，叶、茎红而蓝，花红色，花瓣显粗，穗状三角形，具黏液，结果时粘成一团。"《神奇金穗》云："本品分黑白两种，白者为雄，黑者为雌。二者形态基本相同。"《宇妥本草》云："黑大夏生于秃山，叶和花状如小豆，长四至五指宽，有臭气。"《晶珠本草》云："生于干旱的平滩、山坡或阴山，叶厚而细，状如碎松儿石；花紫色，似黄芪，气味大，捏时则有黏液，分黑、白两种，虽二者形态基本相同，但体大，性温和者为白；体小，气味小者为黑。"《甘露本草明镜》云："白大夏花白，气香；黑大夏花蓝微黑，气臭。"《藏药晶镜本草》云："白大夏，形态大体与黑大夏相似，叶常生于茎端，但比黑大夏稍短，花白气香，黑大夏花蓝而微黑，气臭。"

【基源】本品为豆科植物镰形棘豆和轮叶棘豆的全草。

【味性】苦；寒、有毒。

【主治】疫疠，中毒病，黄水病，便秘，炭疽等；还用于外敷治疮疖肿痛。

41. 葫芦（藏药名：嘎贝）

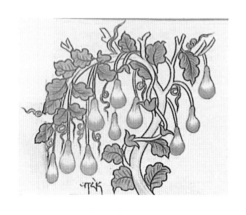

【本草】《度母本草》云："叶大而扁，蔓长枝多，花白色美丽，果实状如小孩额头。"《蓝琉璃》云："嘎贝如波棱瓜攀缘而生，但比后者枝多，叶似刚出土的蜀菊。果实上下部膨大，成熟后状如小儿额头，颜色淡红。商人们常作为盛水器。"《晶珠本草》云："嘎贝为上品药，分大小两类，大者为雄称嘎贝，小者为雌称贝瓦。"《甘露本草明镜》云："该植物为一年生草本，根圆柱形，细如须；茎细长而具白色柔毛和黏质，缠绕他物而生，叶淡绿色，大而状如心形，叶背微白，边缘具不定凹裂，叶脉网状，叶柄长，互生；花白色，具有五个花瓣；花蕊黄色，雌蕊多，子房明显。果实大，淡黄色，上部粗下部细，中间缢缩，内含许多白色种子。该草有雌雄两种。"

【基源】本品为葫芦科植物葫芦的种子。

【味性】酸、涩；温。

【主治】热痫，肺病，皮疹等。

42. 喜马拉雅紫茉莉（藏药名：巴朱）

【本草】《八支》云："巴朱白黑两种是因花色而分，药用为白色巴朱。"《鲜明注释》云："巴朱生于大沟口，根似唐冲（藏药名：莨菪）根，叶淡青色有黏液，茎多分枝，花红色美丽。"《蓝琉璃》云："因花色而分有白、黑两种。白

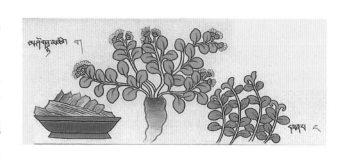

者叶淡青色，圆，上有黏液，叶柄细。花淡红色。根粗壮。花黑色者不可入药。"《晶珠本草》云："此药属唐冲类，叶、茎等状如唐冲，分上、中、下品三类。上品花白色，中品花红色，下品花红黑色。"《甘露本草明镜》："本品根灰白色，粗壮，上有须根，切断则有如萝卜纹。茎青色而具有红色光泽，细长，具节，横生，上、下部都有分枝；茎和分枝被白

色短毛。叶淡青色，较大，卵形或心形，表面粗糙具黏液，叶背灰色，全缘，有网状叶脉，叶柄长，对生。白色花具红色光泽，花瓣五，茎及分枝顶端有两朵对生。果实干硬，具三个棱。"

【基源】本品为紫茉莉科植物喜马拉雅紫茉莉的根。

【味性】甘、辛；热。

【主治】胃寒，肾寒，下身寒，阳痿浮肿，膀胱结石，腰痛，关节痛，黄水痛等。

43. 紫铆子（藏药名：麻茹泽）

【本草】《度母本草》云："生于热带地区。叶大呈青色。茎细，花黄色，果实呈红黄色似鸟肝。"《图谱》云："麻茹泽状如妇女之阴蒂，种子色如鸟肝，红色。"《晶珠本草》云："本品分红、白两种。"《药物鉴别明镜》云："生于热带地区。叶大呈青绿色，茎细，花柄青色，花瓣呈黄色，被毛的豆荚内包有五粒种子，种皮紫红色，如鸟肝。"

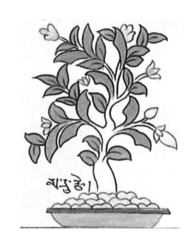

【基源】本品为豆科植物紫铆子的种子。

【味性】苦、甘；温。

【主治】虫病，黄水病，皮肤瘙痒等。

44. 紫檀香（藏药名：赞旦玛布）

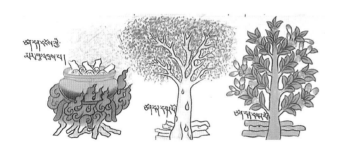

【本草】《蓝琉璃》云："茎红色，叶绿色有光泽，荚果红色，性重而坚，状如兽角，具香气，根据颜色不同分红色及紫色。"《晶珠本草》云："分红色及紫色二种，性重而坚，坚如兽角，具水晶样明亮而光泽，气香为上品，质松而状如烧焦后的蒜，外表面淡白色者为下品。"《甘露本草明镜》云："全株粗而直立，外表深黄色，内面紫红色而坚硬，似角；具分枝；叶薄、黄绿色而卵形，全缘，单数羽状复叶，具明显的横脉。花紫红色，状似豌豆花；荚果硬、紫色而状如阳雀花果，但比阳雀花的荚果大，有茸毛，内有紫黄色的种子。"

【基源】本品为豆科植物紫檀香的芯材。

【味性】凉；涩。

【主治】用于治热血入分，恶血瘀阻、风血交杂症等；还用于外涂消肢节肿胀。

45. 瑞香狼毒（藏药名：日甲巴）

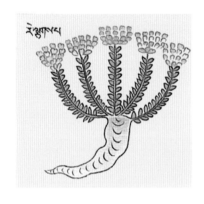

【本草】《度母本草》云："日甲巴毒叶厚而润，茎细。丛生，花顶生，盛开时呈白色，稍带红色光泽。"《宇妥本草》云："生于卵石滩，叶厚而茎细，长约一肘，花小、白色，有数条。"《鲜明注释》云："花色不同，分白色和红色二种。"《蓝琉璃》云："根生有多数茎，叶及花状似大戟。"《晶珠本草》云："生于肥沃土壤中，根单一，白而细嫩，花白色；另生于荒地，表面粗糙。"《甘露本草明镜》云："多年生草本，根较长而粗，具少数须根，茎细而直立，丛生，无分枝，叶互生，厚而柔，卵圆形，叶背淡色，无叶柄。头状花序顶生，花小，白色稍带红色光泽。"

【基源】本品为瑞香科植物瑞香狼毒的根。

【味性】辛；温，有毒。

【主治】熬膏内服治疬病，疖痈，瘰疬等；外用治顽癣，溃疡。

【注意】本品为三毒药之一，内服宜慎；孕妇禁用。

46. 蒲桃（藏药名：萨债）

【本草】《度母本草》云："萨债状如小铁瓶。"《鲜明注释》云："萨债果实分大小两种，大者如柏树果，表面凹凸；小者表面较光滑。两者状如瓶，种子似小豆。"《蓝琉璃》云："叶子似刺柏叶；果实大小如柏树果，状如小瓶，黑色，坚硬。"《晶珠本草》云："萨债树干中等，叶似刺柏叶，果实黑色，大小如圆柏果，状如瓶，坚硬。本品分大小两种，大者如羊粪，表面凹凸，质软，为下品，小者表面有长纹，状如中瓶，坚硬，为上品。"《甘露本草明镜》云："乔本植物。茎的大小及形状如沙棘，黑色，坚硬，有分枝，

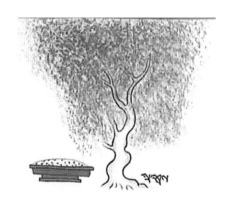

有刺，叶青绿色，薄而小，阔椭圆形，先端钝或骤狭渐尖，具羽状脉，清晰。聚伞花序腋生或顶生，花似豌豆花，浅黄色。浆果呈扁平有凹陷，似紫花黄华果，表面具小柔毛；种子黑色，坚硬，状如瓶。"

【基源】本品为桃金娘科植物海南蒲桃的果实。

【味性】涩，苦；温，辛。

【主治】三邪病，肾寒病，淋浊等。

47. 榼藤子（藏药名：庆巴肖夏）

【本草】《释诠》云："肖夏分为四种，即庆巴肖夏、凝肖夏、开马肖夏、拉郭肖夏。这里主要指榼藤子（藏药名：庆巴肖夏）。"《宇妥本草》云："生于藏南热带河谷。植株高大，荚果长，状如两臂伸直之半。种子红色，约有公牛眼般大小。"《蓝琉璃》云："植株高大，荚果长状如两臂伸直之半，内有扁形的红色种子，色如肝，称之朗米即庆巴肖夏。"《晶珠本草》云："种子表面紫红，色如肝，扁圆形，约有射箭时套在大拇指上的套子般大小。"

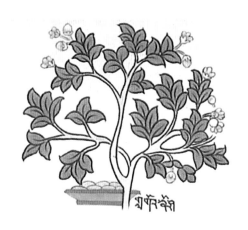

《甘露本草明镜》云："本品茎呈淡色，多分枝，叶淡绿色似豌豆叶，但比豌豆叶大，叶柄长，叶对生，顶生一对羽片变为卷须。穗状花序黄色，似豌豆花，荚果硬而长，由多数节组成，每节内含一粒紫红色种子。种子近圆形，中间厚而边缘薄。"《藏药晶镜本草》云："庆巴肖夏生于西藏墨脱县等海拔一千米以下的热带灌丛及林中，多分枝，似竹子，羽状复叶，对生，长椭圆形。三至四月开黄花，具香气，荚果长，扁形，八月荚果完全成熟，具十至三十个节组成，每节有一粒种子，种子近圆形，边缘薄而中间厚，外面紫黑色，具光泽，内有似奶粉的白色粉末，该粉末入药。"

【基源】本品为豆科植物榼藤子的种子。

【味性】甘；凉，有毒。

【主治】心脏病，肝热病，肾病，中毒症之热症，白脉病等。

48. 尼泊尔酸模（藏药名：龙肖）

【本草】《度母本草》云："生长在沼泽及松软的土地。茎红色较大。叶青绿色、扁平、油润，花簇生，红色而粗糙。果实状如蒺藜。"《妙音本草》云："龙肖叶细长，果实状如蒺藜。"《蓝琉璃》云："茎中松软，红色，较大有节。叶青绿色，油润而大。具红色、黄色两种花，粗糙，簇生。果实状如蒺藜。"《甘露本草明镜》云："此为多年生郭布（湿生草）类植物。根黄灰色而微具红色光泽，粗，底部细长，具须根。叶青绿色，大而柔软，具光泽，中部宽，两端稍细，全缘或具小凹裂；叶柄细长，基部有黏液状小液珠。茎青黄色，直立，长而有纵沟槽，具节，中空，老茎变成红紫，

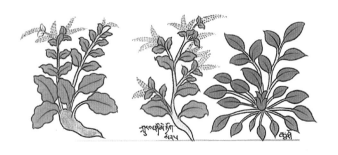

上端分枝。茎生叶小，叶柄短。花淡红色，小，花序圆状，顶生。果实小，状如蒺藜，具三棱，易黏附于衣物。"

【基源】本品为蓼科的尼泊尔酸模的根。

【味性】甘、苦；寒。

【主治】疮疖，湿疹等。

49. 蔷薇花（藏药名：塞哇）

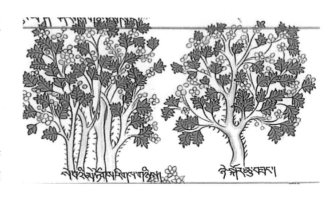

【本草】《度母本草》云："园生蔷薇树大，全身被刺，叶圆形，微粗糙，花白色，果实红色。"《宇妥本草》云："本品茎粗，遍身被刺，叶全缘微粗糙，花白色，果实红色。"《蓝琉璃》云："本品茎遍被刺，叶圆小微粗糙，花白果红。"《晶珠本草》云："本品分野生和园生两种，入药的主要为园生蔷薇。园生蔷薇刺如箭羽，长遍树身。花白色者即为本品。"《甘露本草明镜》云："本品为多年生短茎灌木。紫色茎圆而直，有些合生，茎枝密被三角形扁刺；叶呈黄绿色，小而糙；花白色五瓣，雄蕊多数；种子小，呈黄绿色，成熟时果梗呈橙色，膨大，肉质。"

【基源】本品为蔷薇科植物峨眉蔷薇的花瓣。

【味性】甘、酸；平。

【主治】隆病，赤巴病，肺热咳嗽，吐血，月经不调，脉管瘀痛，赤白带下，乳痈等。

50. 螃蟹甲（藏药名：露木尔）

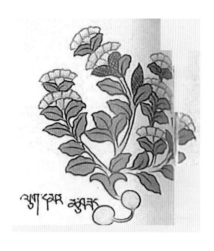

【本草】《妙音本草》云："露木尔花红色，茎淡红色，根状如薯类。"《宇妥本草》云："露木尔生于山谷、河边。茎表面具茸毛，叶表面粗糙，长约十二指宽至一肘长，花多而淡红色，根状似蒜头由外表皮包着。"《医学千万舍利》云："本品根部的大小可分三种，块大者为雄性，中者为雌性，小者为中性。"《蓝琉璃》："叶绿黄色具茸毛，茎四棱形，花紫色，长约十二指宽至一肘长，根块状。"《甘露本草明镜》云："本品是多年生的草本植物，根细长，淡红色，具有几枝侧根，每个侧根的基部结成块状，形状如天南星根，根外皮薄，陶土色，内皮色白而坚硬。由于生长环境的不同，其根部有大小各样的块状。茎四棱形，紫绿色，具节。在被有星状短硬毛的节处对生分枝，枝过老变成褐色，坚硬。叶黄绿色，肉厚，披针形。叶背灰白色，叶缘锯齿状；叶柄长，具白色茸毛；基生叶丛生；茎生叶小，对生于节处。花小而淡红色，唇形，轮伞花序顺着生于节基部，其状如宝幢。"

【基源】本品为唇形科植物螃蟹甲的块根。

【味性】苦；凉。

【主治】培根寒症，咽喉疫疠，肺病，感冒咳嗽，支气管炎，久疮不愈等。

51. 藏茜草（藏药名：佐）

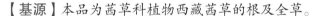

【本草】《蓝琉璃》云："本品叶呈绿色，无皱褶，茎细，匍匐于地面。"《晶珠本草》云："本品为红色小灌木，分大、中、小三类，小者称为'缠玛'，中者断面红色，汁好者为佳品，用根结入药。"《甘露本草明镜》云："根红紫色，呈圆柱形，具节，状如线结，根须及根质地非常脆，地上茎呈铜红色，具胶汁及白色柔毛。轮生于茎上的叶呈卵形，六枚，叶柄较长。花黄白色，状如伞。果实柔软，成熟时呈红色。"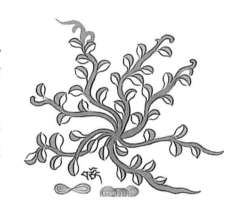

【基源】本品为茜草科植物西藏茜草的根及全草。

【味性】苦；辛。

【主治】血病，扩散伤热，肺肾热邪，大小肠热等。

52. 藏紫草（藏药名：哲莫）

【本草】《度母本草》云："哲莫生长在土质坚硬的旱滩。叶灰白色极粗糙；茎、根红色。"《宇妥本草》云："哲莫生于田埂，亦可长在沙地。叶淡青色粗糙，根及花红色，每根茎有一卡左右之长，此为黑色哲莫，长有五指并列之宽，叶柄细，叶具毛者为白色哲莫。"《蓝琉璃》云："为叶、茎具毛者的根。"《晶珠本草》云："生于土质坚硬的旱滩，根红色，叶灰白色，甚粗糙，花蓝红色。以生于不甚潮湿的白绵沙土中，根细色浓者质佳。本品分滩生与田生两种，滩生者如上述，田生者根很细，红色称几毛。"《神奇金穗》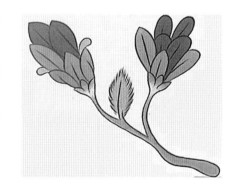

云："生于微潮湿沙土中的哲莫，根细，色浓，为上品；根极细，具有颜色者为下品；另外亦有生于潮湿的片石岩中者。"《甘露本草明镜》云："为多年生草本植物。根细长，有两三个枝根，外皮薄，色黑，中部呈紫红，内部白色。叶淡青色，厚，剑形，全缘，两面均被白色粗长毛，腹面比背面毛粗糙。基生叶莲座状，叶柄短，中间有三四根淡青色柔长的茎一起生长，无分枝，上被白色毛；茎生叶较小，叶柄短，互生。花紫色，筒状，密集于茎顶；花边缘具三小棱。"

【基源】本品为紫草科植物细花滇紫草和长花滇紫草的根。

【味性】甘；凉。

【主治】肺炎，结核空洞，高山多血症等。

53. 翼首草（藏药名：榜孜多乌）

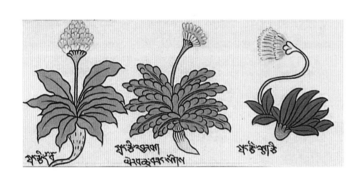

【本草】《度母本草》云："翼首草生长在丘陵地。叶缘浅裂，茎长；花白色，老后状如老人头。"据《宇妥本草》云："多生于草甸，叶基生，叶片浅裂；花紫褐色，状如老人头，茎长约一卡，根表皮黑色。"《医学千万舍利》云："本品生于高山、草甸；根色如红玛瑙，茎或花柄色如贝壳。"《蓝琉璃》云："本品分三种（藏药名：翼首草三兄）：一、翼首草（藏药名：榜孜多乌）；叶片大而全缘，花白色，状如老人头，茎长。二、唐古特雪莲（藏药名：鲁孜多乌），生于土质好的草甸，叶片浅裂，被毛，花柄长，气味芳香，或有叶片不裂，被毛，花梗短，气味芳香两者。三、裂叶翼首草（藏药名：榜孜加尔巴见），生于土质较好的草甸，叶有黏液，叶缘深裂，叶铺地，花白色，花柄长，具黏液。"《甘露本草明镜》云："本品是多年生的草本植物，叶淡绿色，根浅褐色，粗，内松软，具须根，叶浅绿色，叶肉厚，叶表粗糙，叶状匙形或长圆状披针形，全缘，称为翼首草、唐古特雪莲。叶深裂，有黏液者为裂叶翼首草。以上三种具基生叶六至七片，铺地生长，叶柄短，密被白色柔毛，茎细长，茎部无叶与枝、直立着生三至四棱茎，花顶生，粉红色，小。头状花序，过老变成老人头状，色白，种子多数极小，状扁形，表面具白色柔毛，上述是翼首草三兄；除叶缘的全与裂、花色、茎的长短、有无黏液外，其生境与功效上没有大的区别。"

【基源】本品为川续断科植物匙叶翼首花、裂叶翼首花的全草。

【味性】苦；寒，有小毒。

【主治】瘟毒，新旧热病，垢甲病，痹症，痢疾，关节炎等。

54. 人参果（藏药名：卓尔玛）

【本草】《度母本草》云："卓尔玛生长在山沟。叶表面淡蓝色，背面白色，茎匍匐地面，叶柄红色网状，花黄色，有光泽，块根状如羊粪。人畜皆食。秋天性变温，故秋蕨麻质佳，春卓尔玛性凉。"《晶珠本草》云："卓鲁萨增生于山沟，根块状，大小似羊粪，人畜皆食，秋季的性变温，质佳，春季的性凉，可止泻，茎红色，铺散于地面，如网，叶上面绿色，下面灰白色或灰黄色，有光泽。"《甘露本草明镜》云："根呈块状，具稀疏的根须。叶绿色，背面微白。花黄色具光泽。"

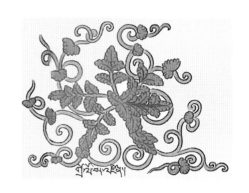

【基源】本品为蔷薇科植物蕨麻的块根。

【味性】甘；凉。

【主治】病后贫血，营养不良，脾虚腹泻，风湿痹痛等。

55. 余甘子（藏药名：居如热）

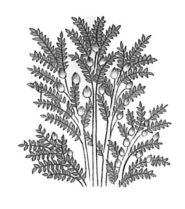

【本草】《度母本草》云："居如热生于热带，干长柔软，叶大，花淡黄色，光泽不鲜。"《奇美眼饰》云："生于热带山谷，干长柔软，叶如猪鬃疏松，花淡黄色，具光泽不鲜的果实。"

【基源】本品为大戟科植物余甘子的果实。

【味性】甘、酸、涩；凉。

【主治】肝病，胆病，消化不良，眼病及培根、赤巴等。

56. 诃子（藏药名：阿如热）

【本草】《四部医典》云："诃子分为常胜、无畏、甘露、增盛、干瘦等五种。"《度母本草》云："诃子树高大，叶厚，花黄色，果实分为八种、七种或五种。"《耳传秘诀黑手册》云："诃子树生于印度，它与藏区的圆柏树性味相似，能调节隆、培根、赤巴三者。"《鲜

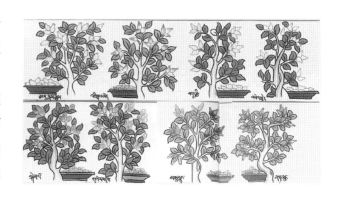

明注释》云："诃子分为五种，阿如朗巴吉瓦、吉美苏俄……给布苏芒等。"《蓝琉璃》云："树高大，外皮的颜色似核桃树的中层皮，叶厚，色青，花黄色，果实有黑黄两类，黄色者又可分为八种或五种类。"《甘露本草明镜》云："多年生的乔木，树皮暗褐色，表面柔和，多分枝，叶表面淡青色，叶背灰白色，卵圆形全缘，顶端尖锐，叶柄长，对生，花腋生，色黄，六至八月开花，果实表皮黄色，头尾细长，中间较厚，干后表面显多层纹，种仁坚硬。"

【基源】本品为使君子科植物诃子的果实。

【味性】涩；平。

【主治】隆、赤巴、培根诱发的疾病。

57. 毛诃子（藏药名：巴如热）

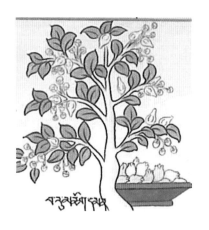

【本草】《度母本草》云："巴如热树干淡黄色，叶扁圆形，无明显光泽，花小，白色、果实称巴如拉。"《鲜明注释》云："果实较小，色白，未见虫蛀孔，质坚硬者为上品，即巴如拉小而平滑，泛白为上品；巴如拉大而质松，虫蛀者为下品。"《蓝琉璃》云："树干泛黄，叶扁，花小，白色，果实比诃子平滑而色黄小者为上品；大者为下品。"《晶珠本草》云："本属果实类，其色绿为未熟标志，但巴如拉以色绿者为佳，颜色泛绿而质硬者为上品。"《甘露本草明镜》云："巴如热多年生乔本，植株粗而直，大小有杨树之大，外表皮淡黄色，上部具分枝。叶绿黄、薄、圆而平滑、全缘；叶柄长，互生。花白色，具黄色光泽，小而有五个花瓣，腋生。果实青绿色，状如诃子。熟时呈绿黄色。"

【来源】本品为使君子科植物毗黎勒的果实。

【味性】涩、甘；凉、轻、钝、干。

【主治】隆、赤巴、培根诱发的疾病，黄水病等；可调和诸药。

58. 姜黄（藏药名：永哇）

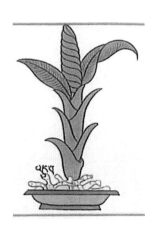

【本草】《度母本草》云："永哇生于南方温暖川地，根外皮似高良姜，内有红色具光泽，叶似大蒜叶。"《蓝琉璃》云："本品茎叶似大蒜茎叶，根外皮呈红黄色，通常称嘎思。"《晶珠本草》云："姜黄接触碱、石灰等变为血色。"《甘露本草明镜》云："多年生草本，根表皮灰白色，内为黄色；自块茎上生出五至六个球形或椭圆状的根茎，有须根，每须根末端似人参果样小根，叶草绿色，质厚而柔软，具光泽，似芋头，宽而尖，全缘；叶基渐狭并下延成长柄，叶柄基部形成鞘状，相互包围生长，似鸟羽递压。穗状花序圆柱形，花呈黄色。"

【基源】本品为姜科植物姜黄的根茎。

【味性】辛、苦；温、润。

【主治】中毒症，溃疡病，痔疮，疮伤，眼病，瘟疫及白脉病等。

59. 刺红珠（藏药名：杰巴）

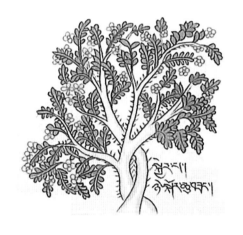

【本草】《度母本草》云："杰巴生于阴阳山间，其表皮、中皮层以及髓部皆为黄颜色，花亦呈黄色，并有光泽；果实红色而发亮。"《蓝琉璃》云："杰巴各地都能生长，外表皮银白色，花色黄；果实红色，叶茎具独特。"《晶珠本草》云："杰巴分两类，白色杰巴与黑色杰巴。白的树高，外表皮银白色，花淡黄色中皮层色黄而厚；黑的树矮，外表皮黑色，叶小；花黄色，但此不能入药。"《甘露本草明镜》云："本品为多年生的小灌木。主根粗，侧根长，根的外皮淡黄色，内皮黄色较明显。茎单生或丛生，单生茎粗，丛生茎较细，外表皮灰白色或黑色。但两者中皮层是黄色，枝能分枝，幼枝色红；叶厚而青绿色，卵形或披针形，叶背灰白色，叶柄短，叶基部楔形，顺尖急尖，边缘浅裂齿状，基部具尖锐的三至四刺；花黄色有光泽，花瓣五至六个；果实红色，成熟时变成紫色。"

【基源】本品为小檗科植物刺红珠的根、茎的中皮层。

【味性】苦、涩；凉。

【主治】食物中毒，痢疾，结膜炎，黄水病，皮肤病等。

60. 大黄（藏药名：京扎）

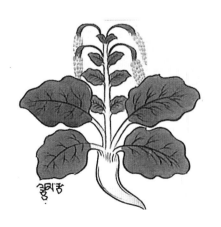

【本草】《度母本草》云："京扎生于碎石、石山，有大、中、小三种；叶铺地而生；茎中空，柔长；花红色，簇生，种子三角形。"《宇妥本草》云："京扎生在山上及菜园。叶大，青黑色；茎粗，长约一人之身。"《蓝琉璃》云："青色叶铺地而生；茎大而中空；开黄色或红色花。"《晶珠本草》云："茎粗壮且长，具节者为大类药，又称京扎那保；无茎而叶小者为小类药，又称君扎嘎保；生长在山沟湿地者，茎多，似又分蓼茎，叶像囊吾叶，无叶柄，籽易粘于衣服等物上，为中类药，又称曲本巴、曲君、肖邦巴等；各种京扎的根均为黄色。"

【基源】本品为蓼科植物掌叶大黄、唐古特大黄、药用大黄的根。

【味性】酸、苦；凉。

【主治】中毒性发热，脏腑热，食物不化，腹胀，便秘，经闭，肝、胃病等。

61. 广木香（藏药名：如达）

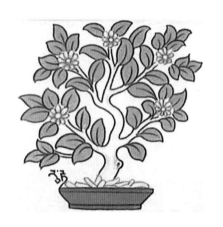

【本草】《鲜明注释》云："如达分黑、白两种或分上、下二品。"《蓝琉璃》云："如达叶茎黄绿色，花白色，根状似切断的鹿角，根色不同分黑、白二种。"《晶珠本草》云："根含黏液，根初生时即呈内腐状，如鹿角，分黑、白二种，白者产康木一带，黑者产印度和冈底斯，并有山生和种植之分，气芳香。"《甘露本草明镜》云："多年生草本植物，根内皮白色，外皮灰褐色，表面具密集的皱纹，腐朽的根状如土木香根，叶青黄色，大而圆形，表面有白色绒毛，状似苍耳子，边缘浅裂，叶柄长。基部生四五片状似苍耳子的叶片。头年生者无茎与花；二年长出绿色，直立，中空的茎，茎上端分枝，枝上长出小叶，互生，花紫红色，状如苍耳子花，生于茎和枝顶端，瘦果长圆形，上头扁而尾细，褐色。"

【基源】本品为菊科植物广木香的根。

【味性】辛、苦；润而湿。

【主治】胃胀痛，隆病，血病，白喉，肺病，培根聚滞，热泻，疮口不敛等。

62. 天仙子（藏药名：汤冲莨菪孜）

【本草】《度母本草》云："根小，叶淡色，根柱状，高约一支箭长，茎部长满花，蒴果长卵圆形，种子呈黑色。"《蓝琉璃》云："叶绿色，边缘深裂，蒴果卵圆形，种子略扁平。"《宇妥本草》云："叶片大而两面生黏性腺毛，叶脉多，

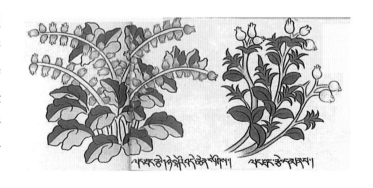

长约一肘或一支箭。蒴果卵圆，种子密而呈肾形。"《神奇金穗》云："汤冲莨菪孜分优劣两种。"《晶珠本草》云："生长在园中，茎细而长，果实微圆，八九个乳头样，排列在一起，种子如芝麻，表面有像锉一样纹理。"《甘露本草明镜》云："根细而长，淡黄色，有许多须根，第一年仅长绿色的叶子，铺于地面，长不出茎。第二年长五至六个淡蓝色的茎，叶片长卵形，叶面绿，叶背淡色，深裂，轮生，叶柄短，茎的上部对生叶片，茎及叶均有黏性白腺毛，花黄紫色，花瓣上具有明显网状黑脉，蒴果包藏于宿存萼内，长卵圆形，盖裂。种子细白，似芝麻。"

【基源】本品为茄科植物莨菪成熟的种子。

【味性】苦、辛；润、温而钝。

【主治】牙、脏腑、头部等处寄生虫引起的绞痛，支气管炎，外伤及创伤引起的肿块等。

63. 天竹黄（藏药名：扭居岗）

【本草】《图鉴螺眼》云："来自竹树类的被认为是上品，此品细如白米粉，状如涂白酥油。"《释难》云："居岗色白，微明，质轻，不磣牙，无明显味，舌上溶化时味如炒荞麦，口中久含微具甘味。"《鲜明注释》云："本品产于叫巴夏如杂纳的竹树，此竹穴洞中有色淡黄，无明显味的一种，取此上品，种于巴竹树的穴洞中，埋在地里过一段时间会产满居岗，含口溶化，放火有烟并全部烧成无影者为佳品。"《蓝琉璃》云："扭居岗色白，状如碱花，分上下两品，上品者白色，含口味不明显。"《晶珠本草》云："有一种巴夏如扎那树的竹子，以此竹做种子，播种生成

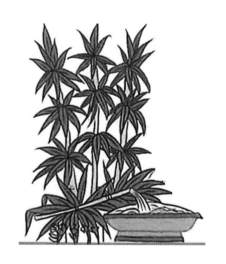

的居岗，色白，微有裂纹，状如滑石粉，较细，但用绸和细布包裹也不漏出。"《藏药晶镜本草》云："竹黄是扎玛虫蛀竹皮，树汁经伤处流进竹树茎内自然干燥凝结呈块状物，灰白色、乳白色或白色等各色。呈微硬的块状，用手摸之易碎，质松能吸水，放于水中起泡沫，此乃上品天竹黄。"

【基源】本品为禾本科植物薄竹受伤流液在竹内自然干燥凝结成的块状物或竹内残余的片状髓部。

【味性】微甘；性凉。

【主治】肺炎与各类肺病，以及外伤引起的高烧等。

64. 川贝母（藏药名：阿贝卡）

【本草】《度母本草》云："阿贝卡生长在高山草甸。叶如黄精叶，茎呈紫色且柔软。鳞茎白色似独头大蒜，花紫色下垂，果实似诃子。"《宇妥本

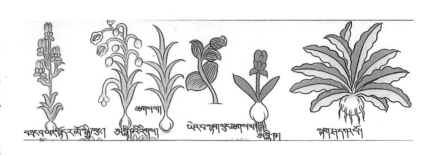

草》云："本品生于小灌木金露梅中，茎细长柔软，长短约一肘（二十四指宽），叶似黄精叶，花类似木通之花，果实蒴果。"《鲜明注释》云："贝母生于金露梅、蔷薇、绣线菊、黄精等植物生长处。叶茎状如黄精，花具光泽，果实状如诃子，根白色状如独头蒜。"《蓝琉璃》云："叶茎绿色，状如黄精；花紫色，下垂，果实六楞，状如余甘子，种子扁小。"《晶珠本草》云："本品生长在片状石山、草山、树林等三种不同的环境中。块根如独头大蒜头，叶状如黄精叶；花不显而种子饱满，种子瓶状重叠。"《甘露本草明镜》云："西藏的阿贝卡有几种类型，它具有一鳞茎，状如独头大蒜，其大小与种类多样。地上茎细而直，叶心形或卵形，全缘，叶柄短，具有二至三枚叶，花黄白色或紫色并有斑点，花下垂，雌雄同株，子房下位。果实包于较薄的果皮内，状如花瓶并显其六角，包皮内有白色较薄而片形的种子。"

【基源】本品为百合科植物棱砂贝母和卷叶贝母的鳞茎。

【味性】甘、苦；微寒。

【主治】头颅骨折，中毒，外伤，肺热，咳嗽等。

65. 甘松（藏药名：帮贝）

【本草】《度母本草》云："帮贝气香，生于阴山草坡，叶绿色，似玉盘，茎长而花红色，香气满山沟。"《妙音本草》云："其叶状似玉盘，花红色，气香。"《宇妥本草》

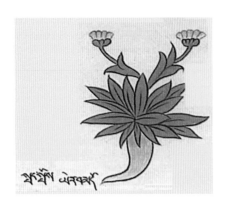

云："帮贝生于阴山草地，叶粗而状如三叉锄，花黄色，叶柄弯，长约四至五指宽。"《蓝琉璃》云："帮贝生于阴山草地，叶状如玉盘，茎紫色，花红色，气香。"《晶珠本草》云："生于阴山草坡，形态似嘎帝那保（藏药名：即点地梅），茎紫红色，叶状如松儿石小槽，花红色，香气满沟。"《甘露本草明镜》云："为多年生草本，根呈圆柱形，具须根，内表淡色，外皮咖啡色。叶丛生于根状茎端，状如开眼用的勺，长短不齐，顶端钝尖，

基部渐成柄，全缘，主脉平行三出。花葶由根茎旁出，顶生聚伞花序集成圆头状，花冠管状钟形，花紫红色。"

【基源】本品为败酱科植物甘松的干燥带根全草。

【味性】苦；凉、糙。

【主治】瘟疫症，久热症等。

66. 甘草（藏药名：信俄尔）

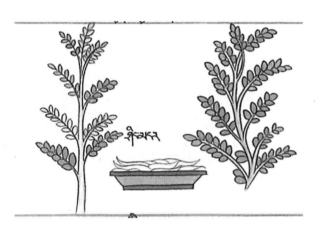

【本草】《度母本草》云："信俄尔叶绿而小，根色黄。"《蓝琉璃》云："甘草叶青黄色，卵圆形，茎直立，因生境不同可分三类，园生者为雄，水边生者为雌，林间沟畔生者为中性，三者根色黄。"《晶珠本草》云："信俄尔叶状如悬钩子的叶，因生境不同可分为三类。"《甘露草明镜》云："本品根淡黄色，坚硬，内显脉纹，侧根上又可再生支根，因根部的生长不同，可分粗、细、坚、软等类别。茎直立，干枯强硬，色青黄。叶色青，叶肉厚，具光泽，叶面有稀疏的茸毛，叶全缘，叶柄短，对生。花淡红色，状如豌豆花，总状花序腋生。果实荚果长圆形，如同葫芦巴果实，内有二至八个肾形种子。"

【基源】本品为豆科植物甘草的根茎。

【味性】甘；凉、柔、平。

【主治】肺病，气管炎，脉病，呕吐等。

67. 白芥子（藏药名：永嘎）

【本草】《度母本草》云："本品叶、茎、花等状如黑芥子，但其种子色黄而卵形。"《宇妥本草》云："白芥子生于田间或花园内，叶片柔软，茎稍弯，长短约有一肘或一箭，花黄色而多。"《晶珠本草》云："永嘎因色泽与大小不同而分为五种，淡黄色与黄绿色，大、中、小等品种。"《甘露本草明镜》云："一年生的农作物植物，茎青绿色，微弯，具枝与分枝。叶黄绿色，质厚，羽状分裂，状如萝卜叶，边缘有齿或浅裂，上被白色短柔

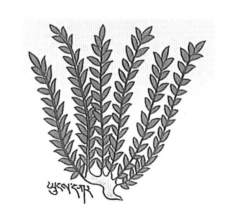

毛，叶柄短，基生。花黄色，花瓣四，十字形，花多。果实状如油菜果，长角果线形；果内具黄色、圆形而少量的种子。"

【基源】本品为十字花科植物白芥的成熟种子。

【味性】辛、甘；润、重。

【主治】食物中毒，肾炎，瘟疫及恶病等。

68. 亚大黄（藏药名：曲札）

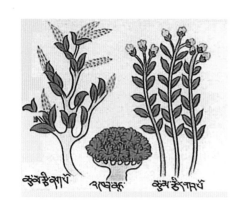

【本草】《晶珠本草》云："叶大，圆形，粗糙，铺于地面，茎红色。茎、叶、花等除大小区别外，如同大黄。根像大黄而具皱纹。"《奇美眼饰》云："茎红色；叶大，圆形，粗糙，铺于地面，除茎红及大小区别外，如同大黄，根有皱纹。曲札又分三类，一类茎中空有节，根比大黄小；一类较小，茎不中空；一类根小、细、短、色红叫小曲札。其中比大黄稍小而茎中空有节为曲札。"

【基源】本品为蓼科植物歧穗大黄的根及根茎。

【味性】苦、酸；消化后性凉。

【主治】消化不良，培根病，腹胀，伤口不愈等。

69. 西藏棱子芹（藏药名：加瓦）

【本草】《宇妥本草》云："加瓦生于岩石及干燥地，枝叶铺地，花白色，气浓。"《晶珠本草》云："本品分三类，一类生于阴面山坡，叶细裂似玉络，花红色，伞状，全身被刺或粗毛；二类生于田边，茎叶如葛缕子，茎紫色，花白色，果似葛缕子果实；三类生于石山或树林中，形状如第二种。"《甘露本草明镜》云："根圆柱形，微粗，长约一卡，外皮棕色，内面灰白，质松，无须根；茎直立，细，有分枝，空心；叶青绿色，背面灰白，叶柄长，基叶宽，三回羽状分裂；

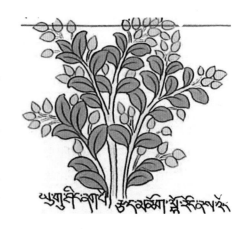

茎生叶互存，叶柄短，抱茎叶；花白色，花瓣五，伞形花序顶生，雄蕊五，二室；果实棕黑色，椭圆形，有纹线。"

【基源】本品为伞形科植物西藏棱子芹的根。

【味性】甘、辛、苦；热。

【主治】消化不良，肾病，腰痛，身虚，"龙"病，黄水病等。

70. 肉豆蔻（藏药名：杂地）

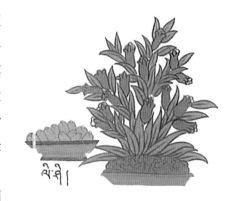

【本草】《鲜明注释》云："杂地如烧蛋。"《蓝琉璃》云："茎白色，叶绿色，果实灰紫、气味浓、振摇时具咯声。"《奇美眼饰》云："花极红，果实肾状如槟榔，断面白紫相杂，燃烧时气味芳香，去掉外壳，内具大球形或长而硬的果实。"《甘露本草明镜》云："树干紫色、油润、坚硬，大小与桃树相当，具多数分枝。叶青绿色，薄，边缘具微小齿，状如榆树叶，互生，四季常绿。花淡红色，老则变成黄色，状如豌豆花，腋生。果皮似铜皮，内有紫色、油润、长球形种子，具有明显脉纹，气味芳香。"

【基源】本品为肉豆蔻科植物肉豆蔻的种仁。

【味性】辛、甘；温、重、润。

【主治】各种心脏病，隆病等。

71. 多花黄芪（藏药名：萨赛尔）

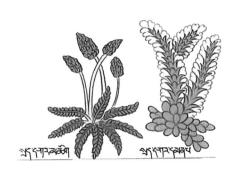

【本草】《度母本草》云："萨赛尔生长在土质较差的松林边缘；叶状如豆叶而粗糙；茎细，甚长；花黄色；荚果种子与其他豆类相似。"《晶珠本草》云："本品除茎高大外，均与其他豆类相同。"《甘露本草明镜》云："本品根灰黄色，细而长，木质，粗糙，须根；茎紫绿色，有光泽，细而长；丛生，上端有分枝；叶小，淡绿色，羽状复叶，除茎高大外，均与其他豆类相同；花黄色，似豌豆花，排列呈总状花序；荚果小，圆球形，种子绿黄色，小而球形。"

【基源】本品为豆科植物多花黄芪的全草。

【味性】甘、微苦；凉。

【主治】脉热，疮热，失血，浮肿，呼吸困难等。

72. 冰片（藏药名：嘎布）

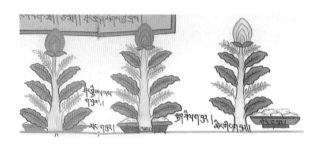

【本草】《四部医典》云："嘎布分忙嘎布、达斯嘎布、谢嘎布三种。忙嘎布系黄色，纹条形状，或者洁白柔软，状如雪团；达斯嘎布系黄色，多皱纹，状如阳性寒水石；谢嘎布系结晶体，色白而脆。"《蓝琉璃》云："忙嘎布来源于参给树，色黄，纤长，柔润，轻，或白而润状如雪团，产于内地；达斯嘎布来源于甘砸树的树脂，系黄色，多皱纹，状如寒水石；谢嘎布来自比玛树，白而脆，状如冰，极凉，产于印度。"《鲜明注释》云："嘎布分三种，三者都来自檀香树，由于该树生长地势高、低、中及环境的不同，其流出的树脂分为三种。另因季节的不同，品种又有不同，如当年长出的树脂，没过上一年，当年冬季收取的叫谢嘎布；次年春夏两季收取的，过了一年的叫达斯嘎布；过了三至四年，秋季收取的性能也较弱的叫忙嘎布。"《图鉴螺眼》云："冰片为凉药之王，其谢嘎布洁白状如雪花片，达斯嘎布状如纯牦牛奶制的酥油切片，忙嘎布洁白状如雪团。"

【基源】本品为龙脑香科植物龙脑香的树脂。

【味性】苦；辛、凉。

【主治】高烧热盛和陈旧性热症等。

73. 安息香（藏药名：苟归）

【本草】《蓝琉璃》云："苟归茎红黄色，具多层树皮。叶绿色。树脂黑黄而透明者为白种；纤维短、浑浊者为黑种。"《晶珠本草》云："产于印度、尼泊尔、克什米尔，为苟归的树脂。产自阿巴窝若山区，黄色半透明或白色者为上品；麦拉虫吃了苟归树脂后排的粪，纤维短，色黑，粘有土砂，状如老鼠粪，称作西珠玛，为下品。"《甘露本草明镜》云："为多年生乔木。茎粗长而直，

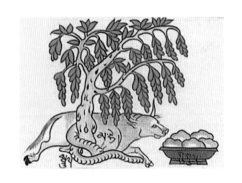

质硬，表面柔滑，色黑，分枝多状如胡桃树。叶绿色，厚而大，卵形，先端尖，叶背灰色，全缘；叶柄短，互生，主侧脉明显。花小，白色，腋生，具五个花瓣。另一种形状与前者相似，而叶形较前者圆，两面绿色，无其他区别。"

【基源】本品为安息香科植物白花树的树脂。

【味性】苦、涩；凉、钝。

【主治】皮肤炭疽，新旧肝病，各种炎症等。

74. 红景天（藏药名：索罗玛布）

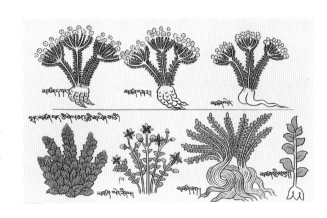

【本草】《晶珠本草》云："索罗玛布生长在高山、石山、草地、水边等。无论生长于何处，茎均为红色，根色如人肺；皮厚，气味大，茎多数，红色，较硬，全茎被叶，叶厚，簇生，有银色露状物，秋天叶、花、果实及种子皆红色，粗糙，尖端截形。"

【基源】本品为景天科植物大花红景天的根及根茎。

【味性】甘、苦、涩；寒。

【主治】腊度（高山反应），恶心，呕吐，嘴唇和手心等发紫，全身无力，胸闷，难于透气，身体虚弱等。

75. 芫荽（藏药名：吾苏）

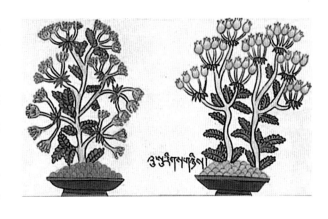

【本草】《度母本草》云："吾苏生于园中，茎、叶、花状如藏茴香，果实闭合。"《宇妥本草》云："吾苏生于山及园中，茎弯、长约一肘，叶薄而散，果实闭合，花白色。"《鲜明注释》云："长约一肘，叶全裂，叶背微红，花白色。"《蓝琉璃》云："吾苏因颜色不同而分黄、黑二种。吾苏的茎、叶、花状如藏茴香，果实闭合。"《晶珠本草》云："吾苏分黑、白二种，白的生于园中，茎、叶、花状如藏茴香，果实闭合；黑者生于山田中，形状与白吾苏相似，而花黄色，气味极浓。"

【基源】本品为伞形科植物芫荽的成熟果实及根、茎。

【味性】辛、咸；凉、轻、润。

【主治】培根木布病，消化不良，食欲不振，口渴，胃肠绞痛，小儿麻疹等。

76. 刺柏（藏药名：徐巴才尖）

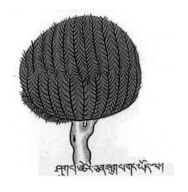

【本草】《蓝琉璃》云："徐巴才尖的树干矮小，有刺。"《晶珠本草》云："徐巴才尖多生长在高山阴坡处，树干矮而细，叶刺状，色深。"《甘露本草明镜》云："小乔木。根浅黄色，粗而坚硬；茎细而坚韧，短者约肘长，长约七米，有分枝；叶如方枝柏叶，深绿色，有刺，韧而糙。古医典中多采用生长在高地向北之山崖的刺柏入药。在林间山谷中茎的大小如柏树，叶具有刺，与上述记载亦相似。"

【基源】本品为柏科植物刺柏的带叶嫩枝和果实。

【味性】苦、涩；凉。

【主治】肾热症，遗尿，积水，疔毒，炭疽等。

77. 荜茇（藏药名：毕毕林）

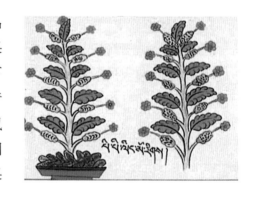

【本草】《蓝琉璃》云："毕毕林分上下两个品种，茎、叶绿色，花黄色，穗状花序卵形，深蓝色，果穗细，状如蚂蚁或雌性者为上品，果穗粗或雄性为下品。"《晶珠本草》云："毕毕林分五类：特品果色青黑，果穗小，果突出，产于印度；上品果色黑，如鼠粪，清晰，亦产于印度；佳品果穗长约一卡，果粒圆滑，黄褐色，穗轴开裂，干燥，产于我国南方；次品果褐色，果粒密而紧凑，果穗长约四指，产于山南珞瑜、门瑜等地；劣品果穗细而短，果红色，果粒清晰，产于工布的平川。"《如意宝瓶》云："毕毕林分雌性或上品，雄性或下品，还有朗欠毕毕林三种。"《甘露本草明镜》云："毕毕林种类很多，但现常用的有雌、雄二种及朗欠毕毕林共三种。毕毕林为多年生草质藤本，茎细而长，具节间，长短不一，多分枝。叶深绿色，互生厚而大，状如心形，全缘，叶脉网状，表面被白色柔毛。叶单生，穗状花序，花小、色黄。果实褐色，长卵形，细而短。"

【基源】本品为胡椒科植物荜茇未成熟的果穗。

【味性】辛；温、糙而尖。

【主治】寒性隆病，培根病，胃寒，肾寒，阳痿等各种寒症。

78. 草果（藏药名：嘎高拉）

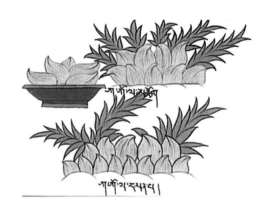

【本草】《释难》云："嘎高拉分白、紫两种，白者果实淡白色，果壳薄；紫者果壳，果仁油润。小嘎高拉大小如豆蔻，果皮具黑白纹，果仁粘连，气味似冰片；大嘎高拉大小如蚕豆，果壳灰白，内有隔膜。"《晶珠本草》云："嘎高拉分白、紫两种，白者果实大，皮厚，紫的个小，皮薄，入药为紫，制香为白。"《鲜明注释》云："本品分上、下品两种，上品皮厚，具皱缩，又分两种，一种似老人指甲，果壳弯曲，长约三指宽；另一种似九香虫，约一指宽。下品皮薄，果角尖，又分两种，一种状如香附，果壳长约三指宽；另一种状如九香虫，红白色，约一指宽。"《甘露本草明镜》云："多年生草本。茎圆柱形，直立，无分枝。叶青绿色，质薄，扁而长，全缘，平行脉，叶鞘开放，抱茎。穗状花序，花紫红色，花瓣五。果实淡紫色，具皱纹，种子黄黑色，相互粘连，有芳香气味。"

【基源】本品为姜科植物草果的成熟果实。

【味性】辛；温。

【主治】培根病，胃寒，消化不良，食积胀满，吐泻，痰饮等。

79. 红花（藏药名：苦空）

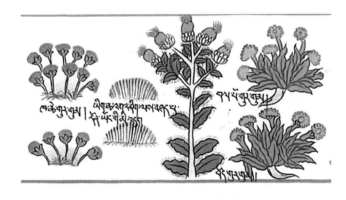

【本草】《鲜明注释》云："苦空分卡庆苦空、尼泊尔苦空、思样索、苦宽米朵四种，花呈艳红色而大者为下品，呈紫红色且硬者为上品。"《晶珠本草》云："分五种，特品称夏冈玛，药中含有少许碧花，根如天南星根，味甚佳，产量甚少；上品为克什米尔苦空，色黄，花蕊褐色，无其他杂质；中品为雷干玛，气味淡，色红黄而鲜艳，有黄色汁液；次中品为尼泊尔苦空，色黑，无汁液，中品与次品叶大，茎长；下品为西藏园中种植的苦空，气香，又分三等，黄丹色的为该类上等，紫色的为中等，灰白色气微者为下等。"《药物鉴别明镜》云："尼泊尔苦空茎较长，花蕊短，红色而硬，与此相似的内地、西藏苦空，茎黄绿色，长而柔韧，叶扁平，叶缘刺状齿，花蕊刺状。"《甘露本草明镜》云："一年生草本。有须根，茎直立，无毛，上端分枝，表面有浅槽。叶草绿色，无柄，卵形至卵状披针形，先端渐尖成针刺，边缘具刺状齿，叶面深绿色，叶背稍浅。头状花序顶生，花呈橘红色，花瓣细而多，具多数叶状总苞片，苞片边缘具尖锐的刺。瘦果白色，坚硬，具有一层薄皮，似柑橘种子。"

【基源】本品为菊科植物草红花的花。

【味性】甘、微苦；凉、重。

【主治】肺炎，肝炎，血热，痈肿，跌打损伤，妇科病等。

80. 胡椒（藏药名：颇瓦日）

【本草】《蓝琉璃》云："叶、茎绿色，茎枝细，果实称为朱门日布或因形态而称为颇瓦日。"《晶珠本草》云："分黑白两种，黑者有皱纹为上品。"《甘露本草明镜》云："茎细，长约一卡，无分枝。叶青绿色，圆而先端渐尖成为心形，全缘，网状叶脉明显；叶柄短，对生。花色不显，长于茎上部的叶基和茎顶。果实色黑，球形，体小，具皱纹，气香。"

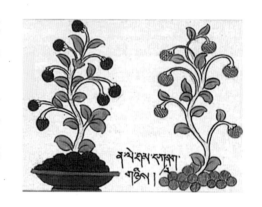

【基源】本品为胡椒科植物胡椒的果实。

【味性】辛；温、糙、锐。

【主治】胃寒，消化不良，食欲不振，培根病等。

81. 香附（藏药名：拉岗）

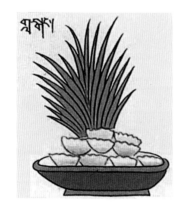

【本草】《度母本草》云："拉岗生长在湿润草坡和杂草密集的地方，叶厚而粗小，根粗，像蕨麻，细根多。"《晶珠本草》云："拉岗根似蕨麻，生于土中，可分果巴和拥哇两种，果巴生于草山堆积层厚的地方，叶细小，根多，长满植株周围；拥哇生长在土质疏松的地方，叶状如翠雀的叶，茎红色，花淡白，状如银芦梅的花，根与上品相似，外黑内红。"《图谱》云："拉岗生长在草山堆积层厚的地方，叶细小，根多，状如黑土中的蕨麻，长满植株周围。"《甘露本草明镜》云："根表面棕色，状如蕨麻；茎细呈绿色；叶似剑形，为浅绿色。"

【基源】本品为莎草科植物香附的根茎。

【味性】辛、甘、涩；凉。

【主治】喉炎，音闭，气管炎，肺热，肠热，伤寒，消化不良等。

82. 蚓果芥（藏药名：齐乌拉卜）

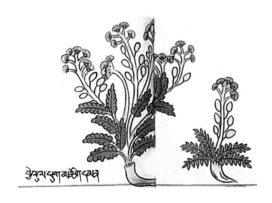

【本草】《宇妥本草》云："蚓果芥生于河滩。叶浅绿色，粗糙；花白色，花梗细，长短约有一指或五指宽。"《鲜明注释》云："齐乌拉卜因生境不同而分大小两种。其小者生于高山地带的石山和草地；叶小，长圆形；花白色，状如水泡；含口具萝卜味。大者生于低山，其叶、花状如同前者，但根比前者粗壮。"《蓝琉璃》云："本品分上、下两种。其叶片小而薄，花白色，状如水泡，含口具萝卜味。"《晶珠本草》云："蚓果芥分性烈与性缓两类。叶大状如油菜叶者性烈，叶小而稀疏、叶表具短毛者性缓。"《甘露本草明镜》云："本品是二年生的草本植物，根浅黄色，圆柱形，根尖细，表面疏被毛状须根，具萝卜气味。茎单生，浅绿色，细而短，顶端分枝多，茎与枝表密被白色柔毛，叶绿而微带黑色，叶背灰色，叶披针形，边缘具疏齿；叶柄短，对生，疏被白毛。花小，浅蓝宝石色，花瓣四，总状花序腋生或顶生。长角果线状圆柱形，状如油菜果；种子紫褐色，小而量多。"

【基源】本品为十字花科植物蚓果芥的全草。

【味性】辛、苦；温。

【主治】食物中毒，腹痛，消化不良等。

83. 唐松草（藏药名：莪真）

【品种考证】《度母本草》云："生于阳山石隙。茎长，色微黄；叶状如玉瓶碎片；花状如金蕾，花蕊像蓬松的麝毛；果实状如长柄唐松草子，果尖状如铁钩；根黄色、具红色汁液。"《甘露本草明镜》云："根黄色似黄连，须根多，茎细长，绿棕色或绿黄色，几根直立生长成块状。上部多分枝，叶小而带绿色光滑，叶背灰色，叶柄细短；花淡黄色，舌状，花瓣小而多，轮状，具多数密集的黄色花蕊；果实多数，成熟时呈褐色，顶部呈钩状。"

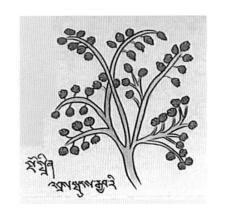

【基源】本品为毛茛科植物狭序唐松草和芸香叶唐松草的全草。

【味性】苦；凉。

【主治】疮，食物中毒症，溃疡，肠炎等。

84. 高山龙胆（藏药名：邦见嘎布）

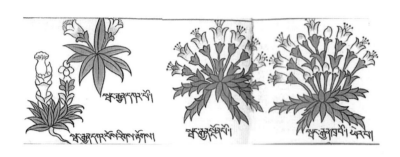

【本草】《度母本草》云："邦见嘎布生于石山草甸，叶小花繁。"《宇妥本草》云："邦见嘎布生于草甸，叶柄含有汁液，叶小，长短约有四至五指宽，花白色状如石竹。"《蓝琉璃》云："小叶绿色、呈椭圆状，茎细。以花色分有白、蓝、杂三种邦见，此为白色邦见嘎布。"《晶珠本草》云："邦见嘎布生于高山雪线附近，深秋开花，无茎，叶似秦艽叶，花开于地面，色白而带红色光泽，四至五朵簇生，或生于山坡草地，叶小，花繁。"《甘露本草明镜》云："邦见嘎布为多年生药用草本植物，根黄色，状如圆竹，具稀疏的根顺。茎蓝灰色，细而短小。叶葱绿状如扁竹、全缘，叶柄短小，对生。花白色微具黄色光泽，状如钟形。种子多数。"

【基源】本品为龙胆科植物岷县龙胆的花。

【味性】苦；寒。

【主治】感冒发烧，目赤咽痛，肺热咳嗽，胃热，脑痧，尿道炎，阴痒及阴部湿疹，天花等。

85. 高山辣根菜（藏药名：索罗嘎宝）

【本草】《度母本草》云："索罗嘎宝生于高山、石山，根较细，茎嫩，叶密集，花白色，甚美，常具有甘露水珠。"《宇妥本草》云："生于高山、石坡，叶淡绿色，柔软，叶柄扁平，花白色，长约五指拳或一食指。"《神奇金穗》云："分四种，即高山辣根菜、红景天、宽果丛菔、桂竹香。"《晶珠本草》云："生于高山，根细长，白色，叶小，花白色或红色，有光泽，有白檀香的香气，果实扁平，种子小。"

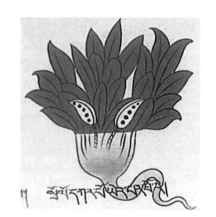

【基源】本品为十字花科植物单花芥的带根全草。

【味性】苦，微甘，涩而微辣；凉而润。

【主治】肺热及肺病引起的咳嗽，咯血，背部疼痛、发烧，混乱热症等。

86. 黄连（藏药名：娘孜折）

【本草】《度母本草》云："娘孜折生于山坡密林，叶细而油润，茎长；根、花皆色黄，根似香附子，折断后可流出乳汁。"《蓝琉璃》云："娘孜折分上品和下品两种，上品为雄娘孜折，下品为雌娘孜折。"《词意太阳》云："产自珞、门等热带山区，根状似香附子，被毛，黄色。"《晶珠本草》云："叶状如草玉梅，根黄色被毛，可作黄色染料。"《甘露本草明镜》云："根黄色，细而短，皱褶，须根多数，叶蓝绿色，坚而厚，微带褐色，背面绿色，三出全裂，二回羽状，深裂，每裂边缘具不规则的小锯齿。叶基生，细长。茎细短，直立生于叶间，中空，折断后则流乳汁，不分枝。花顶端着生聚伞花序，花黄色或黄绿色。花瓣五；花蕊棕黄色；果实状似虎掌草的果，种子多，细小。"

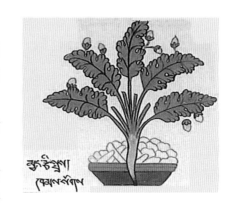

【基源】本品为毛茛科植物黄连的根茎。

【味性】苦；凉、糙。

【主治】一切热症，眼病，喉病，痢疾，肠炎，肠风症，便血，黄水疮，脓疮等。

87. 黄葵（藏药名：索玛拉杂）

【本草】《度母本草》云："黄葵生于密林中，茎细叶小，花如莨菪花，种子如鸟肾形。"《蓝琉璃》云："黄葵茎细叶小，花如莨菪花，在三角形的果实内有肾形的种子。"《晶珠本草》云："本品果角为三角形，内有种子，状如萝卜子或莨菪子，黑色，肾形，有花纹，具油汁。"《图鉴螺眼》云："黄葵子像鼠肾。"《图谱》云："黄葵子像莨菪子。"《甘露本草明镜》云："本品多年生草本植物，根黄灰色，细长，具须根；茎紫绿色，约有拇指般粗细，长而直立，顶部分枝；叶黄绿色，掌状分裂，顶部急尖，叶背呈灰白色，边缘呈锯齿状，叶脉明显，叶表、背面均具稀疏的柔毛，叶柄细长，对生；花紫色，叶从叶基处而生，蒴果黄色，呈诃子状，具五棱，遍背厚短毛；种子褐色，呈肾形，有麝香味。"

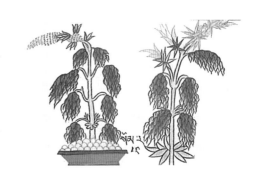

【基源】本品为锦葵科植物黄蜀葵的种子。

【味性】苦；凉、糙。

【主治】皮肤病，黄水病，麻风病等。

88. 黄精（藏药名：热尼）

【本草】《度母本草》云："具八种功效的热尼，生于幽静的树林中，根白色，铺于大地，叶青色状如剑，花青红色，具有美丽的红色果实，果实内含舍利状的白色种子，滋补良药五根之一。"《宇妥本草》云："热尼生于山坡岩隙，块根，叶润似禾苗，茎软，长短约有一肘

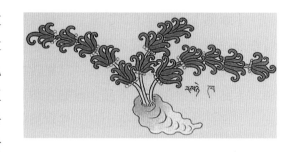

或一筒，块根状，状如姜，果实红色。"《蓝琉璃》云："根黄白色，铺于大地，叶绿色状如剑，果实扁圆形。"《晶珠本草》云："本品分二种，根白色而坚硬，叶色淡绿而薄为鲁尼；根黑色而松柔，叶黑绿色而厚，茎紫色，花红色为热尼。"《甘露本草明镜》云："根淡黄色，状如生姜根连珠状，茎蓝绿色或深绿色，细而弱，叶青绿色，厚而状如剑，轮生，全缘，叶柄短。花序腋生，花白色，稍带有红光。果实球形，淡绿色，成熟时变紫红色，状如豌豆。"

【基源】本品为百合科植物黄精的根茎。

【味性】甘、涩、苦；轻、温而干。

【主治】寒热引起的水肿，精髓内亏，衰弱无力，虚劳咳嗽等。

89. 悬钩木（藏药名：甘扎嘎日）

【本草】《度母本草》云："甘扎嘎日生于阴坡山林，主根粗壮，花白黄色，具光泽，茎、叶被刺毛，聚合果呈红色。"《蓝琉璃》云："甘扎嘎日茎绿色，被刺毛。羽状复叶，具疏柔毛，叶面绿色，叶背灰白色，密被白色绒毛；花白黄色，果实红色，呈聚合果。"《甘露本草明镜》云："本品根长而粗壮，呈灰白色，须根多。茎直立，深紫色，被针刺，多分枝，新生长的茎枝深绿色逐渐变白至紫色。羽状复叶，互生，叶面淡绿色，叶

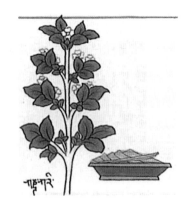

背灰白色，边缘具缺刻状重锯齿。总状花序腋生，花瓣白黄色，具红光。有诸多小核果集生于花托上而成红色聚合果。"

【基源】本品为蔷薇科植物多腺悬钩子的茎枝及成熟果实。

【味性】甘、微辛；温。

【主治】隆热二合症，时疫感冒，时疫热症及咳嗽等。

90. 猪殃殃（藏药名：桑子嘎布）

【本草】《医学千万舍利》云："桑子嘎布在滩地和田间、地埂、草丛、林间等处皆生。茎方形粗糙，叶丛生于节间，状如莲叶，花小、白色，种子圆形，两粒相连，粗糙，被狮齿状粗毛。"《蓝琉璃》云："本品茎

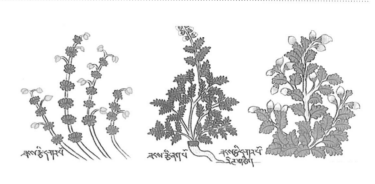

四棱形，叶细而疏，轮生叶；种子黏附衣物，放于鲜奶发酵呈酪。"《甘露本草明镜》云："本品根淡黄，具毛状须根，茎四棱形，细长，黄绿色，表面被较粗的白毛；水平生长或攀缘生长，无分枝；叶绿黄色，小而粗糙，无叶柄，叶片长圆形，顶端尖锐，全缘，叶背灰白色，七至八个轮生，其叶从基部顺着生长；花白色而小，五个花瓣，聚伞花序腋生；果实青黄色，小，果实联合生成长球形，表面粗并黏附衣物。"

【基源】本品为茜草科植物猪殃殃的地上部分。

【味性】辛；微寒。

【主治】胆病，胆病引起的目黄，伤口化脓，骨病及脉热，遗精等。

91. 麻黄（藏药名：策敦木）

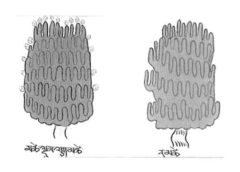

【本草】《宇妥本草》云："策敦木生于岩石，花红色，长短约有一卡或一腿，近球形。"《蓝琉璃》云："根独一，叶披针形，茎短，有节，状如竹有节结膨大，绿色小枝密集于节上，纵槽纹明显，有果实的称鲁策，无果实的称热策。"《晶珠本草》云："策敦木由于生境不同分为三类：生于山坡、旱滩，粗细如针，果红色者为查策；生于草坪者为帮策或鲁策；生于潮湿的河滩者为曲策。"《奇美眼饰》云："根单一，茎粗、多分枝，具多节，绿色，小枝密集于茎节上，冬天不干枯，茎先端有小红果，内有黑色种子者称鲁策，无果者称热策。"《甘露本草明镜》云："多年生小灌木，根表灰色，质坚，具毛状须根，茎青绿色，茎的长短和粗细因环境不同而各异，多节，叶青绿色，披针形，从节间处论生，具叶鞘，叶茎内皮具黏液，气香，花小，花瓣五个，淡黄色，雄蕊多数，果实心形，熟时成红色，果仁坚硬。"

【基源】本品为麻黄科植物藏麻黄及中麻黄的草质茎及根。

【味性】辛、涩；凉、糙而轻。

233

【主治】风寒感冒，胸闷喘咳，肝热，赤巴热，脾热等热症引起的疾病，血管破裂引起的出血症；还可以散结消瘤；麻黄灰粉外用可止血。

92. 葡萄（藏药名：滚珠木）

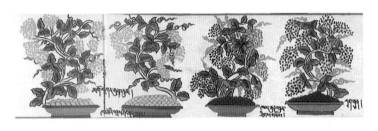

【本草】《度母本草》云："滚珠木集众果之精，生于河川地带的林河，茎长，状如木通，叶圆，中等大，花红色，甚小，甚难看见，果实红黄色有光泽。生于绒河川地的滚珠木，茎干如大黑刺果，枝如木通，长约八至九寻，盘托而生，叶如蜀葵叶，果实红紫，成串生于枝条上端，每串近百粒。"《鲜明注释》云："滚珠木依产地、果实及颜色不同分上品和下品两种；上品又分黑白两种。阿里等地所产滚珠木及克萨米尔产的白滚珠木，大小似豌豆，无种子，味甚甜者为上品；昌都等地所产黑滚珠木为上品；西藏山南、蒙古等地所产黑滚珠木为下品。"《晶珠本草》云："茎长，杆如黑刺，枝如木通，长约七至八寻（1寻约150厘米），叶如蜀葵叶，花红色，很小，果实红紫色或红黄色，有光泽，成串生于枝条上端，每串近百粒；因产地、果实大小、颜色及种子的有无可分六种。"

【基源】本品为葡萄科植物葡萄的果实。

【味性】甘、微酸；凉。

【主治】各种肺热症，肺痨，小儿肺病，大、小便不通等。

93. 黑种草子（藏药名：司拉那保）

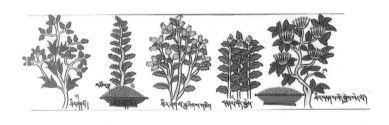

【本草】《度母本草》云："叶油绿；茎细长；花小，蓝色；种子呈黑色，状似铁沙。"《蓝琉璃》云："茎管形稍长；叶呈小圆形油绿；花小，蓝色；种子呈黑色，状似荚果苜蓿之种子者为佳品。"《晶珠本草》云："本品为黑色，粗糙，三角形。不仔细辨认，很多人认为是加工后的扁形黑芝麻，或是绿绒蒿的椭圆形褐黑色的种子。"《甘露本草明镜》云："根白色，状如圆竹，具根须；茎灰绿色，细长；顶端分枝；叶稀疏，绿色；花蓝色，具五瓣，单生于茎及枝端；瘦果有指头大小，内具密集的三角形黑色种子。"

【来源】本品为毛茛科植物腺毛黑种草的种子。

【味性】甘、微辛；温。

【主治】肝寒症，肝肿大，胃病，隆病等。

94. 腊肠树（藏药名：同嘎）

【本草】《度母本草》云："同嘎茎、叶、花小，缠绕他物而生，果实紫色，状如灌血之肠，表面光滑，有许多节间，每个隔膜有一粒白色种子"。《蓝琉璃》云："同嘎缠绕于它树而生，叶大而果实似灌血之肠。"《晶珠本草》云："生于僻静温暖之地，缠绕于它树而生，叶、花大，果实紫色，每室有一粒白色而光泽的种子。"《甘露本草明镜》云："腊肠树为乔木，茎黑棕色，长十四米，叶互生，偶数羽状复叶，小叶四至八对，卵形，长卵形或椭圆形，先端渐尖或钝，叶脉明显，具柄。总状花序下垂，花多数，花梗纤细，花黄色或淡黄色。荚果圆柱状，长约一肘，黑褐色，下垂。表面平滑，内具多节间。每间有四至五粒种子。"

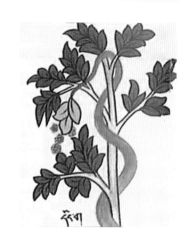

【基源】本品为豆科植物腊肠树的干燥成熟果实。

【味性】甘；凉。

【主治】新旧肝热，便秘，四肢肿胀，紫色培根，树类中毒症等。

95. 蒺藜（藏药名：色麻）

【本草】《鲜明注释》云："蒺藜生于山沟口的沙地，叶平铺地面，花甚小，不易见到，果实被刺，状如山羊头。"《晶珠本草》云："叶状如豆叶，花白黄色。无刺称鲁合色；有刺称热色。"

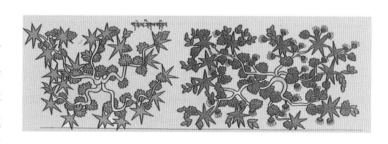

《甘露本草明镜》云："根细短圆竹状，具稀疏的根须，呈黄灰色；茎细长呈灰绿色，具七八个分枝，平卧；二回羽状复叶，叶及茎均具稀疏的腺毛；花小，黄色，五瓣，具色彩光泽的雄蕊十枚，子房心皮五，果实由五片灰绿色扁圆柱形的分果爿相连组成，呈轮状，其端具山羊头状的刺。"

【基源】本品为蒺藜科植物蒺藜的成熟果实。

【味性】甘、涩；温。

【主治】肾热，尿闭，营养不良性水肿，风湿性关节炎，淋浊等。

96. 蒲公英（藏药名：苦尔芒）

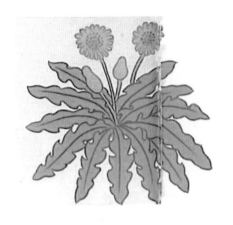

【本草】《度母本草》云："苦尔芒分大叶蒲公英和细叶蒲公英两种，再分为黑、白共四种。为治病甘露四兄弟。花白色者为白蒲公英，花黄色者为黑蒲公英。"《晶珠本草》云："无论哪一种，其花瓣千层，茎中空，圆筒形，伞柄状。根、茎或叶，折断后均有乳汁流出。"《蓝琉璃》云："苦尔芒叶裂甚多，花黄色。"《甘露本草明镜》云："本品根有大拇指般大小，具根须。叶油润，具齿，为羽状叶。花呈舌状，黄色。"

【基源】本品为菊科植物蒲公英的全草。

【味性】苦、微甘；寒。

【主治】旧热，培根病，木保病，赤巴病，肝胆病，血病，胃病，喉热症，急性中毒，疔痛等。

97. 榆树（藏药名：榆保）

【本草】《度母本草》云："榆树高大；叶如柳叶，果实有翼。"《蓝琉璃》云："叶下垂，皮可用作洗衣。"《晶珠本草》云："榆树叶状如黑柳叶，油润而薄，嫩皮如桂皮而厚，含在口中无味而有牛口水一样的黏液。藏地用此做洗衣和浆氆氇的浆液。"《甘露本草明镜》云："本品为多年生乔木，茎呈黑色，粗细约有核桃树一般，外皮甚厚而具黏液，多分枝；叶绿色，油润，薄而具光泽，心形，顶部急尖，叶柄短，边缘具齿，对生；花小，白色，边缘薄而中心突起。"

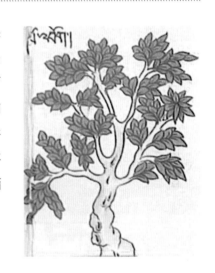

【基源】本品为榆科植物榆树的树皮。

【味性】甘、涩；寒。

【主治】关节炎及创伤等。

98. 蜀葵（藏药名：多丹）

【本草】《蓝琉璃》云："茎长，叶青色，花白色。"《晶珠本草》云："可在园中栽培，茎长，叶、花皆大，花有白色、粉红带紫两种。"《甘露本草明镜》云："茎青绿色，长，直立，被稀疏的白色粗糙毛，不分枝，有少许一起生长。青绿色叶圆而大，表面粗糙不

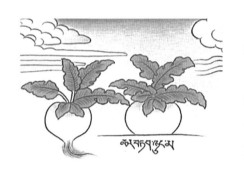

平，边缘有四个浅裂并具多数齿；叶柄长，互生。花白色或紫红色，具多数花瓣，腋生。果实白色，薄，状如轮子。"

【基源】本品为锦葵科植物蜀葵的花和果。

【味性】甘；凉、锐。

【主治】花用于治遗精；果用于治尿闭，浊淋，水肿，口渴，肾热，膀胱热。

99. 蔓菁（藏药名：妞玛）

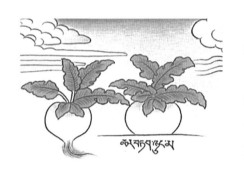

【本草】《词意太阳》云："妞玛分恰妞与妞玛两种，靠雨生长的恰妞为上品。"《甘露本草明镜》云："块根白而柔，短，除大小之外，状似萝卜叶，但无白色粗毛。妞玛因生长环境不同，大小不一。如山南、波米等低海拔区所种植的妞玛大而味不甚甜，拉萨、尼木县等地产的妞玛小而味甚甜。"

【基源】本品为十字花科植物芜菁的块根及种子。

【味性】甘、微辛；温。

【主治】块根用于治各种中毒症，隆病，身体虚弱；种子用于治各种食物中毒。

100. 豌豆（藏药名：山唛）

【本草】《鲜明注释》云："贤者对山唛有许多不同的认识和叙述，如《祖先口述》云：'山唛属于细小的灌木，开蓝色花的久如麻（藏药名：小角柱花）。'"《词意太阳》中的叙述与上述一致，而"北方学派"又把马马古加当做山唛，根块状，独根，茎似大蒜苗，长约一食指，有的认为似香薷（藏药名：齐如）。《药物

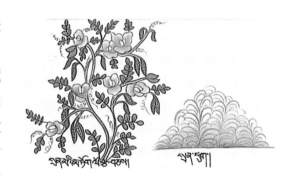

鉴别明镜》云："山唛生于水沟边，叶红绿色，花蓝红色，荚果方形似油菜籽的果。"《蓝琉璃》云："山唛当作马马古加，似马先蒿、列当、豌豆花等不同的认识，但豌豆花确实具有山唛应有的止血作用。"《甘露本草明镜》云："山唛为每年种植的一年生攀缘草本，各部光滑无毛，根细而具须根，茎草绿色而细长，叶双数，对生，薄而滑，无柄，椭圆形，全

缘。花紫色。荚果草绿色，老时变为淡黄色，内有二至十个黑色种子。"

【基源】本品为豆科植物豌豆的花及种子。

【味性】甘；凉、轻。

【主治】花用于治肾病，月经过多，诸出血症；种子用于治中毒引起的六腑疾病及痘疮。

二、动物药

101. 雪蛙（藏药名：岗白）

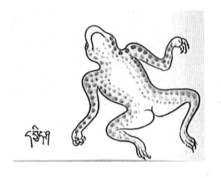

【本草】《空行传授之大结》云："雄雪蛙生长在雪山上，雌雪蛙生长在大雪深处。夏季三月的初三至二十三之间交配，交配前雄雪蛙功效大，交配后雌雪蛙功效大。其尾部皱纹向上者为雄，向下者为雌。"《晶珠本草》云："本品有白、紫两种。颈短，眼红，有紫、青、红、绿各色斑点，身子切开为脂肪性者，是紫雪蛙。身长，颈长，有淡黄色或淡红色光泽，脂肪比紫雪蛙略少，称为黄雪蛙或白雪蛙。无论哪一种雪蛙，鳞（疙瘩）和眉骨粗大，身材苗条者为雄；鳞和眉骨小，身材粗胖，颈短者为雌。"

【基源】本品为两栖类动物羌活鱼的肉、脂。

【味性】辛、咸；平。

【主治】跌打损伤，骨折，肝胃气痛，血虚脾弱，肾寒阳痿等。

102. 牛黄（藏药名：给瓦木）

【本草】《蓝琉璃》云："黄牛及猪等动物的肝胆部位中得到的给瓦木，色紫，外包薄皮为佳，色微黄为次。"《鲜明注释》云："根据来源不同分为大象肝胆部位取到的给瓦木和牛类、猪麝等动物肝胆中取到的给瓦木，牛类肝胆部位得到的给瓦木为下品。"《晶珠本草》云："来源于牛类（如牦牛、黄牛等）动物肝胆部位中的给瓦木为下品。还有少数人体的肝胆部位中也有给瓦木（不入

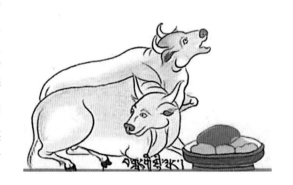

药）。"《甘露本草明镜》云："给瓦木来源于大象、牛类等动物的肝胆部位，还有人工给瓦木。象类不分大小均有给瓦木，此给瓦木为佳品；牛类虽有给瓦木但极少，如一百多头牛中，可能三四头有给瓦木，该给瓦木为中品；人工给瓦木为下品。"

【基源】本品为牛科哺乳动物牛类（如牦牛、犏牛、黄牛等）干燥的胆结石及人工牛黄。

【味性】苦、甘；凉。

【主治】流行性热症，高热神昏谵语，狂躁，小儿惊风抽搐，热性水肿等。

103. 珊瑚（藏药名：其乌如）

【本草】《鲜明注释》云："生于海边石崖和沙地，形如树。按其颜色可分为白、红、黑三种，白色为多年在水中被水垢包裹者；红色为众所周知的树状者；黑色者状如乌鸦之眼睛黑而明亮，此种做成念珠，被霍尔等民族视为珍品。"《晶珠本草》

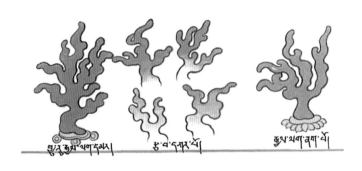

云："本品分为红色、黑色、白色三种。红珊瑚为上品，只有此品入药。黑珊瑚被霍尔人等视为珍品。白珊瑚藏地虽有，但比较稀少。三者均生在海边石崖和沙地，形如树，石质。因生态如树，故而称为珊瑚树。"《甘露本草明镜》云："茎的粗细长短不定，状如鹿角，似树枝状生长。截断后，可在截断处继续长起。其外观虽如水中岩石（外皮呈白色），但其实质为众所周知的红色。"

【基源】本品为红珊瑚科动物红珊瑚的石灰质骨骼。

【味性】涩；寒、平。

【主治】脑病，肝病，各种发热，中毒等。

104. 珍珠（藏药名：母滴）

【本草】《鲜明注释》云："分白、红两种。白色又分五种：嘎札母滴、哇鲁母滴、然巴母滴、白玛母滴、西萨嘎母滴。诸种中无珠眼者为雄，中空壳多者为雌。"《蓝琉璃》云："热葛尔的母滴色红，产于红色贝，为上品。嘎札母滴为大象母滴，大小如莨菪子，有白色光泽，产自大象的脑骨或犬齿。哇鲁母滴有蓝色光泽，大小如豆，印度南部丛林中的亚树（多亚）的树叶淋雨泡后长该品。然巴母滴色微绿，大小如豆，产自印度东部的札巴斗半岛上的（相格拉）树，该树的树叶淋雨泡后长此品。相毕嘎母滴色微黄，大小不一，产自僧噶拉的海生贝类和贝类生物'蚌孜'的脐部。加母滴为白色，在安多称为多卡，微带蓝色光

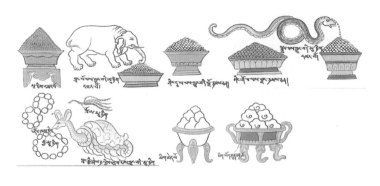

泽。索玛母滴为印度和汉地的一种混合的细碎母滴。上述品种的品质依次下降。其中无珠眼者为雄，中空壳多者为雌。"《晶珠本草》云："大者六种，小者四种，共十种。"《甘露本草明镜》云："珍珠因来源不同而分六种，现人们所用的均产自汉地和印度等地，在'尼齐'或'蚌孜'的脐部人工培养而得，大小不一，灰色，有光泽，有的色微红。"

【基源】本品为珍珠贝科动物马氏珍珠贝、蚌科动物三角帆蚌、褶纹冠蚌等贝类动物珍珠囊中形成的无核珍珠。

【味性】涩；凉、重、糙。

【主治】脑震荡，头伤，白脉病，翳障，四肢麻木，中毒症等。

105. 麝香（藏药名：拉瓦）

【本草】《晶珠本草》云："拉瓦有两种，一种为黑拉瓦，另一种为灰拉瓦。黑拉瓦一般栖于森林，雄拉瓦腹后部有一隆起的囊状香腺，分泌麝香。香囊毛细而致密，麝香气味香而浓者佳。灰拉瓦的麝香为次。"《甘露本草明镜》云："麝体状似山羊，髋骨高于肩胛骨，四肢细而长，颈长，耳稍大而直立，眼圆而大，全身毛黑黄色，雌雄均无角。雄麝高于雌麝，尾短而肥，犬齿很长露出唇外，腹面脐部有卵圆形的麝香囊，分泌麝香。雌麝犬齿短，尾纤细，无麝香囊，具乳头。"

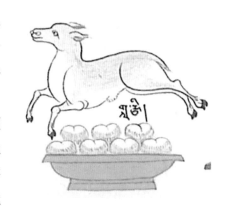

【基源】本品为鹿科动物马麝成熟雄体香囊中的分泌物。

【味性】苦、辛；凉、轻。

【主治】麝香用于治肝炎，肾炎，寄生虫引起的内脏、头部、皮肤、牙之虫疾；麝肉用于治赤隆病；麝粪用于治肢体麻木，瘫痪，伏热，脑镇痛。

三、矿物药

106. 云母（藏药名：朗才尔）

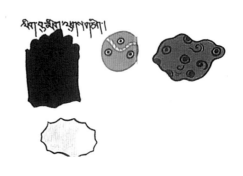

【**本草**】《晶珠本草》云："朗才尔分为黄、白、红、黑四种。白朗才尔，状如晶石，柔软，如荞麦皮，层层剥落，如银箔，可作玻璃。生药炮制时，不用水调。煅烧呈乳酪，可作为白色涂料。黑者质地同前者，色黑，石上画纹呈红紫色，本品稀少，附着于别的岩石上。红朗才尔状如黑云母，但色红。"《甘露本草明镜》云："四种朗才尔，除颜色和大小外，性状相似。白朗才尔呈玻璃样，多层重叠，薄片透明。黑者质同白朗才尔，但比之小，附着于别的石上。"

【**基源**】本品为硅酸盐矿石云母族矿物，主要包括白云母、黑云母、锂云母、铁锂云母。

【**味性**】甘、辛；平。

【**主治**】疮伤，中毒症等。

107. 火硝（藏药名：塞察）

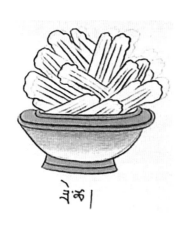

【**本草**】《医学千万舍利》云："塞察产于旧房墙基，含口具硇砂味，湿润松软。取上品，加七倍的水，加热煮沸，取净上液，进行浓缩，晒干后状如晶针。"《鲜明注释》云："本品具天然与人工两种。其天然者产于林芝等地，浅蓝色状。人工产于墙基、崖根等地，松软油润，具硇砂味。"《晶珠本草》云："塞察火硝由于质量之别，其品种有三：一种产于石岩缝隙中，状如冰，加工洗净后，状如晶针，为上品；一种产于土崖石岩，状如禽羽，加工洗净后，状如奶渣粉，为中品；一种产于墙基崖根，湿润松软，加工洗净后，状如糌粑或炒粉，为下品。无论哪一种，散在火中，沸滚有泡沫、发嚓嚓爆裂声。"《甘露本草明镜》云："塞察因产地的不同，而分三种。其天然的产自林芝，古时藏枪的火药用此品。在林芝秋末或春季产火硝的老房子，打扫干净，关闭十五天，过了十五天后，房内产白色的颗粒的火硝，状如霜是上品，下品者状如碱花，产自内地；还有加工品，但本人未见过。"

【基源】本品为硝酸盐类钠钾石族矿物钾硝石。

【味性】咸；温、有小毒。

【主治】石淋，石痞瘤，虫病，不消化症等。

108. 光明盐（藏药名：加察）

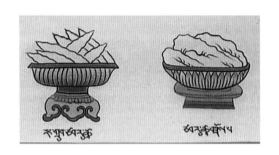

【本草】《鲜明注释》云："加察具有色白似玻璃和体大色红的两种，一种来自石类矿物，另一种来自湖泊。前者晶状体，透明，味显甘，为上品。若用药难采收本品时，可用藏北地区的纯食盐来代替。现藏北安多近湖泊的山洞内具有取不完的海生加察。"《晶珠本草》云："本品产自克什米尔祖典城附近的石岩与海中，分岩生和海生两种。岩生者为上品，淡青色，透明如镜，敲碎时呈小立方体；海生者白色，具光泽，色如寒水石和青铜，为中品；别处海生者青黑色，具星点斑斑，为下品。"《甘露本草明镜》云："光明盐具三个品种。上品色白，较透明，方形，具大小各样，敲碎时呈小立方体，比其他盐类味甘。中品色青，透明，方形，产自青海、安多等地。下品产自印度、尼泊尔等地，色白而具红色光泽，状如岩盐，但比岩盐透明光泽。"

【基源】本品为卤化物类石盐族矿物石盐的结晶。

【味性】咸；热。

【主治】寒性培根、隆的并发症，胃寒引起的消化不良等。

109. 石灰华（藏药名：居岗）

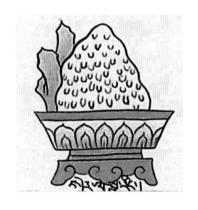

【本草】《图鉴螺眼》云："居岗分三种，来自植物的为上品；来自温泉的居岗，状如精制面粉，为中品；来自岩山的居岗，它的断面如马牙破裂，为下品。"《释难》云："上区阿里，有个天然的泉，此泉出产求居岗。"《奇美眼饰》云："石灰华产于朝圣之地弟斯等河，色微黄。"《蓝琉璃》云："莎居岗色白，状如碱花，分上下两品，上品色白，含口味不明显。"《甘露本草明镜》云："莎居岗产于米林附近，有原老宇妥所建求学之地，此处有较深的山洞，洞里湿度大，不受阳光与风，产出的居岗色白，柔软，质松，无沙石等杂质，为上品居岗。在墨竹直贡弟桌木泉的山背上，有个山洞，此洞也产上品居岗。对于上品居岗，先前学者们认为它的功效比竹黄大。笔者多年用药经验中也提到这一点。"

【基源】本品为碳酸盐类矿物，主要含碳酸钙（$CaCO_3$）。

【味性】甘；凉。

【主治】各种肺热病，疮伤炎症，热毒附骨，疫疬，眼黄病等。

110. 松石（藏药名：优）

【本草】《蓝琉璃》云："玉石分为八种：老玉三种；中玉两种；新玉三种。三种老玉中，色青白，光泽强，暗处可见者称为脂白玉；色青红，光泽强，润滑者称为脂红玉；比上述两种玉略青者称为灵玉。此三种玉均入药，系上品，功效最佳。两种中玉中，形如脂白玉，光泽微弱，微带乳白色者，称为蓝玉；比脂红玉嫩，光泽微弱，色中红者，称为中红玉。二者功效中等。新

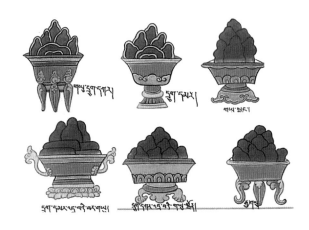

玉形状不定，质嫩者称为蓝玉；比脂红玉嫩，光泽微弱，色中红者，称为红玉。二者功效中等。嫩玉形状不定，质嫩称为嘉玉，达玉瓦吾玉。质非常嫩者色艳，表面有硬如白卵石的颗粉状斑痕，色淡微黄，形状不定，称为周赛玉，质劣。此等皆产于印度没有混海水的河底。七月间，暴雨大，藏地雪山洪水倾泻，雪山麓也零星可见，汉地和象雄地方也有出产。"玉石种类较多，一般是指具有各种鲜艳的天然色彩，质地细腻，硬度较大，抛光后反光性强的矿物集合体，这类矿物多为隐晶质。目前藏医所用玉石，多以绿松石入药。

【基源】本品为一种表生条件下由含铜水溶液与含氧化铝矿物及含磷矿物的岩石作用后，在裂隙中沉淀而成的矿物。

【味性】涩，凉。

【主治】肝热病，肝中毒，眼病等。

111. 硇砂（藏药名：甲察）

【本草】《鲜明注释》云："甲察具天然与人工两种；其天然者又分两种：透明，状如晶，味甚辛者为上品，与石混杂、味微酸者为

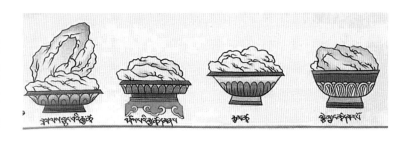

下品。人工甲察产自克萨米尔、汉地等，质松，纤维短，味咸，含口具刺舌感。"《蓝琉璃》云："甲察是岩产的盐类，状如寒水石敲碎，其状如子寒水者为上品；人工硇砂味辛微具酸性，为下品。"《药物鉴别明镜》云："甲察是岩产盐类，含口具刺舌感，状如子寒水者为上品；人工硇砂味辛而微酸性者为下品。"《晶珠本草》云："本品状如晶，敲时有冰状黏液，混有石状红石等物，表底一致，无沉渣状。味甚辛者，为天然甲察，质最佳。印度和藏北、蒙古等地产的熔甲察，色青而白，闪光，表面有容器中取出的凝结体影子，表底有渣子层纹，敲碎内有条纹，触时很热，此为上品；状同上品，表面灰白色，质松软者，产自藏北、蒙古等地为中品；另灰白色，轻，光泽不显，基部青色或黑色，表面灰白色，纤维短，钟乳状，味不甚辛，为下品。"《甘露本草明镜》云："甲察具上、下品与人工等几种，上品色白，透明，具针状条纹，或状如阳起石，表面微有红色石花，下品一般状如同上品，但其色微青而半透明；上两种现稀少。人工甲察钟乳状，表面与基部有渣子层纹，本品也较稀少。现硇砂来自印度、尼泊尔等地，长方形，味甚辛，性能比上品微弱。"

【基源】本品为卤化物类矿物硇砂的晶体。

【味性】咸、苦、辛；温、有毒。

【主治】虫病绞痛，肉积症瘕，泻脉利尿，排脓去腐，疔疮，痈肿，眼中胬肉，翳障等。

112. 紫硇砂（藏药名：卡如察）

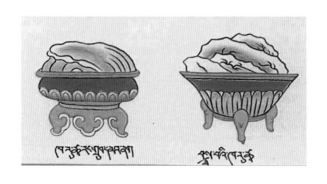

【本草】《度母本草》云："红的卡如察如碎火石，黑、红两种都有焦角味。"

《图谱》云："黑的卡如察如寒水石。"

《药名荟萃》云："卡如察分天然品和加工品两种，天然品又分红、黑两种，其纹理如寒水石，有焦角气味。"《奇美眼饰》云："天然品如寒水石，具光泽，有焦角味，红者为上品，黑者为中品，加工品为下品，颜色另有浅红或淡蓝色。"《甘露本草明镜》云："卡如察分天然品和加工品两种，天然品一种如寒水石，紫红色，透明，光泽，有焦角气味；另一种黑色，不透明，有焦角气味。"

【基源】本品为卤化物类石盐族矿物（石盐）。

【味性】咸、辛；温、重腻。

【主治】培根和隆的并发症，腹胀腹鸣，便秘，噎嗝反胃等。

113. 水银（藏药名：欧曲）

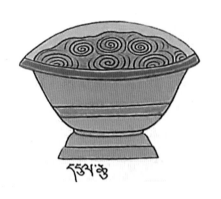

【本草】《晶珠本草》云："本品因色泽不同而分两种，色白而易流动，性猛者为上品，色青而缓流者性温为下品。本品之史话，先辈们说法很多，各不相同。一说是天神大自在天之精液，生于天然之岩石，犹如大自在天之精液，女性取之情合，因情而射等多种之说。实为生自一类朱砂、银矿石样的一种石头，烧之化烟飘散。总之分为产自石、动物、草三类，无论何种，色白而流动者其性猛烈者为上品，青而缓者性温和为下品。无论猛烈或温和，均具重毒、穿毒、汁毒，三种毒。"《甘露本草明镜》云："古代贤者们对欧曲这一具有大毒药材的来源及历史等方面有很多不同的叙述，但实则欧曲由自然汞或辰砂中提炼而来的。"

【基源】本品为自然汞或辰砂矿炼出来的汞。

【味性】甘、涩；平、有大毒。

【主治】中风，麻风，痞瘤，炭疽，关节通风，黄水病，各种炎症，各种中毒症，培龙病，高血压心脏病，寒、热引起的诸症，疯病等。

【注意】通过淘、洗、煅等法去毒后方能入药。

114. 代赭石（藏药名：木保贝加）

【本草】《奇美眼饰》云："木保贝加色紫，坚硬，重而颗粒状，状如青蛙背。"《蓝琉璃》云："色紫，重而硬，状如青蛙背。上品状如佛塔，颗粒大；下品颗粒稍小。"《晶珠本草》云："分雌雄两种：雄者色紫，坚硬，状如紫草茸而扁平，表面有颗粒，大，有光泽，表面划纹成黄褐色，敲碎时，内有石纹，断面状如硇砂，捣碎时闻有香味；雌的表面无颗粒，裂纹呈红紫，松软。"

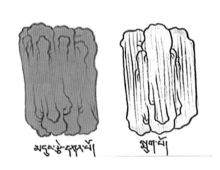

《甘露本草明镜》云："雄者色紫光滑，润重，有光泽，状如青蛙背，有颗粒，断面如硇砂，有石纹；雌者形状及颜色同上，但其表面无颗粒，可配制紫红色颜料。"

【基源】本品为氧化物类矿物代赭石。

【味性】涩；消化后味苦。

【主治】跌打损伤引起的骨伤，骨折，脑外伤等。

115. 芒硝（藏药名：亚巴恰惹）

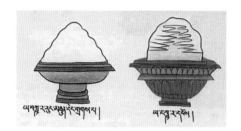

【本草】《八支解释月光》云："亚巴恰惹是青稞烧焦放置一夜后表面形成的盐状物。"《宝堆》云："亚巴恰惹状如细麦粉，捏时如雪发出的'喳喳'声。"《蓝琉璃》云："亚巴恰惹是在岩石上形成的白色粉末，捏时发出'喳喳'声。"《大释明镜》云："本品分两种，上品状如冰块，下品状如碱花，捏时发出'喳喳'声。"《晶珠本草》云："在岩洞、深谷等处生成，呈一种白色的硝盐，状如细麦粉，捏时发出'喳喳'声。"《甘露本草明镜》云："本品生成在岩石等处，状如碱花，白色，微具蓝光，细而轻，捏时发出'喳喳'声。"

【基源】本品为硫酸盐类矿物芒硝族的芒硝。

【味性】咸；温。

【主治】胃寒，消化不良，腹胀，便秘，痞瘤，闭经等。

116. 针铁矿（藏药名：东泽木保）

【本草】《鲜明注释》云："东泽木保紫红色，呈纤维状。"《蓝琉璃》云："东泽木保分上、下两品。上品如冰块吸吮，光滑润泽，纤维状，打碎呈众多小针状，从色泽可分白、紫两种。下品如片岩石，呈紫褐色，气味浓。"《晶珠本草》云："紫红色石块，刻纹呈紫色，坚硬，棱角尖，打碎时呈马毛状裂纹。"《奇美眼饰》云："坚硬，粗壮而棱角尖，打碎呈众多小针状，尖锐而细长。"《甘露本草明镜》云："本品坚硬，质重，光滑润泽，大小约有拇指之大，粗而角尖如矛头锋，打碎呈众多小针状，尖锐而细长。"

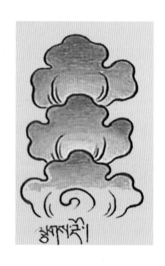

【基源】本品为一种碱式氧化亚铁的矿石。

【味性】苦；凉。

【主治】骨折，骨髓炎，脑伤，视力减退，白内障，黄水病等。

117. 铁（藏药名：驾）

【本草】《白莲花束》云："驾之上品者，其纹理如汗毛，细看混有蓝红之色，称为订多，产于阿里；纹理状如云、白色者，因纹理之密疏而分雄雌两种，此种来源于门地、印度及阿里，由铁、银、石头混合而成，（纹理）疏密适者为上品，（纹理）疏而不明显者为下品。另印度铁韧而锋利，藏铁白色，工布铁坚韧，康区铁刃，汉铁锐而软等分有多种。"《鲜明注释》云："分所谓西木多及无纹理的上品、下品两种，因其性状分：坚韧黑色的雄铁，软而白色的雌铁，软刃兼具

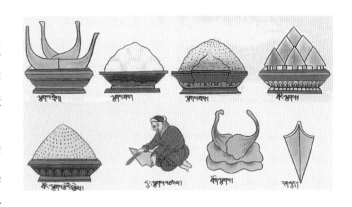

的中性铁三种。印度、汉地等不同的地方产不同种类的铁，特别是国王轰嘎巴西的领地有一种可当作腰带的剑，任何盔甲均可刺穿，此为铁之特品。因其来源分：铁矿石，磁铁、混合矿石及动物的铁。"《晶珠本草》云："驾有上品二种，次品六种：上品之一叫冈贝，黑褐色；上品之二叫黑乔热，色甚青；次品分软、硬两类，软的色白不刃，硬的色黑，打后色红或白而刃。藏地铁普遍产自铁矿石。"《藏药晶镜本草》云："先辈们把铁分为上、下品等八种，其中上品二种为传说而已，产自动物的铁亦只有历史传闻而实物现今难见，铁矿石的品种很多，皆可炼制出铁。"

【基源】本品为自然铁的铁灰、铁砂、铁汁、铁垢、铁焦等。

【味性】铁，微酸；铁灰、铁砂，涩。

【主治】麻风病，疮口脓血，黄水及水肿等。

118. 青晶石（藏药名：木曼）

【本草】《鲜明注释》云："分三种：天蓝色、金黄色、淡蓝色。"《晶珠本草》云："本品分三种：杂有金点的称金晶石，蓝黑质纯的称为蓝晶石，淡蓝杂有白石的称玉晶石。"《甘露本草明镜》云："木曼是石类药，按其色泽不同而分三种：蓝色带黄斑的、蓝色而油润的、淡蓝色的。"《藏药晶镜本草》云："形状和大小不一，有的

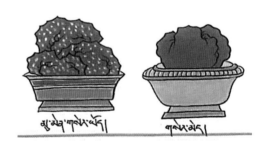

杂有黄铁矿粉，断面后金点，称金晶石；有的深蓝色，质纯，断面后有杂蓝，蓝黑和淡蓝混杂，断面后杂蓝，称蓝晶石，有的淡蓝色杂有白石，有的绿色，称玉晶石。虽金晶石价贵，但入药时玉晶石质佳。"

【基源】本品为硅酸盐类矿物。

【味性】涩；凉、干。

【主治】麻风病，皮肤病，白发症等。

119. 炉甘石（藏药名：坑替）

【本草】《鲜明注释》云："坑替呈灰白色，较松软，生于温泉的地方。"《蓝琉璃》云："坑替分两种，一种为白色，松软；另一种为白色，坚硬，大小如豌豆。"《晶珠本草》云："年深日久积雪所化之石，或雪融水滴滴在石垢（藏药名：石花）上聚成乳头状，似寒水石黏泥一样的物质，色白，味微甘，嚼时不碜牙。若无坑替时，另二石可代：一种为高山阴面朝北阴凉的岩洞中形成有乳状石；另一种为盛夏有雪的深山，照不到太阳的石岩上形成的乳状石，附着在别的石面

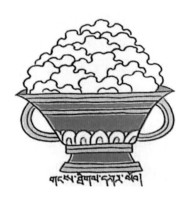

上或别的物体上，功效相同。"《甘露本草明镜》云："本品分为两种：上品为白色，微具红光，呈球形，坚硬；下品似雌寒水石，灰白色，质松，煅烧后溶于水，呈酸奶状。"

【基源】本品为碳酸盐类矿物方解石族菱锌矿。

【味性】甘；凉、平。

【主治】肝热，湿疹，皮肤瘙痒，溃疡不敛，目赤肿痛，骨折等。

120. 钟乳石（藏药名：帕奴）

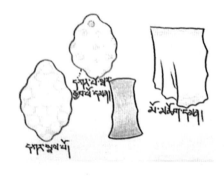

【本草】《鲜明注释》云："帕奴捣碎时有焦角味，气浓。通常分白、紫两种，白者状如海螺，紫者状如母牛乳头。另有淡红色、黄色、蓝色等多种颜色。"《蓝琉璃》云："本品颜色不一，具焦角味，细分为雌、雄、中性三种。"《晶珠本草》云："本品状如母牛乳头，外表有皱纹，中心有乳道洞，颜色不一，多为淡蓝色，捣碎时有焦角味。"《甘露本草明镜》云："帕奴为淡蓝色，大小不一，坚硬，状如母牛乳头，中心有乳道洞，表面粗糙，有皱纹，捣碎时有焦角味。考古者认为，钟乳石为动物的化石。"《藏药晶镜本草》云："为动物的化石，外观似石粉或岩石样，坚硬而重，大小不一，圆锥形，淡黄色，有皱纹，状如乳头，中心有乳道洞。"

【基源】本品为碳酸盐类钙化合物。

【味性】涩；温。

【主治】肌肉韧带撕裂，创伤等。

121. 胆矾（藏药名：劈半）

【本草】《鲜明注释》云："劈半品种多，但主要分为蓝白两色，蓝色者又分上、下两品，上品主要产自汉地和印度，色蓝者形状似冰块，透明，含口有矾味；下品浅蓝色，含口微具矾味而有铜锈味，引起反胃，两者均用于治翳障。白色者多产自印度，其味如同奶拉拖察。"《蓝琉璃》云："本品是土类药物，其功能近似诸矾，分蓝色和白色两种。"《晶珠本草》云："本品来自印度，有天蓝色和松儿石色两种，形状和透明程度如白

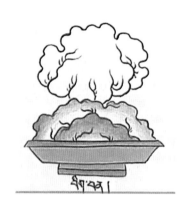

矾，味同诸矾而有铜味，天然品质佳，加工品印度、汉地皆产，质次。天然劈半，表面微有石脂；加工者为玉石色，表面有粉末和磨研的痕迹，没有晶石光泽。加工劈半中，用硇砂炮制的粗糙，用酸奶、紫铜和白矾炮制的光滑细腻。"《甘露本草明镜》云："劈半是总的概念，具体来分，除痞与破瘤的劈半是硼砂煅烧成的灰粉，去翳障用的劈半是奶拉拖卡，治未成熟热症用的劈半是大蒜煅制的。劈半的主要成分是矾，有天然品和人工品两种，天然品浅蓝色，有光泽，产于岩山；人工品青色，不透明，各地都能生产。"

【基源】本品为铜的含水硫酸盐矿物。

【味性】酸、辛、咸；微凉。

【主治】翳障、口疮等。

122. 硫黄（藏药名：母司）

【本草】《诀窍银升》云："母司分白、黄、紫、绿四种。前两种气味小，易消，后两种气味烈，难消，似金色者质佳。白色和紫色为雄性，黄色和绿色为雌性。"《词意太阳》云："分白、黑、黄色三种。硫黄上品状如酥

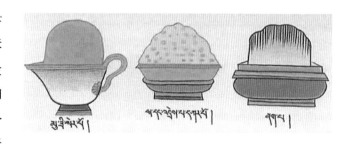

油；中品色微黄，状如干脂肪；下品状如牛或犏牛齿。"《鲜明注释》云："分为黄色和黑色两种。"《蓝琉璃》云："分为白、黑、黄三种。白、黑两种大多产自温泉附近，除颜色之差别外，两者基本相同，质佳者坚硬，无杂质，状如琥珀，摩擦后燃烧，气味浓烈，在容器中熔化状如酥油，易溶；黄的可分为上品和下品两种。"

【基源】本品为自然元素类矿物自然硫，主要含硫物质或含硫矿物炼制升华的结晶体。

【味性】涩；辛。

【主治】疖痈疮疮及皮肤疱疹，麻风病，疥癣，恶疮，瘙痒等。

123. 雄黄（藏药名：东瑞）

【本草】《鲜明注释》云："本品为红黄色石块，具特殊的气味与光泽。"《蓝琉璃》云："雄黄为红黄色，具特殊气味的石块，易辨认。"《晶珠本草》云："东瑞为红黄色石块，色如黄丹，气味比硫黄还臭，燃烧时冒黄烟。分两种，红色透明者为雌；紫色、短纤维者为雄。"

【基源】本品为硫化物类矿物。

【味性】微苦、辛；平。

【主治】疮痈，化脓性伤口，丹毒，淋巴肿胀，疥癣，白喉等。

124. 寒水石（藏药名：君西）

【本草】《多据》云："雄寒水石断面如马牙，坚硬、重。子寒水石色白如炉甘石、虚松，纤长

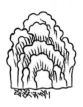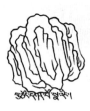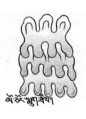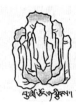

而柔软。产于温泉、药泉之地。雌寒水石紫色，状如钟乳石，产于岩崖缝隙。女寒水石产于岩崖缝隙，色黄。阴阳寒水石有白、红、黄诸色，长而柔软。上述是五种寒水石的识别，其用法是男服用雌，女服用雄，功效最佳，阴阳者性平，男女均可服用，此为上品者。"《释难》云："寒水石有几十种的分法，但总的分为三个品种：上品有光泽、重，状如冰片，透明而亮。中品无混杂其他土石，能用牙嚼；与此相反者为下品。"《晶珠本草》云："寒水石分五种，其雄药为硬而重；雌药轻而松软；阴阳药性平而软，状如海螺块状，掘取为象牙状；子药似雄，但质地疏松，比雄药功效小，女药似雌药，但比雌性平。"《奇美眼饰》云："以品种、色泽、类别等较详细地分共有一百二十五种。"《藏药晶镜本草》云："寒水石类的共同特点是：质地松软，易碎粉，用牙嚼，石头上能画出白线条，在碳中烧呈白色，在水中煮沸呈乳汁。"

【基源】本品为硫酸盐类矿物。

【味性】涩。

【主治】消化不良引起的各类胃病及胃溃疡，痞瘤，浮肿，腹泻，外伤等。

125. 金（藏药名：塞尔）

【本草】《鲜明注释》云："塞尔分赤金和黄金两大类。赤金是瞻部树的果子，掉到海里，被龙吃后所化之龙粪与砂相混而成的咱部曲吾金，色赤，如似无锈铜。汉地和霍尔产的紫纤揸，似无锈铜，色赤。其上点滴乌头浸液便显彩虹样的光泽，是检查食物毒的最佳

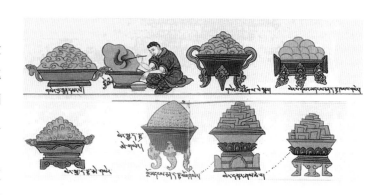

品。黄色者依来源不同分为上品、次品。上品来自南瞻部洲，是纯金。"《晶珠本草》云："塞尔分赤、黄两类。赤者无锈，似红铜，色赤，有光泽，铸成铃子，响声清脆；黄者分上品和次品；上品来源于海边砂金矿，色红橙，有红色光泽，甚润；次品黄色带红色，淡黄色带蓝色，微黄带白色，依次前佳后劣。"

【基源】本品为自然元素类矿物。

【主治】体虚，各种珍宝中毒；增强"坐台""常觉"等贵重药的疗效，也是珍宝药不可缺少的八金属之一。

【注意】本品须经炮制以后方可使用，一般配方使用。

第八章
藏医药特色优势病种示例

作为一类体系完整的医学科学，藏医药可以治疗的疾病非常多，在此仅以国家中医药管理局认定的藏医药特色专科专病、国家科技支撑计划及国家重点研发计划等确定的藏医药科研项目为基础，从中列出少数进行示例。

所谓特色优势病种，是指防治疗效确切并能被广泛认可的某种疾病或某种疾病的某一阶段，如应用藏医药防治的中风后遗症等。

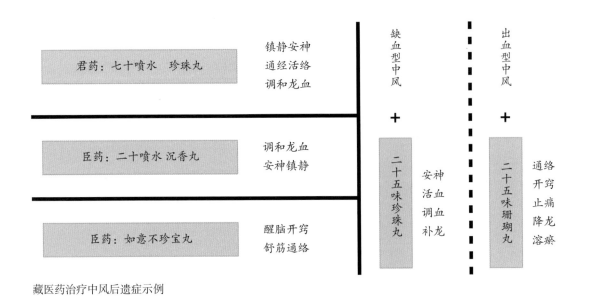

藏医药治疗中风后遗症示例

一、中风后遗症

中风为中医医学术语，藏医理论上根据临床表现称"查龙"。通常在临床上，藏医认为缺血型中风由"龙血两亏"所致，即脉瘫；出血型中风属于"龙血两盛"，即血瘫。经脉在藏医理论中分为"白脉"和"黑脉"，其中白脉指人体的神经系统，黑脉指人体的循环系统，它们与中风有着密切关系。藏医《四部医典》中论述，"龙"是产生一切疾病的根源，又是人体白脉和黑脉进行生理活动过程中生成人体七大物质污物的动力。在正常情况下，血盈则人有力，脏腑有养；血虚导致龙亏，进一步引起脉瘫，脏腑受损，龙血运行不畅，血在脉内瘀滞，从而导致中风。

中风是中老年的常见病、多发病，是当今世界对人类危害最大的三种疾病之一，具有发病率高、死亡率高、致残率高、复发率高以及并发症多的"四高一多"特点。我国每年新发完全性脑中风120万～150万人，死亡80万～100万人。

中风后遗症包括脑出血、脑血栓形成、脑栓塞、脑血管痉挛以及蛛网膜下腔出血等病种，主要表现为肢体瘫痪、失语、口眼歪斜、吞咽困难、思维迟钝、联想困难、记忆减退、烦躁抑郁等。

近年来，由于诊疗水平的提高，中风患者的死亡率有所降低，但致残率仍居高不下，约80%的存活者尚有不同程度的功能障碍，即中风后遗症，并且存活者中5年内的复发率高达41%，给患者家庭和社会带来了沉重的负担。

降低致残率，提高康复速度是治疗本病的当务之急。

中风后遗症患者采用以藏成药为主来治疗时，以七十味珍珠丸每晚口服1丸为君药，臣药为：①二十味沉香丸，每日中午服4丸；②如意珍宝丸，每日下午（17:00～18:00）口服4丸。

缺血性中风加用二十五味珍珠丸，每日早上口服1丸；出血性中风加用二十五味珊瑚丸，每日早上口服1丸；对于高血压型，血压值高于180/120mmHg时，辅以降压药；对于糖尿病型，血糖高于8.0mmol/L时，辅以降血糖药。在口服藏成药期间，所有病例均辅以针刺及电疗治疗，一个月为一个疗程，最短的两个疗程，最长的三个疗程。对缺血性中风及出血性中风有较好的疗效。

应用以上药物，可起到调和龙血、开窍醒脑、补龙养血、降龙溶瘀、顺龙行血、舒经活络的作用，能有效改善脑组织微循环，促进瘀血溶解吸收及侧支循环建立，促进神经再生与修复，对神经功能起到积极的作用，且无明显毒副作用。所以藏药治疗中风后遗症具有确切的疗效，值得临床推广应用。

二、萎缩性胃炎

萎缩性胃炎是以胃黏膜反复损害后导致的固有腺体萎缩甚至消失为特征的疾病，是一种常见的消化系统疾病，病变随年龄增大而有恶变的趋势，在我国的发病率约为8%。萎缩性胃炎临床上的主要表现是食后即感饱胀、不适或疼痛，反复发作性上腹痛，有时剧烈疼痛伴呕吐及上消化道少量出血等。本病常反复发作迁延难愈，严重时可发展成胃癌。

现代医学对萎缩性胃炎的病因及发病机制尚未完全阐明，没有公认的能够根治的特效疗法。用西药治疗期间消化道症状可减轻或缓解，停药后症状又起，病情迁延，难以根治。

藏医认为萎缩性胃炎属于寒性培根证，对确诊为具有萎缩性胃炎胃黏膜病变的患者，根据患者的体质、病情、病程、年龄等进行综合分析后因人制宜，以仁青芒觉、仁青常觉、坐珠达西为主，并根据分型选用十五味黑药丸等藏药组成复方，辨证施治。运用藏医理论中的顺隆升火、调培根、除寒湿等方法，采用藏药治疗萎缩性胃炎，疗效优于西药组，临床治愈率高，未见明显不良反应。

据长期临床观察发现，服用藏药2～3个疗程及以上的患者，其治疗效果明显优于只服用1个疗程的患者。藏药对控制逆转胃黏膜萎缩，防止病情恶化具有较高的临床推广价值。

三、类风湿性关节炎

类风湿性关节炎是一种以关节滑膜炎为特征的慢性全身性自身免疫性疾病，导致关节内软骨和骨的破坏，关节功能障碍，甚至残废，可累及全身各个器官。类风湿性关节炎的发病机理复杂，是一种与环境、细胞、病毒、遗传、性激素及神经精神状态等因素密切相关的疾病，发病年龄在20～45岁。类风湿性关节炎临床诊断为：晨僵；关节肿；皮下结节；X光片改变；类风湿因子阳性。类风湿性关节炎至今尚无特效疗法，仍停留于对炎症及后遗症的治疗，虽然有一定的疗效，但各种治疗药物会产生明显的副作用。

藏医理论认为类风湿性关节炎主要由人体生理性三因、血、黄水不足或紊乱，风寒、潮湿、浊侵袭关节、循环失衡所致。

藏医药对类风湿性关节炎的治疗：多种藏药配合使用，也可配合药浴使用：早晨空腹冲服萨热十三味鹏鸟丸，中午服用十八味党参丸，下午服用二十五味儿茶丸，晚上服用二十五味驴血丸。

预防用药：石榴健胃散、石榴日轮丸等。

其他用药：辅助服用七十味珍珠丸、二十五味珍珠丸等。

四、肝病

肝脏是人体消化系统中最大的消化腺，肝脏疾病是当今威胁人类健康的主要疾病之一。根据病程分类，肝病分为急性肝炎、慢性肝炎。近年来随着我国肝病发病率的升高及难治性肝病的出现，寻找有效药物已成为医学界的共识。乙型肝炎在我国是高发病，其传染性强，无理想治疗方法，预后严重。

藏医认为乙型肝类是由疫毒侵入机体，客于肝脏，逐渐导致隆、赤、培根失调，血气不畅、气滞血瘀、血气失和所致。藏医药对肝病独到的治疗用药及较好的疗效引起了人们的关注。

二十五味松石丸是藏医治疗肝胆疾病的经典药，对肝功能异常的乙型肝炎有较好疗效，具有保护肝细胞及抗纤维化的作用，1个疗程即可显著改善乏力、恶心、食欲减退、腹胀、肝区疼痛等症状；随疗程的延长，治愈率和显效率明显提高。用药方法：早晨服二十五味松石丸，中午服十三味红花丸，下午服七味红花殊胜丸，晚上服九味牛黄丸的多种药物合用法，服用7个疗程后复查肝功。

第九章
藏药代表性成方制剂

一、藏成药概述

千百年来，藏医药学广泛吸取汉族医学和古印度、尼泊尔等民族医药学的精华，对某些疾病有独特的见解和疗效，在祖国民族医药学中独树一帜，同其他民族医学一样成为世界文化宝库的一部分。

藏医药在用药方面带有浓厚的地域色彩，在海拔3 000～5 000米一带的高山、裸岩、灌木里生长着为数众多的珍贵药材，如冬虫夏草、红景天、翼首草等。这些生长在高寒缺氧地带的雪域药材，不仅纯净无污染，而且由于生存环境恶劣、紫外线光照时间长等，因此具有独特、超长、持久的生命力，疗效神奇。

藏药一般包括原料状态的单味藏药材和经过加工制作而成的藏成药。藏药材、藏成药无论是在理论上还是在实践中，都具有较突出的民族特色，对某些疾病具有明显的疗效，在国内外都有较大的影响。

1. 藏成药的概念

藏成药特指藏医在藏医学理论指导下科学组方，根据藏药材的六味、八性及十七效进行配伍组成，按照规定的处方及剂量，将各种不同成分的药材，经过藏药传统制剂工艺加工制作而成的固定给药形式（剂型），其中有许多是临床上经久不衰、历代相传的好品种。

随着藏医药事业的发展，藏成药在青藏高原逐渐得到广泛应用。随着藏成药品种和剂型的增多，藏成药逐步在北京、成都等地区，甚至在国外得到推广应用，成为中华民族传统医药宝库中一颗璀璨的明珠。

2. 藏成药的特点

藏成药自成一体，是和中成药、西成药并列的一大类药物。藏成药既有西成药制造过程中提取精制精炼的优点，又有中成药采用大自然原料、复方组合综合作用的特色。

（1）去毒讲究

藏医药认为"有药就有毒"，因此，藏成药的原材料在正式入药前都要去毒。藏药去毒主要有三种方法：一是清除，用水洗、浸泡、火煅等多种工艺清除原料中的有毒成分。二是中和，如果不能把药材中的毒物清除掉，就加入一些其他的药材来中和、化解毒性，直至无毒副作用。三是闭毒，如果药材中的毒性既不能清除掉，又无法中和，就加入一些其他的药材将该药的毒性封闭，使之发挥不出来，称为"闭毒"。

（2）制作讲究

藏成药不像中成药那样大多直接将原药材组合成药，而是先将各原药材根据藏医药理论进行加工制作，再组合成药。这样既能保留原料药材中的有效成分，又能去除无效成分。

（3）组方独特

一种藏成药少则由三五味药物，多则由近百味药物精制而成。这主要是因为藏医学要求藏药既要维护人体的整体功能正常运转，不受病变的危害，又要针对病变本身治疗，药物组成中原料药众多，成分复杂。

（4）入药原料广泛

藏成药的入药材料广泛，有植物、动物、矿物，还有很多名贵材料。同中成药相比，藏成药的用药原料虽然同样都以天然植物类为主，但是藏成药中含动物类和矿物类的成药远远多于中成药。

（5）制作加工方法独特

传统藏成药制作工艺及配料考究，比如在多种经典藏药丸剂处方中使用的一味药物"坐台"，传统工艺需要17人每天平均加工十几小时，用73天时间才能完成47.5千克。为了保证藏药珍宝丸的药效和质量，有些药物从备料、炮制成品往往要耗时几个月，甚至一年的时间。

藏成药传统剂型中最常用的是丸剂，制备工艺同中药传统丸剂相似，采用药物细粉加适宜的黏合剂制成圆球形制剂，分水泛丸、糊泛丸、浸膏丸、酥油丸、药油丸等。因为是将各种原料粉末用物理方法层层叠加挤压而成的，所以这种丸剂具有质地坚硬、不易霉变、保质期长、携带方便等特点。

传统藏药丸剂的制备可分为粉碎、混合、起模、成丸、干燥、包衣、打光、包装等操作步骤，从传统的手工搓捏药丸开始，逐步利用竹匾手工泛丸的方法制取。传统藏药丸剂的制药技术人员，多是由经验丰富的老药工传授制丸技术，再通过反复实践，长期积累经验，才能熟练掌握制丸技术。

（6）使用方便，用法独特

藏成药一般用于常见病、多发病，具有较好的疗效，其体积较小，存储及携带方便，一般采用不同功能的多种藏成药组合应用。藏成药不同剂型在使用后产生效果的时间、持续程度、作用特点等有不同之处，甚至对人体不同部位、不同性质疾病也有差异。因此，藏成药在使用过程中应以医疗需要为基本原则，方能在防病治病中取得良好的效果。

3. 藏成药的常见剂型

藏成药的剂型较多，根据不同的治疗要求制成相应的形式，其加工制作工艺是藏族人民在长期医疗实践中的经验总结，许多传统加工制作工艺具有科学的内涵。藏医药学重要的经典著作《四部医典》中所列的传统藏药剂型包括调理的药剂五类或七类，计有汤、散、丸、膏、药油五类，再加药酒与药膏共计七类，与传统的中药剂型有一定的区别。

（1）散剂

散剂指一种或多种药材粉碎后制成的粉末样制剂，有内服散剂和外用散剂之分。

内服散剂主要有口服散（直接内服）、汤散（水煎煮或开水冲泡后滤汁内服）、煮散（水煎煮后汤与药一并内服）。外用散剂主要有外敷散（直接或与某种基质混合后敷于伤口）、鼻吸散（直接用鼻吸入药物）、烟熏散（药物粉末燃烟后用鼻吸入）、煮洗散（水煎煮后用于洗涤）。应注意的是：

①供制散剂的药材均应粉碎。一般散剂应为细粉，儿科及外用散剂应为最细粉。

②散剂应干燥、疏松、混合均匀、色泽一致。使用含有毒性药或贵重药的散剂时，应采用配研法混匀并过筛。

③用于深部组织创伤及溃疡面的外用散剂，应在清洁避菌的环境中配制。

④散剂应密闭储藏，含挥发性药物或易吸潮药物的散剂应密封储藏。

（2）丸剂

丸剂指药物细粉或药物提取物加适宜的黏合或辅料制成的球形制剂，可分为蜜丸、水丸、浓缩丸、酥油丸等类型。

蜜丸系药材细粉以蜂蜜为黏合剂制成的丸剂。其中每丸质量在0.5g（含0.5g）以上的称大蜜丸，每丸质量在0.5g以下的称小蜜丸。

水蜜丸系药材细粉以蜂蜜和水为黏合剂制成的丸剂。

水丸系药材细粉以水（或根据制法用沙棘膏、黄酒、醋、稀药汁、糖液等）黏合制成的丸剂。

糊丸系药材细粉以米糊或面糊等为黏合剂制成的丸剂。

浓缩丸系药材或部分药材提取的清膏或浸膏，与适宜的辅料或药物细粉，以水、蜂蜜或蜂蜜和水为黏合剂制成的丸剂。根据所用黏合剂的不同，浓缩丸分为浓缩水丸、浓缩蜜丸和浓缩水蜜丸。

蜡丸系药材细粉以蜂蜡为黏合剂制成的丸剂。

微丸系直径小于2.5mm的各类丸剂。

酥油丸系药物细粉或药物经过特殊加工后，以酥油作为黏合剂制成的丸剂。

需要注意的是：

①除另有规定外，供制丸剂用的药粉应为细粉或最细粉。

②蜜丸所用蜂蜜须经炼制后使用。按炼蜜程度分为嫩蜜、中蜜或老蜜，制备蜜丸时可根据品种、气候等具体情况选用。除另有规定外，用搓丸法制备蜜丸时，炼蜜应趁热加入药粉中，混合均匀；处方中有树脂类、胶类及含挥发性成分的药物时，炼蜜应在60℃左右时加入；用泛丸法制备水蜜丸时，炼蜜应用开水稀释后使用。

③浓缩丸所用清膏或浸膏应按制法规定，采用煎煮、渗漉等方法，取煎液、漉液浓缩制成。

④除另有规定外，水蜜丸、水丸、浓缩水蜜丸和浓缩水丸均应在80℃以下进行干燥，含挥发性成分或淀粉较多的丸剂（包括糊丸）应在60℃以下进行干燥；不宜加热干燥的应采用其他适宜的方法进行干燥。

⑤制备蜡丸所用的蜂蜡应符合药典对该药材项下的规定，使用前应除去蜂蜡中的杂质。制备蜡丸时，先将蜂蜡加热熔化，待冷却至60℃左右时按比例加入药粉，混合均匀，趁热按蜜丸制法制丸，并注意保温。

⑥凡需包衣和打光的丸剂，应使用该品种制法项下规定的包衣材料进行包衣和打光。

⑦丸剂外观应圆整均匀、色泽一致。大蜜丸和小蜜丸应细腻滋润、软硬适中。蜡丸表面应光滑无裂纹，丸内不得有蜡点和颗粒。

⑧除另有规定外，丸剂应密封储藏。蜡丸应密封并置于阴凉干燥处储藏。

（3）膏剂

将药物研成细粉，然后根据病情用蜂蜜、红糖、白糖或酥油等相应的黏合剂便制成膏剂，服用时以温开水化服。以下是一些藏药著名膏剂。

黄葵八味膏：黄葵、诃子、竹黄、红花、小豆蔻、甘草、芦狄、铁粉各等量，以白糖和鲜酥油配制，主治肝热、肺热、肝肺陈旧热。

藏茵陈六味膏：主要材料为藏茵陈、波棱瓜子、青木香、川乌、荜茇、马兜铃，以蜂蜜配制，主治赤巴型肺病、酒醉、呕吐胆汁、头痛。

诃子十味膏：主要材料为诃子、紫草茸、藏紫草、茜草、竹黄、红花、小豆蔻、芦狄、甘草、大株红景天，以白糖、鲜酥油配制，主治肺脓肿、肺空洞，痰液黏稠腐臭、咳喘。

硇砂十二味膏：主要材料为硇砂、麝香、螃蟹、垫状卷柏、山奈、荜茇、胡椒、妇女结石、科苋菜籽、杧果核、蒲桃、大托叶云实，以红糖、酥油配制，主治肾脏疾病、尿闭症。

石榴十味膏：主要材料为石榴子、秦皮、小豆蔻、干姜、荜茇、胡椒、红硇砂、广木香、小米辣、蒺藜，以红糖配制，主治浮肿、严重龙病、寒性肾病、寒性肠道疾病。

（4）浸膏剂

将药物洗净、砸碎，用水熬煮，过滤后再放入干净的陶器内，不断搅拌，蒸去部分或全部溶剂，浓缩至糊状，放在石头上晾干，搓成块状，即制成浸膏。浸膏剂可单味服用，也可和其他药配伍使用以及作为丸剂、膏剂的配伍黏合剂。

藏药中以药物熬取浸膏的种类较多，常见的有沙棘果浸膏、矮紫堇浸膏、独一味浸膏、翼首草浸膏，以及小叶棘豆、镰形棘豆、紫堇、绢毛菊、凤毛菊、独行菜、泽漆、狼毒、杜鹃、藏黄连、香薷、麻黄、圆柏、黄精、玉竹、天南星、酸藤果等浸膏。

（5）涂剂

将药物研成细粉，过筛，用酥油或猪油调成软膏，即制成涂剂。

（6）药酒

藏药中，常用的药酒有蜂蜜药酒、单方药酒、复方药酒、酥油酒等，其工艺独特，配制方法各异。常见的药酒有以下几种。

蜂蜜药酒：1升蜂蜜加6升水，混合之后煎煮过滤，浓缩至2升，再加水1升冷却；加入酒曲，将寒水石用绸子包裹，悬垂在药液中，加入小豆蔻粉，发酵3天之后，再加入适量生姜、荜茇、胡椒等即成。

花蜜药酒：取报春花等各种花阴干，放入瓶中加水浸泡，加等量的蜂蜜，加热后保温3天，发酵后即可。

蔗酒：将青稞、蒺藜、小麦蒸熟后发酵，在醪糟中掺入红糖水制成。

红糖蔗酒：青稞酒加红糖制成。

蒺藜酒：将蒺藜、青稞、酒糟混合，由蒸熟发酵之后的醪糟加水制成。

酥油酒：在酒中加入红糖、酥油、蜂蜜、小茴香、荜茇，发酵3天后制成。

骨酒：取绵羊尾骨或2岁的绵羊羔骨，砸碎后放入青稞酒中，3天后再掺入红糖水制成。

红景天酒：将红景天浸泡在水里，再掺入麦酒制成。

藏茵陈酒：将青稞炒至淡黄色，加水和酒曲发酵，在醪糟内加入藏茵陈、诃子汁制成。

青稞药酒：将黄精、玉竹、蒺藜、蜀葵子、炒青稞研成细粉，糅合成团，加入酥油发酵，做成糌粑糕，再加入红糖、干姜、酥油煎煮制成。

（7）药油

药油由酥油、植物油、动物油经炼制而得。药油中加入其他药物细粉可制丸或制膏，也可单味服用。

4. 藏成药的使用

藏成药的使用方法较多，有内服、外用的区别，在使用方法上也有所不同。掌握藏成药正确的使用方法，可以达到预期的治疗效果；反之，如果使用方法不恰当，不仅影响疗效，而且可能造成不良的后果。因此，对藏成药的使用方法应予以重视。

（1）服用剂量：一般藏成药必须按照规定的剂量服用，以免用量过小起不到治疗作用，而用量过大又引起中毒。对于药性温和、使用规定量达不到治疗效果的藏成药，在掌握病情的前提下可少许增加剂量，如健胃消食的石榴健胃丸、调和气血的三果汤散等。对于药性猛烈的藏成药，尤其是有毒性的藏成药，其剂量绝对不能增加，如祛风燥湿的那如三味丸等。此外，老人和儿童的用药量应适当减少，慎重使用。

（2）服用方法：不同的藏成药有不同的服用方法。口服散是直接供内服的散剂，可用温开水直接送服。汤散需用水煎煮或开水泡后，过滤，药汁供内服，注意不可与药渣同服。煮散是药物水煎煮后，汤汁与药渣一并内服。外用药不可内服，特别是含有毒性药味的藏成药外用制剂不能入口，以免中毒。

（3）服药时间：一般内服藏成药多以丸剂、散剂为主，需要根据用药目的和药物的性质来确定合理的服药时间。藏药在用于治疗疾病时，一般对一种病症要采用几种药同时治疗，其中一种药为主药，另几种药为辅助药的方法。主药、辅助药不同时服用，要根据病情和用药的特点，辨证论治，选择不同的用药时间和治疗时间，分别在早、中、晚分开服用。

脾、胃、肠消化系统的疾病以及肾脏疾病，病症为寒性，用热性药治疗，早晨温度低，治疗效果较好。胰、肺、肝病，病症为热性病，用寒性药治疗，中午温度高，治疗效果较好。神经系统疾病、血液病、心脏病、大肠病，一般晚上用药效果较好。一些疑难病的治疗时间较长，连续三至六个月，甚至一年才能起到根治作用。

（4）禁忌证：有些藏成药虽然功效与患者疾病症状相符，但在某些情况下不可用，如服用清热解毒、避瘟除疫疠的大黄药散，其组成唐古特乌头、麝香、铁棒锤等药材的药性猛烈，儿童、老人、孕妇及体弱者禁用。另外，还应注意藏成药应用中的饮食禁忌，如服用五味甘露滋补丸后不宜食用冷、酸、辛辣的食物。

综上所述，藏成药应按一定的要求服用、使用，不可随意用，不可忽略相关的注意事项。此外，对于危重急症病人，应及时送医院急救，不可盲目用药，以免耽误救治时间。

二、治疗隆病的藏药成方制剂

"隆"是藏文译音，相当于中医的"气"，由隆引发的病称为隆病。隆具有六种特性，在正常情况下，具有维持人体生命活动、推动血液运行、司理呼吸、分解饮食、分清泌浊、支配肢体活动等作用。隆具有主宰机体活动的广泛能力，当人体受到内外各种因素的不良影响，引起隆的太过与不及等功能状态失常时，就会导致病变。因此，隆是一切疾病的根源，起着引发疾病与播散疾病的作用。百病中隆普遍存在，隆也是促使热病复发和结束生命的重要原因。

隆病的病因主要是饮食、生活、情志等方面的失调，或因大量失血、呕吐、泄泻等诸多原因引起的隆势，从而发生隆病。

隆病的主要临床症状是脉象多为空虚、不耐按压、小便清澈如水，转变后尿质稀薄、舌干而红、口有涩味。患者多感到头晕目眩、耳内作鸣，神志不安，恶寒战栗，疲乏无力，皮肤失润不华如裂状，肢体拘挛或僵直，四肢如被缠缚，有游走性疼痛，腿痛如折，髋腰等全身关节疼痛如被杖击，后颈、胸前、两腮剧痛如刺，风穴开放、压之疼痛，目有外突感，睡眠不足，常呵欠伸腰、性情暴躁、不能自制，或恶心呕吐，肠鸣腹胀，黎明前后咳吐泡沫样痰液。

1. 二十味沉香丸（藏药名：阿嘎尔尼秀日布）

来源：藏药部颁1995年版

【处方】沉香、丁香、木瓜、肉豆蔻、红花、广枣、藏木香、石灰华、鹿角、乳香、珍珠母、木香、马钱子、诃子、短穗兔耳草、木棉花、余甘子、降香、兔心、牛黄。

【功能与主治】调和气血，安神镇静。用于偏瘫，高血压，神志紊乱，口眼歪斜，肢体麻木，失眠。

【用法与用量】一次3～4g，一日2次。

【规格】每10丸重5.6g。

【贮藏】密闭，置阴凉干燥处。

【方解】本方是在八味沉香丸的基础上增加12味药组成的。方中以清心、养心、抑风的沉香为君药，辅以清热养心的肉豆蔻、广枣以增强君药之势，佐以石灰华、木香、木棉花、诃子。丁香、珍珠母可清热解毒、温通命脉；木瓜、藏木香、余甘子可清热凉血、祛湿化痰；鹿角、乳香、红花、牛黄、短穗兔耳草可清热养肝、排脓血、敛黄水；马钱子、兔心重在清心安神、活血镇痛；牛黄可清心火、祛瘟解毒、豁痰定惊。本方既可清肺、肝、心之热，又可行气消胀、调理气血。诸药组方，具有较强的安神镇惊、调和气血之功，对白脉病、癫狂、四肢麻木、高血压等均有较好疗效。

2. 三十五味沉香丸（藏药名：阿嘎索阿日布）

来源：藏药部颁1995年版

【处方】沉香、香樟、白沉香、檀香、降香、天竺黄、红花、丁香、肉豆蔻、豆蔻、草果、诃子（去核）、毛诃子（去核）、余甘子（去核）、木香、广枣、藏木香、悬钩木、宽筋藤、山奈、木棉花、马钱子、乳香、安息香、巴夏嘎、小伞虎耳草、兔耳草、多刺绿绒蒿、打箭菊、矮垂头菊、丛菔、石榴子、铁棒锤、野牛心、麝香。

【功能与主治】清瘟热，祛风，益肺，利痹。用于疠、热、龙相搏引起的疾病，热病初起，肺瘟疫，肺铁布症，咳嗽气逆，痹症，心龙症，疑难的气血上壅等。

【用法与用量】一次3～4丸，一日2次。

【规格】每丸重1g。

【贮藏】密闭，置阴凉干燥处。

【方解】本方用于心隆症、肺痼疾、肺铁布症等疾病，其主要临床症状是胸胁胀满，咯绿色黏痰，肌肉干枯，乏力，头痛，身热。方中以清热解毒、养心之三种沉香为主药；"二檀香""三凉药"、广枣、肉豆蔻、豆蔻、兔耳草、木棉花、小伞虎耳草、石榴子、悬钩木、丛菔、草果为清热、利肺、解毒、消炎、温中和胃、祛寒化痰、止咳平喘药；木香、藏木香清热凉血；止痛"三药"、宽筋藤、马钱子、"二安息香"、铁棒锤为清热、止痛、干黄水之药；野牛心、麝香具有解毒、杀虫、镇惊、开窍的功效。诸药组方，共奏清瘟热、养心、祛风、益肺、燥湿、利痹、固本纳气之功，为治疗疠、热、龙相搏引起的疾病、肺结核引起的痨咳、痹病、心龙病的常用处方。

三、治疗赤巴病的藏药成方制剂

"赤巴"被广泛地作为热与火概念。在生理上，赤巴可以理解为人体生命活动的热能，具有产生热量和调节体温等多种功能。没有赤巴热则食物难以消化，机体各部便会缺乏物质基础的供应不能维持正常的生理活动。在病理上，凡是属于亢盛、兴奋、热性、太过等病理状态，都是赤巴机能亢进的表现；凡是表现为虚寒性、退行性等病理状态，都是赤巴过寒、不足、机能衰退的表现。

赤巴病的致病因素大致可以归纳为：①铁器损伤机体要害部位，伤热扩散，因而正精受损；②过食热性、酸性、碱性及油腻等不易消化的食物；③情志不舒、暴怒；等等。

赤巴病的主要症状包括：全身皮肤、巩膜、颜面及小便发黄，皮肤瘙痒，呕吐或下泻胆汁，腹部膨胀。

本病每当秋季、中午、夜半以及食物消化时易发病。

3. 十味黑冰片丸（藏药名：卡那久巴日布）

来源：藏药部颁1995年版

【处方】黑冰片、石榴子、肉桂、豆蔻、荜茇、诃子、光明盐、波棱瓜子、止泻木子、熊胆。

【功能与主治】温胃消食，破积利胆。用于龙病，食积不化，恶心，培根痞瘤，胆囊炎，胆结石，寒性胆病及黄疸。

【用法与用量】一次2～3丸，一日2次。

【规格】每丸重1g。

【贮藏】密闭，置阴凉干燥处。

【方解】寒性赤巴病的主要症状是胃火衰退，气滞食积，消化不良。治疗时宜用温中和胃、消食化痞的药物。本方重用黑冰片、石榴子，以达到清热化痞、驱瘟除疠、利胆逐寒、温胃消食的治疗目的；辅以温中和胃、祛风散寒、开胃消食的豆蔻、肉桂、光明盐、荜茇，又可协助理气和胃；再配用熊胆、波棱瓜子、止泻木子，则可增强清热利胆、杀虫消炎的作用；诃子调和诸药。诸药组合成方，有温胃消食，破积利胆之功，特别是对寒性赤巴病疗效显著。

4. 十一味金色丸（藏药名：赛多居久日布）

来源：藏药部颁1995年版

【处方】诃子（去核）、冰片、石榴子、渣驯膏、波棱瓜子、榜嘎、角茴香、酸藤果、蔷薇花、铁棒锤、麝香。

【功能与主治】清热解毒，化瘀。用于血、胆落于胃肠，胆囊痞肿，巩膜黄染，消化不良，中毒症。对黑亚玛虫引起的头痛发烧、黄疸性肝病疗效极佳。

【用法与用量】一次3～4丸，一日2次。

【规格】每丸重0.26～0.28g。

【贮藏】密闭，置阴凉干燥处。

【方解】本方可治疗赤巴热增盛而引起的头痛等症。方中渣驯膏、波棱瓜子、榜嘎、角茴香、蔷薇花、铁棒锤、麝香均为清热解毒、消除赤巴热的药。赤巴热落于肠胃，会影响消化功能，故又配伍石榴子、冰片、酸藤果、诃子（去核）等健胃消食、杀虫止痛之药。诸药配伍，共奏清热解毒，化瘀之效。

四、治疗培根病的藏药成方制剂

培根是藏医专用术语，相当于中医中的"水土"三焦。

培根性寒，喜温燥而恶寒湿，存在于人的头、舌、胸、胃及一切关节等处。在生理上，其具有消化食物、运输精微、调节水液、维持机体健康等作用。在病理上，如在体外不良因素影响下，引起培根的机能失常，可导致发生疾病。

培根病种类较多，但主要表现在消化系统与体液失调等病理改变方面，与隆、赤巴、血等混合为患时，又可能形成多种复杂性疾病。

培根病的主要症状：脉象一般沉弱而不显著，小便色白，臭味与蒸气均小；食物味觉不敏，有鱼腥味；舌与牙龈色淡而呈灰白，眼球发白而眼睑作肿，涕和痰液的排泄增多；头昏，身心沉重，体温降低，食欲不佳，消化力弱，甚至呕吐或下泻不消化的糌粑样便和黏液；全身发胀，颈部粗大，多眠嗜睡，疲乏无力，肾腰不适，全身有痒感，关节强硬，躯体活动不灵活，困倦懈怠。

培根病往往在大雨季节、早晨与晚间及饭后发病，若吃清淡而温热的食物，居住温暖之处，适当散步活动，则感病情轻而舒适；反之，如食用凉性油腻食物，居处潮湿，衣服单薄等而出现反应，会使病势加剧。

5. 大月晶丸（藏药名：达西日布）

来源：藏药部颁1995年版

【处方】寒水石（制）、天竺黄、红花、肉豆蔻、欧曲（制）、豆蔻、丁香、诃子、余甘子、檀香、降香、木香、草果、石榴子、止泻木子、马钱子、波棱瓜子、藏木香、安息香、渣驯膏、铁粉、榜嘎、绿绒蒿、兔耳草、巴夏嘎、亚大黄、熊胆、獐牙菜、鲜生马先蒿、蒲公英、炉甘石、荜茇、甘青青兰、牛黄、麝香。

【功能与主治】清热解毒，消食化痞。用于中毒症、"木布"引起的胃肠溃疡吐血或便血，清除隐热、陈旧热、波动热，消化不良，急腹痛，虫病，黄水病，痞瘤等各种并发症。

【用法与用量】一次3~5g，一日3次。

【规格】每丸重0.6g。

【贮藏】密闭，置阴凉干燥处。

【方解】本方由35味藏药组方，用药有四类：①清热、健脾、养肝，温中和胃，温脾暖胃，祛风养心药；②行气消胀，温通命脉药；③清热解毒，消炎，敛坏血药；④化毒疗疮，杀虫除疠药。

方中用寒水石（制）、天竺黄、肉豆蔻、豆蔻、草果、荜茇、石榴子、余甘子、檀香、降香来清热健脾、温中和胃、祛风养心；辅以丁香、木香、藏木香、红花行气消胀、温通命脉、活血止血、止痛；佐以止泻木子、马钱子、波棱瓜子、铁粉、安息香、渣驯膏、獐牙菜、榜嘎、兔耳草、巴夏嘎、鲜生马先蒿、甘青青兰、绿绒蒿、亚大黄、蒲公英、炉甘石等大量的清热解毒、消炎利胆、排脓祛瘀、敛坏血的药，为方中重要组成部分，既有较强的清热之功，又有一定的化痞之效；再用名贵藏药欧曲（制）、熊胆、牛黄、麝香来加强本方除瘟解毒、杀虫、除疠、排脓生肌、驱腑热之功；又用治疗一切疾病的"众药之王"诃子调和诸药。本方适用于胃肠溃疡，对治疗清除隐热、陈旧热、波动热，消化不良，黄水病等有较好的疗效。

6. 十五味黑药丸（藏药名：塔门久阿日布）

来源：藏药部颁1995年版

【处方】寒水石、食盐（炒）、烈香杜鹃、藏木通、肉豆蔻、芫荽果、芒硝、硇砂、光明盐、紫硇砂、榜嘎、藏木香、荜茇、黑胡椒、干姜。

【功能与主治】散寒消食，破瘀消积。用于慢性肠胃炎，胃出血，胃冷痛，消化不良，食欲不振，呕吐泄泻，腹部有痞块及嗳气频作。

【用法与用量】一次2~3丸，一日2次。

【规格】每丸重0.8g。

【贮藏】密闭，置阴凉干燥处。

【方解】本方以清热、健脾、温中和胃、祛风除痰的寒水石、芫荽果、黑胡椒、干姜、荜茇为主药，可散寒消食、破淤消积。由于胃肠痼疾往往出现溃疡、胃泛酸等症状，因此方中采用藏木香、食盐（炒）、光明盐、紫硇砂、藏木通等助消化、破积聚、通便、温中消食的药物，既能消食，又能通便止痛，可使胃肠空鸣、胀满、疼痛减轻；再用芒硝、硇砂、榜嘎等药物，以起到化石、软坚破积、杀虫除毒、排脓去腐、消炎利胆之效，既有消除腹中痞块的作用，又对胃肠道感染有消炎效果；另外配用肉豆蔻、烈香杜鹃温肺化痰、滋身健体。诸药组方，以达散寒消食、破淤消积、愈溃疡之效。

7. 二十五味大汤丸（藏药名：汤钦尼埃日布）

来源：藏药部颁1995年版

【处方】红花、诃子、毛诃子、余甘子（去核）、藏木香、木香、波棱瓜子、渣驯膏、石榴子、豆蔻、木瓜、猪血粉、甘青青兰、骨碎补、芫荽、獐牙菜、兔耳草、秦艽花、榜嘎、角茴香、紫菀花、乌奴龙胆、绿绒蒿、水柏枝、巴夏嘎。

【功能与主治】调和龙、赤巴、培根，开胃，愈溃疡，止血。用于久病不愈的身倦体重，胃、肝区疼痛，食欲不振，月经过多，鼻衄。

【用法与用量】一次2~3丸，一日3次。

【规格】每丸重0.5g。

【贮藏】密闭，置阴凉干燥处。

【方解】本方用红花清热凉血，治疗一切热症；重用诃子、毛诃子、余甘子（去核）等"三果"药来调节隆、赤巴、培根的平衡，以达到治疗"三因"紊乱的目的；辅以清热凉血、消炎解毒、舒肝利胆的波棱瓜子、渣驯膏、獐牙菜、秦艽花、兔耳草、乌奴龙胆、骨碎补、猪血粉、水柏枝、榜嘎、木瓜、绿绒蒿、甘青青兰、角茴香、紫菀花，在于取以上诸药清热消炎、凉血、舒肝利胆之功，进一步加强红花和"三果"药治疗"三因"紊乱的作用；佐以开胃消食、顺气止痛、调理气血的木香、藏木香、芫荽、豆蔻、石榴子。25味药组合成方，共同发挥敛血热、祛风、开胃消食、平衡"三因"之效，既可治疗培根病，又侧重于治疗消化不良、胃和肝区疼痛。

8. 六味木香丸（藏药名：如达周贝日布）

来源：藏药部颁1995年版

【处方】木香、巴夏嘎、余甘子、豆蔻、石榴子、荜茇。

【功能与主治】止吐，止疼。用于"培根木布"引起的疼痛，嗳气，腹胀，呕吐等。

【用法与用量】一次5～6丸，一日3次。

【规格】每10丸重6.5g。

【贮藏】密闭，置阴凉干燥处。

【方解】本方是治疗培根增盛散于胃及大肠、小肠而引发"培根木布"、胃溃疡等症的常用方。方中木香性温、锐，具有调理气血、行气消胀、镇痛之功，为本方的君药；辅以清热凉血、除湿化痰、止痛的余甘子、巴夏嘎以助君药止痛之功；配以胃药之王石榴子，以加强提升胃火、驱寒化痰、止酸止吐之功；再以豆蔻、荜茇，理气止痛、祛风养心、健胃消食。本方可治疗胃溃疡及"培根木布"症引起的胃肠疼痛、急腹痛、腹胀、嗳气、呕吐等。

五、治疗脉病的藏药成方制剂

藏医认为人体的主要脉道为命脉，分为白脉和黑脉两种。黑脉属血，源出命脉，如松树之状而向上分布；白脉属风，源出脑中，向下循行。两脉运行于机体深层内部的称为内脉，与各个脏腑相互联系；循行于躯干浅层的称为外脉，与肌肉、大筋、骨骼、关节及四肢相互沟通形成脉络。

脉病的主要临床症状是耳后强直发肿，项背强直，拇指与无名指发麻，口鼻歪斜，躯体不能活动，神志不清，小便不利失禁，有轻度咳嗽，甚至出现喑哑不语等症状。如属于热症则全身发热，疼痛剧烈；属于寒症则不发热作肿，神志昏乱不清。

根据上述生理特点和临床症状，可适当选用治疗脉病的药物。

9. 七十味珍珠丸（藏药名：然纳桑培）

来源：中国药典2015年版一部

【处方】珍珠、檀香、降香、九眼石、西红花、牛黄、麝香等药味加工制成的丸剂。

【功能与主治】安神，镇静，通经活络，调和气血，醒脑开窍。用于"黑白脉病"，"龙血"不调，中风，瘫痪，半身不遂，癫痫，脑出血，脑震荡，心脏病，高血压及神经性障碍。

【用法与用量】口服，重病人一日1g，每隔3～7天1g开水泡服或青稞酒浸泡过夜服。

【注意】禁用陈旧、酸性食物。

【规格】（1）每30丸重1g；（2）每丸重1g。

【贮藏】密封。

10. 二十五味珊瑚丸（藏药名：球玛尔尼阿日布）

来源：中国药典2015年版一部

【处方】珊瑚、珍珠、青金石、珍珠母、诃子、木香、红花、丁香、沉香、朱砂、龙骨、炉甘石、脑石、磁石、禹粮土、芝麻、葫芦、紫菀花、獐牙菜、藏菖蒲、草乌、打箭菊、甘草、西红花、人工麝香。

【功能与主治】开窍，通络，止痛。用于白脉病，神志不清，身体麻木，头昏目眩，脑部疼痛，血压不调，头痛，癫痫及各种神经性疼痛。

【用法与用量】开水泡服，一次1g，一日1次。

【规格】（1）每4丸重1g；（2）每丸重1g。

【贮藏】密封。

【方解】本方是治疗由白脉病引起的神经性及血管性头痛、血压不调、肢体麻木等症的方剂。方中珊瑚、珍珠、青金石、珍珠母、丁香、磁石、炉甘石、龙骨、脑石等具有益脑开窍、疏经通络的功效，是本方的主要组成部分；诃子、木香、沉香、西红花等具有益气理龙，改善龙对白脉及调节血压的功能；红花、禹粮土、芝麻、甘草等活血化瘀，以助珊瑚等疏经通络的功效；藏菖蒲、麝香、紫菀花、朱砂、打箭菊、獐牙菜、葫芦、草乌等具有较强的清热解毒、消炎止痛的功效，可消除白脉病引起的各种症状。诸药组方，开窍通络、止痛，是治疗顽固性头痛、脑炎、四肢麻木、神志不清的著名方剂。

11. 二十五味珍珠丸（藏药名：木斗聂埃日布）

来源：中国药典2015年版一部

【处方】珍珠、珍珠母、肉豆蔻、石灰华、红花、草果、丁香、降香、豆蔻、诃子、檀香、余甘子、沉香、肉桂、毛诃子、螃蟹、木香、冬葵果、荜茇、志达萨增、金礞石、体外培养牛黄、香旱芹、西红花、黑种草子、人工麝香、水牛角浓缩粉。

【功能与主治】安神开窍。用于中风，半身不遂，口眼歪斜，昏迷不醒，神志紊乱，谵语发狂等。

【用法与用量】开水泡服，一次1g，一日1～2次。

【规格】（1）每4丸重1g；（2）每丸重1g。

【贮藏】密封。

【方解】方中的珍珠具有治疗各种白脉病、黑脉病的作用，是安神定惊、利痰开窍的首选药物，是方中君药；石灰华、檀香、降香、短穗兔耳草助珍珠清化痰热；红花助珍珠的行血活血；丁香、肉豆蔻、沉香助珍珠宁心定志；豆蔻、草果、木香、肉桂、荜茇、香旱芹、螃蟹、冬葵果、金礞石、黑种草子等助珍珠和胃健脾；牛黄助珍珠清热解毒；水牛角助珍珠清心镇惊；麝香助珍珠开窍醒神；再以"三果"药调和诸药。诸药合用，治本清源，是藏成药中治疗脑神经、脑血管疾病的配方。

六、治疗黄水病的藏药成方制剂

藏医认为血的糟粕进入胆囊后被分解为胆汁，胆汁的精华便为黄水，充斥于肌肤及关节中间。受到内、外因素影响时，黄水偏盛或偏衰则产生黄水病，导致浮肿、小肿、湿疹，关节炎，关节肿胀，脏腑和水脓疡等。

藏医所说的黄水，并不完全是指一般皮肤湿疹、疥疮、疔疖等病变的渗出物，藏医所说的黄水略相当于中医的湿及湿热。黄水为病在皮肤导致荨麻疹；在关节可引起关节炎；在内脏可引起内脏积黄水、内脏脓疡等。

黄水病相当于风湿类疾病，是高原及寒冷地区的常见病之一，发病率高、致残率高、病程长、复发率高，是严重影响身心健康的顽固性疾病。

12. 二十五味驴血丸（藏药名：珍才尼埃日布）

来源：藏药部颁1995年版

【处方】驴血、生等膏、降香、檀香、毛诃子、诃子、石灰华、余甘子、肉豆蔻、丁香、草果、豆蔻、决明子、乳香、木棉花、黄葵子、翼首草、龙胆草、莲座虎耳草、巴夏嘎、宽筋藤、秦皮、麝香、西红花、牛黄。

【功能与主治】祛风，除湿，干黄水。用于关节炎，类风湿性关节炎，痛风，痹病引起的四肢关节肿大疼痛，变形，黄水积聚等。

【用法与用量】口服，一次3丸，一日2～3次。

【禁忌】酸、冷、酒。

【规格】每丸重0.25g。

【贮藏】密闭，置阴凉干燥处。

【方解】驴血是藏医治疗痹病的主要药物，具有祛风除湿、干黄水的功效；配以益气通络、活血除湿的肉豆蔻、豆蔻、乳香、决明子、黄葵子、莲座虎耳草、宽筋藤、西红花，清热活血、消肿定痛的檀香、降香、"三果"药、翼首草、龙胆草、牛黄、巴夏嘎，芳香行气、健脾除湿的丁香、石灰华、秦皮、麝香、草果、生等膏、木棉花等，具有很强的祛风除湿、活血通络、消肿止痛的功效，是治疗各种关节炎、痛风、黄水病的良方。

13. 十味乳香丸（藏药名：毕盖久贝日布）

来源：藏药部颁1995年版

【处方】乳香、诃子、决明子、毛诃子、黄葵子、余甘子、木香、宽筋藤、巴夏嘎、渣驯膏。

【功能与主治】干黄水。用于四肢关节红肿疼痛及湿疹。

【用法与用量】一次4～5丸，一日2次。

【规格】每10丸重3g。

【贮藏】密闭，置阴凉干燥处。

【方解】乳香、决明子、黄葵子（"三黄水药"）是本方的主药，具有消炎止痛、疗疮疡、敛黄水的功效；宽筋藤、巴夏嘎、渣驯膏具有消炎杀虫、敛黄水的功效；辅以除湿化痰、消肿通经、调理气血的余甘子、木香、毛诃子，使祛风湿、止痛、敛黄水的作用更加显著；加用治疗一切疾病的"众药之王"诃子，调和诸药。本方是临床上治疗风湿性关节炎、痛风、黄水病的常用方剂。

14. 二十五味儿茶丸（藏药名：生等尼阿日布）

来源：藏药部颁1995年版

【处方】儿茶、诃子、毛诃子、余甘子、西藏棱子芹、黄精、天冬、蒺藜、秦艽花、乳香、决明子、黄葵子、宽筋藤、荜茇、铁粉（制）、渣驯膏、铁棒锤、麝香、藏菖蒲、木香、水牛角、珍珠母、甘肃棘豆、扁刺蔷薇、喜马拉雅紫茉莉。

【功能与主治】祛风除痹，消炎止痛，干黄水。用于"白脉"病，痛风，风湿性关节炎，关节肿痛变形，四肢僵硬，黄水病，"冈巴"病等。

【用法与用量】一次4～5丸，一日2～3次。

【规格】每丸重0.3g。

【贮藏】密闭，置阴凉干燥处。

【方解】本方以消炎止痛、敛黄水、敛坏血的儿茶为主药；同时以"三黄水药"增强消炎止痛、敛黄水、疗疮疡的作用，用"三果"药发挥其除湿化痰、消炎止痛、利水除湿的功效；辅以提升胃火、开胃消食、驱除下部寒湿、益肾壮阳的"五根"药，以调节机体功能，协助儿茶、"三黄水"药、"三果"药更好地发挥药效；配以消炎止痛、杀虫、敛黄水、逐寒祛痰、解毒利尿、杀虫除疠的铁棒锤、甘肃棘豆、荜茇、珍珠母、铁粉（制）、秦艽花、扁刺蔷薇、宽筋藤、麝香、渣驯膏、藏菖蒲、水牛角，加用木香一味以消胀、通经、调理气血，使之气行血活。本方是以祛邪扶正并用，适用于痹症日久、筋骨失养所致的风湿性关节炎、关节肿痛变形、黄水病以及"冈巴"病。

15. 十八味欧曲珍宝丸（藏药名：欧曲仁青久杰日布）

来源：藏药部颁1995年版

【处方】佐太、儿茶、天竺黄、红花、丁香、肉豆蔻、豆蔻、草果、乳香、决明子、黄葵子、安息香、诃子、木香、藏菖蒲、铁棒锤、麝香。

【功能与主治】消炎，止痛，干黄水。用于痹病，关节红肿疼痛，湿疹，亚玛虫病，麻风病。

【用法与用量】一次3丸，一日2次。中、晚饭后服。寒性病用荜茇（15g）煎水送服；热性病用牛黄（1g）开水送服。

【规格】每丸重0.4g。

【贮藏】密闭，置阴凉干燥处。

【方解】本方用于治疗黄水激增扩散至肌肉与关节、筋络处而引起的关节炎等。因此，采用干黄水的"三黄水"药，消炎止痛的麝香、铁棒锤、安息香，健脾除湿的草果、木香、豆蔻、肉豆蔻，调节"三因"、行气活血的佐太、红花、儿茶、天竺黄、丁香、藏菖蒲，可消炎止痛、干黄水；加用治疗一切疾病的"众药之王"诃子调和诸药。诸药组合成方，既能消炎止痛，又可起到干黄水的功效。

七、治疗肝病的藏药成方制剂

肝病主要是由饮食不节、过度进食酸辣食物、过度劳作等原因所致。

16. 二十五味绿绒蒿丸（藏药名：欧贝尼阿日布）

来源：藏药部颁1995年版

【处方】绿绒蒿、天竺黄、丁香、肉桂、木香、藏木香、沉香、葡萄、渣驯膏、朱砂、红花、西红花、熊胆、麝香、小伞虎耳草、木香马兜铃、巴夏嘎、波棱瓜子、荜茇、余甘子、干姜、甘草、寒水石（制）、甘青青兰、牛黄、诃子。

【功能与主治】解毒，清肝热。用于中毒及"培根木布"降于胆腑，肝热、肝肿大、肝硬化、肝胃瘀血疼痛等新旧肝病。

【用法与用量】一次4~5丸，一日2次。

【规格】每丸重0.5g。

【贮藏】密闭，置阴凉干燥处。

【方解】本方是治疗扩散伤热的常用方。扩散伤热当以解毒、清血热之法治疗。方中绿绒蒿、波棱瓜子、渣驯膏、麝香、小伞虎耳草、甘青青兰、牛黄具有清肝胆、扩散伤热之效；天竺黄、朱砂、红花、西红花、熊胆、木香马兜铃、余甘子、干姜、甘草、葡萄、巴夏嘎等可活血凉血、清血热、疗疮疡、敛坏血；肉桂、木香、藏木香、荜茇、寒水石（制）等理气和中，可治疗"培根木布"症；诃子、沉香、丁香行气祛风，协调三因。诸药组方，共奏清热解毒、保肝健胃的功效。

17. 九味牛黄丸（藏药名：格旺古贝日布）

来源：藏药部颁1995年版

【处方】红花、巴夏嘎、木香马兜铃、牛黄、渣驯膏、波棱瓜子、獐牙菜、绿绒蒿、木香。

【功能与主治】清肝热。用于肝大，肝区疼痛，恶心，目赤，各种肝炎，"培根木布"病。

【用法与用量】一次4~5丸，一日三次。

【规格】每10丸重5g。

【贮藏】密闭，置阴凉干燥处。

【方解】肝区及左右胁部胀痛，肌肤发黄，上半身刺痛，腰肾部不适，全身沉重是肝热病的主要症状。方中用牛黄清腑热、解毒养肝，红花活血化瘀、舒肝止血，共为方中主药；配以清热止痛、舒肝利胆、敛坏血的绿绒蒿、木香马兜铃、渣驯膏、波棱瓜子、巴夏嘎，以起到相辅相成之效；佐以清热利胆、祛黄的獐牙菜，行气消胀、导滞通腑的木香，配伍合理而科学。本方是临床上治疗肝热症、肝血增盛、"培根木布"等症的常用方剂。

18. 七味红花殊胜丸（藏药名：苦空确屯日布）

来源：藏药部颁1995年版

【处方】红花、天竺黄、獐牙菜、诃子、麻黄、木香马兜铃、五脉绿绒蒿。

【功能与主治】清热消炎、保肝退黄。用于新旧肝病，劳伤引起的肝血增盛，肝肿大，巩膜黄染，食欲不振。

【用法与用量】一次4~6丸，一日2次，早、晚服。

【规格】每丸重0.3g

【贮藏】密闭，防潮。

【方解】红花性寒、味甘，具有活血化瘀、清肝利胆之功，为方中君药；配以清热解毒、利胆退黄、滋补消炎、止痛的天竺黄、獐牙菜、麻黄、木香马兜铃、五脉绿绒蒿，以助红花的疏肝补气、活血化瘀之功；配以治疗一切疾病的"众药之王"诃子，以增强诸药之效。本方还具有强身壮体、改善肝功能的作用，是治疗一切肝病的常用方剂之一。

19. 二十五味松石丸（藏药名：玉宁尼阿日布）

书页号：中国药典2015年版一部

【处方】松石、珍珠、珊瑚、朱砂、木棉花、铁屑（诃子制）、余甘子、檀香、五灵脂膏、降香、木香、牛黄、鸭嘴花、木香马兜铃、天竺黄、绿绒蒿、船形乌头、肉豆蔻、丁香、西红花、诃子肉、伞梗虎耳草、麝香、石灰华、毛诃子（去核）。

【功能与主治】清热解毒，疏肝利胆，化瘀。用于肝郁气滞，血瘀，肝中毒，肝痛，肝硬化，肝渗水及各种急、慢性肝炎和胆囊炎。

【用法与用量】开水泡服，一次1g，一日1次。

【规格】（1）每4丸重1g；（2）每丸重1g。

【贮藏】密封。

【方解】松石具有清热解毒、保肝明目的功效，是治疗各种肝病的药物，为方中君药；辅以清热解毒、活血通络、平肝消肿的珍珠、珊瑚、铁屑（诃子制）、绿绒蒿、船形乌头、西红花，以助君药清热解毒、活血养肝之势；再以檀香、五灵脂膏、降香、余甘子、朱砂、牛黄、天竺黄、麝香、石灰华、鸭嘴花加强清除腑热的作用，协调和促进肝功能的恢复；以毛诃子（去核）、木香马兜铃、木香、肉豆蔻、丁香、伞梗虎耳草、毛诃子（去核）、木棉花调和三因。众药组方，具有清热解毒、疏肝利胆、活血化瘀的功效。本方是治疗肝郁气滞、肝中毒、肝硬化及各种急慢性肝炎、胆囊炎的藏药方剂。

八、治疗胃病的藏药成方制剂

胃病的发病原因较多，如过度劳累疲乏，感受寒冷和潮湿，饮食不节，暴饮暴食以及食物入胃积滞不化等，均能使胃的功能失调而发生胃病。

20. 坐珠达西（藏药名：坐珠达西）

来源：藏药部颁1995年版

【处方】寒水石、石灰华、天竺黄、船形乌头、西红花、肉豆蔻、草果、熊胆、牛黄、麝香等35味药物制成的丸剂。

【功能与主治】疏肝，健胃，清热，愈溃疡，消肿。用于"木布"病迁延不愈，胃脘嘈杂，灼痛，肝热痛，消化不良，呃逆，吐泻胆汁，坏血和烟汁样物，急腹痛，黄水病，脏腑痞瘤，食物中毒以及陈旧内科疾病，浮肿，水肿等。

【用法与用量】一次1丸，每2～3日1丸，清晨开水泡服。

【规格】每丸重1g。

【注意】忌用酸、腐、生冷、油腻食物。

【贮藏】密封。

21. 石榴健胃散（藏药名：赛朱当乃）

来源：藏药部颁1995年版

【处方】石榴子、肉桂、荜茇、红花、豆蔻。

【功能与主治】温胃益火，化滞除湿，温通脉道。用于消化不良，食欲不振，寒性腹泻等。

【用法与用量】一次1.2g，一日2～3次。

【规格】每袋装12g。

【贮藏】密闭，置阴凉干燥处。

【方解】本方主治之症属于藏医学培根寒症的范畴。

方中石榴子，藏药名为赛哲。据《晶珠本草》记载："赛哲治一切胃病，提升胃温，治培根寒症。"《味气铁缦》认为："赛哲味酸，性温，治（肝）胃火衰败……一切培根病。"《精义集要》还指出："石榴子味酸，性热、锐、轻、糙、动、燥。助消化……开胃口。"本品能全面针对培根病发病的七大特点，是藏医治疗胃寒证的要药。因此，《札拉嘎》中说："梵天的药有一千零二十二种……治寒症之药，以赛哲为本。"方中石榴子用量最大，故作为君药。

肉桂，藏药名为相察。《晶珠本草》记载："桂树的中皮，皮薄味辛者，称为相察……功效为祛胃寒气。"当代藏医一般称本品味辛、甘、涩，性热、燥、轻，能补益胃阳，主治胃寒证、寒泻、培根病。荜茇，藏名伯伯浪，其味辛，效锐、糙、温、轻（措扎巴珠），能"散寒而治寒症"（《晶珠本草》）。豆蔻，即白豆蔻，藏药名为苏麦。据《甘露之滴》记载："苏麦性温、燥，治胃病。"它可滋生胃火，是治疗培根寒症的常用之药。此三药均味辛，性温、燥之品，可助石榴子温中、健胃、消食，以增强缓解培根病食少、消化不良、泄泻诸效，共为臣药。

红花，藏药名为扎鸽尔贡，《晶珠本草》记载："扎鸽尔贡治一切肝病，止血，为众药之本。"《甘露之滴》记载："扎鸽尔贡性凉，培原健身。"根据藏医药理论，本品在方中以其偏凉之性，制约全方辛温躁动；并培之滋补，兼顾培根寒症之体虚，作为兵、马药（佐使）。

全方由五味药物组成，在藏药方中堪称组方精当之剂，配伍严谨，能使中医药、藏医药理论合璧，功用明确，疗效可靠。

九、治疗肾病的藏药成方制剂

藏医中的肾病泛指泌尿系统的疾病，甚至包括内分泌系统的一些相关疾病，是一种多发病，多因劳作过度，或因感受寒冷潮湿，损伤肾气而致病。

22. 十八味诃子利尿丸（藏药名：金尼阿如久杰日布）

来源：藏药部颁1995年版

【处方】诃子、红花、豆蔻、渣驯膏、山矾叶、紫草茸、藏茜草、余甘子、姜黄、小檗皮、蒺藜、金礞石、刺柏膏、小伞虎耳草、巴夏嘎、刀豆、熊胆、牛黄。

【功能与主治】益肾固精，利尿。用于肾病，腰肾疼痛，尿频，小便混浊，糖尿病，遗精等。

【用法与用量】一次2～3丸，一日2次。

【规格】每丸重0.5g。

【贮藏】密闭，置阴凉干燥处。

【方解】本方重用治疗一切疾病的"众药之王"诃子，以调和诸药，更好地发挥益肾固精和利尿的功效，为方中君药；用红花、藏茜草、刺柏膏、豆蔻、巴夏嘎、渣驯膏、山矾叶、紫草茸、小伞虎耳草、余甘子、刀豆，清热养肝、温肾暖胃、活血化瘀、滋身壮体，以起到补益肝肾、强身壮腰、益肾固精的功效，对热性和寒性的遗精均有疗效；姜黄、小檗皮清热解毒、消炎治疠，可清除肾脏和尿道感染，使尿频和小便浑浊的症状得到改善；蒺藜、金礞石补肾利水、通淋逐湿，具有利水除湿的功效；再用熊胆、牛黄除瘟解毒，驱六腑之热，而助诸药清热消炎、利水逐湿的功效。诸药合用组方，共奏益肾固精利尿的功效。

23. 石榴日轮丸（藏药名：索吉尼美吉廓日布）

来源：藏药部颁1995年版

【处方】石榴子、冬葵果、肉桂、天门冬、黄精、西藏棱子芹、荜茇、红花、蒺藜、豆蔻、喜马拉雅紫茉莉。

【功能与主治】温补胃肾。用于消化不良，腰腿冷痛，小便频数，脚背浮肿，阳痿，遗精。

【用法与用量】一次5～6丸，一日3次。

【规格】每10丸重6.5g。

【贮藏】密闭，置阴凉干燥处。

【方解】方中以石榴子、肉桂、豆蔻温肾暖胃；荜茇补肾祛寒；配以"五根"药温中和胃、温肾散寒、强身壮体、固审涩精、敛黄水；佐以活血止血的红花，补肾利尿固精的冬葵果。诸药合用，可温补胃肾，精血受益，则腰肾疼痛、小便频数得治，消化不良及阳痿可愈。

24. 十味豆蔻丸（藏药名：素麦居巴日布）

来源：藏药部颁1995年版

【处方】豆蔻、山柰、光明盐、荜茇、螃蟹、冬葵果、杜果核、蒲桃、麝香、大托叶云实。

【功能与主治】补肾，排石。用于肾寒症，膀胱结石，腰部疼痛，尿频、尿闭。

【用法与用量】一次4～5丸，一日2次。

【规格】每丸重0.25g。

【贮藏】密闭，置阴凉干燥处。

【方解】豆蔻、"三子"药均为藏医治疗寒性肾病的常用药，可温肾、祛寒，为方中君药；配以温胃消食的光明盐、山柰、荜茇，既可助主药发挥药效，又可改善胃肠功能，从而起到强身壮体的功效；佐以补肾利尿排石的冬葵果、螃蟹，使肾虚得补，小便得利；再配伍具有消炎、杀菌、解毒、除疠、止痛的麝香，为温肾之名方。腰部疼痛、尿频、尿闭等症，用此方治疗均能见效。

25. 四味姜黄汤散（藏药名：勇哇西汤）

来源：藏药部颁1995年版

【处方】姜黄、小檗皮、余甘子、蒺藜。

【功能与主治】清热，利尿。用于尿道炎，尿频，尿急。

【用法与用量】一次4～5g，一日2次，水煎服。

【规格】每袋装15g。

【贮藏】密闭，防潮。

【方解】本方主治之症，属于藏医学中尿闭症的淋症范畴。据藏医典籍记载，在膀胱的下端两侧，均有供尿液通行排泄的管道，其管道上端则与小肠相连。凡长期在潮湿、炎热的环境中工作、生活；或起居失常，不注意清洁卫生，邪气由外内入膀胱；或劳累过度，身体适应性降低；或饮食不当，过食甘甜肥腻、偏热偏寒的食物、过食生冷等，都可使体内三大因素的机能紊乱，尿液排泄异常，使邪气降阻于膀胱而发生淋症。

根据临床表现的不同，又可分为隆型淋症、培根型淋症、赤巴型淋症及三者合并之淋症。隆型淋症的尿色青，膀胱及尿道刺痛为主症，多系过食性轻而糙的饮食所致。培根型淋症兼有寒象，小便黏稠，滞涩不利。赤巴型淋症热象明显，尿色黄赤，尿道灼痛。根据赤巴型淋症的特点，治疗宜清热利尿，通淋止痛，适合选用本方。

方中姜黄，藏药名为永哇。《晶珠本草》记载："味辛，效润，能解毒，止溃烂，治疮疡。"《藏医百科全书》也记载："味苦、辛，性凉。"在藏医药学中，本品味苦能解热毒，性凉效润而能制赤巴盈盛之热邪。目前中药学中虽谓其性温，但主要从辛通血脉立论，古代本草也有言其寒凉者：《新修本草》及李东垣等人均称姜黄"辛苦，大寒"。《本草纲目》记为其功用与郁金"相近"。故历代主治血淋、疮肿、黄疸等热症之方也常选用。本方用以清热通淋，作为君药。小檗皮，藏药名为杰唯哇兴。《晶珠本草》记载其树皮可以"解毒，干黄水。"《中国藏药》也称本品能"清湿热，解毒，敛黄水；治疫疠、除热病、黄水病。因其性味苦寒，善除赤巴之热"。中药学中认为本品功用与黄檗、黄连等清热燥湿热相似，也可主治膀胱湿热蕴结之淋症。方中用以配合姜黄除膀胱赤巴增盛之热，作为臣药。蒺藜，藏药名为赛玛，《晶珠本草》记载："赛玛治尿涩，风湿痹证，肾病。"本品历来是藏医药中用以治疗下焦湿热诸症的重要药物，如《中华人民共和国卫生部藏药标准》中收载的蒺藜酒，即单用本品主治肾瘴病、肾炎、尿路感染及妇女带下等病症。方中选用该药辅助君药利尿通淋，作为将药。余甘子，藏药名为觉如拉。《四部医典》记载："余甘子清血热"；《晶珠本草》记载："余甘子味甘，性凉，治培根病、赤巴病、血病"；《味气铁鬘》记载："余甘子性凉、锐，治赤巴病入五脏"。本品在方中既除赤巴之热，增强全方清热、利尿之功，又以其味甘生津，调和诸药，作为马药（药引）。

方中四药，完全按照藏医药的理论和经验组方，颇具特色，可用于藏医京尼萨库病（糖尿病及其并发症）。

十、治疗肺病的藏药成方制剂

肺病患者主要是由于隆、赤巴、培根、血液等失调，饮用酸味腐败及酥油桶上残留的陈酥油，或食物过咸、吸烟过度、感冒、劳累过度等而致病。

肺病症状复杂、种类繁多，临床症状各异。

26. 八味檀香丸（藏药名：赞旦杰巴日布）

来源：藏药部颁1995年版

【处方】檀香、天竺黄、红花、丁香、葡萄、甘草、力嘎都、丛菔。

【功能与主治】清肺热，化脓血。用于肺热、肺脓肿，咯血，肺结核等。

【用法与用量】一次2～3丸，一日2次。

【规格】每丸重0.5g。

【贮藏】密闭，置阴凉干燥处。

【方解】肺热病为赤巴过盛所化，也有热阻和热痛两种。欲治其病，首先要清热凉血，以调整赤巴过盛。方中用檀香清热润肺；重用天竺黄、丛菔以增强清肺热、解热毒之功效；佐以葡萄、丁香、力嘎都、红花协调上述诸药，进一步起到清热解毒、消炎止痛、温通命脉的作用；再配以治疗一切肺热病的甘草。本方清热泻火力量较强，适用于肺热咳嗽、咯血、肺结核等。

27. 二十五味竺黄散（藏药名：居刚尼阿）

来源：藏药部颁1995年版

【处方】天竺黄、红花、丁香、肉豆蔻、豆蔻、草果、甘草、葡萄、木香马兜铃、檀香、降香、诃子、毛诃子、余甘子（去核）、香旱芹、木香、丛菔、力嘎都、兔耳草、卵瓣蚤缀、肉果草、沙棘膏、角蒿、牛尾蒿、牛黄。

【功能与主治】解热消炎，止咳平喘，排脓。用于肺疼痛，肺脓疡，重感冒迁延不愈，胸胁热痛，久咳咯血等。主治胸腔的热症。

【用法与用量】一次1.2g，一日3次。

【规格】每袋装12g。

【贮藏】密闭，置阴凉干燥处。

【方解】肺热咳嗽以清肺、化痰、止咳平喘的药治。方中以"六良"药清肺、解毒、疗疮疡，并有活血止血、养肝和温肾暖胃及温通命脉的作用，既可消除致病之因，又能强身健体，为方中主药；辅以甘草、葡萄、木香马兜铃、檀香、降香，可清热润肺、止咳化痰、生津利咽、镇痛、敛坏血，以助主药清肺之功效；佐以"三果"药加强清热化痰、利水燥湿、清热凉血之效；香旱芹、木香、角蒿可开胃消食、调理气血、滋肾养肝、补脾益气；配以肉果草、沙棘膏、卵瓣蚤缀、力嘎都、兔耳草、丛菔，可进一步加强本方的清热、消炎、敛坏血和止咳平喘的作用；配用牛黄以奏除瘟解毒、养肝、清腑热、清心火、豁痰定惊之功。诸药配伍，共同发挥清肺、止咳平喘、排脓之功效。本方是藏医治疗肺疼痛、肺脓疡、久咳咯血的主要方剂之一。

十一、治疗血病的藏药成方制剂

血病多为血与赤巴偏盛所致，发病的诱因是过食辛热、酸味或腐败变质食物，或于春秋季节在烈日下沉睡，或于马上摔伤、自高处坠下，或过度剧烈劳动。

血病的主要症状是脉象浮大粗壮，高突而滑，小便红赤、蒸气盛大，垢亚浓稠，病程稍久则小便转为紫红色，有朱砂样沉淀物，肌肤及痰唾均为黄色，目赤灼热而流泪，上半身刺痛，脉管增盛发麻，放血呈铁锈色。血病经过一定时间后，则发为疖痛、垢甲、丹毒、麻风、黄水等疾病，病人作呻吟或喘逆。

本病不论是发生于肝还是发生于脾，其患部会经常发热，有沉重感。

血病可分为新病和旧病两种，其治疗之法，需从饮食、起居、药物与外治等四个方面配合进行。

28. 十八味降香丸（藏药名：曾旦久杰日布）

来源：藏药部颁1995年版

【处方】降香、木香、石灰华、甘青青兰、红花、紫草茸、丁香、藏茜草、肉豆蔻、藏紫草、豆蔻、兔耳草、草果、矮紫堇、诃子、巴夏嘎、莲座虎耳草、牛黄。

【功能与主治】干坏血，降血压，理气。用于多血症及高血压引起的肝区疼痛，口唇指甲发绀，口干音哑，头晕眼花。

【用法与用量】口服一次4~5丸，一日3次。

【规格】每10丸重6g。

【贮藏】密闭，置阴凉干燥处。

【方解】本方以清血热、消肿、敛坏血的降香为君药；辅以红花、紫草茸、藏茜草、藏紫草、矮紫堇、巴夏嘎、兔耳草，以加强养肝、活血止血、敛坏血、降压之效；配以行气消肿、调理气血、祛风养心、健脾暖胃的木香、肉豆蔻、草果、丁香、豆蔻，既可调理气血，又可消胀止痛；佐以石灰华、莲座虎耳草、甘青青兰、牛黄等清热解毒、除瘟养肝之药，以助君药清热解毒之功；用治疗一切疾病的"众药之王"诃子调和诸药，共奏干坏血、降压、理气之效。

十二、治疗心病的藏药成方制剂

心病主要是由心情郁结、烦乱、饮食失调、失眠、易怒等所致。

29. 十一味甘露丸（藏药名：堆子久吉日布）

来源：藏药部颁1995年版

【处方】沉香、肉豆蔻、广枣、石灰华、乳香、木香、诃子、木棉花、寒水石（制）、甘青青兰、藏木香。

【功能与主治】养心安神，调和气血。用于宁隆病及培隆病引起的头痛，心区疼痛，心悸，背胀，烦闷，烦躁；培隆引起的头昏，恶心呕吐，反酸等。

【用法与用量】一次3~4丸，一日2~3次。

【规格】每丸重0.3g。

【贮藏】置阴凉干燥处。

【方解】宁隆病与培隆病引起的头痛、心区痛、心悸、烦躁，培龙引起的恶心、呕吐等症为常见病。方中沉香、广枣、肉豆蔻清心热、祛风化湿、养心安神，为方中主药；辅以祛风化湿、清热解毒、敛黄水、疗疮疡的乳香、石灰华、木棉花、甘青青兰；佐以调理气血、行气消胀、温中和胃、开胃消食、止痛的木香、寒水石（制）、藏木香，既可改善机体功能，又能温养心气而助主药发挥药力；再以"众药之王"诃子调和诸药，共奏养心安神、调和气血之功。

十三、治疗跌打损伤的藏药成方制剂

跌打损伤是指人体突然遭受意外打击，给机体的头部、颈部、躯干及四肢等任何一个部位造成的伤害。根据受伤的部位及受伤的程度不一，可分为皮肤擦伤、肌肤裂伤、肌肤截伤、深裂损伤、不全断离、破碎损伤、管状损伤等。

要害处的损伤总的症状是患部突然发肿。中于骨要害，刺痛彻骨，并生骨热；中于脏要害，则剧烈刺痛，面容苍白；中于腑要害，则小便不利；中于脉要害，则脉道发热；中于大筋及筋要害，则肢体拘挛或强直。

30. 八味秦皮丸（藏药名：打布森杰贝日布）

来源：藏药部颁1995年版

- -

【处方】秦皮、针铁矿、草莓、多刺绿绒蒿、寒水石（制）、美丽凤毛菊、朱砂、麝香。

【功能与主治】接骨，消炎，止痛。用于骨折，骨髓炎。

【用法与用量】一次1～2g，一日1次。

【规格】每10丸重2.5g。

【贮藏】密闭，防潮。

【方解】方中秦皮、寒水石（制）、针铁矿、多刺绿绒蒿为消炎止痛、续筋接骨之品，并有强身壮体的功效，为方中主药；辅以草莓、美丽凤毛菊，具有活血化瘀、消肿利尿、排除脓血的作用；佐以麝香消炎杀虫、解毒除疬、开窍醒脑；朱砂清热解毒、接骨愈疮、镇心安神，更加强了主药消炎止痛、续筋接骨的功效。本方是治疗外伤骨折的常用方，对骨髓炎也有一定疗效。

十四、滋补用途的藏药成方制剂

注重生活质量，延续寿命、身体健壮、五官伶俐、心意敏锐、语声柔和，需要注意保养和滋补。一是居住条件干净、优美、安静、舒适、无干扰，心情舒畅，自然会延年益寿；二是服用适当的滋补药物来调节机体的功能。

31. 巴桑母酥油丸（藏药名：巴三曼玛尔）

来源：藏药部颁1995年版

【处方】诃子、毛诃子、余甘子、黄精、天冬、西藏棱子芹、蒺藜、喜马拉雅紫茉莉。

【检查】应符合丸剂项的有关规定。

【功能与主治】壮阳益肾，养心安神，强筋骨。用于心悸失眠，脾胃不和，老年虚弱，经络不利，肢体僵直，肾虚，阳痿不举，虚损不足症。

【用法与用量】一次1丸，冬、春季每晚服用1丸。

【规格】每丸重9g。

【注意】高血压、胆病患者禁用。

【贮藏】密闭，置阴凉干燥处。

【方解】本方以延年益寿、宁心安神的"三果"药和健脾益肾的"五根"药组合成方，以酥油、蜂蜜等制丸，既增强壮阳益精的功能，又能提高养心安神、强筋壮骨的功能，并可根据病情酌情添加其他药物，以适应临床治疗的需求。本方是治疗老年体虚、脾胃不和、心悸失眠、经络不利、阳痿不举等症的常用方剂。

十五、其他药物

32. 七味酸藤果丸（藏药名：齐当敦巴日布）

来源：藏药部颁1995年版

【处方】酸藤果、阿魏、紫铆子、干姜、荜茇、牛尾蒿（炭）、麝香。

【功能与主治】驱虫，消炎。用于驱肠道寄生虫、蛲虫、蛔虫，痔疮。

【用法与用量】一次2丸，一日2次。

【规格】每丸重1g。

【贮藏】密闭，置阴凉干燥处。

【方解】本方用酸藤果、紫铆、牛尾蒿（炭）为驱杀肠道寄生虫的常用药物；辅以既可温胃散寒，又可杀虫止痛的阿魏、干姜；配以消炎解毒、杀虫排脓的麝香，除杀虫外，还兼治痔疮；处方中配用荜茇，改善药物引起泄泻的副作用。诸药组合，杀虫、通便。

十六、藏成药组合用药

治疗一种病症时，藏药一般采用几种药配合治疗，选择一种药为主药，其他几种药为辅助药的方法。主药、辅助药不同时服用，要根据病情和用药的特点，辨证论治，选择不同的用药时间和治疗时间，分别在早、中、晚分开服用。

已故藏医国医大师强巴赤列曾指出："藏药是非常注重搭配联合用药的，珍宝类藏药一般要和普通的藏药联合使用，既能降低患者的经济负担，又提升了藏药的疗效，单一用某一种藏药来治疗各种复杂的慢性疾病是不科学的。"

下面简介一些常用配合用药方法，对相应的疾病有一定的治疗效果，但合理用药与最终的治疗用药仍然需要听从医师的意见。

1. 心脑神经系统

脑梗死、脑出血：七十味珍珠丸+二十味沉香丸；如果是心脏病引起的中风，用珊瑚七十味丸+二十味沉香丸。

高血压：二十五味珊瑚丸（稳定后可以用七十味珍珠丸，每3～7天服用1丸）。

癫痫：七十味珍珠丸+二十五味珊瑚丸（交替服用）。

帕金森：七十味珍珠丸+二十味沉香丸（交替服用）。

脑萎缩、老年痴呆：七十味珍珠丸+二十五味珍珠丸（交替服用）。

头疼、头昏、失眠：二十五味珊瑚丸（稳定后可以用七十味珍珠丸，每3～7天服用1丸）。

心脏病、冠心病：珊瑚七十味丸（稳定后可以用七十味珍珠丸，每3～7天服用1丸）。

2. 肠胃系统疾病

慢性（浅表）胃炎：仁青常觉或坐珠达西。

糜烂性胃炎：仁青常觉+仁青芒觉（交替服用）。

萎缩性胃炎：仁青常觉+十五味黑药丸。

肠胃溃疡（十二指肠、胃）：仁青芒觉+十五味黑药丸。

结肠炎：仁青常觉或者仁青芒觉+十五味黑药丸。

胆汁返流性胃炎：仁青常觉或者坐珠达西+十味黑冰片丸。

如果胃酸比较多，要增加服用智托洁白丸。

3. 肝胆系统疾病

乙肝：二十味松石丸。

其他肝炎：秘诀清凉散。

肝硬化、腹水、肝晚期：仁青常觉+二十味松石丸。

4. 风湿类风湿、关节炎、痛风

风湿类风湿、关节炎：二十五味驴血丸（早）+十五味乳鹏丸（中）+二十五味儿茶丸（晚）。

痛风、关节痛：十五味乳鹏丸（有关节变形的要增加服用二十五味儿茶丸）。

5. 肿瘤、免疫类

胃肠肿瘤、放化疗患者：仁青常觉+仁青芒觉。

肝肿瘤、放化疗患者：仁青常觉+二十味松石丸。

6. 七十味珍珠丸常用组合处方

七十味珍珠丸是藏成药中的代表产品，在心脑血管疾病和神经系统疾病领域用途非常广泛，既可以单独用药，也可以搭配其他辅助药品提高疗效，减轻患者的经济负担。

脑梗死、脑出血：七十味珍珠丸+二十味沉香丸或者二十五味珍珠丸，3个月后每3天服用1丸七十味珍珠丸。

高血压：二十五味珊瑚丸，1个月后每3天服用1丸七十味珍珠丸。

癫痫：七十味珍珠丸+二十五味珊瑚丸（交替服用），3个月后每3天服用1丸七十味珍珠丸。

帕金森：七十味珍珠丸+二十味沉香丸（交替服用），3个月后每3天服用1丸七十味珍珠丸。

脑萎缩、老年痴呆：七十味珍珠丸+二十五味珍珠丸（交替服用），3个月后每3天服用1丸七十味珍珠丸。

脑外伤：七十味珍珠丸+二十五味珍珠丸（交替服用），3个月后每3天服用1丸七十味珍珠丸。

脑瘫：七十味珍珠丸+二十味沉香丸或者二十五味珍珠丸，3个月后每3天服用1丸七十味珍珠丸。

头疼、头昏、失眠：先用2周二十五味珊瑚丸，以后每3天服用1丸七十味珍珠丸。

心脏病、冠心病、早搏、心律不稳等：先用2个月的珊瑚七十味丸，以后每3天服用1丸七十味珍珠丸。

7. 仁青常觉常用组合处方

仁青常觉在肠胃、肝胆、肿瘤等多种疾病领域用途非常广泛，既可以单独用药，也可以搭配其他辅助药品提高疗效，减轻患者的经济负担。

（1）肠胃系统疾病

慢性（浅表）胃炎：仁青常觉或坐珠达西。

糜烂性胃炎：仁青常觉+仁青芒觉（交替服用）。

萎缩性胃炎：仁青常觉+十五味黑药丸。

肠胃溃疡（十二指肠、胃）：仁青常觉或者芒觉+十五味黑药丸。

结肠炎：仁青常觉或者仁青芒觉+十五味黑药丸。

胆汁返流性胃炎：仁青常觉或者坐珠达西+十味黑冰片丸；如果胃酸比较多，要增加服用智托洁白丸。

（2）肝胆系统疾病

病毒性肝炎、肝硬化、腹水、肝晚期：仁青常觉+二十味松石丸。

胃肠肿瘤、放化疗患者：仁青常觉+仁青芒觉。

十七、藏成药中藏药材组合简称

（1）三凉：天竺黄、红花、丁香。

（2）四凉：天竺黄、红花、丁香、豆蔻。

（3）三热（三良）：肉豆蔻、豆蔻、草果。

（4）四热（四良）：肉豆蔻、豆蔻、草果、丁香。

（5）六良：天竺黄、红花、丁香、肉豆蔻、豆蔻、草果。

（6）三辛：荜茇、胡椒、山奈。

（7）五辛：荜茇、胡椒、山奈、唐古特铁线莲、小米辣。

（8）草药三辛：高原毛茛、藏木通、草玉梅。

（9）八辛：荜茇、胡椒、山奈、唐古特铁线莲、小米辣、高原毛茛、藏木通、草玉梅。

（10）三果：诃子、毛诃子、余甘子。

（11）三盐：硇砂、光明盐、紫硇砂。

（12）五盐：硇砂、光明盐、紫硇砂、盐、卤盐。

（13）三实：杞果核、蒲桃、大托叶云实。

（14）三肖夏：广枣、刀豆、白花油麻藤。

（15）四肖夏：广枣、刀豆、白花油麻藤、榼藤子。

（16）二花蕊：木棉花瓣、木棉花丝。

（17）三黄水病药：乳香、决明子、黄葵子。

（18）八黄水病药：乳香、决明子、黄葵子、儿茶、黑芝麻、白芝麻、香旱芹、黑种草子。

（19）三利尿药：硇砂、金礞石、螃蟹。

（20）三骨碎补：骨碎补、石莲花、瓦韦。

（21）三红花：藏红花、红花、甘青青兰。

（22）三獐牙菜：印度獐牙菜、普兰獐牙菜、藏獐牙菜。

（23）三角：犀角、狍角、鹿角。

（24）三敦木：蔷薇、小檗、水柏枝。

（25）三制疠药：垂头菊、芸香叶唐松草、镰形棘豆。

（26）三红：藏茜草、藏紫草、紫草茸。

（27）四红：藏茜草、藏紫草、紫草茸、山矾叶。

（28）无毒三乌头：唐古特乌头、美丽乌头、云南金莲花。

（29）三佳木：檀香、降香、沉香。

（30）三沉香：沉香、云南樟、小白毛莸。

（31）三镇痛药：打箭菊、多刺绿绒蒿、熏倒牛。

（32）四制疠药：野牛心、麝香、安息香、铁棒锤。

（33）三花：秦艽花、翼首草、高山龙胆。

（34）四石王：代赭石、针铁矿、炉甘石、寒水石。

（35）四妙香：草果、肉桂、豆蔻、木棉花丝。

（36）四止泻木：止泻木、唐古特乌头、狭叶红景天、马兜铃。

（37）四大胆：黑熊胆、棕熊胆、秃鹫胆、鱼胆。

（38）玉妥四敦木：粗糙黄堇、铁棒锤叶、乌奴龙胆、翼首草。

（39）四光明盐：光明盐、干姜、诃子、荜茇。

（40）二安息香：乳香、安息香。

（41）二香旱芹：香旱芹、黑种草子。

（42）二菖蒲：藏菖蒲、石菖蒲。

（43）五甘露：刺柏、烈香杜鹃、大籽蒿、麻黄、水柏枝。

（44）五根：黄精、天冬、西藏棱子芹、喜马拉雅紫茉莉、蒺藜。

（45）三尿：童尿、种马尿、黄牛尿。

（46）三酸：酸酒、沙棘果、绿矾。

（47）八火质：酸石、锂云母、金矿石、雌黄、磁石、自然铜、雄黄、银矿石。

（48）闭毒八金属：金、银、红铜、铁、青铜、黄铜、铅、锡。

（49）七姊妹草药：金腰草、粗糙黄堇、乌奴龙胆、兔耳草、獐牙菜、唐古特乌头、翼首草。

羌医药篇

第十章
羌族传统文化概述

一、羌族简介

　　羌族是中华民族的起源民族之一，拥有5 000余年文明史，最早进入农耕时代。早在3 000多年前，商朝的甲骨文中就有羌人活动的记载，甲骨文中就有"羌"字。远古时期，羌人发明了结绳记事和象形文字，后又创造和使用过西夏党项羌文字。羌族自称"尔玛""日嘰"，古称"冉駹"等。

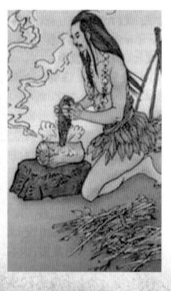

欧·特鹛

　　欧·特鹛（燧人氏）时期：欧·特鹛及其部落祖居昆仑山，为古羌人的一支，发祥于青藏高原羌塘地区。在这个时期，古羌人发明了钻木取火、白石取火，还发明了太阳历、结绳记事。

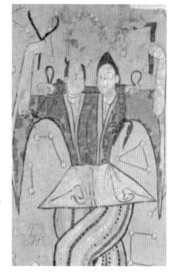

欧·特芈（伏羲）时期：欧·特芈"造书契以代结绳之政"，这是我国文字的萌芽；制定了男婚女嫁的婚礼制，改变了原始人的群婚生活；教授人们种植谷物和养蚕；还教会人们驯养家畜，烹饪肉食。

欧·特芈

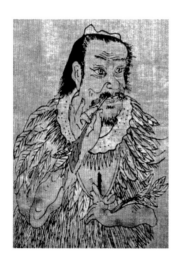

博慕·塔勒

博慕·塔勒（炎帝神农）时期：塔勒尝百草，教人医疗，是传说中农业和医药的发明者。这些发明创造，充分表明包括古羌人在内的古代原始先民对中华文明的起源和发展有着重要的贡献。

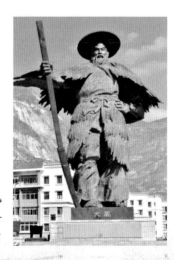

也格西

也格西（大禹）时期：禹生于西羌，功在治水。禹的儿子启建立的夏朝是我国第一个奴隶制王朝。

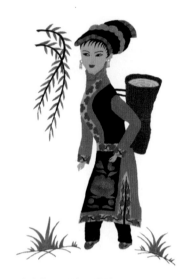

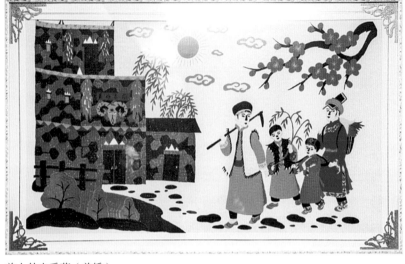

采羌药的姑娘（羌绣）　　　　羌人外出采药（羌绣）

　　羌族的历史，可追溯到距今7 000～4 000年前的古羌人，即中国古史传说中的"三皇五帝"时期。据我国史书记载，羌族由古羌人在历史进程中通过不断的分化融合，一步步地发展而来。羌族是中国大地上最古老的民族之一，也是世界范围内最古老的民族之一。一些学者认为，我国汉族和汉藏语系藏缅语族中的少数民族（藏、彝、纳西、土家、哈尼、景颇、普米、独龙、怒、门巴、珞巴、傈僳、拉祜、白、基诺、阿昌等），追寻他们的族源，都和"古羌"有密切的亲缘关系和文化联系。正如费孝通先生所言：古羌人是一个向外输血的民族。

1. 俄博科萨（羌族的雪神山）
2. 茂县雅都乡色日沟（天然羌药生态保护区）
3. 羌族寨子的基瓦邛笼（碉楼）
4. 科斯基（羌族人祭祀祖先的地方）
5. 羌寨山上的邛笼（羌碉）
6. 古羌文化展示楼

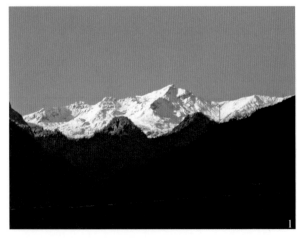

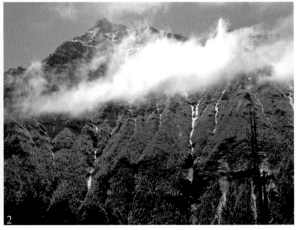

1　2

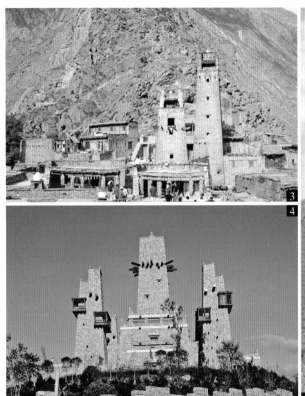

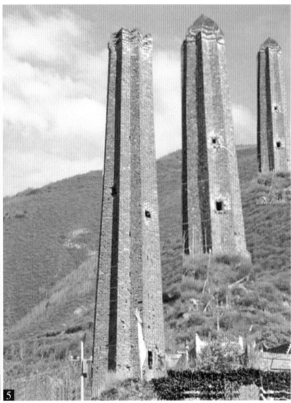

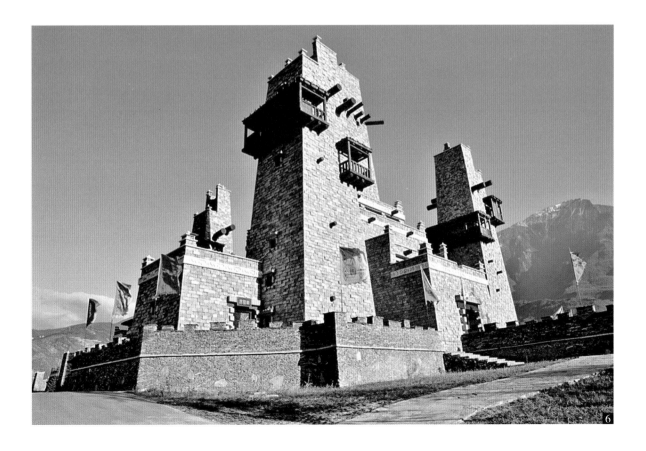

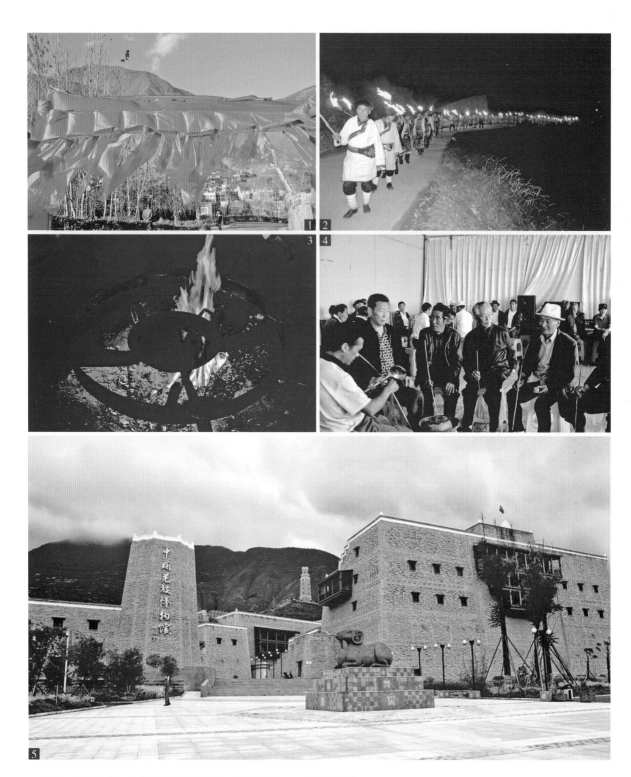

1. 日嘿·旭博（羌红）是羌族的最高礼物，挂在寨门上，寓意吉祥健康，把疾病和灾难打到阴山背后，让疾病永世不得翻身
2. 羌族火神节
3. 羌族莫古（火塘）
4. 羌族群众边饮羌酒边谈论事情，开酒坛词：感恩天地，感恩祖先……
5. 灾后重建的茂县中国羌族博物馆

目前羌族有32万多人口，其中80%以上聚居在四川阿坝藏族羌族自治州西北部的茂县、汶川县、理县、松潘县、黑水县，以及成都市的邛崃市、绵阳市的北川县，其余散居在四川省甘孜藏族自治州的丹巴县，绵阳市的平武县，成都市的都江堰、郫都区、金牛区、崇州市，雅安市，甘肃省南部，陕西省西南部，贵州省铜仁市的江口县和石阡县，云南省部分地区等。羌族被称为"云朵上的民族"，多数羌族人居住在海拔2 000米以上的高山或半高山地带，境内峰峦重叠、河川纵横、地形复杂、海拔相差悬殊、气候多变，海拔高度900～5 250米，相对高差达4 000米，地理条件和气候差异极为明显，动植物药、矿物药资源极其丰富。

二、羌医药传承特点

由于历史的演变和历代战争的影响，明清以后的羌医药除零星资料外，无详细记载。许多羌医药典籍未能完整传承至今，即使有也保密不外泄，只嫡传。羌医药主要使用和传承于

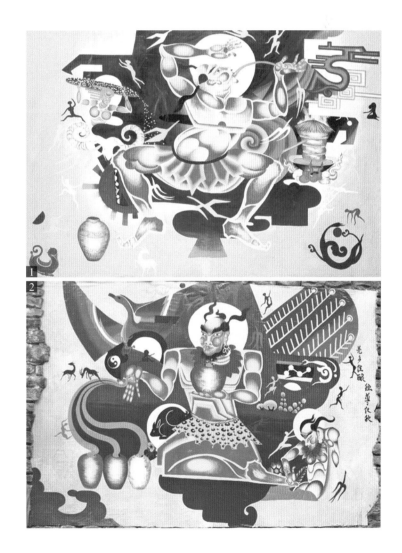

1. 羌酒的发明者玺博尔（壁画）
2. 古代羌医大师玺博勒穆·岑喆依基赤贝（壁画）

293

民间，通过家传口授、药方对换等方式传承，是典型的非物质文化遗产。习业者们在实践中逐步认识药物，熟悉药性，掌握药物的生长特性、采集季节、炮制加工技术和应用方法等，使得医药合一的羌医药在民间世代传承至今。

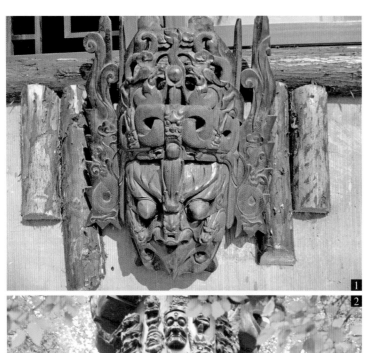

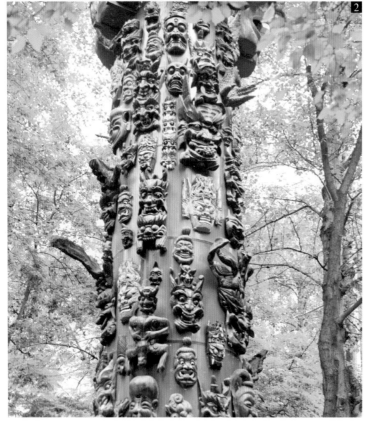

1. 羌族庇护神日嘎・毒浮垒・革蹬姆面具
2. 羌族傩文化（浮雕）

第十一章
羌医药代表性人物

历史上，岷江上游地区曾出现过许多有影响的羌医药家，他们擅长以传统羌医特色诊疗技术为患者诊治，再辅以羌药治疗。但各县志里几乎没有羌医药传承者的医疗活动记录，只有在介绍羌族"释比""许"等的资料中才有小篇幅的描述。据文史资料记载，明宣宗（1426—1435）时期，陈敏任茂州知州，他"以茂地广而荒，劝民开垦，引泉为池，以资灌溉，一时野无旷土，麦穗五岐，宣宗制满庭芳词赐之。其他迁学校，葺城堡，以及山川道路、津梁、祠宇之属，罔不殚精研虑，整饬无遗"，推动了当地社会文化的发展。实际上，古代羌族土司向朝廷交纳的贡品、粮赋等中，不乏羌活等在汉地广泛使用的药材品种。

1992年以后，党和国家高度重视民族医药的发展，一大批濒临失传的羌医药特色诊疗技术、经验、知识被系统性地抢救、挖掘和整理了出来，这为羌医药的可持续发展与创新奠定了良好的基础。

通过田野调查与实际访谈，汇总出来的羌医药代表性人物简介如下：

1. 格日巴·姆玉虎喆

格日巴·姆玉虎喆（1798—1878）在羌医药四相学说理论的指导下，在临床治疗因过度劳累患上凸索·克斯尔哈尔饶依基的患者的过程中，发现依巴悟依基赤杯（羌医手法疗法）对凸索·克斯尔哈尔饶依基有较明显改善，为羌医骨科手法治疗凸索·克斯尔哈尔饶依基奠定了基础。

2. 科斯博·勒珠

科斯博·勒珠（1817—1887），羌医骨伤骨病专家，也是羌族释比文化的重要传人。他创立了"莫斯纳尼居崛斯·喆吖勒斯"（身体运气健骨福寿法）羌医骨伤骨病学派，开创性地将羌族"释比"文化与羌医手法相结合，对羌医骨科手法治疗凸索·克斯尔哈尔饶依基等进行了临床探索与实践，并论述于其著作《莫斯美禾里斯·哈尔古（莫斯美禾里斯19势）》和《依弥阿禾·固果勒斯（指力功法）》中。

3. 依博·查

依博·查（1838—1908）在羌医药学前人经验的基础上，结合古羌人论述，总结提出了"石病学"，并对羌医骨科手法治疗骨伤骨病、病因病理方面的羌医理论进行了完善。

4. 阿博·绒塔尔王

阿博·绒塔尔王（1888—1958）对羌医手法进行了完善，并在传统羌医药白黑学说指导下，对羌药做了深入研究。他提出了许多炮制羌药的方法和制作工艺，并将其汇总为家传手抄本专著。

5. 白石则

白石则（1894—1933）对羌药采集时间、季节、生长周期、炮制工艺等进行了总结，将羌药制剂总结为露、水、散、块、丸、丹、茶、饮、糕、饼、棒、酒、灸、熨、馍等种类。

6. 唐伯英

唐伯英生于光绪十八年（1893年），他在民国二十六年（1937年）创建了伯英医社。他善用丹方、验方、秘方治疗各种疑难杂症，总结了历代先祖的医术并汇总为《唐门精要》《唐门外科秘传》。

7. 祚穆·博姆

祚穆·博姆（1930—1986）在继承前人羌医药知识的基础上，接纳和创新了SuSa（苏卅，羌医辩算学），并结合羌医白黑学说、羌医石病学说、羌药石性学说、羌医管道学说、羌药四相学说，丰富了对凸索·克斯尔哈尔饶依基的诊治技术。他提出"石在病在，石消病消"，擅长针刺、放血等，为羌医骨科手法治疗各种骨伤骨病的形成奠定了基础，对羌医骨科手法产生了深远的影响。

8. 韩子卦木

韩子卦木，阿坝藏族羌族自治州茂县雅都乡雅都嘻嘻寨人，知名羌医民间骨科医生，擅长治疗骨折脱臼。他善于用"滋忠"（羌活鱼）和"思尔热毕"（羌柳树皮）等羌药加羌雏鸡敷贴患者骨折复位处，此法疗效卓著，具有骨痂生长快、皮肤不易过敏、伤处恢复快等优点。

9. 杨来宝

杨来宝，阿坝藏族羌族自治州茂县雅都乡雅都寨人，擅长用针刺或锐器放血疗法治疗骨关节病。

10. 阔碧泽

阔碧泽，阿坝藏族羌族自治州茂县人，擅长用羌医"滋熹洁"治疗法治疗烫伤、淋巴结炎、"特尔石悟登泥（类似带状疱疹）"、金刀损伤出血症、"督补"睑腺炎、"痧熹洁"痧病等。

11. 蔡万成

蔡万成（1860—1932），阿坝藏族羌族自治州汶川县禹碑岭人，羌医传承人，擅长治疗各类骨折。

12. 蔡天玉

蔡天玉（1879—1944），阿坝藏族羌族自治州汶川县禹碑岭人，羌医传承人，继承羌医祖传技术，擅长治疗各类骨折。

13. 蔡兴庭

蔡兴庭（1898—1959），阿坝藏族羌族自治州汶川县禹碑岭人，羌医传承人，擅长治疗各类骨折。

14. 汪佩庭

汪佩庭，生于清光绪年间，幼年随父汪海门学医，尽得真传，行医数载，精通内科、外科，对妇科、儿科也有见地。他用药精少，每以八味成方，多有奇效，是当时茂县医林有名的"汪八味"。晚年著有七卷本《医学初窥》，内容涵盖内、外、妇、儿等科。

15. 唐坤山

唐坤山（1850—1910），阿坝藏族羌族自治州茂县城外水西村人。唐坤山自幼聪敏，悉知羌药，兼通地理星相、八卦易理，以中医骨伤鸣世。

16. 文西州

文西州（1862—1931），阿坝藏族羌族自治州茂县城南马良坪人。文西州敏学好思，自幼学习中医，通晓汉羌医理。早年任教，后改行医济世。擅长治地方疾病，如伤寒杂症，多有奇效。行医四十余载，德艺双馨，晚年著5卷本《乃是验方》存世。

17. 杨丰运

杨丰运（1879—1935），阿坝藏族羌族自治州茂县凤仪镇人。杨丰运年少时拜师唐坤山，精于外科，行医四十余载，以治疗骨伤鸣世，在医患中颇有声誉。

18. 何炳茹

何炳茹，曾就职于阿坝藏族羌族自治州茂县赤不苏区雅都人民公社卫生院，擅长内科、妇科、儿科。

19. 贵生志

贵生志，阿坝藏族羌族自治州茂县三龙乡人，自幼学习家传医学，擅长运用各种丹药、方剂，配伍名目众多。他后人留下的《人神丹》一书中的丹剂方药传世至今。

20. 金兰姐

金兰姐（1907—1990），阿坝藏族羌族自治州茂县三龙乡人，擅长内科、儿科等。

21. 蔡顺群

蔡顺群（1916—2005），阿坝藏族羌族自治州汶川县禹碑岭人，羌医传承人，擅长治疗各类骨折。

22. 朱元德

朱元德（1937—），出身于医学世家，自幼随父母学医，继承了家传医学。他在家传医学的基础上不断创新和发展，研制出德元补肾丸、和胃顺气丸等疗效显著的秘方，治愈不少顽疾患者。

23. 蔡光正

蔡光正（1946—），阿坝藏族羌族自治州汶川县禹碑岭人，羌医传承人，擅长羌医骨伤科，对治疗各类骨折很有经验。

24. 唐庆尧

唐庆尧（1949—），阿坝藏族羌族自治州茂县人，唐伯英之孙，羌医药非物质文化遗产的代表性传承人之一。

第十二章
羌医药基础理论

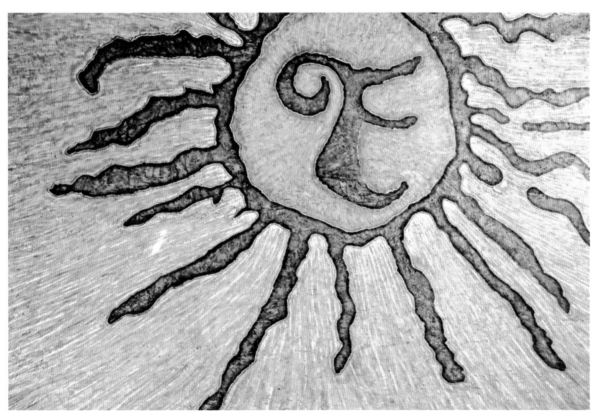

古羌人崇拜的太阳神羊（壁画），神羊为解放受饥饿、疾病困扰的人类牺牲了自己

几千年来，羌医药在羌族朴素的哲学观指导下，逐步形成了自身独特的理论体系，具体包括石病学、黑白学、四相学、三间学、六脏八腑学、赛米管道学、生命学、预防学等理论。

羌医药的理论和实践与羌族的原始宗教、多神崇拜、释比文化等有关。羌族崇拜白石，认为石是宇宙的本源，万物由石而生，自然界的基本物质是石、水、火、风（可能受佛教文化的影响，佛教认为宇宙由地、水、火、风构成，历史上由党项羌人建立的西夏国信仰佛教，也认为地、水、火、风是构成宇宙的基本物质。羌族认为石代表地，故称石、水、火、风）。"饶·依基"（石病学）、"赛米·萨喜居·格尔苏斯"（赛米管道学）、"格日

1. 羌医炮制羌药，增强疗效（壁画）
2. 羌族释比在驱疾（壁画）
3、4. 羌人念制药经（壁画）
5. 羌医炮制羌药的辅料（壁画）
6. 羌医采用熏蒸法治疗久卧在床的患者（壁画）
7. 古代羌人驱疾的场景（壁画）
8. 释比驱疾的场景（壁画）
9. 羌医用药酒以特殊手法治疗疾病（壁画）
10. 羌医炮制羌药时念制药经（壁画）
11. 羌人用追马方式治疗肾结石、肝胆结石（壁画）
12. 羌药勒禾布勒（地龙）的记载（壁画）

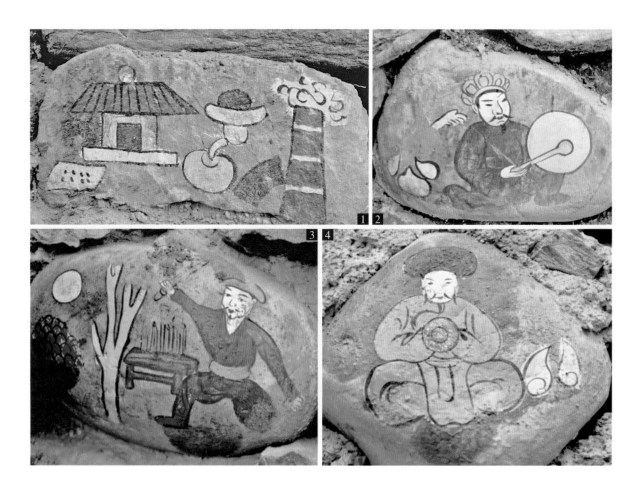

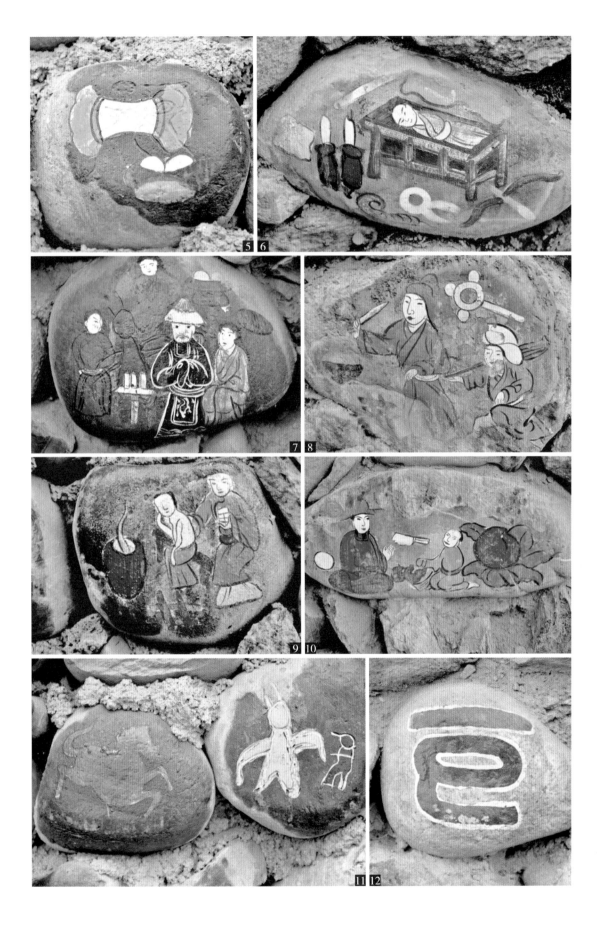

杭·苏斯"（四相学）、"尼核砒石依基"（黑白学）、"科斯得·科斯层·阿扎特异"（三间学）、"芈苏·德尔思·日尼亚苏"（生命学）、苏卅（羌医测算法、羌医辩算学）、禾朵尔牟合·克尔嘎（六脏八腑学）等羌医药理论，与中医理论有相似之处，也有完全不同之处。

1. 羌人击鼓驱疾
2，3. 羌族保健莎朗舞

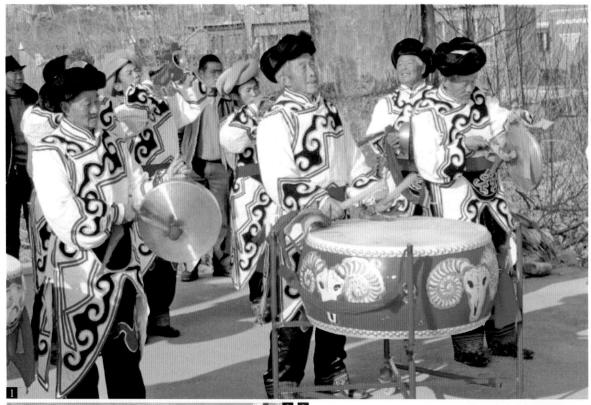

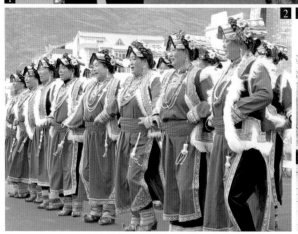
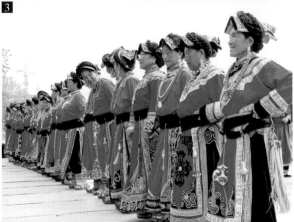

1. 饶·依基（石病学）

羌医认为，火热（莫欻迪）、巨风（西毕喔·梦）、寒冷（么北）、水湿雨（滋·木尔欻尼）、黑夜（欻尼禾·尼阿格斯达）等病因侵犯人的躯体，久而久之便形成饶（石）。

石的类型有：泥土（布如），小细砂石（饶沙斯），圆、方、板、中石（作巴迪），巨石（日古德）。这四种石是导致人体生病的因素，一旦这四种病石停留在人体的任何一个部位或器官上，人就会产生病痛。

按石所在的部位，可分为头石、颈石、肩石、胸背石、腰石、臀石、髋石、腿（大小腿）石、手石。

石的性状分为：雪石（别斯嘎木·饶），发病部位像雪地一样冰冷松散；软石（饶玛迪嘎·基），石块较轻，能够推动，按散；硬石（饶·什古居·革尔翁），石块坚硬，难以推动；火石（莫饶基），发病部位像烧红的石块，滚烫如火。

对应的治疗方法如下：

雪石病，根据部位不同，可以先用艾灸（基布尔）灼烧而化开，再用烟缓慢地熏掉雪石的陈寒；或用以石治石的方法，把小块白鹅卵石和食盐在铁锅中炒烫，装入小布袋，扎上袋口，熨烫患病部位15分钟左右，石散、雪化、病去。手法治疗是揉搓发病部位使之发热，同时用热药内服驱散，也可用铜钱、银圆、牛角片刮痧去雪冷之寒。

软石病是指身体某一处应有的通路不顺畅，引起血、水、气的混乱，形成软包块。治疗时可用按、推、挤等手法使之消散，外敷羌药绒塔尔王骨痛膏，再用通透类药物疏通或火罐大力拔除。

硬石病是指身体某一部位的血、水、气通路堵塞，时间太久而形成的石病。羌医的治疗方法是将多种药酒点燃后在石病部位滚动使之局部发热，再冷敷，反复多次，直至硬石变软，消散。

火石病是指身体某一个部位的血、水、气凝结时久，脉路（萨居古尔）完全不通引起局部红肿烧灼、坚硬疼痛，如不及时正确治疗，就会迅速发展，甚至化脓溃烂或坏死。羌医的治疗方法是先用雪水解毒，再外敷内服羌药，以挽救患者生命。

2. 呷德·依基德维（水病学）

水（滋）是人类生存的必需物质，是人类维持生命的基本物质。在正常情况下，它能使人体质增强，代谢加快。只有在人体自身抵抗力下降、全身不适的时候，人才会为水病所袭而产生病痛。水病分为内水病（扶呷德·依基德维）和外水病（亏资依基）。

3. 赛米·萨喜居·格尔苏斯（赛米管道学）

羌医理论认为，人体全身各处布满了粗细不等的管道，总数有365条，形成良好的赛

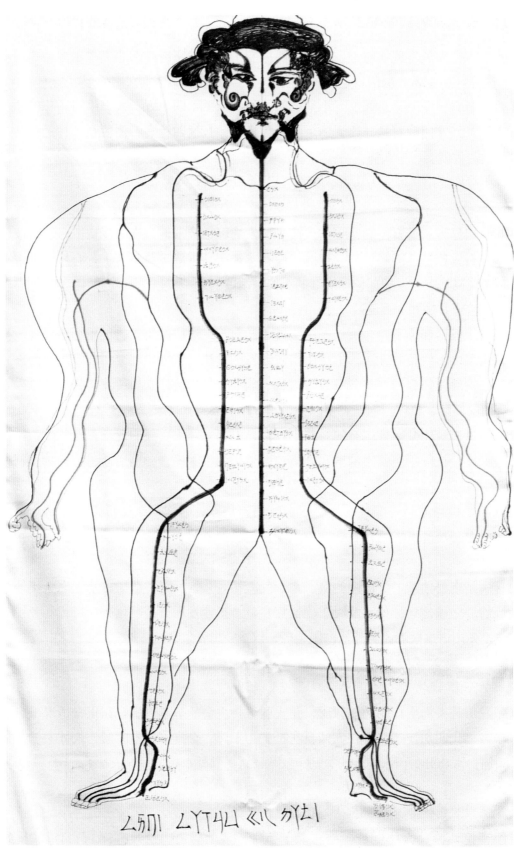

人体赛米·西居

米·西居（管道系统）。赛米·西居可以输送营养到人身体的任何地方，以维持人体正常的机能运行和健康。如果赛米·西居被阻塞或发生病变，人就会生病。

4. 尼核砒石依基（黑白学）

"黑""白"是羌医辩算的纲领。在羌医外科疾病的诊治中，羌医首先要辨清疾病是黑症还是白症，若分类正确，则治疗上就不会发生或少发生原则性的错误。黑白学说的要点如下：

（1）发病缓急：急性发作的病属白，慢性发作的病属黑。

（2）病位深浅：病发于皮肉的属白，发于筋骨的属黑。

（3）皮肤颜色：红活焮赤的属白，紫暗或皮色不变的属黑。

（4）皮肤温度：灼热的属白，不热或微热的属黑。

（5）肿形高度：肿胀的属白，平坦或下陷的属黑。

（6）肿胀范围：局部肿胀，根脚收束的属白；大面积肿胀，根脚散漫的属黑。

（7）肿块硬度：肿块软硬适度，溃后渐消的属白；肿块坚硬如石或柔软如绵的属黑。

（8）疼痛感觉：疼痛比较剧烈的属白，不痛、隐痛、抽痛的属黑。

（9）脓液稀稠：溃后脓液稠厚的属白，稀薄或纯血水的属黑。

（10）病程长短：病程比较短的属白，病程比较长的属黑。

（11）全身症状：白症初起常伴有发热、口渴、大便秘结、小便短赤、溃后症状渐次消失；黑症初起一般无明显症状，酿脓期常有骨蒸潮热、颧红、身疲自汗、盗汗等症状，溃脓后尤甚。

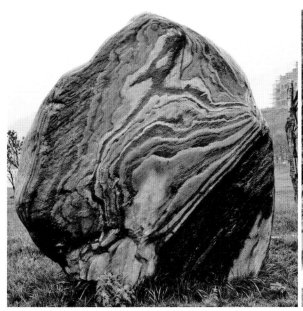
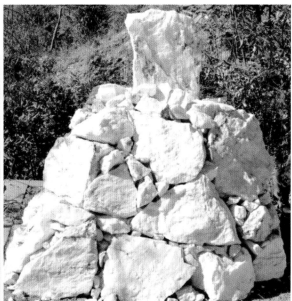

白石神

（12）预后顺逆：白症易消、易溃、易敛，预后多顺（良好）；黑症难消、难溃、难敛，预后多逆（不良）。

羌医黑白学说是羌医学理论体系的基础之一和重要组成部分，是理解和掌握羌医学理论体系的一把钥匙。羌医用黑白学说阐明生命的起源和本质，人体的生理功能、病理变化，疾病的诊断和防治的根本规律，黑白学说贯穿于羌医的道、法、方、药，一直指导着羌医药的实践。

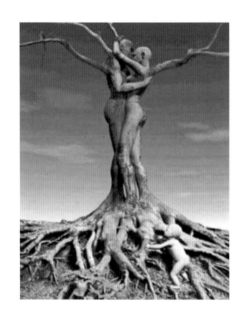

5. 芈苏·德尔思·日尼亚苏（生命学）

羌医芈苏·德尔思·日尼亚苏（生命学说）基于羌族关于人类源于俄烙火尔科萨·阿博诺科萨（白石神）的传说。羌医生命学以人体灵性为基础，而非以物质为基础。它是羌族文化和科学的重要组成部分。羌医生命学的对象是整个社会生命体，包括植物、动物、水、空气，甚至整个地球、太阳和宇宙。日尼亚苏把自然界中的生命体联系起来，最终又回到人的生命上，从这样的角度来思考疾病与治疗的问题。

羌医认为自然界中人是最上等的，从胚胎开始就能感知外部世界，也就有了先天认知。出生后，人无时无刻不在吸收着世间各种各样的营养元素，如空气、水、土、火、石、木等，从而逐渐长大成人。人的整个生命过程就是无中生有，从有变无。

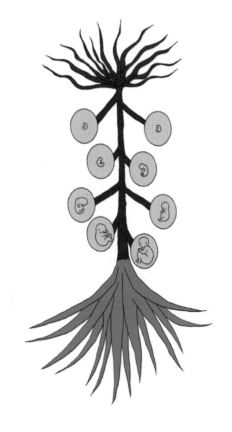

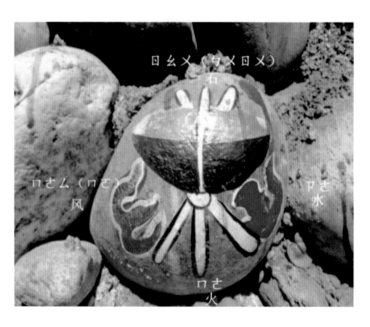

6.格日航·苏斯（四相学）

羌医认为，人体由石、水、火、气、血以及吉纳（精微物质）构成，外为躯体，内为脏腑，内外由粗细不同的管道相连通。人的生命活动主要依靠脏腑之间相互协调并与自然界和谐共处来维持。自然界的基本物质是饶（石）、滋（水）、莫（火）、莫母（风）四相，它们相互作用而形成世界，也构成人体，化生气、血、水、石、火、吉纳。同时，饶（石）、滋（水）、莫（火）、莫母（风）四相过极也是导致人体产生疾病的主要原因。如果这四者的关系失调，人就会生病。

7.依夸·禾朵尔牟合（六脏）

羌医理论中的"六脏"是：革尼（脑脏），喜吉米（心脏），措（肺脏），萨哈（肝脏），什巴（脾脏），什布勒（肾脏）。羌医认为，人的六脏要以补养和收藏固守为主，不能开泄，不然就会出现各种病症。

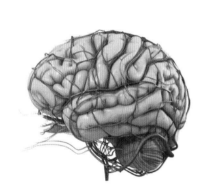

革尼（脑脏）

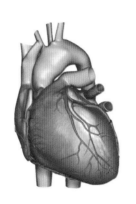

喜吉米（心脏）

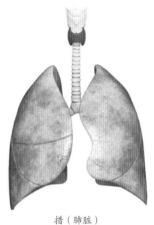

措（肺脏）

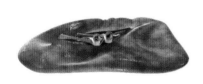

什巴（脾脏）

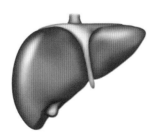

萨哈（肝脏）

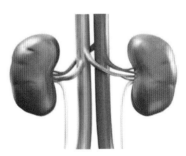

什布勒（肾脏）

8. 思匮·克尔嘎（八腑）

羌医认为八腑是人体自胃、肠到肛门、生殖器等的8个器官，要以通畅疏导为主，维系人体正常功能。八腑分别是：

科什斯嘎（胃腑）、禾德尔（胆腑）、日郭什格（胰腑）、卓（小肠腑）、别（大肠腑）、特什（膀胱腑）、鲁谷·聚合波（直肠肛门腑）、坠芈德勒思（生殖器腑）。

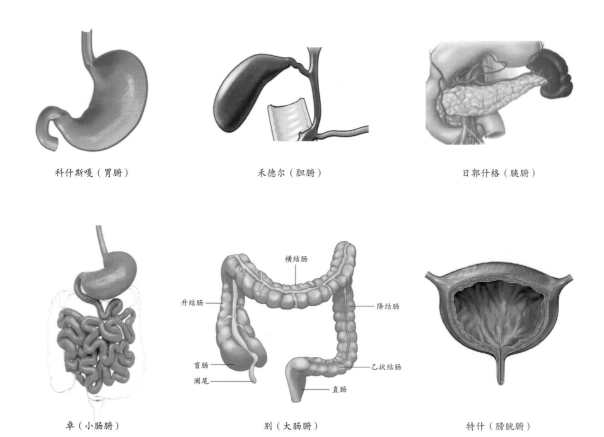

科什斯嘎（胃腑）　　　禾德尔（胆腑）　　　日郭什格（胰腑）

卓（小肠腑）　　　别（大肠腑）　　　特什（膀胱腑）

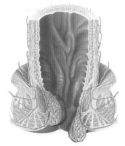
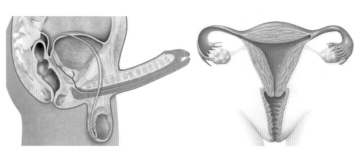

鲁谷·聚合波（直肠肛门腑）　　　坠芈德勒思（生殖器腑）

9.科斯得·科斯层·阿扎特异（三间学）

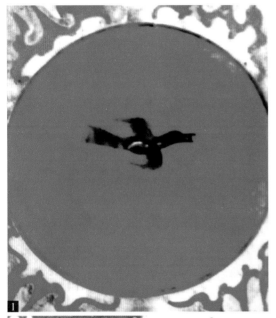

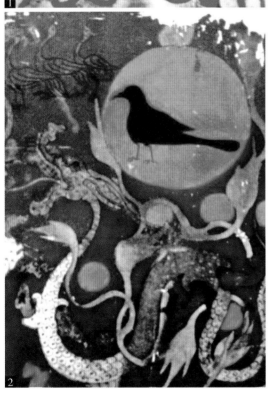

羌医理论"三间学"中的"三间"是指天、地、人。羌医认为人不能违背天地的自然规律，如果违背了，就会降病于人身，所以人要遵循自然规律，崇尚自然，与天地和谐共处，这样人才能健康长寿。

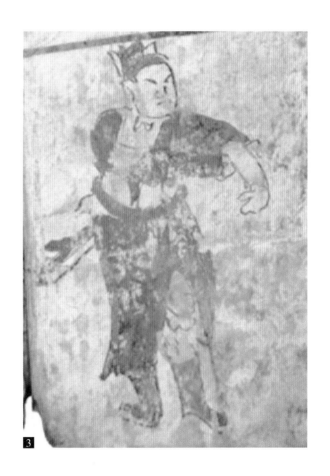

1. 释比图经中的"天"
2. 释比图经中的"地"
3. 释比图经中的"人"

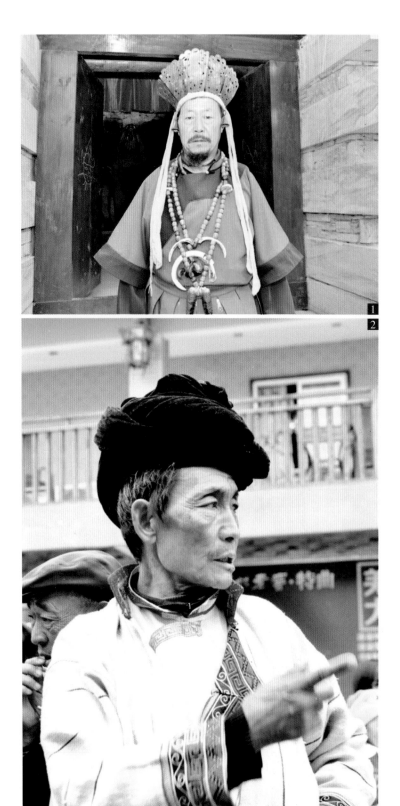

1. 羌族释比
2. 羌族民间医生正在熏吉（念术）治疗疾病

第十三章
羌医药学术文献

夏商周时代，羌族原始宗教中的释比（汉族称为"端公"）盛行，释比用以印证其神力的行为中包含着一定的羌医手法术的雏形。

西夏时期的羌医药有了很大的发展。西夏辞书《文海》中有关医药字词的释义反映出西夏医学的概况，涉及基础理论、生理解剖、疾病治疗、卫生保健、兽医等。羌医历史悠久曾有相当数量的羌医药文献，可惜由于朝代更迭、战乱纷争，这些古籍文献保存至今的很少，而且相当一部分还流入了国外博物馆。尤其遗憾的是，羌人的文字没能很好地集体传承下来，造成羌医药知识不能以书籍形式记载、

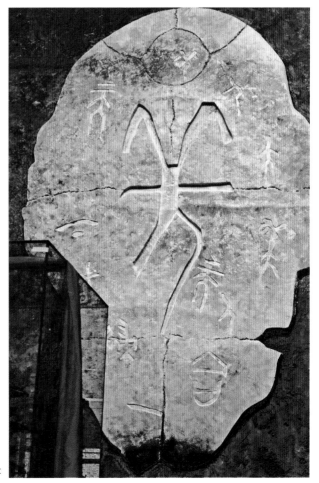

甲骨上的"羌"字

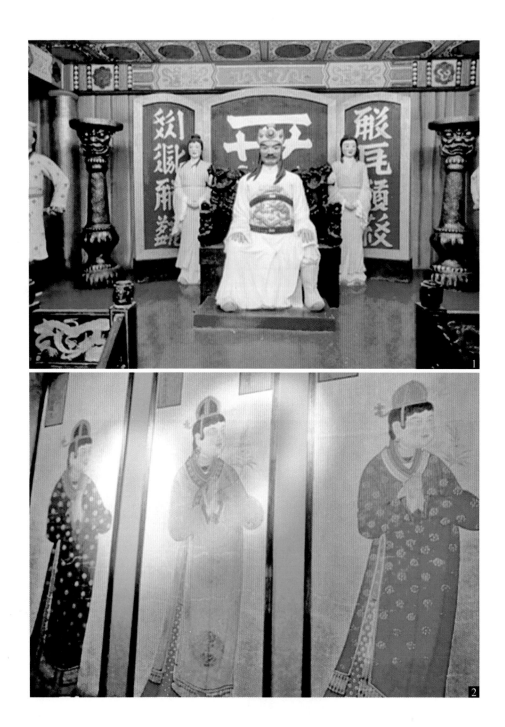

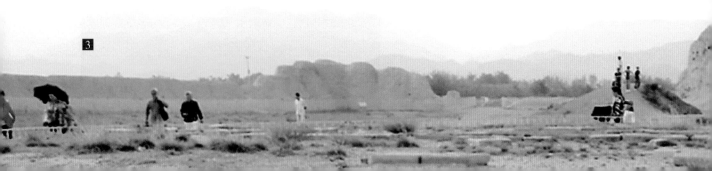

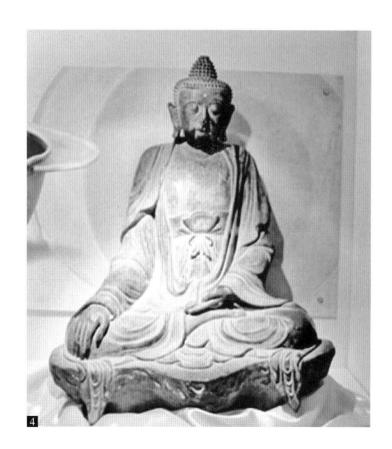

1. 西夏国王李元昊（塑像）
2. 党项羌人服饰（壁画）
3. 西夏王陵墓
4. 西夏人塑像

传承。目前羌医药知识和临床经验、技能主要借助羌语、图案等，以家传、师承、口传身授、药方对换等形式传承；还有些羌医古籍保存在民间羌医人手中，这是他们的生存法宝，传内不传外。

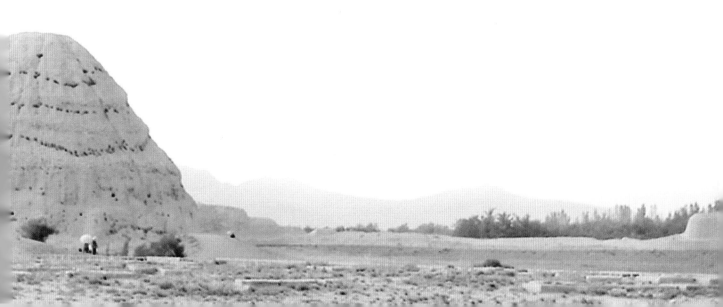

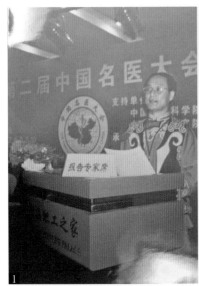
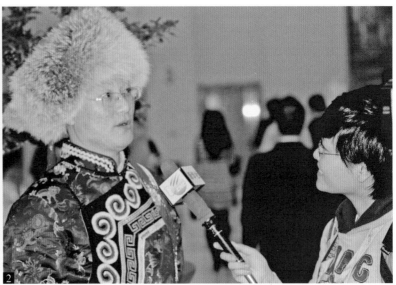

1. 羌医药专家杨福寿 2002年 10月 28日在北京人民大会堂参加第二届中国名医大会并做报告
2. 2010年 11月 28日，羌医药专家杨福寿接受新华社记者的专访

　　羌医药的发展已引起各级政府和各界人士的广泛关注。目前，除茂县、汶川县、理县、北川县等羌族聚居区和成都市的公立医疗机构外，在民间还有一大批从事羌医药事业的技术力量。另外，由于历史上羌族曾进行过大范围的迁徙，因此在我国云南、贵州、青海、宁夏以及日本、韩国和东南亚、中亚的一些国家也有不少人士在关注和研究羌医药文化。20世纪90年代，茂县、成都、汶川先后成立了羌医药研究机构，专门从事羌医药资料的收集、整理、挖掘、研究和推广应用工作。四川省阿坝州在20世纪90年代初建立了茂县羌医药研究所，同时还筹备成立了羌医药学会以及成都的医疗机构羌医骨科。目前，研究成果较为突出的有成都市金牛区尔玛诊所、茂县中羌医医院、汶川县威州镇羌医骨伤科医院等。经过几代人的不懈努力，已经形成四家羌医药特色医院（成都市金牛区尔玛诊所、茂县中羌医医院、汶川县威州镇羌医骨伤科医院、北川县中羌医医院），七个研究所（中心）（茂县羌医药研究所、成都市金牛区羌医药研究所、成都中医药大学民族医药研究所、西南民族大学少数民族药物研究所、北川羌医药研究中心、成都大学羌医药协同研究中心、阿坝师范学院藏羌医药研究所），四个学会（中国民族医药学会羌医药分会、阿坝藏族羌族自治州羌医药学会、成都中医药学会民族医药专委会、绵阳北川羌医药学会），由此加强了羌医药的临床推广和研究工作。

　　近些年来，羌医药研究机构之间精诚合作，羌医药研究人员不懈努力，规范羌医特色疗法，收集整理民间药方，改进羌药炮制技术，承担多项国家级和省部级研究课题，出版了

《中国民族医药（羌医药卷）》《羌族医药》《尔玛思柏》《羌族民间单验方》《羌医外治法》《中国民族药辞典》等10多部著作，多次举办全国性的学术会议。相关羌医药研究人员还曾多次赴国外参加国际性学术会议，将羌医药推上国际舞台，吸引了国际医学专家前来交流。

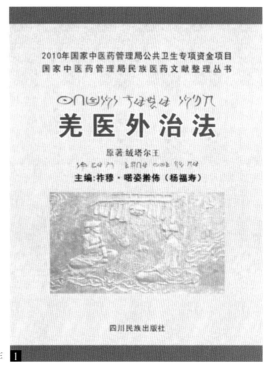

1，2.羌医药学术著作

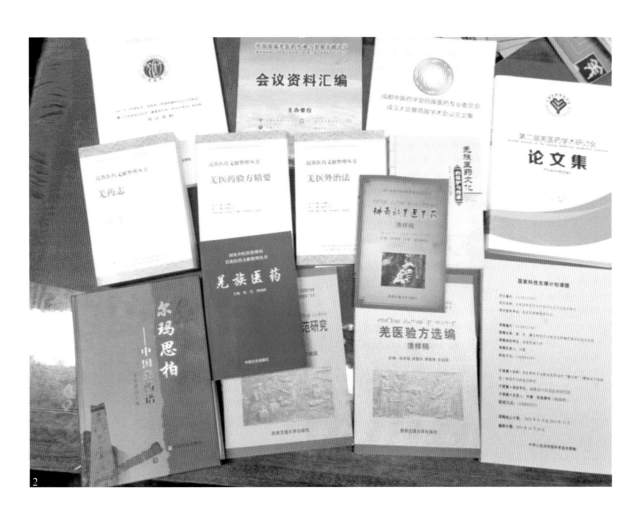

第十四章
羌药代表性品种

很早以前，羌族人民就懂得了用尼亚木日阿禾（羚羊角）、策萨禾（羊肝）、尼亚木逐合（羚羊蹄）、如都咕噜（鹿胎）、如都日阿禾（鹿角）、如都萨（鹿血）、如都日亚尼（鹿茸）、玉谷熟（麝香）、吉禾迪（熊胆）、居·乌抓勒（鸡内金）、居·禾迪（鸡胆）、居·厄迭思（鸡爪甲）、居·乌斯（鸡蛋）、卜斯·卜日戈（蛇·毒蛇）、阔福博（狗毛）、索博（牛黄）、俄歪科矢（麻雀粪便）、诺喜吉米（乌鸦心）等治疗疾病。陶弘景在对《本草经集注》的注释和补充中，明确阐述了川西少数民族地区的药物达20种，如斯格（羌活）、阿迪德古苏（独活）产于茂州（茂县）、威州（汶川县），以及刷格（大黄）、居果格（当归）、毕日日德格（黄芪）等品种，对其产地和效用都有详细记述。清代的《茂州志》记载："五味山盛产五味子"，药则有斯格（羌活）、阿迪德古苏（独活）、刷格（大黄）、莫都布德日思（天麻）、果布格（贝母）、毕思纲目郎帕（雪莲

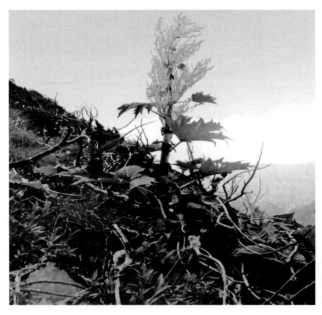

依巴来西刷格（掌叶大黄），又叫唐古特大黄，主治火石病、热毒；止吐血、止泻，也可治疗瘀血堵塞痛、肿痛

花）、苏禾布勒咋禾杭
（冬虫夏草）等。

自20世纪五六十
年代开始，国家在川西
北的羌族聚居区内开展
了包括羌药在内的中草
药调查工作。1983年到
1985年，阿坝州农业区
划委员会、阿坝州中藏
羌医药管理局共同进行
了中草药资源普查，采
集鉴定药用植物1 200
余种，并于1984年编写
出《四川省中草药名
录》《阿坝州中草药名
录》等与羌药资源相关
的专著。据历次中草药
普查资料统计，川西北
的羌族聚居区内有中草
药2 000多种，其中常
用羌药225种。

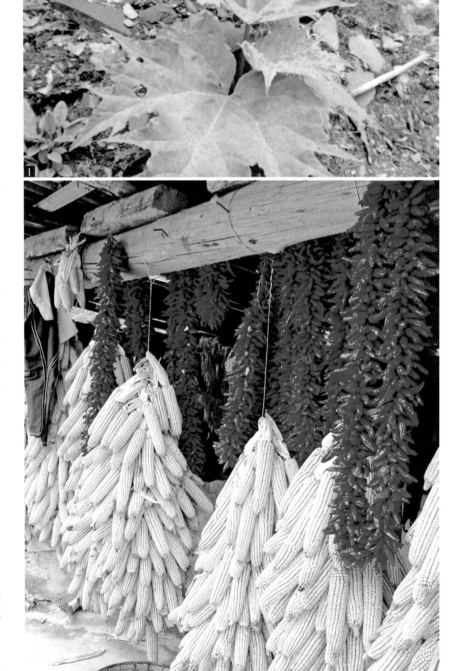

1. 布如刷格（土大黄），主治
   咯血、肺痈、疮毒、红肿热
   痛、饮食停滞、跌扑血肿、
   烫伤等
2. 药食同源的羌药依唛尔（玉
   米），具有益气养血、润管
   道、强筋壮骨的功效；旭
   博·海措（红辣椒），具有
   脾运健行、温通散寒的功效

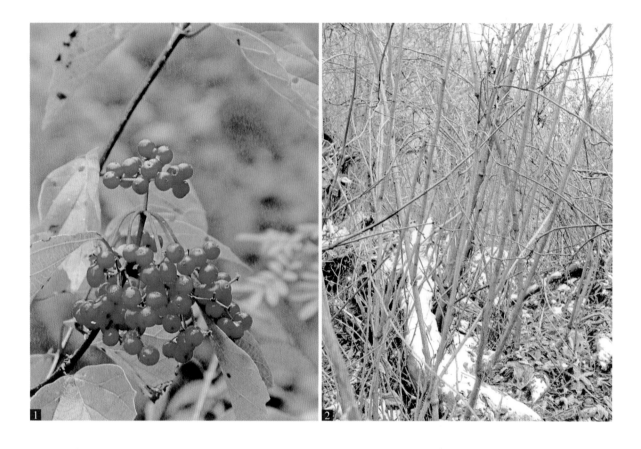

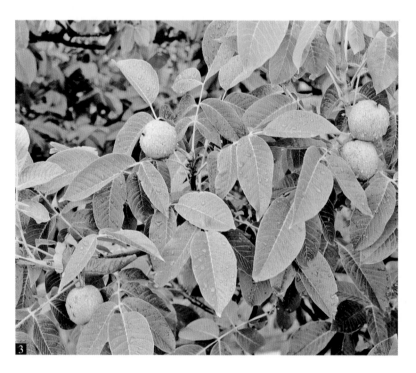

1. 堆刚谁米（茶荚蒾），具有生津止渴、抗疲劳、益精神等功效

2. 刺玛旭博热毕（红毛五加），具有补气、补血、养筋骨、祛寒湿、滑利关节管道的功效

3. 赫特（核桃，又称俄裸），果仁具有补脑增忆、生精健肾的功效，果皮能清肝杀菌，外用治癣症

4. 居果格（羌当归）茎、枝、叶、根，具有补心血、养胃、通赛米管道、滋筋骨、生肌肉的功效

5. （三叉五叶）卡斯尔叉瓦沙巴（三七）茎、枝、叶、根，主治咯血、吐血、尿血、便血、崩漏、外伤出血、包块、跌打肿痛、腰胸肋痛等

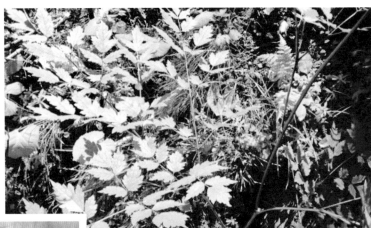

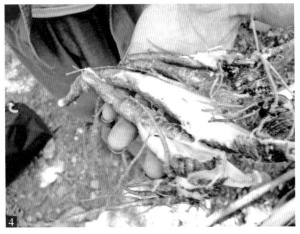

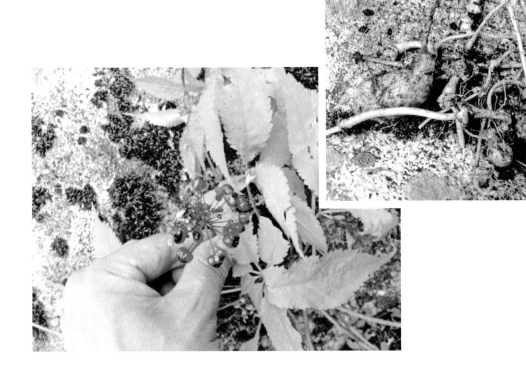

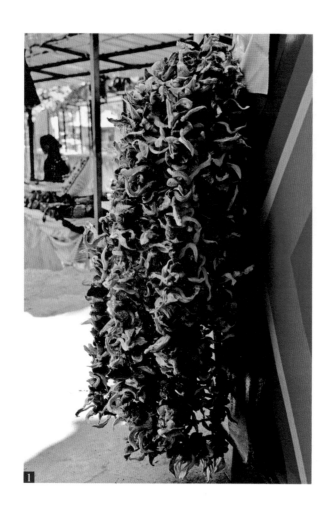

1. 思儿·姆玉（羌柳树菌），具有补肾调肝管道、益气血、强筋骨、生津液的功效

2. 和扎哈刺玛谁米（三颗针果实），具有生津止渴、益气养血、强筋骨、通赛米管道的功效

3. 莫斯卡（蒲公英），具有健脾胃、治疮毒、消包块、益精血、生气血水、接骨等功效

4. 目都部多旭布斯（大花红景天），具有补气宣肺、醒脑提神、散包块、益筋骨，治跌打损伤、妇女白带、腹泻、肠痛的功效

5. 旭博格萨哥（单子麻黄），具有利水排毒，治膀胱疮毒、肺部喘咳痛、面足水肿的功效

6. 摩玉禾航（香水草），具有清热解毒、活血化瘀、消肿止痛的功效，可用于治疗跌打损伤出血、疮疡

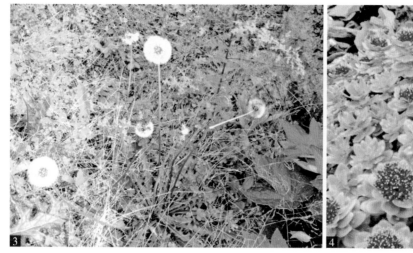

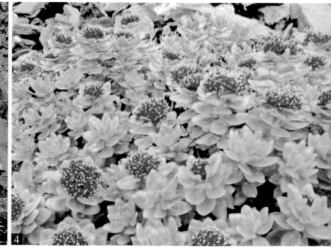

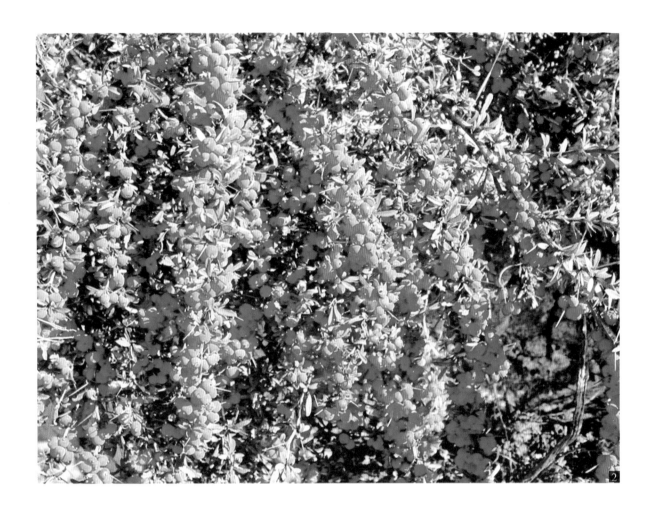

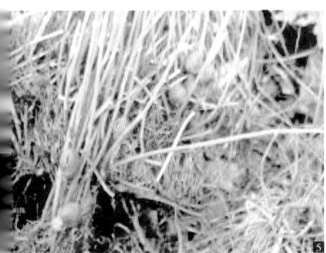

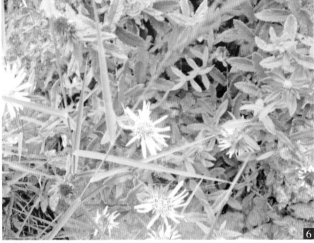

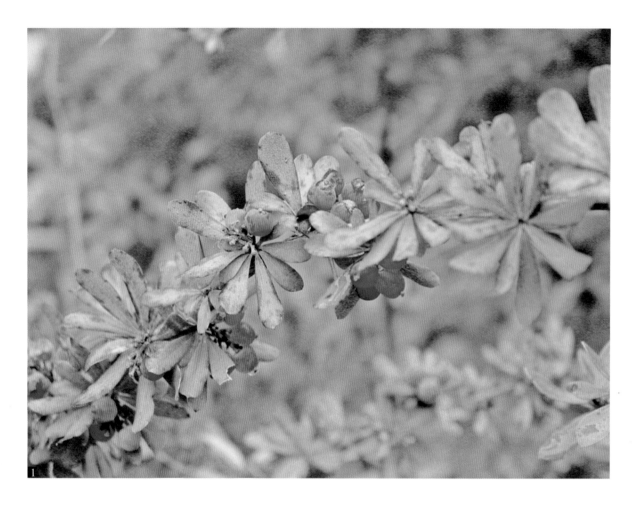

1. 和扎哈刺玛（三颗针），具有消肿化水、排脓毒、治疗疮疡和肝炎黄染、接骨续筋的功效
2. 布达禾（木棉花），具有理气散瘀、解毒杀虫，治足气肿痛、风湿骨痛、跌打损伤、虫咬伤和接骨
   消肿等功效
3. 托和尼果博，主治疮毒疼痛、头痛、齿痛、鼻脓肿痛、癣病等

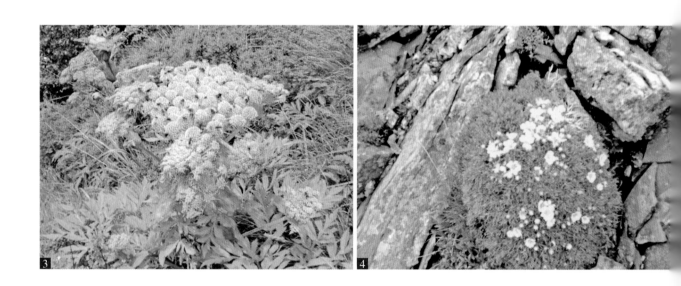

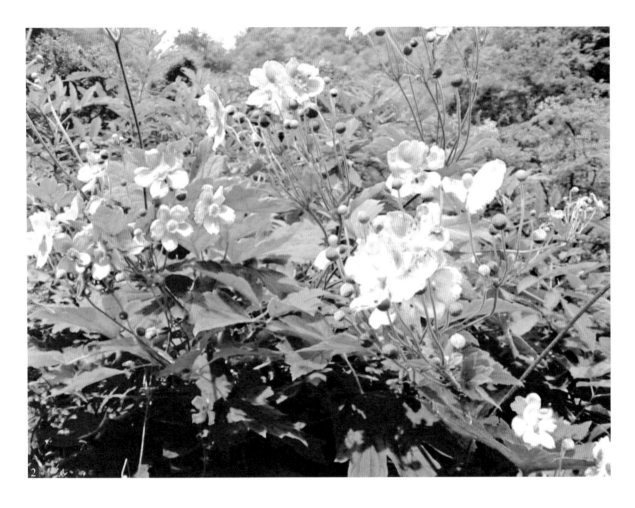

4. 刷德本杯（雪灵芝），具有补肺养肝、调肾、强筋骨、壮骨髓、退虚热、润肺止咳、治肺炎、降血压、退肝黄、治结核的功效

5. 毕思纲目郎帕（雪莲花），具有大热补阳助性、调妇女经血、止血化瘀、治腰痛、肺咳、风湿骨痛的功效

6. 日达姆郎帕（高山龙胆），具有泻火镇咳、利咽、止痒、治胃溃疡、肠疮、胃痛、感冒发热的功效

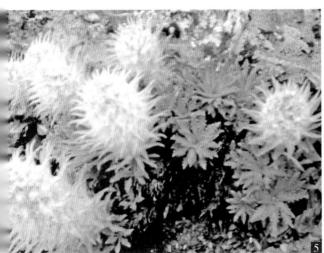

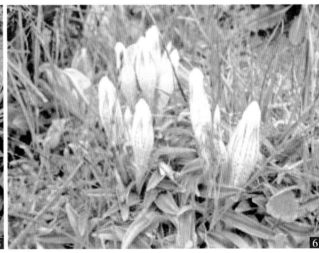

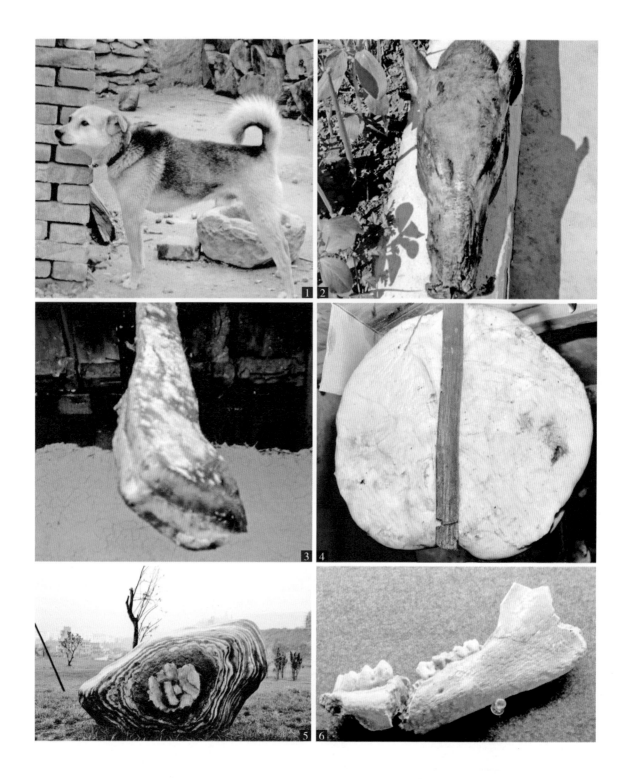

1.阔（狗），具有补气血、温通赛米管道、强筋骨、除风湿、接骨续筋、治夜尿频频等功效

2.别火革巴迪（野猪头），具有养心安神、益气生血，治气血水虚症等功效

3.别火日对（野猪油），外用治冻疮、疮毒，内服可生血、壮骨、填精、生骨

4.配羌药用的别色（猪油饼），可滋养血脉赛米管道、濡润筋骨、增强肌肉和身体的正气，提高免疫力

5.饶郎帕（石花），具有杀虫、治癣、疗毒的功效

6.别活热革（野猪骨），具有祛风利节、接骨续筋的功效

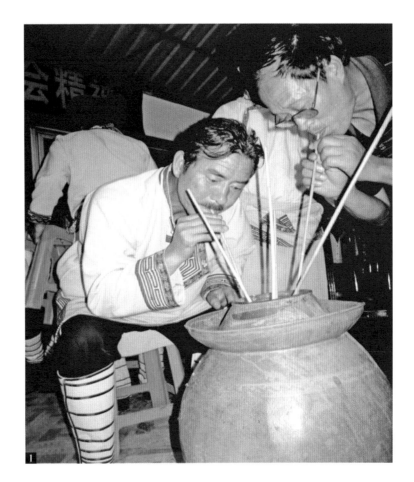

1. 羌族的养生尔玛玺（青稞咂酒），适量饮用可生血补气、通赛米管道、活血化瘀、行气舒肝
2. 羌药旭博果部·郎帕（芍药花），具有疏肝理气、化包块、健脾除湿的功效（羌绣）
3. 羌药格诶·郎帕哈石（黄牡丹），具有活血化结、软坚、行血走气、升阳举脉的功效（羌绣）
4. 羌药格诶·郎帕旭博（红牡丹），具有凉血活血、化瘀、通赛米管道、舒心安神、补肾壮脑的功效（羌绣）

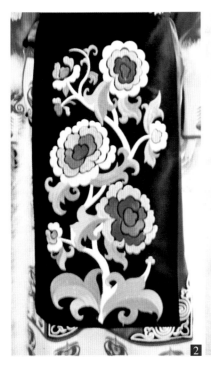

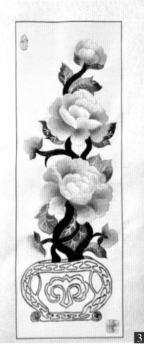

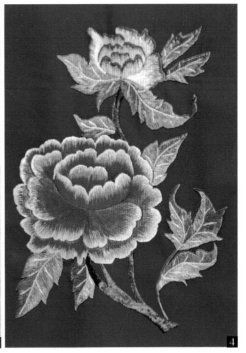

第十五章
羌医药临床

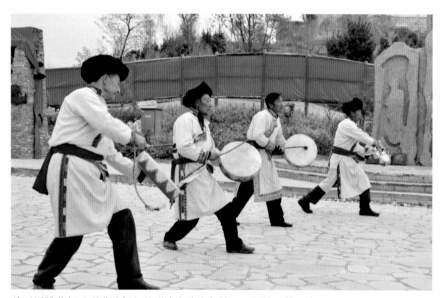

羌医用跳莎朗（唱歌跳舞）的形式来治疗肾结石、胆结石等石病

羌医药是羌族人民在长期与疾病抗争的过程中形成的，主要以经验医学的形式存在并传承。从业者在实践中逐步认识药物、熟悉药性，掌握药物的生长特性、采集季节、加工技术和应用方法等实际经验。羌医常用的治疗方法有：饶砒石俄各火尔·饶尼核俄碌芈依基赤贝（白石黑石疗法）、滋忠斯尔（羌活鱼柳树皮疗法）、雏鸡接骨法、太阳疗法、依基布尔（艾灸）疗法、熨蛋疗法、精神疗法、尼沽批扑车（挑刺）、依基萨德希斯（放病血）、部德系（打通杆）、禾僖依基布尔滋（针灸）、依把悟依基赤贝（手法）、斯贝摸木玛（外敷羌药）、砂特（刮痧）、嘎部措（拔火罐）、日嘎斯贝悟赫露瓦（羌药浴）、日嘎斯贝悟福吸得（羌药熏香及闻香疗法）、滋·悟赤部（羌医水疗法）等，用药风格独特，医药合一是其特点。

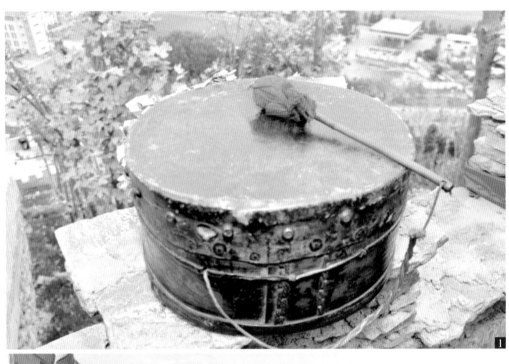

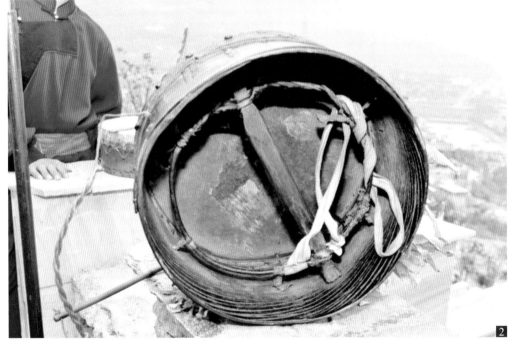

1. 释比使用的日部法器（正面）
2. 释比使用的日部法器（背面）

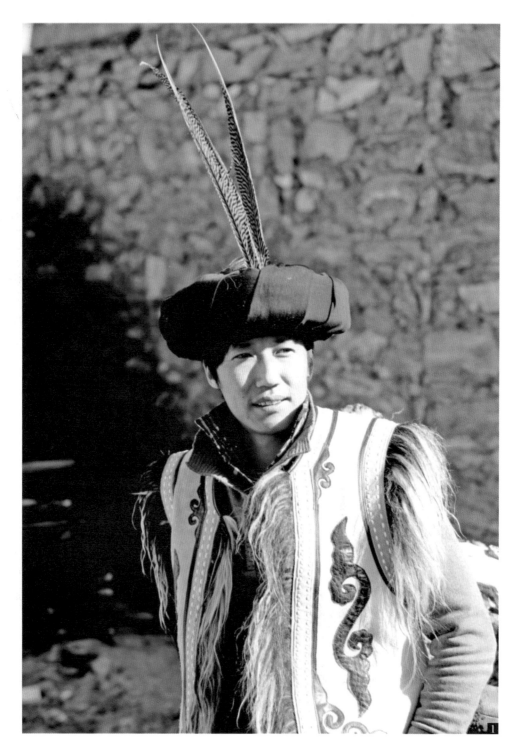

　　羌医按摩手法主要有滋特斯（捏法）、衣巴依哥施吾特西基斯（双手推法）、依米禾亚勒吾格体斯（两拇指点法）、依米合吾奥古蜀（拇指拨法）、欬贴斯（按法）、拉西吾格丽斯（手掌揉法）等，其产生源自羌族先贤对宇宙的感悟，对天地人和谐的感知，对自然万物（包括人类）生命源头——阿博诺克萨（白石神）的崇拜。

1. 羌族莎朗治疗师
2. 羌医用按摩手法
   为病人治疗腰石
   病（腰椎间盘突
   出症）

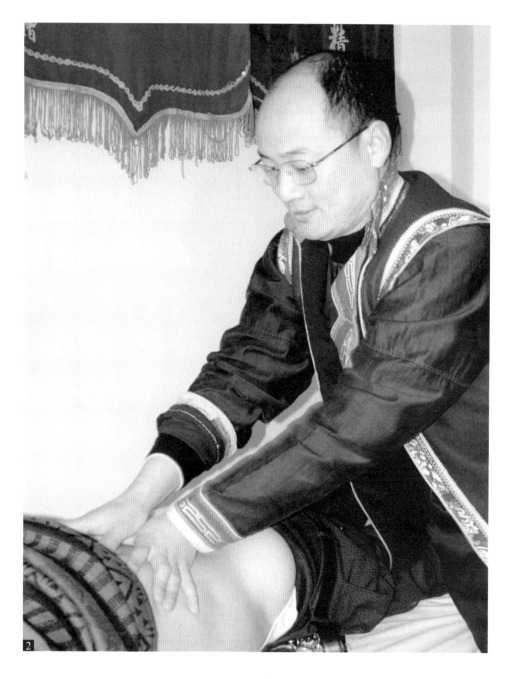

羌医按摩手法可运用于骨科、内科、儿科、妇科等疾病的治疗当中，它以饶·依基（石病学）、赛米·萨喜居·格尔苏斯（赛米管道学）、格日杭·苏斯（四相学）、尼核砒石依基（黑白学）、科斯得·科斯层·阿扎特异（三间学）、芈苏·德尔思·日尼亚苏（生命学）、苏卅（羌医辩算学）、禾朵尔牟合·克尔嘎（六脏八腑学）、没依基·则日思（预防学）等羌医药理论为指导。羌医按摩手法经过一代代人的长期临床经验总结得以不断完善和提高，逐步形成了独特的诊疗体系，既可以单独治疗疾病，也可以配合羌药酒、外敷羌药治疗疾病，效果显著，安全性高。

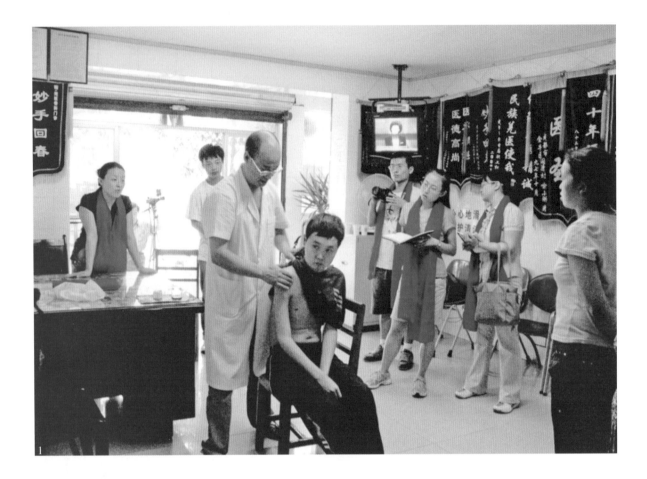

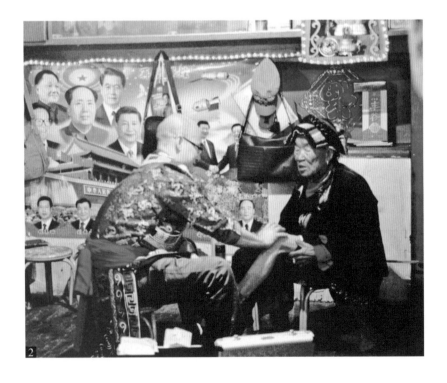

1. 羌医用按摩手法为患者治疗右肩关节炎
2. 羌医为一位羌族老阿妈诊断膝石病（膝关节退行性关节炎）
3. 羌医放血疗法
4. 欸毕尼（背法）
5. 羌医用手抓头发拔伸头皮法治疗慢性咽炎

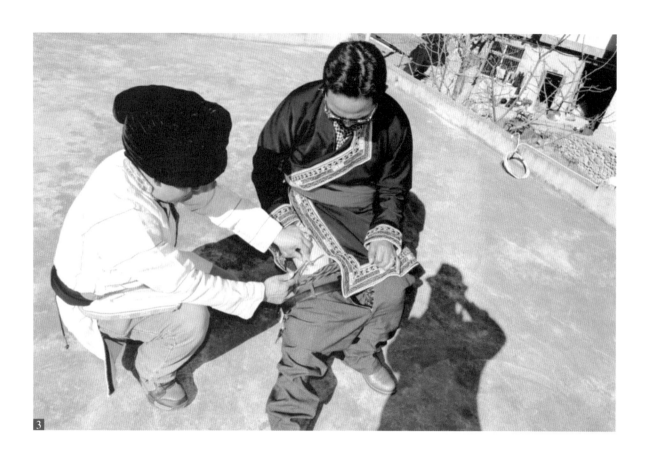

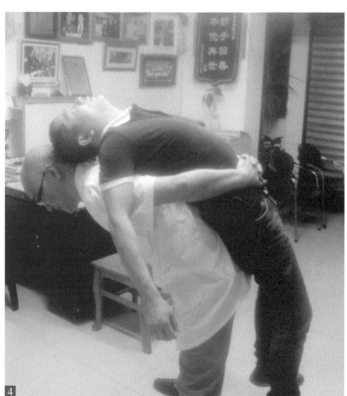

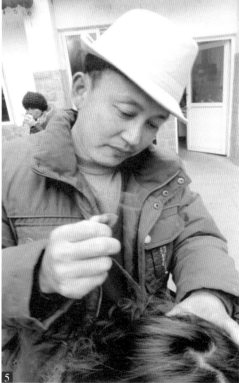

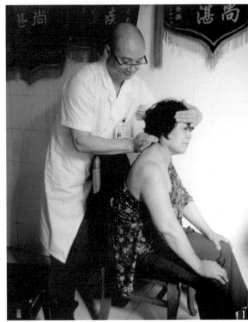
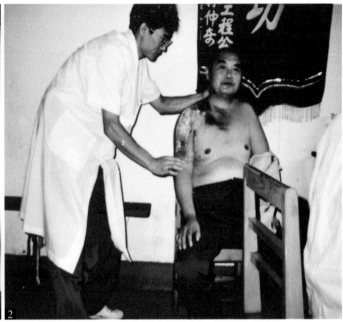

1. 德尔都如斯（抖法）
2. 则什古斯（拉法）
3. 德什古斯（上牵法）
4. 格尔俄都尔斯（揪法）
5. 尔过（拨法）
6. 欻滋夫斯（抓法）

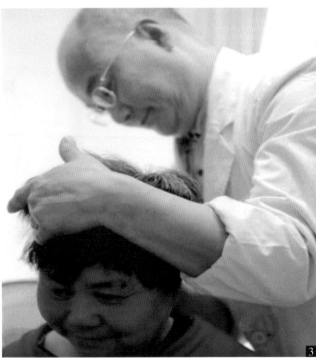
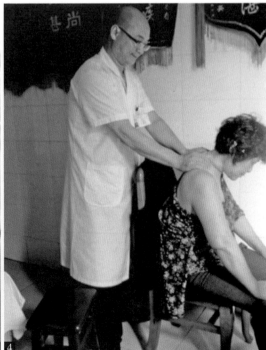

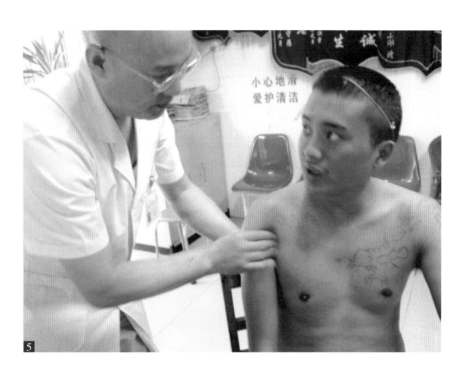

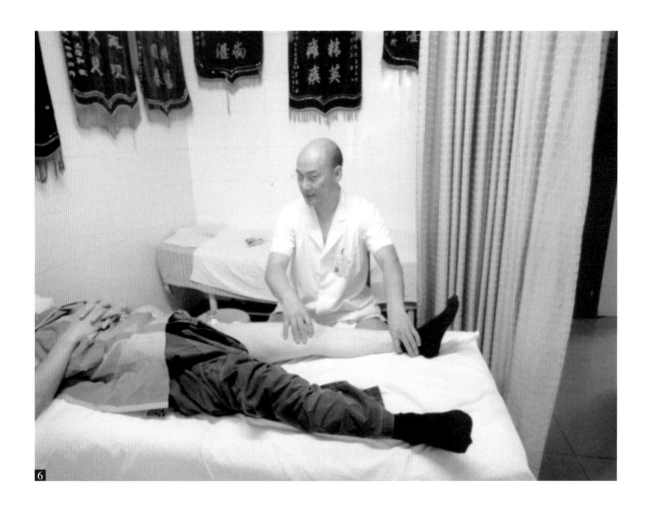

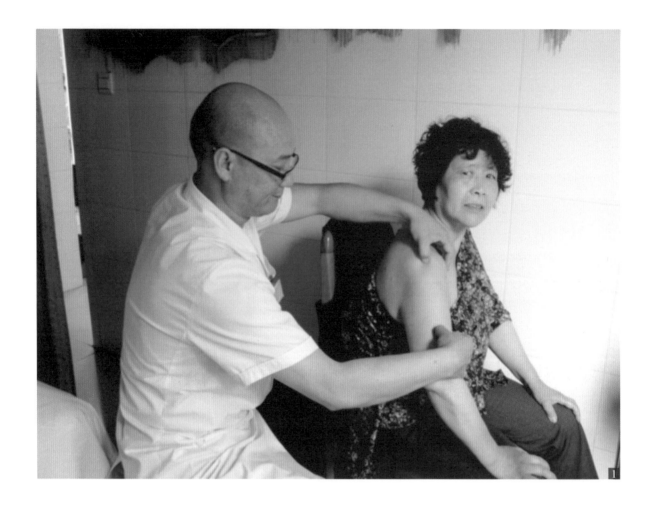

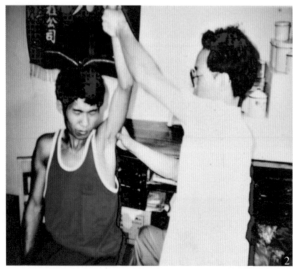

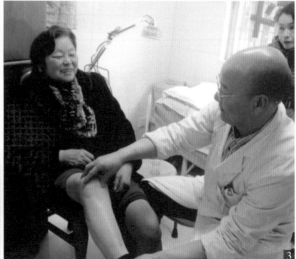

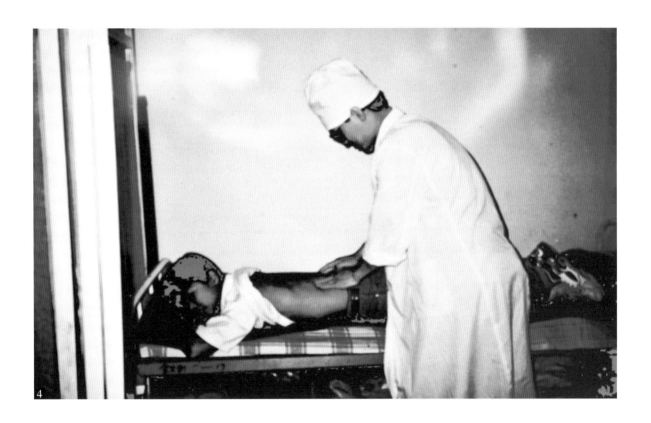

1. 格帖斯（点法）
2. 黑斯都斯（提法）
3. 格德斯（叩击法）
4. 思里斯（搓法）
5. 格知斯（刺法）
6. 格基德斯（空拳捶法）

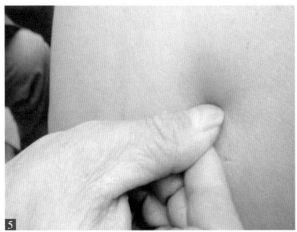

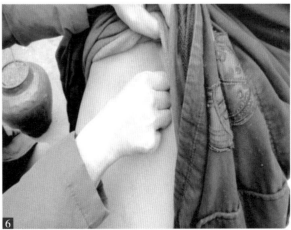

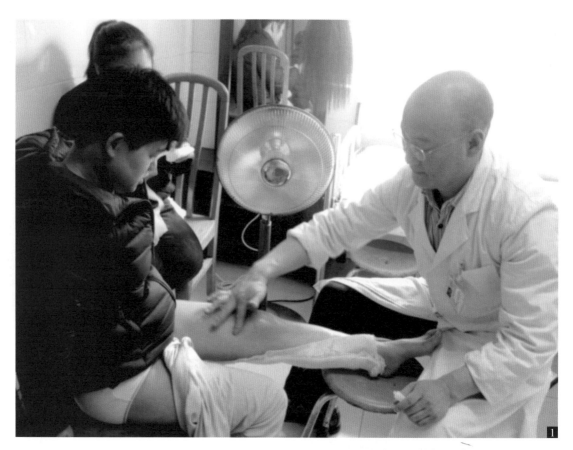

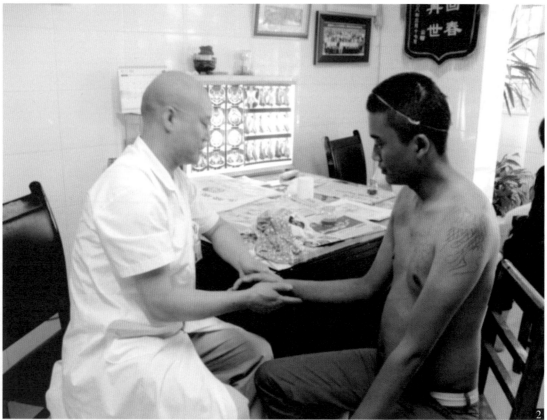

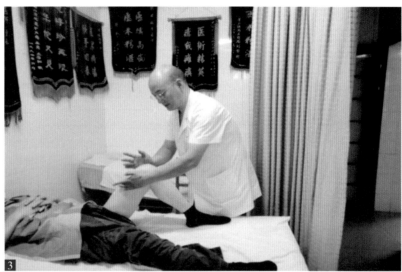

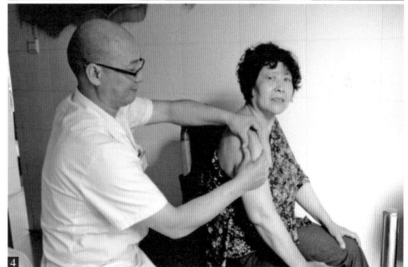

1. 德克斯（摸法）
2. 达斯都斯（摇摆法）
3. 格丽斯（对手掌心搓揉法）
4. 滋特斯（捏挤法）
5. 欸贴斯（按压法）
6. 特西基斯（压推法）

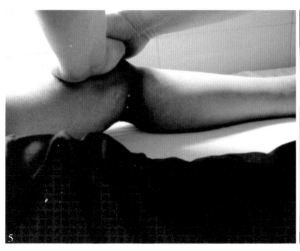

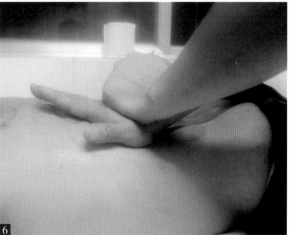

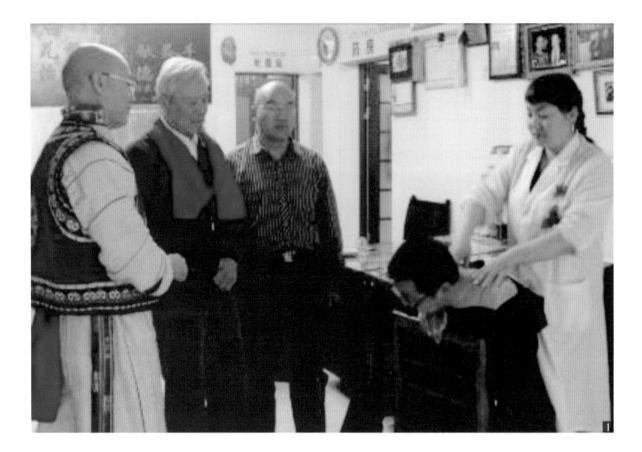

1. 羌医手法治疗颈石病
2. 羌医手法治疗背石病
3. 羌医手法治疗腰石病

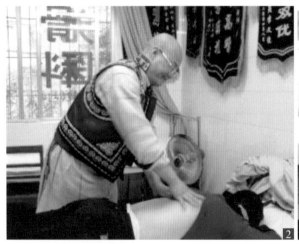

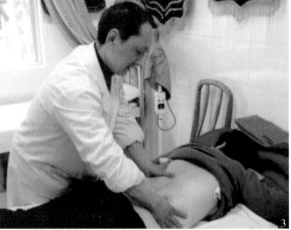

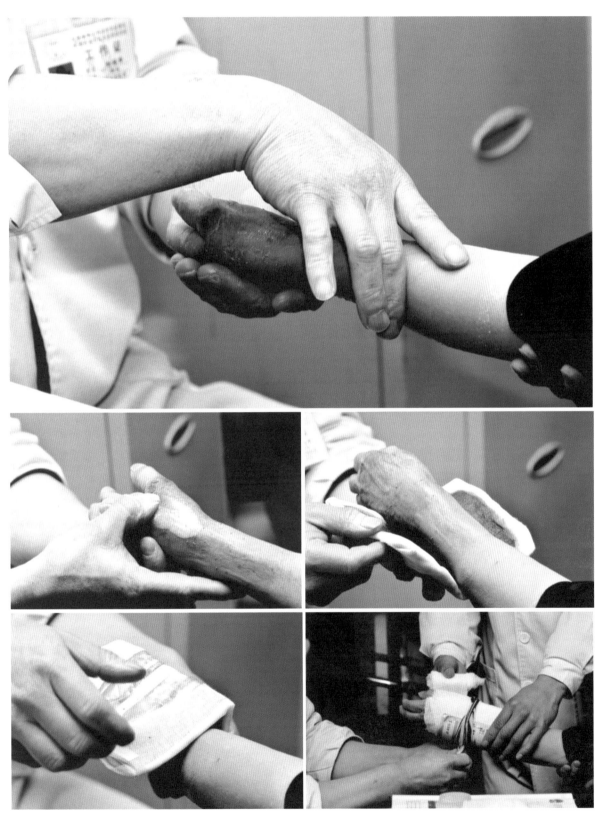

羌医手法配合外敷羌药治疗各类型骨折

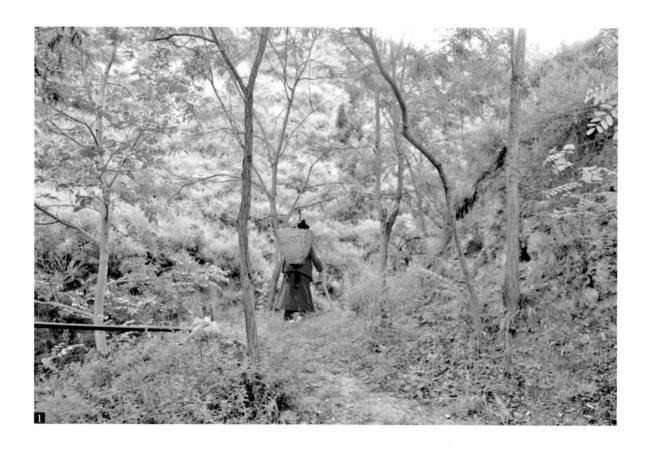

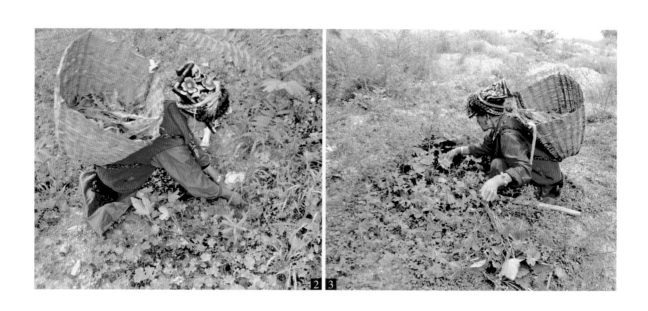

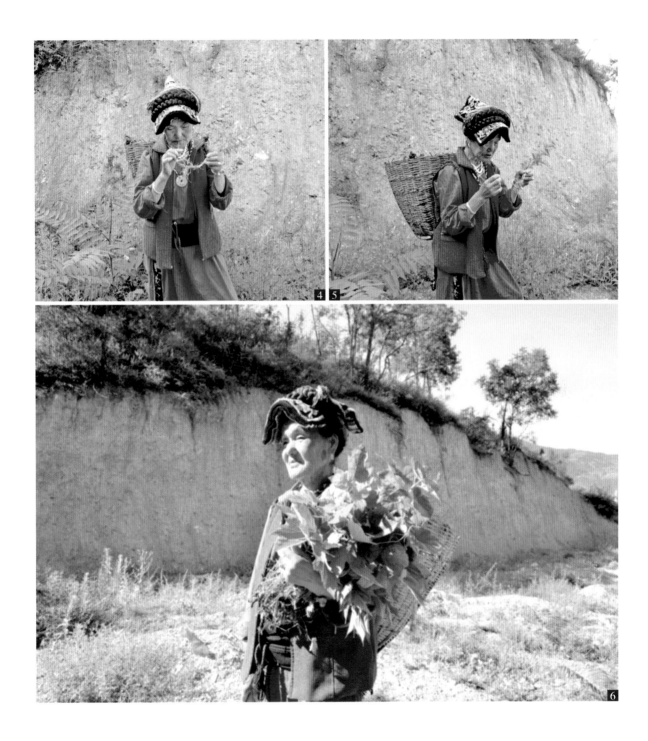

1. 羌药师进山挖羌药
2. 羌药师在采挖羌药
3. 羌药师在采挖羌药最有药效的部位
4. 羌药师品尝鲜羌药的药味浓度
5. 羌药师查看羌药曲合别什（泡参）根部的发育情况
6. 羌药师带着采到的鲜羌药回家

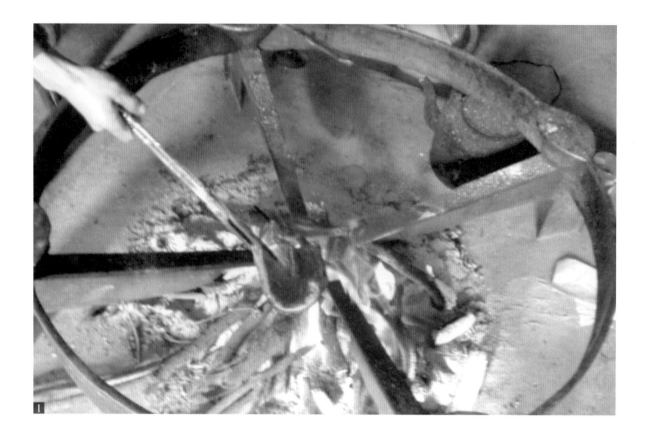

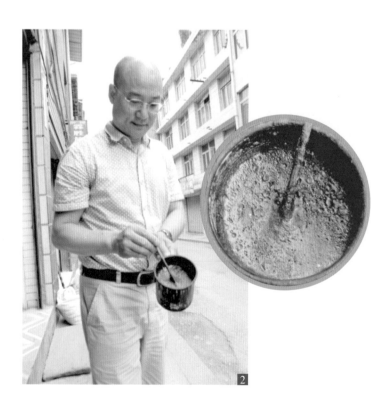

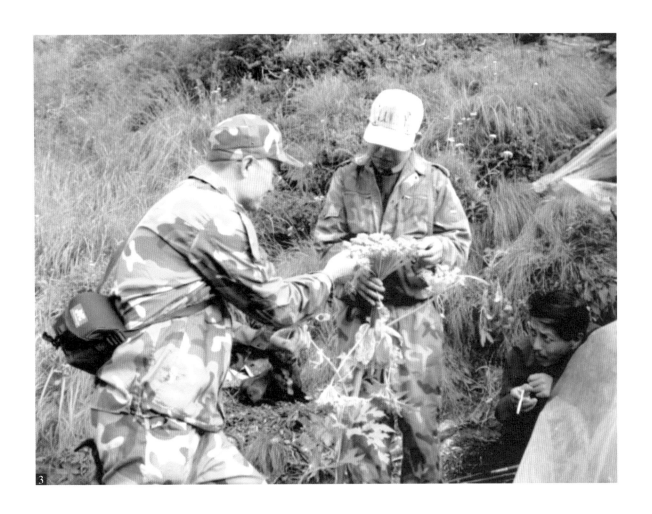

1. 炮制羌药
2. 羌医炼制羌药药膏
3. 羌药师在茂县色日沟（海拔4 100米）采挖羌药
   托火尼并调查天然野生羌药材资源

第十六章
羌医药器物

羌医药器物是几千年来传承至今的制药工具，来之不易，非常珍贵。羌药成方成药产品质量、组方配伍效果以及临床疗效，直接取决于羌药炮制工具、技术流程、季节等。时至今日，这些工具仍然发挥着重要作用。

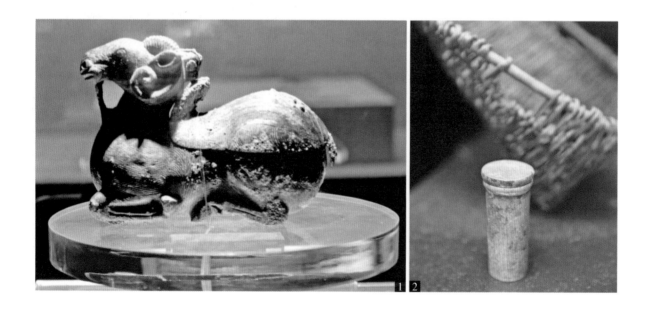

1. 羌医治疗疾病用的油灯
2. 装名贵药成药的器皿

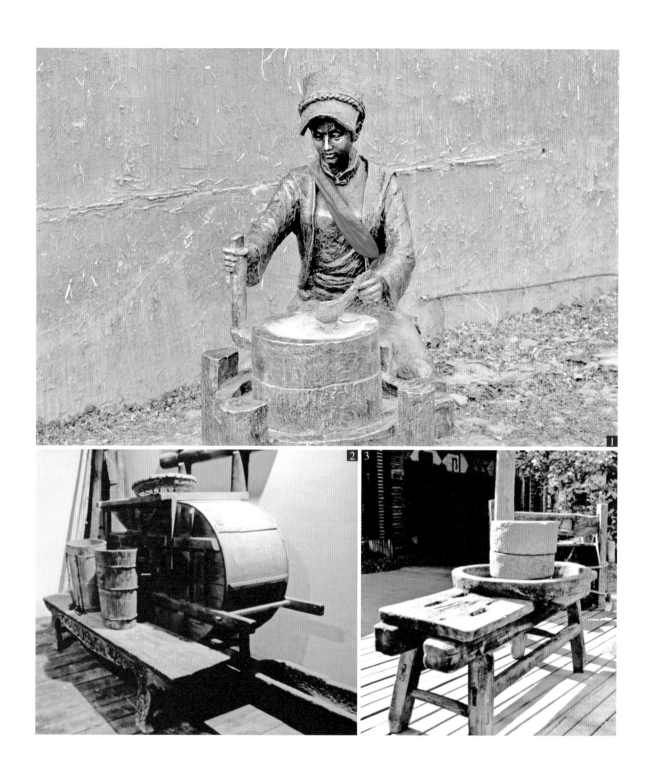

1. 座吖勒（手磨）羌药（雕塑）
2. 风波机（过滤羌药废渣的工具）
3. 斯杯·祖额思（碾磨羌药的石磨）

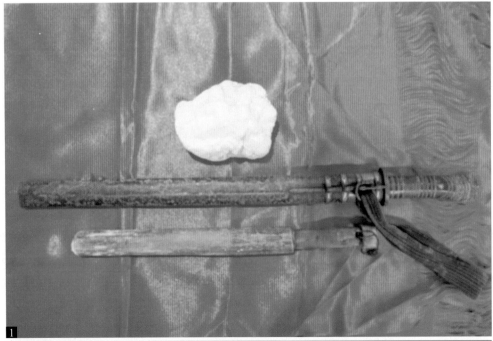

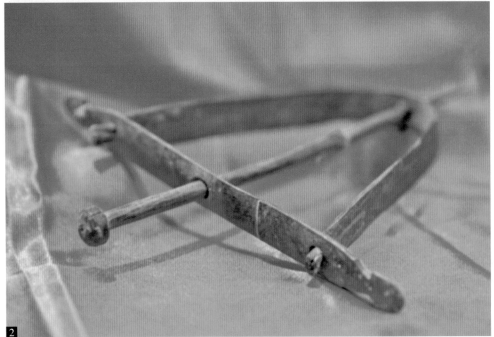

1. 手术刀
2. 手术器具特勒
3. 计量器
4. 制药簸箕
5. 制药工具日阿阔实
6. 装羌药丸剂的器皿
7. 装羌药散剂的器皿

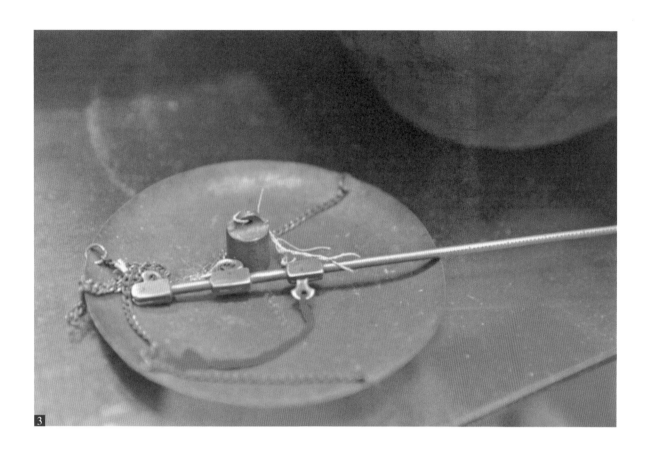

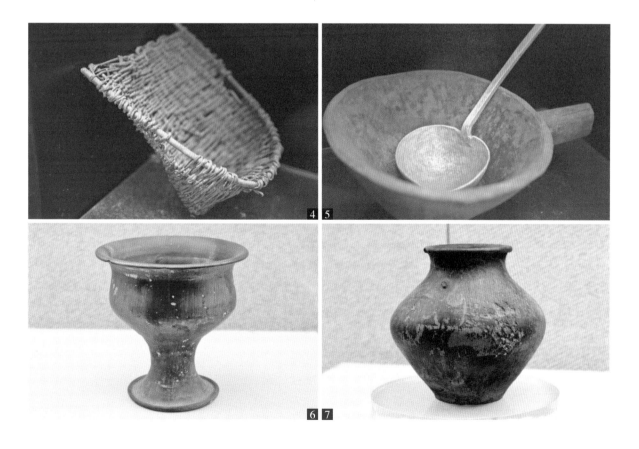

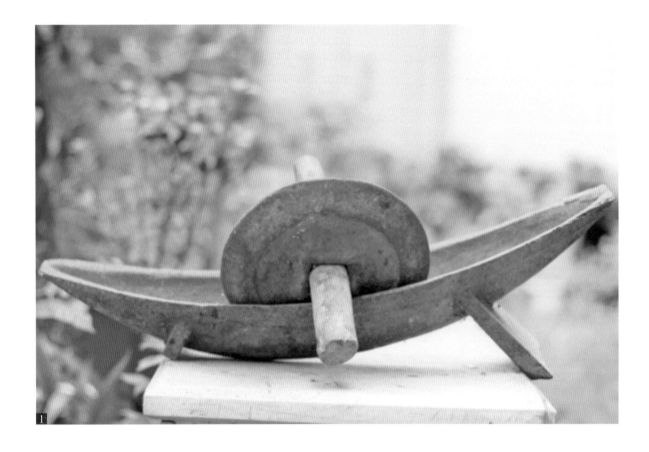

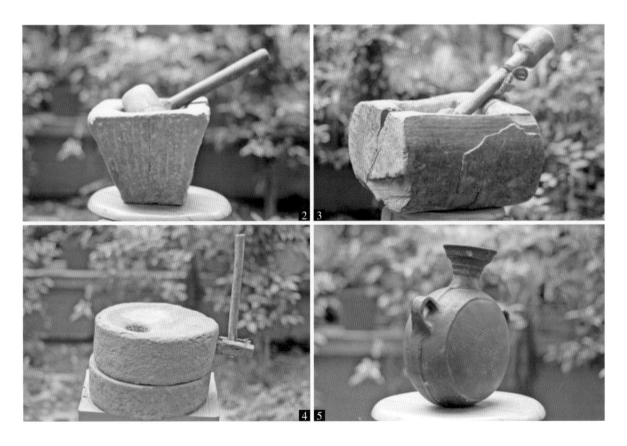

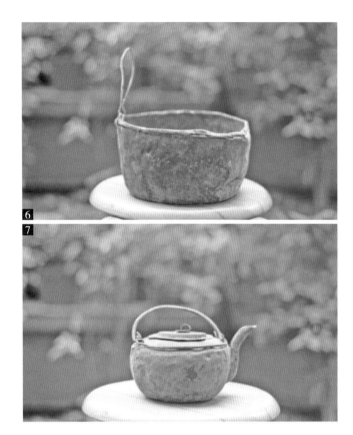

1. 斯卓擦（碾羌药槽）
2. 捣羌药的器具饶噜咕（碓）
3. 捣新鲜羌药的器具俄噜咕
4. 炮制羌药的工具抓勒
5. 装羌药的器具
6. 炮制羌药的工具兄旮
7. 羌医做手术用的器皿馇
8. 装羌药的器具盉特拾嘎瓶

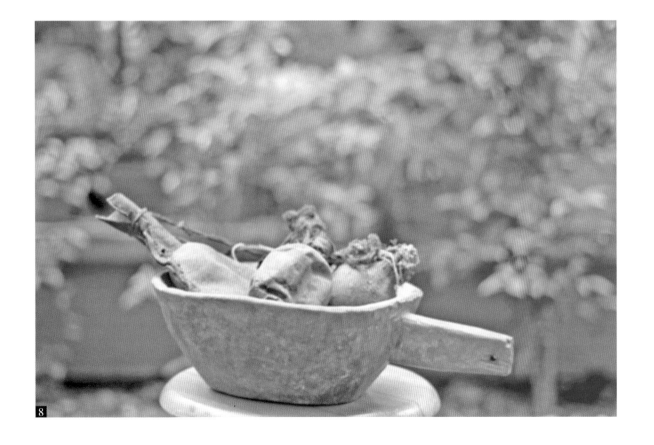

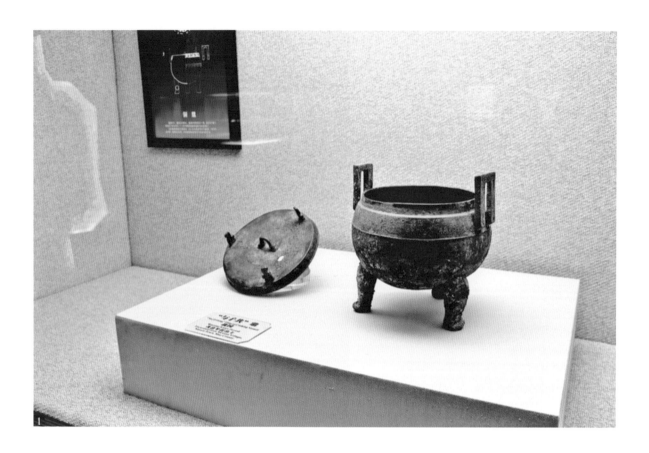

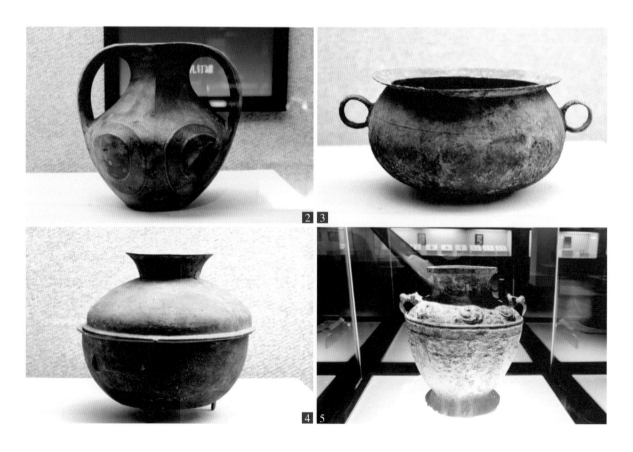

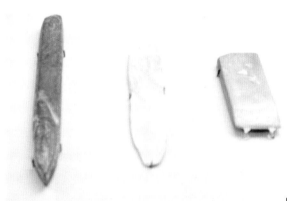

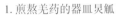

1. 煎熬羌药的器皿哭瓿
2. 装羌药汤剂的器皿策日嘎瓶
3. 炮制羌药的器皿砮瓿
4. 做羌药刺部哈如斯（生肌丹）的器皿翠搪
5. 装上等药品的器皿迪玺嘎瓶
6. 古代羌医用来做外科手术的器具
7. 古代羌医用来做较大外科手术的刀具
8. 羌医音乐疗法用具骨管羌笛
9. 古代羌医书籍（手写本）

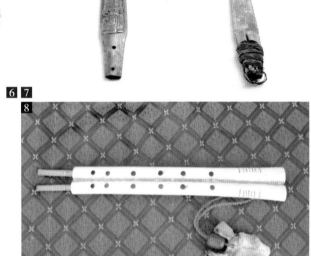

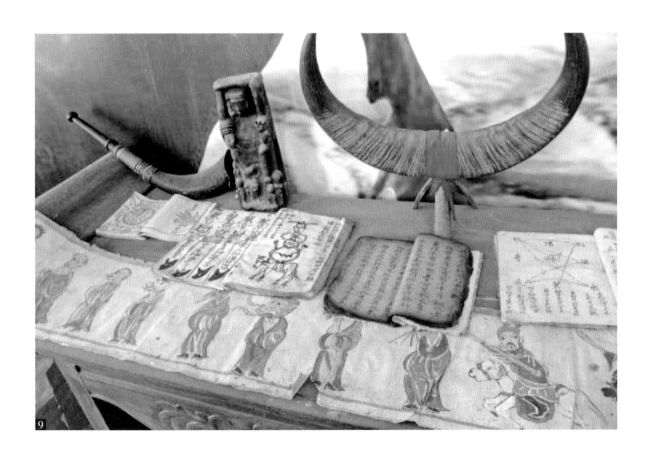

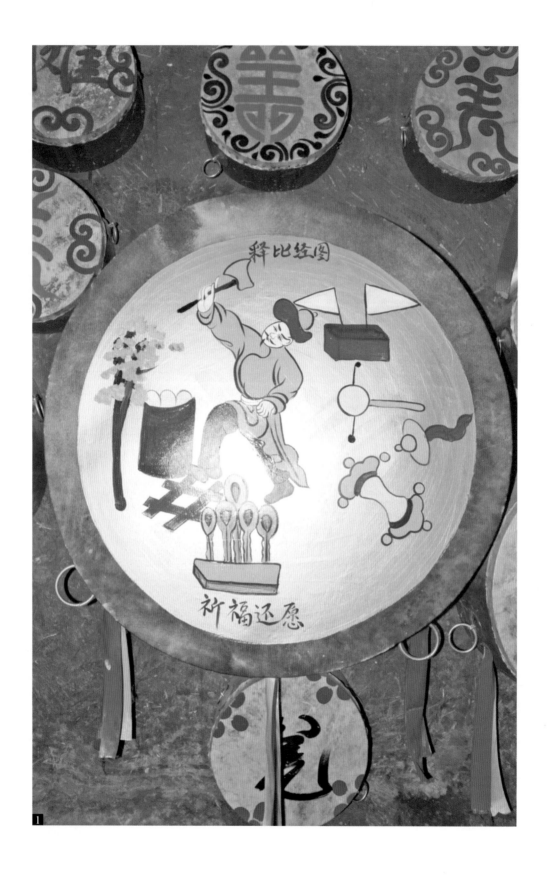

1. 释比图经一角

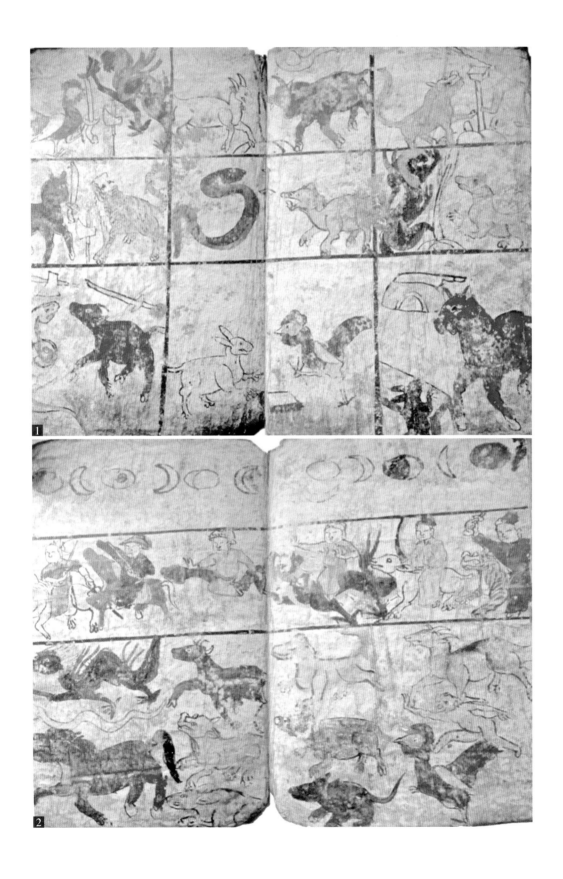

1，2.羌族百科全书《刷勒日》

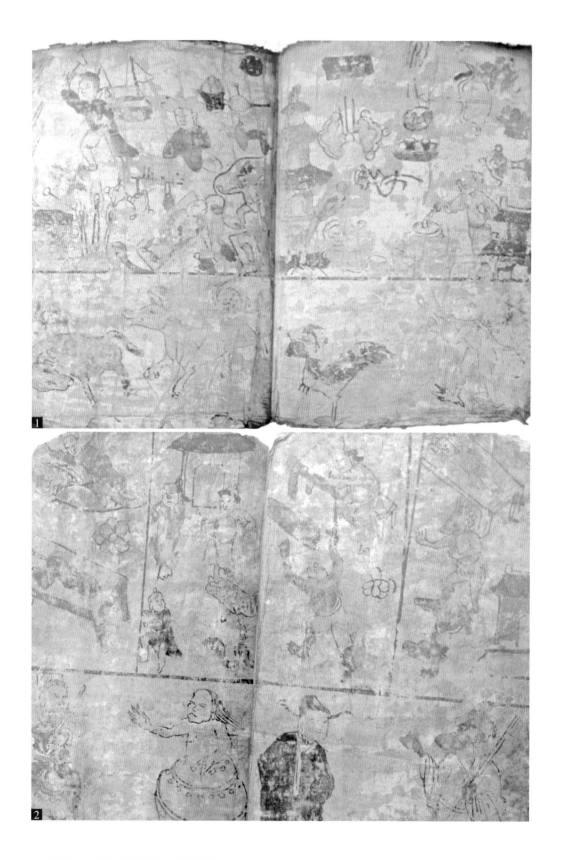

1. 《刷勒日》中的羌医制药、治病过程
2，3，4.《刷勒日》中的释比用动物等来治疗疾病

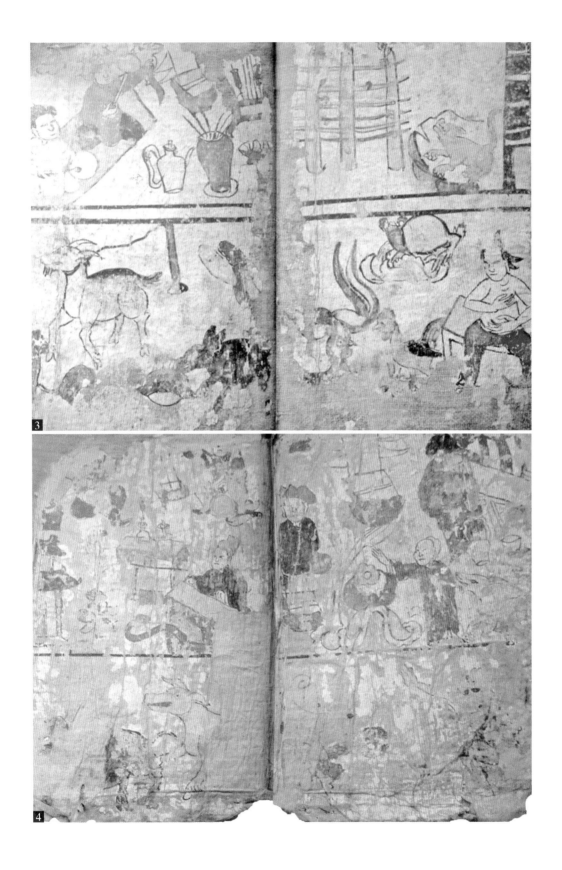

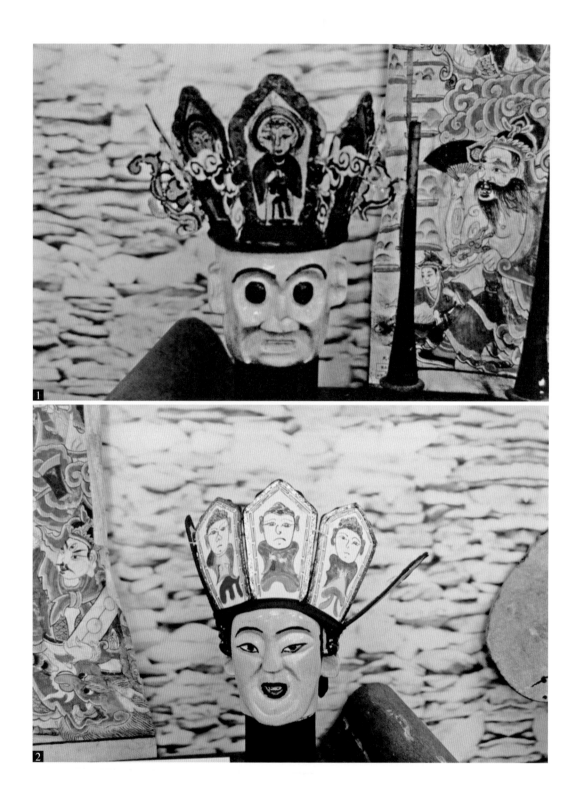

1，2. 羌族释比用的法帽

第十七章
羌医药人才培养

羌医药的传承以前主要靠师徒相承，代代相传，但在当前社会条件下，由于各种原因，羌医药出现了比较严重的传承危机。为了更好地保护和传承羌医药，并使基层操作更加规范化，地方政府和社会组织于2010年开始系统培训成都、茂县、汶川、北川等地的羌医药人员，先后组织了6次培训，每次安排30~100人参加。还通过年度学术研讨会等形式来普及和深入研究羌医药知识，建立了每年一至两次的常态羌医药卫生培训体制，已开展了多批次，共培训1000多人次，为传承羌医药文化、保障人民群众生命健康做出了重要贡献。

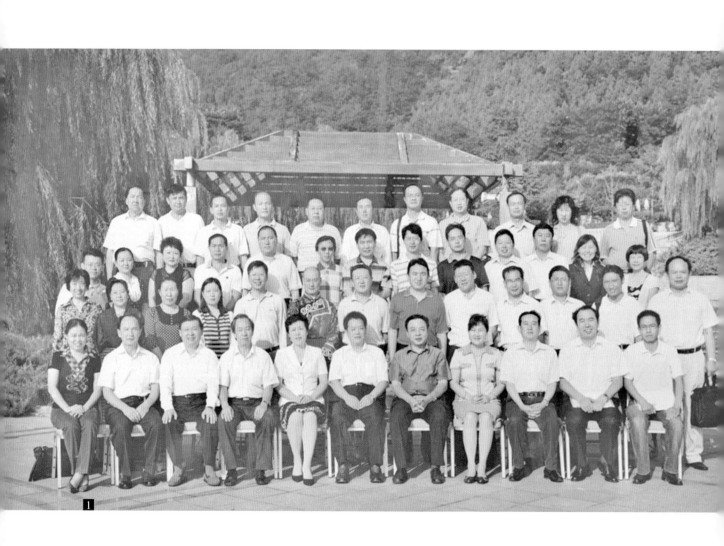

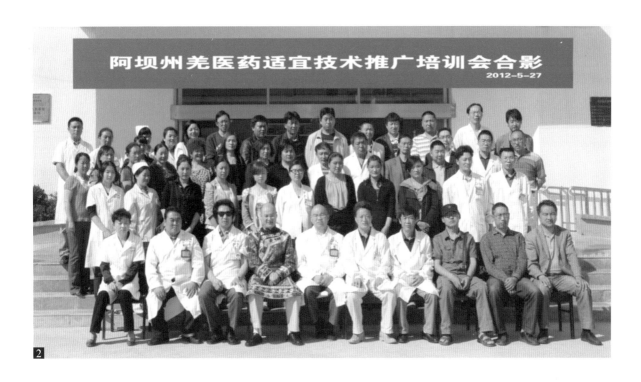

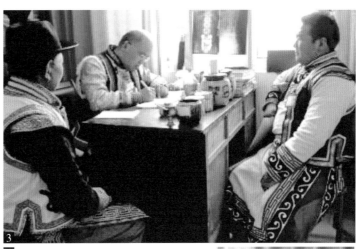

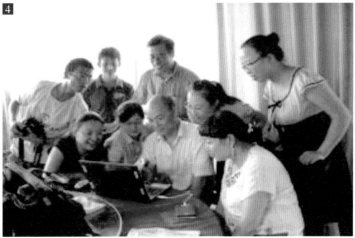

1. 2008年民族医药高级研修班合影
2. 2012年阿坝州羌医药适宜技术推
   广培训会合影
3. 羌医诊断疾病
4. 培训羌医学员

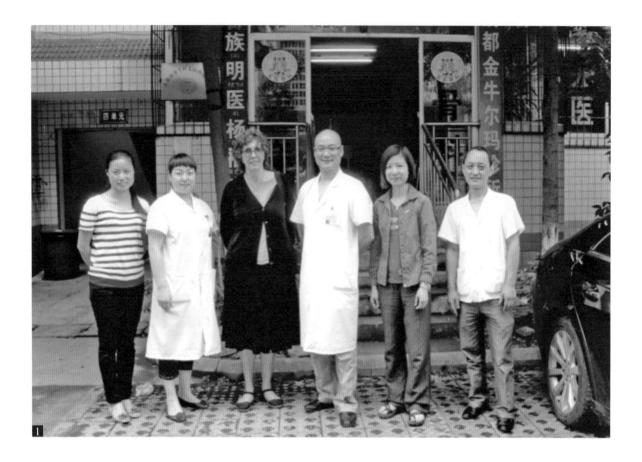

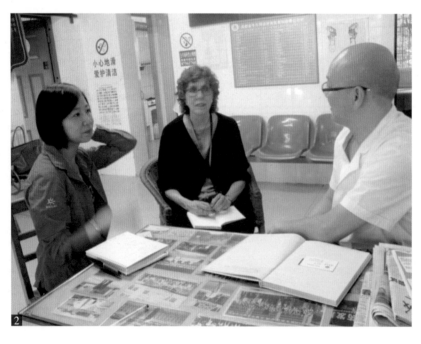

1，2. 羌医杨福寿与美国芝加哥大学教授冯朱迪座谈交流

3. 羌医学术讨论

4. 第五次中国中西医结合骨伤科学术会议暨中国中西医结合学会骨伤科专业委员会换届会议留影

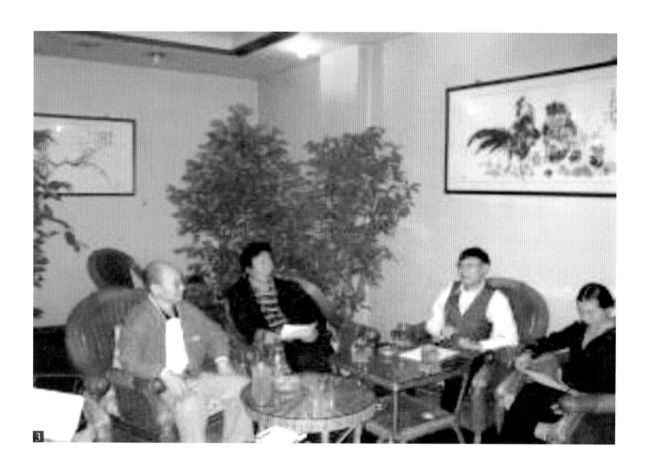

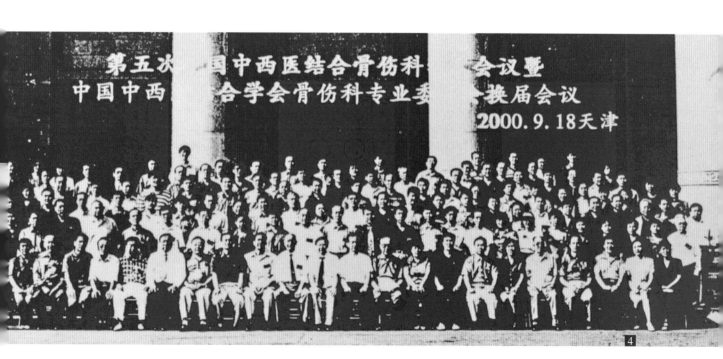

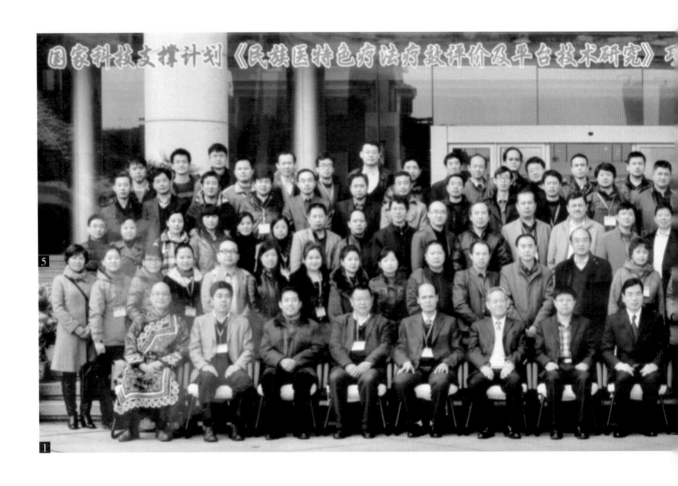

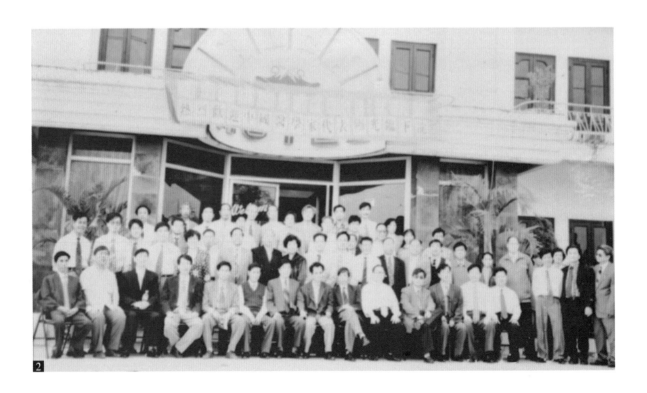

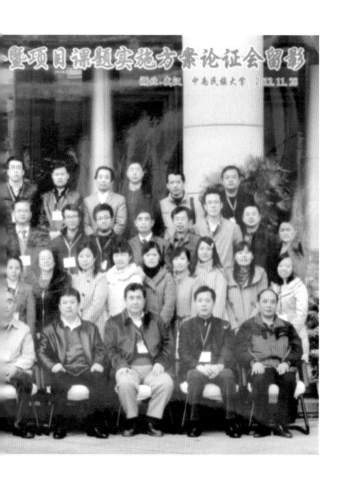

1. 国家科技支撑计划"民族医特色疗法疗效评价及平台技术研究"项目启动会暨项目课题实施方案论证会留影
2. 1997年在越南召开的亚太地区传统医药暨药房管理学术研讨会留影
3. 阿坝州民族医药学会成立暨学术研讨会留影

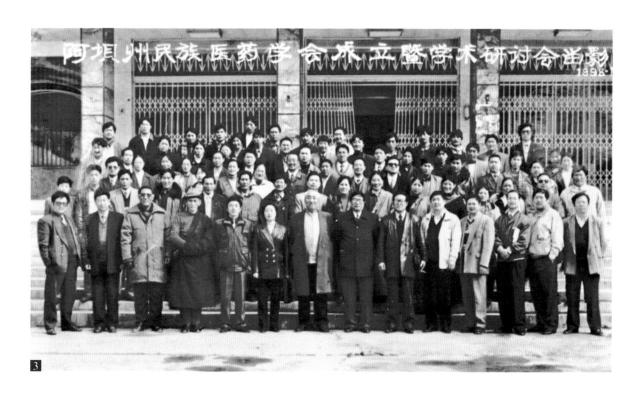

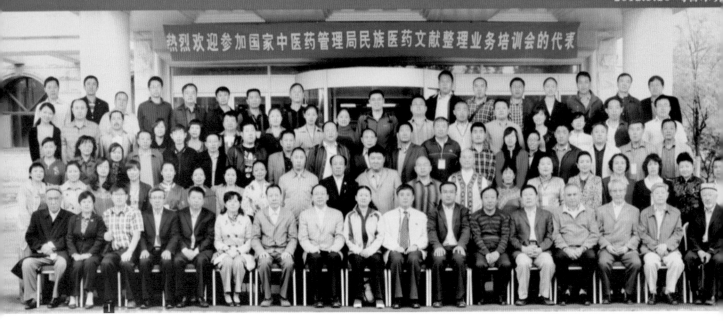

1. 国家中医药管理局民族医药文献整理业务培训会合影
2. 羌医科技课题总结会

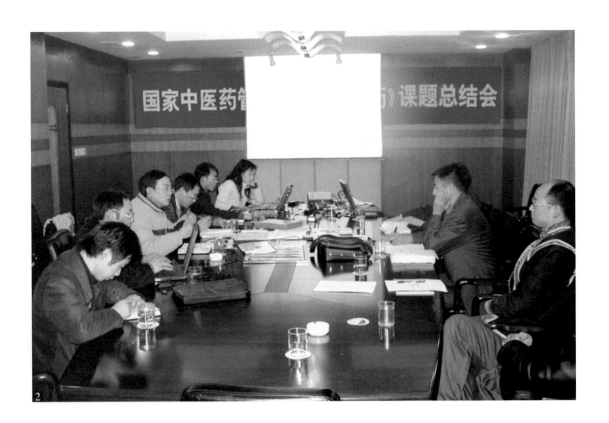

第十八章
羌医养生保健操

　　羌医养生保健操是千百年来羌医从生产生活实践中总结出的一套具有保健作用的动作体系，它在羌医世家格日巴·姆玉虎喆家族中已传习至第六代。它有助于打通人体全身的赛米管道，使在赛米管道中运行的滋（体液）、莫斯（气）、萨（血）、吉纳（精微物质）等营养物质能够顺畅地被输送到人身体的各个部位，从而使人精神旺盛、气血充盈、精力充沛，达到防病治病、强身健体的目的。

第一式

双肩放松，双手自然下垂，目视前方，心无杂念，聚精会神。全身拍打要掌握一个原则：按从左到右、从内到外、从上到下的顺序进行。

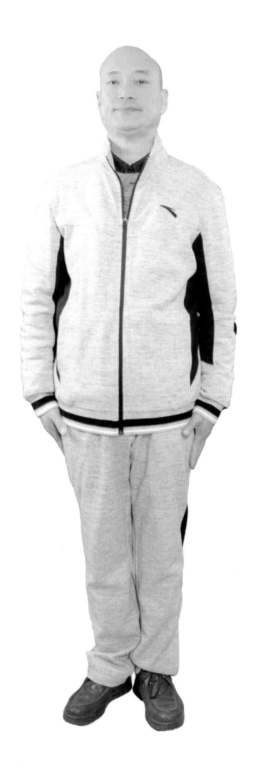

第二式

双腿张开，与肩同宽。

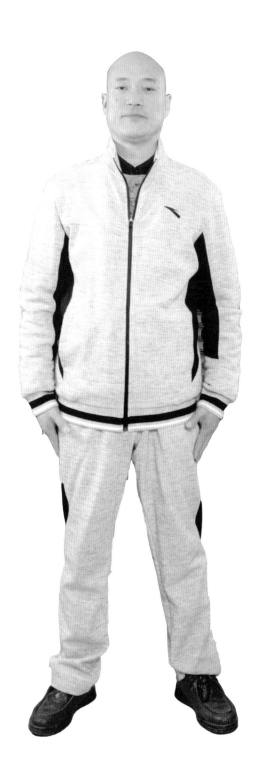

第三式

双手合十，掌心搓热后，从脸颊底部向上推至太阳穴，反复轻推99遍。

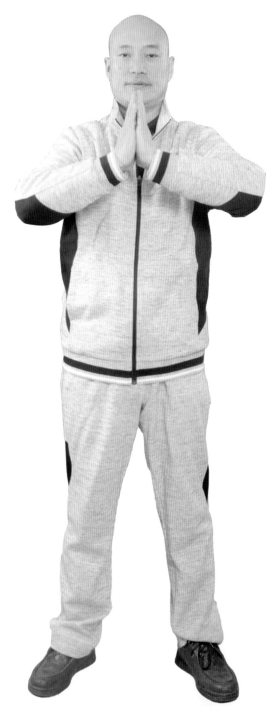

图3-1

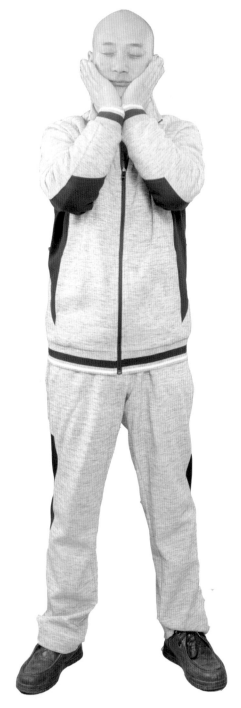

图3-2

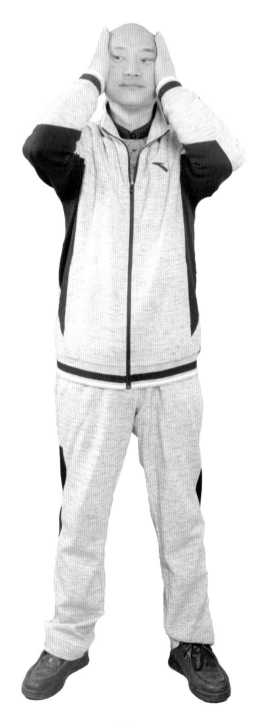

图3-3

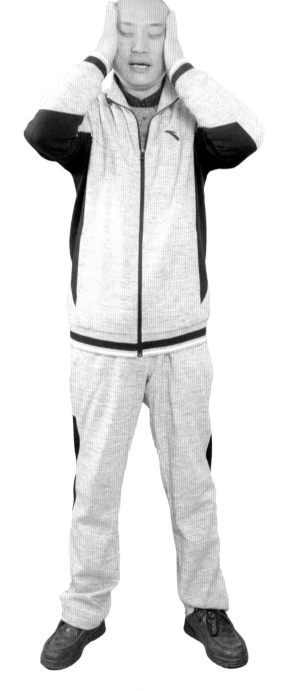

图3-4

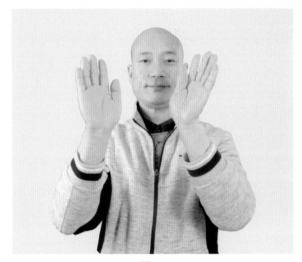

图3-5

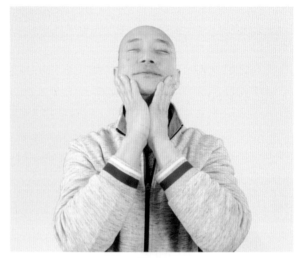

图3-6

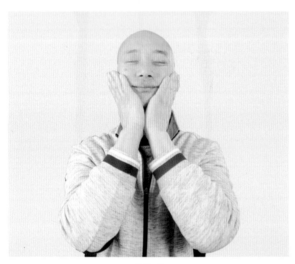

图3-7

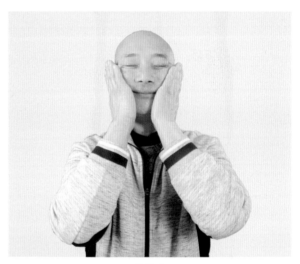

图3-8

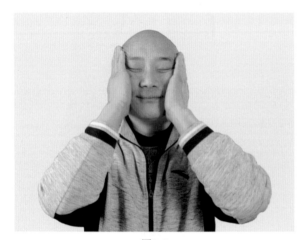

图3-9

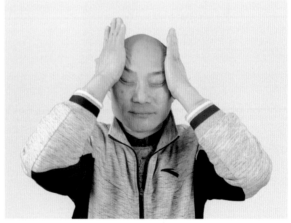

图3-10

第四式

　　微微闭眼，舌尖顶住上颚，中指按揉鼻翼60下。按揉后从鼻翼两边推至鼻根。中指点压鼻翼60下。点压后仍然从鼻翼两边推至鼻根。

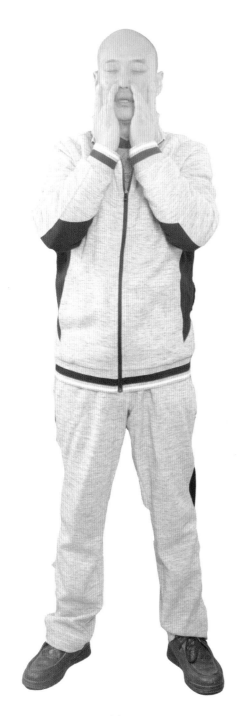 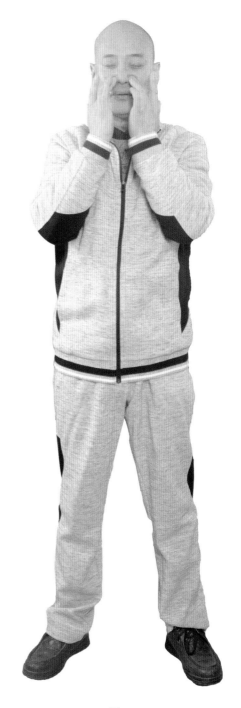

图4-1　　　　　　　　　　　　　　　　　　　图4-2

371

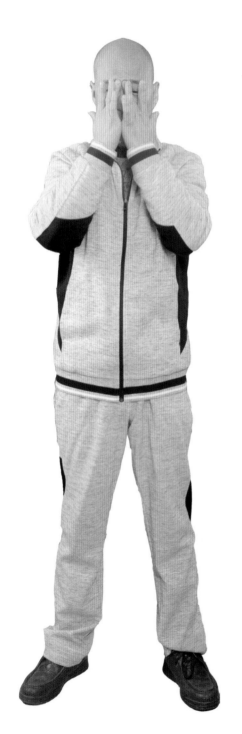

图4-3

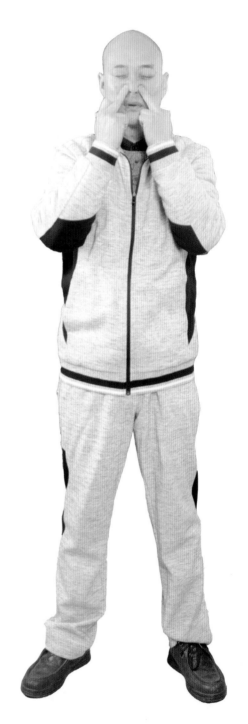

图4-4

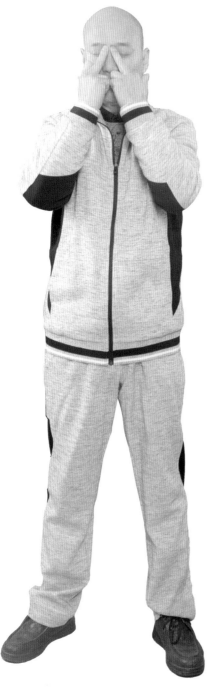

图4-5

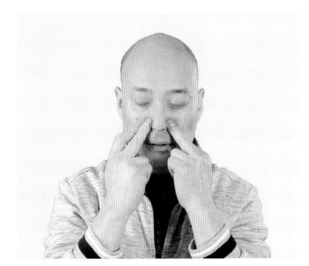

图4-6

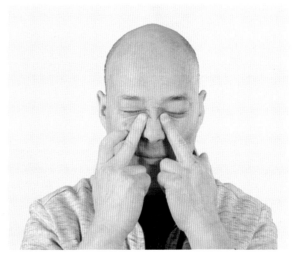

图4-7

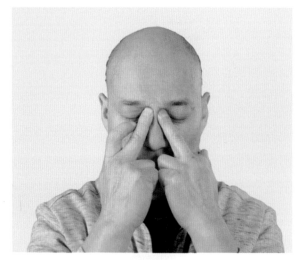

图4-8

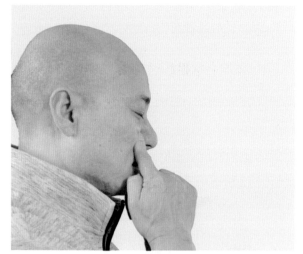

图4-9

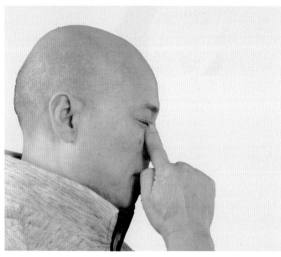

图4-10

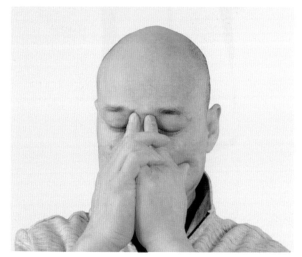

图4-11

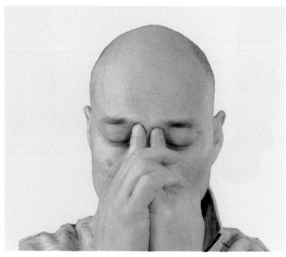

图4-12

第五式

将掌心掌根放至额头，向左揉至左太阳穴，向右揉至右太阳穴，反复99次。

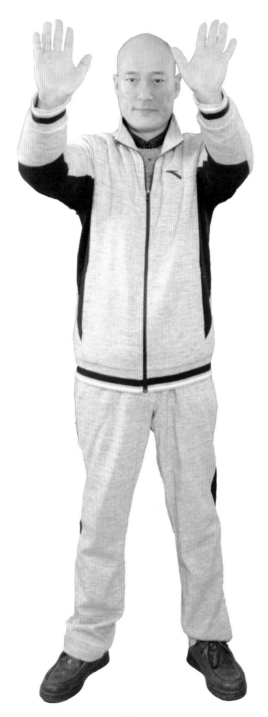

图5-1

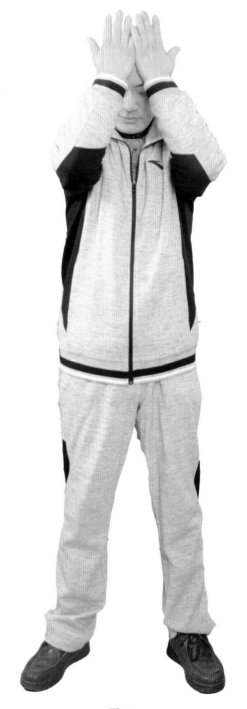

图5-2

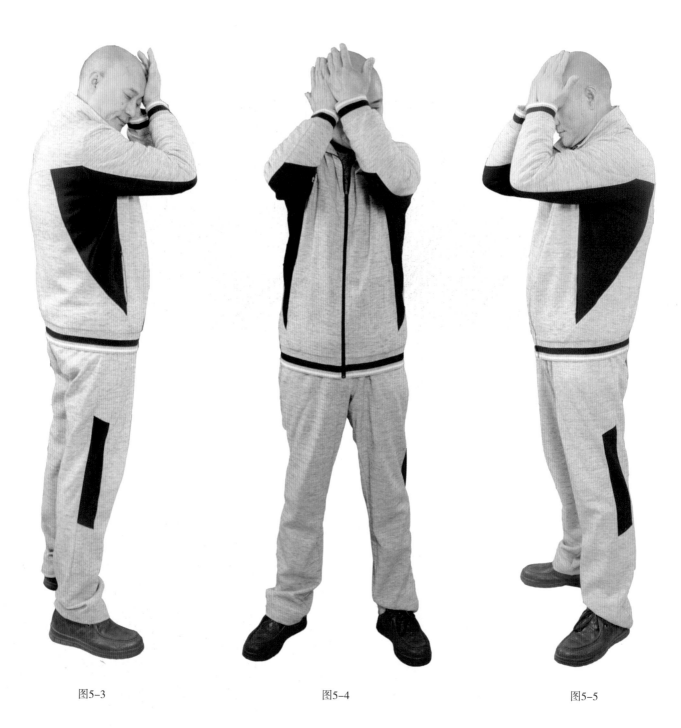

图5-3　　　　　　　　　　　　　图5-4　　　　　　　　　　　　　图5-5

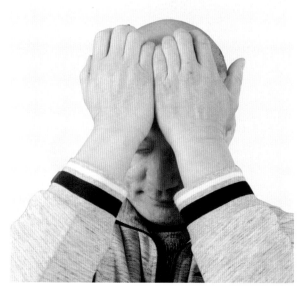

图5-6

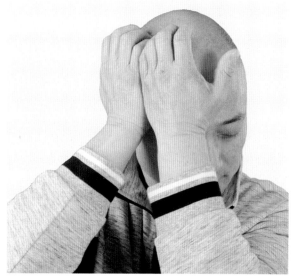

图5-7

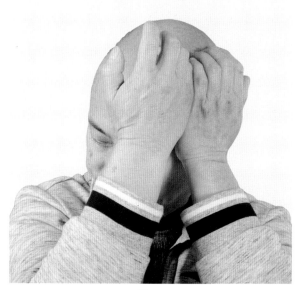

图5-8

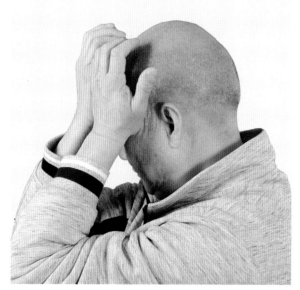

图5-9

第六式

将掌心掌根置于耳根，由前到后反复搓耳99次。

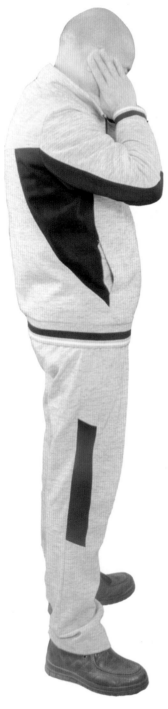

图6-1

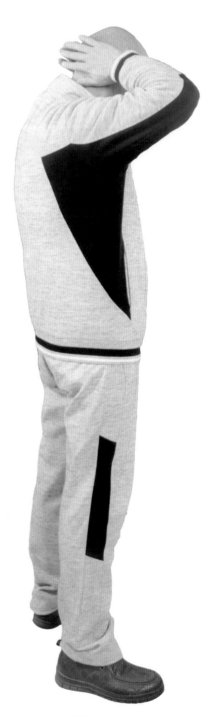

图6-2

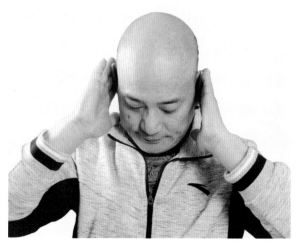

图6-3

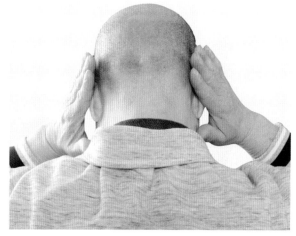

图6-4

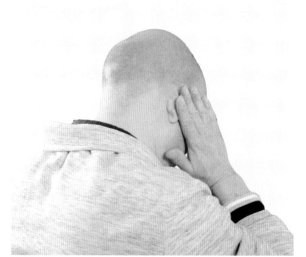

图6-5

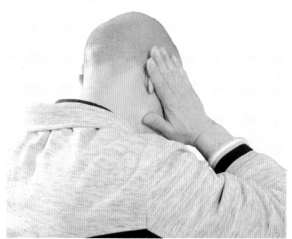

图6-6

第七式

十指弯曲，呈鹰爪状，用指关节突和甲端从前额正中向上、向后推至月亮赛米管道，接着从两侧虎宿耳鬓后推至月亮赛米管道的左羊星宿和右牛星宿。

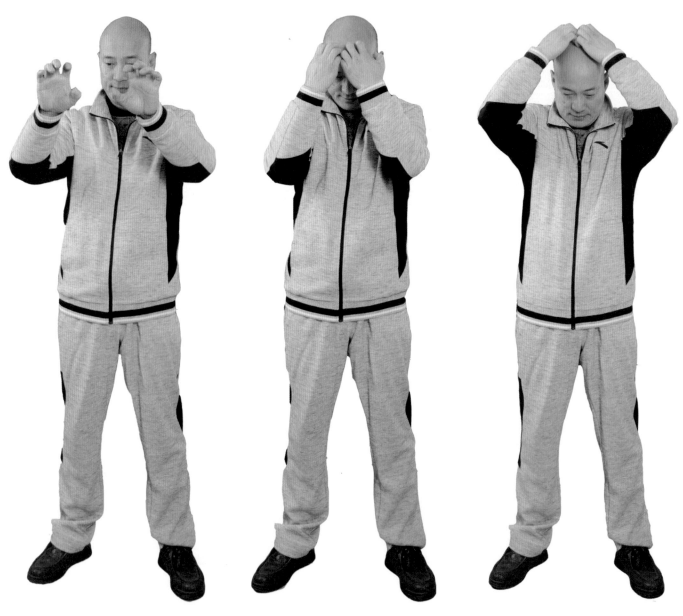

图7-1   图7-2   图7-3

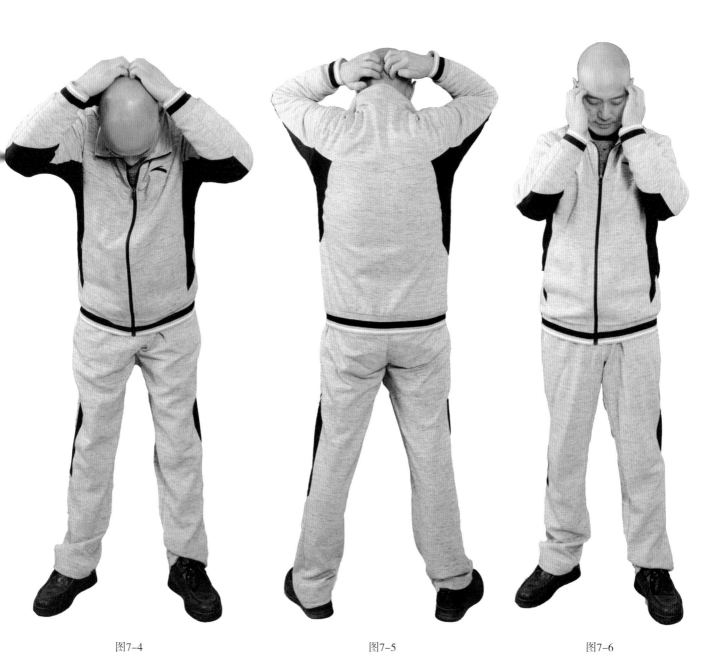

图7-4   图7-5   图7-6

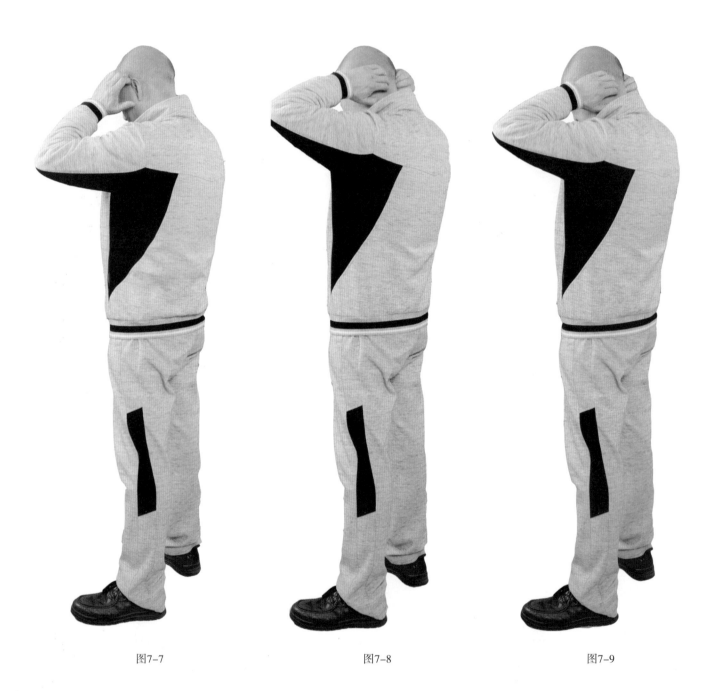

图7-7   图7-8   图7-9

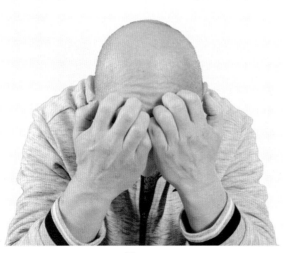

图7-10

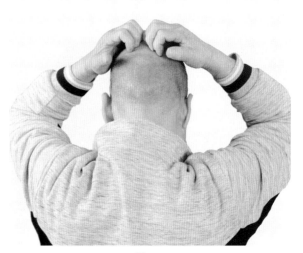

图7-11

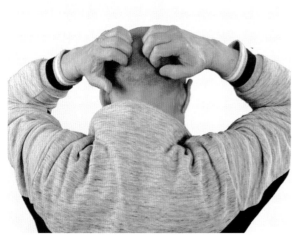

图7-12

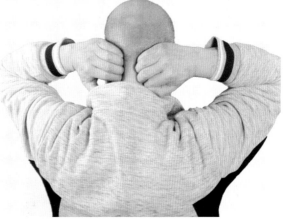

图7-13

第八式

左空拳叩击，起于右肩后侧的牛赛米管道，止于右手手掌指端背侧。

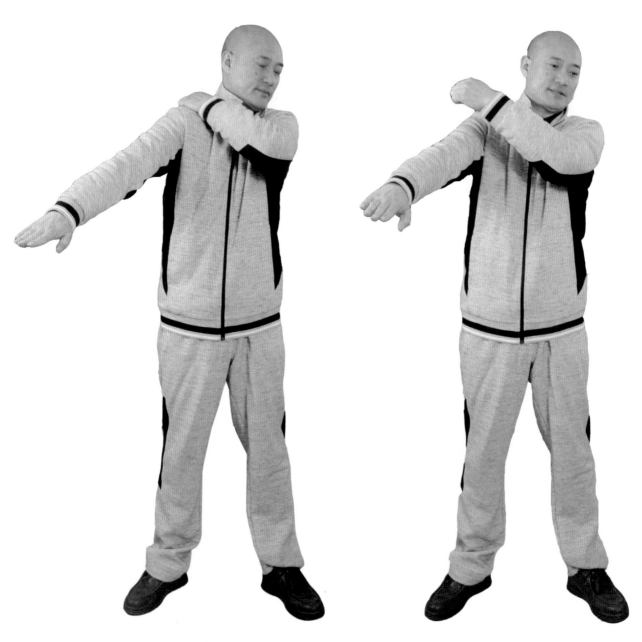

图8-1   图8-2

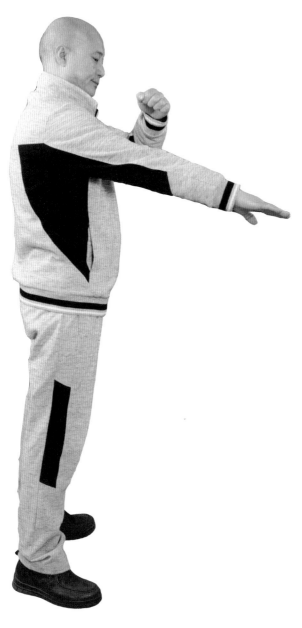

图8-3

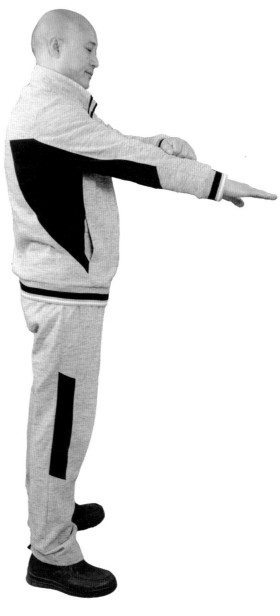

图8-4

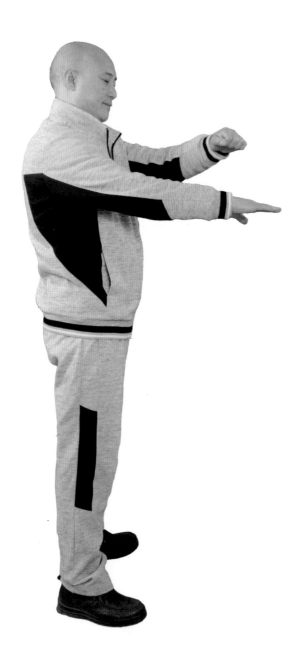

图8-5

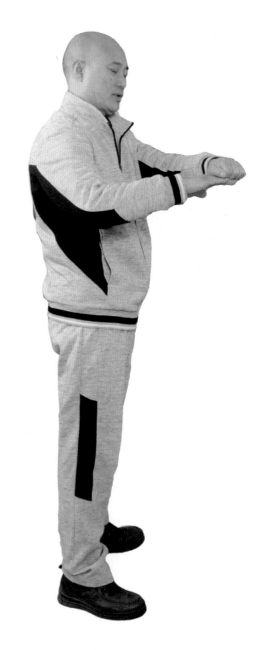

图8-6

第九式

左空拳叩击，起于胸部正中的鼠赛米管道，止于右手手掌内侧指端。

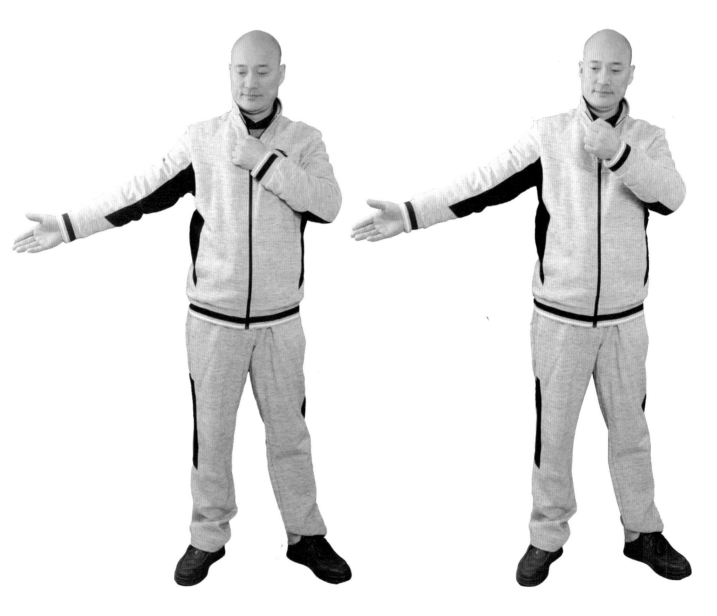

图9-1　　　　　　　　　　　　　　　　　　　　　　　图9-2

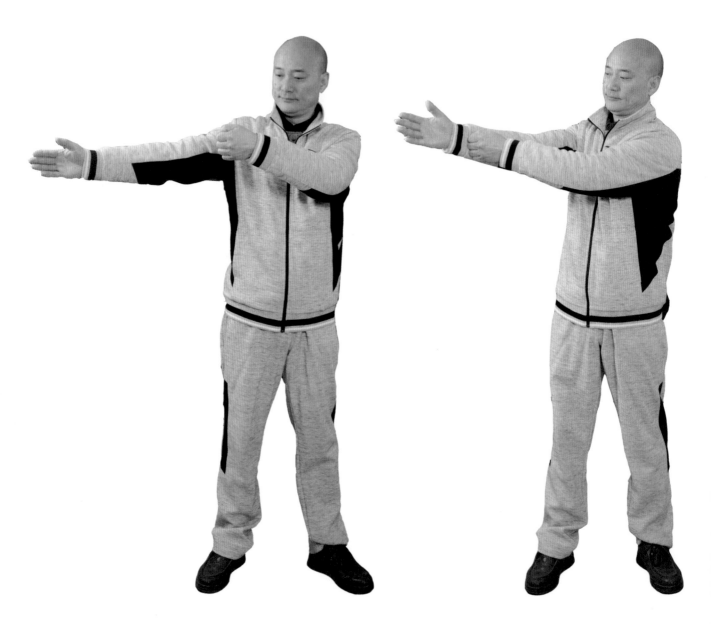

图9-3   图9-4

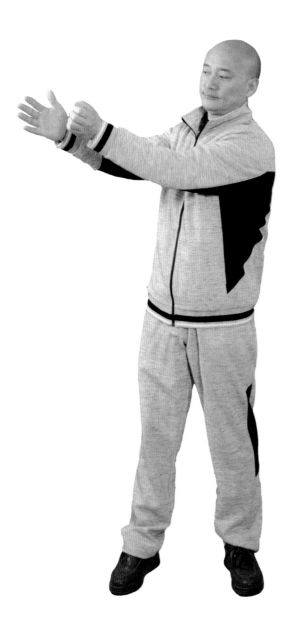

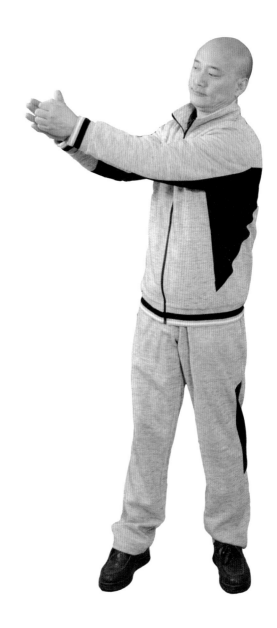

图9-5   图9-6

第十式

右空拳叩击，起于左肩后侧的牛赛米管道，止于左手手掌指端背侧。

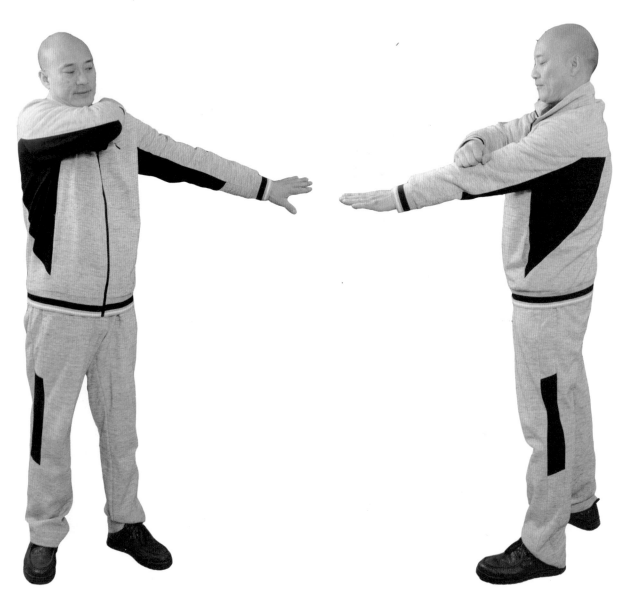

图10-1   图10-2

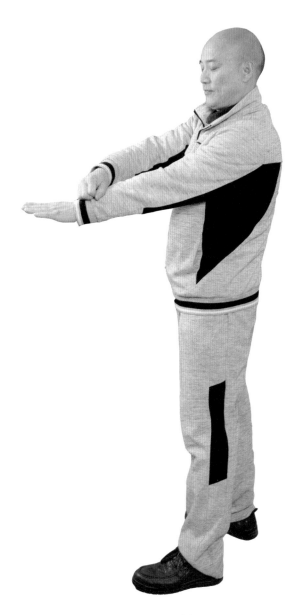

图10-3

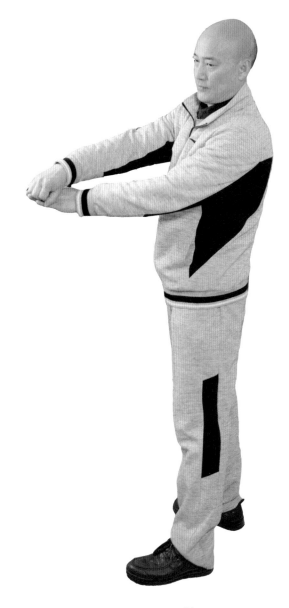

图10-4

第十一式

右空拳叩击，起于胸部正中的鼠赛米管道，止于左手手掌内侧指端。

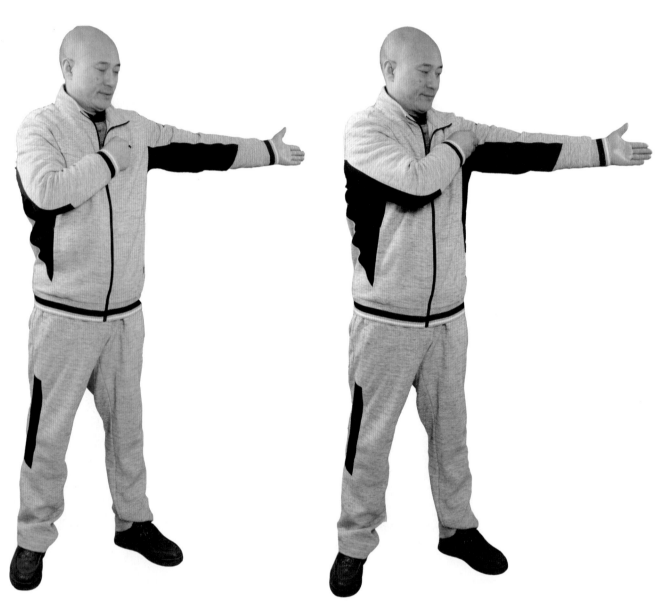

图11-1   图11-2

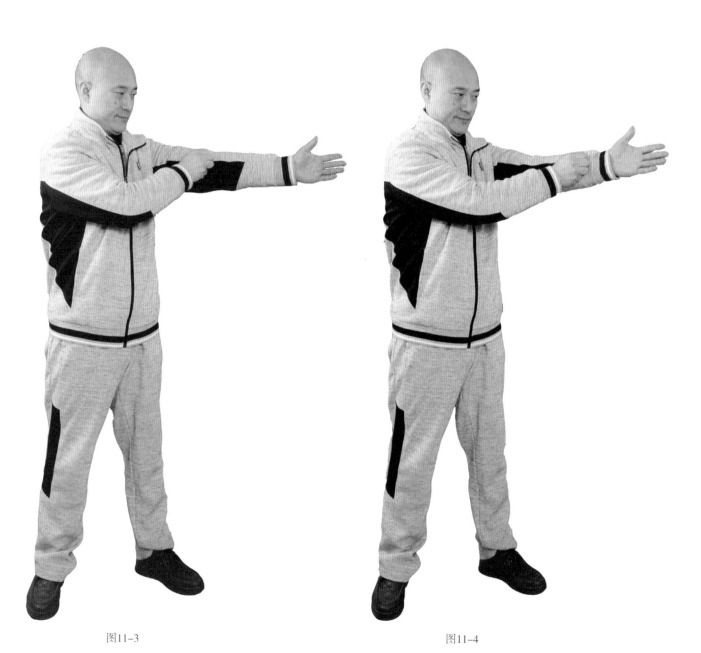

图11-3   图11-4

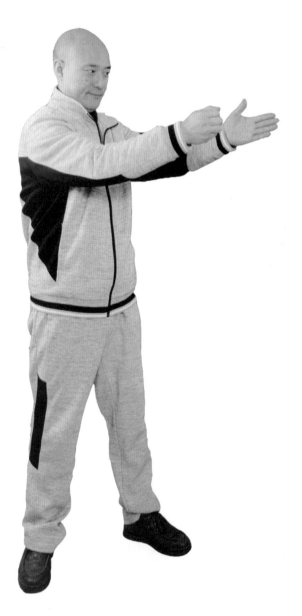

图11-5

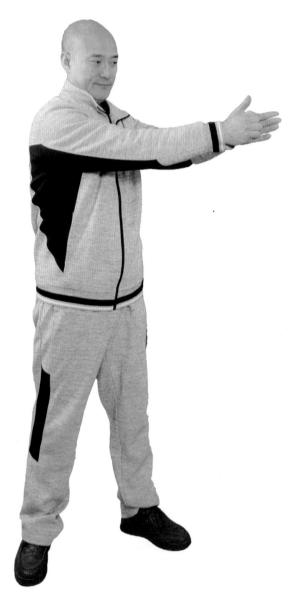

图11-6

第十二式

双手空拳叩击，起于胸部上端的月亮赛米管道，各止于左右小腿内侧踝部兔赛米管道。

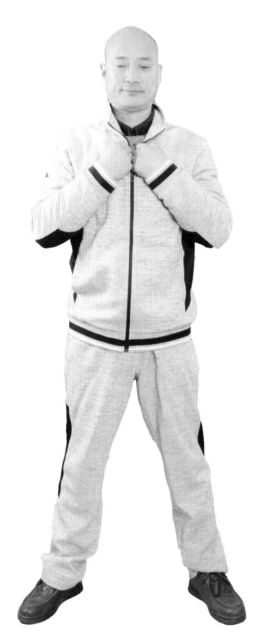

图12-1

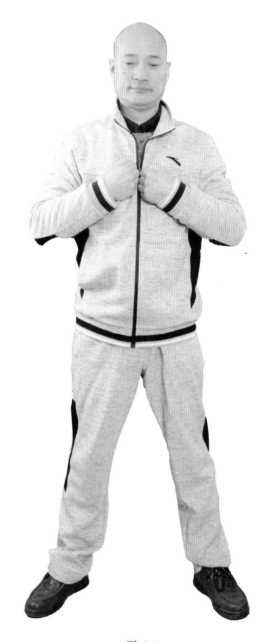

图12-2

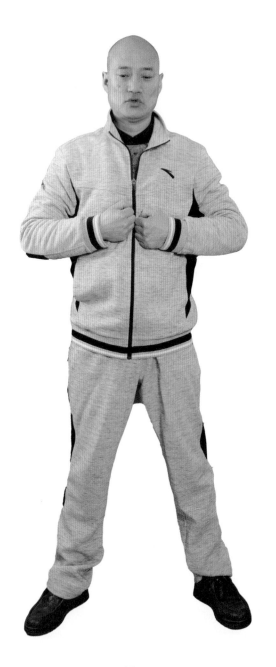
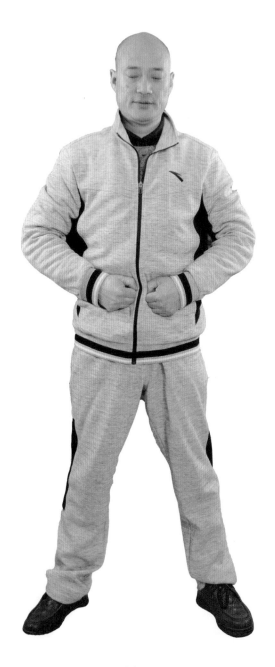

图12-3 图12-4

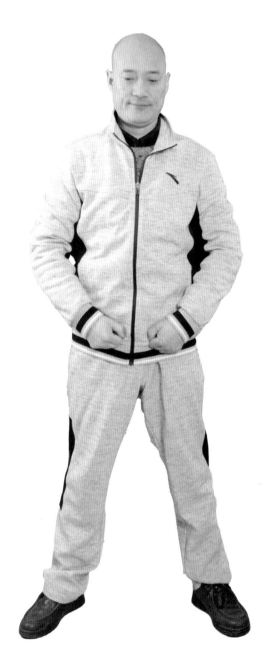

图12-5

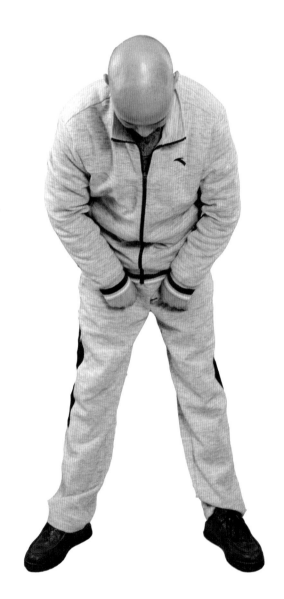

图12-6

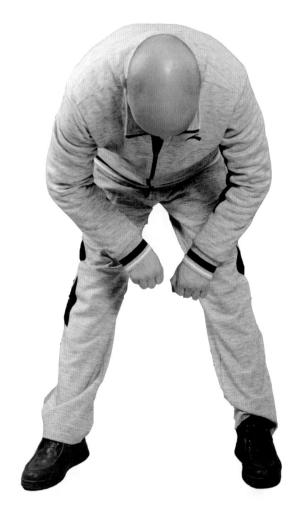

图12-7

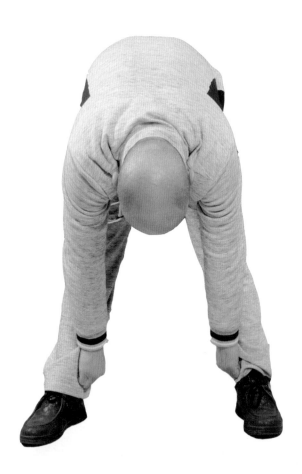

图12-8

第十三式

左手空拳击打右侧颈肩肌（兔宿），右手空拳自背部胸六椎往下击打至腰骨尾部，再用大掌背轻击肾部。击打时，左、右手同步。完成后，换右手空拳击打左侧颈肩肌，左手按照前述方法击打背部和腰部。

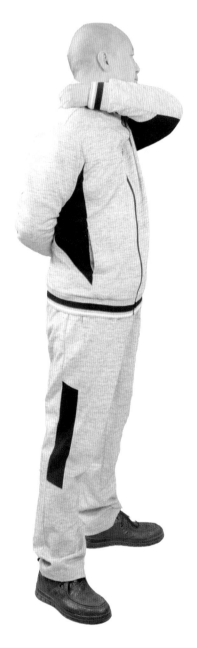

图13-1

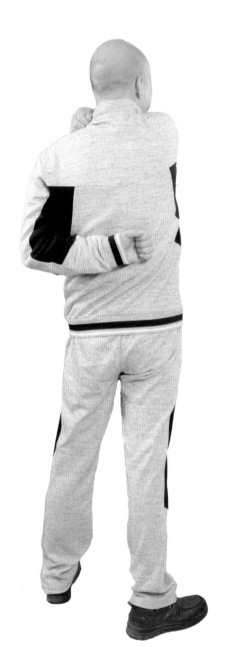

图13-2

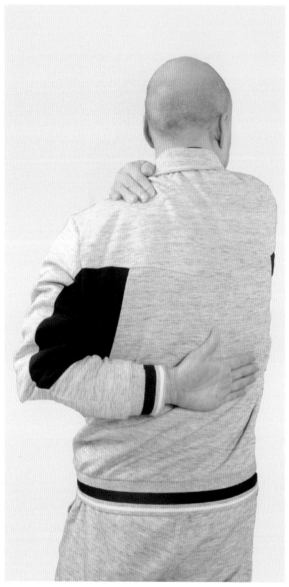

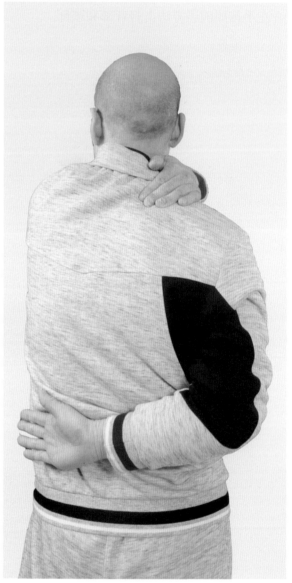

图13-3   图13-4

第十四式

双手握拳，用拳背击打背部至腰骶，顺下击打双腿外侧至外踝部。

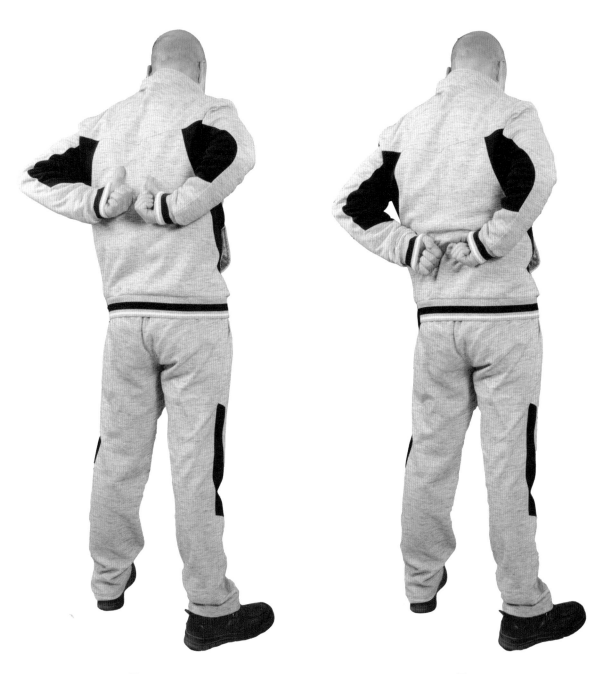

图14-1   图14-2

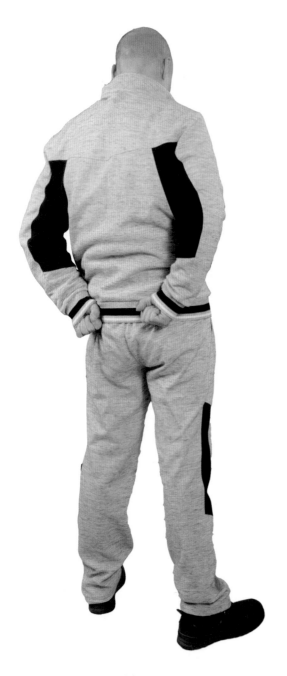

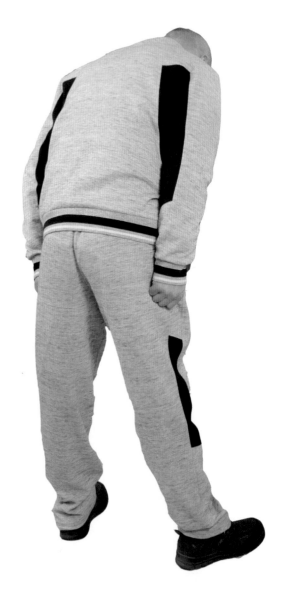

图14-3   图14-4

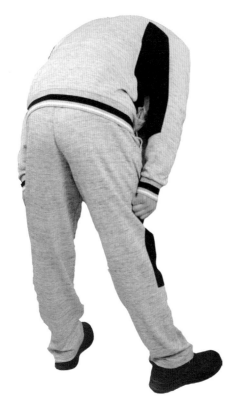

图14-5

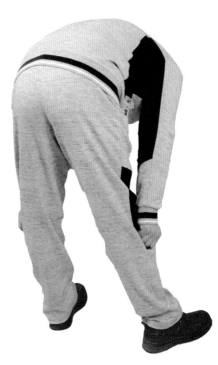

图14-6

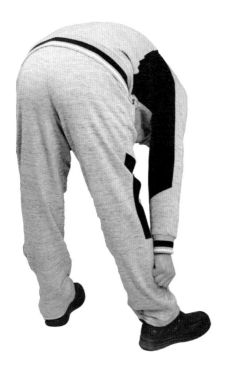

图14-7

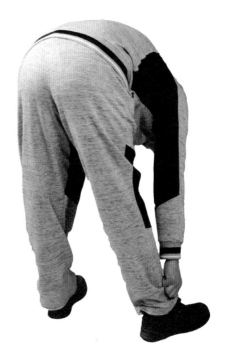

图14-8

第十五式

双手掌护裆上提阴部，然后双手空拳从左大腿根部叩击至内外踝部。

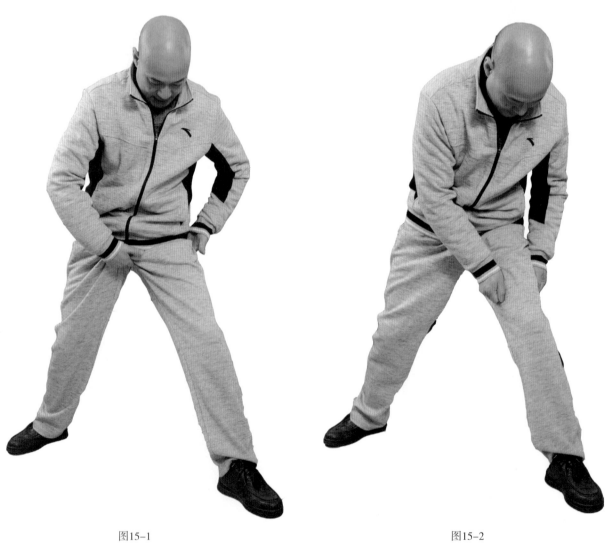

图15-1   图15-2

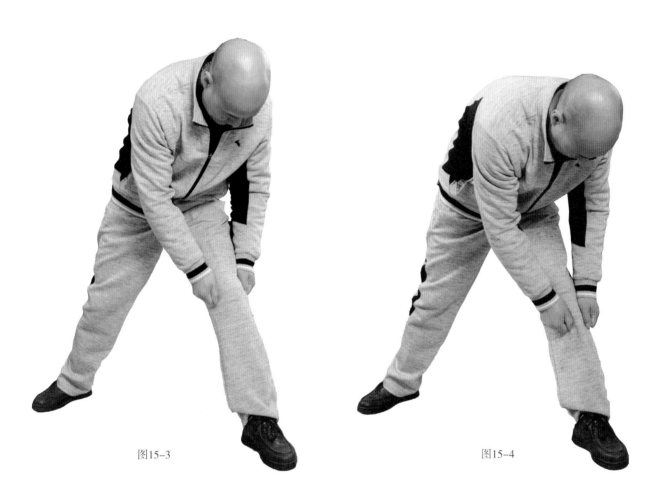

图15-3

图15-4

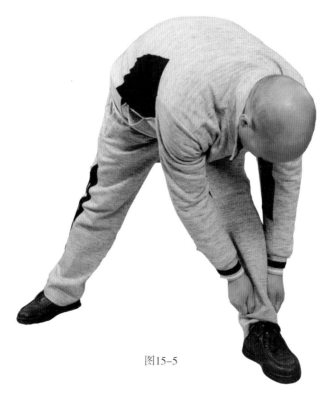

图15-5

第十六式

双手呈空拳，左手心向下，右手心向上，顺下捶击右大腿根部内外侧直到踝关节的内外侧。完成后，再用同样的手势捶击左大腿根部内外侧直到踝关节的内外侧。

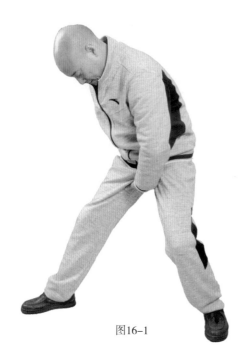

图16-1

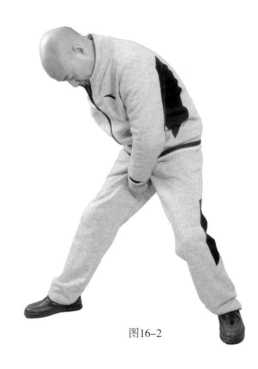

图16-2

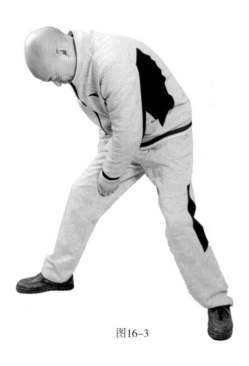

图16-3

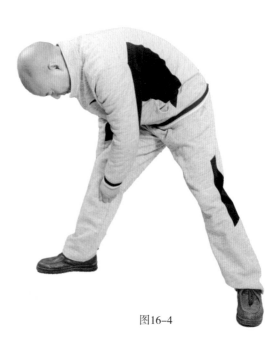

图16-4

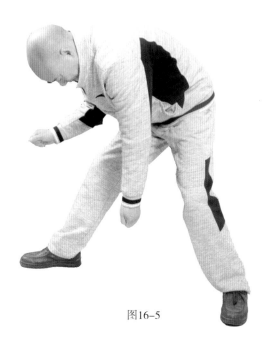

图16-5

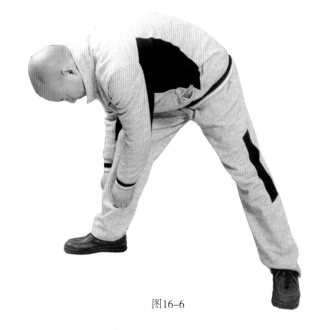

图16-6

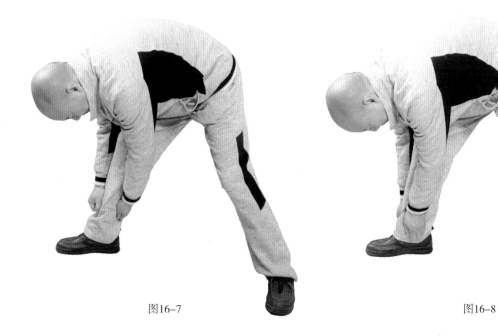

图16-7

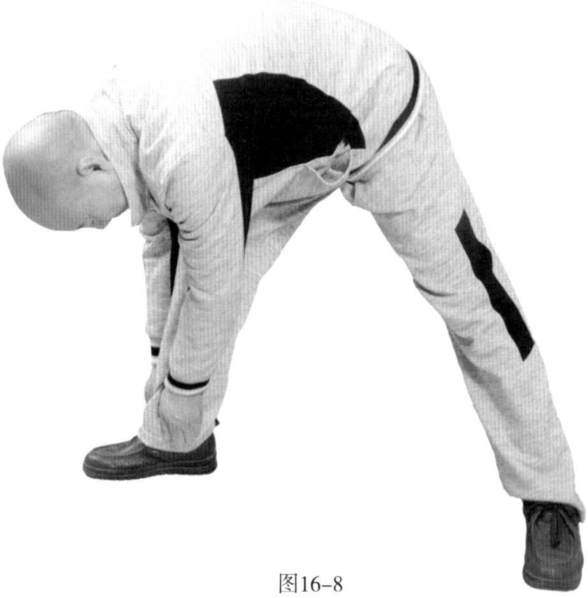

图16-8

第十七式

双手护膝，头向下，先左压后右压，拉伸大腿后侧肌群（龙赛米管道）。

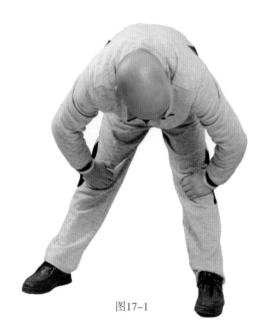
图17-1

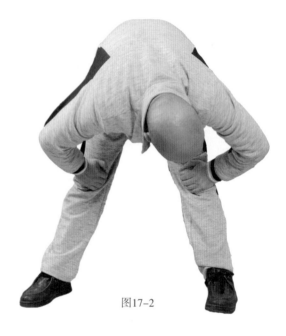
图17-2

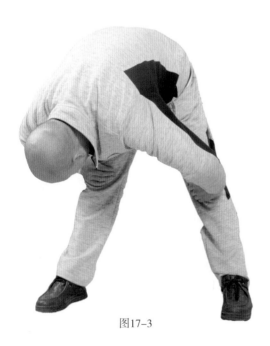
图17-3

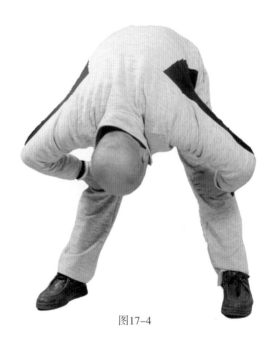
图17-4

第十八式

正面原地静跑。

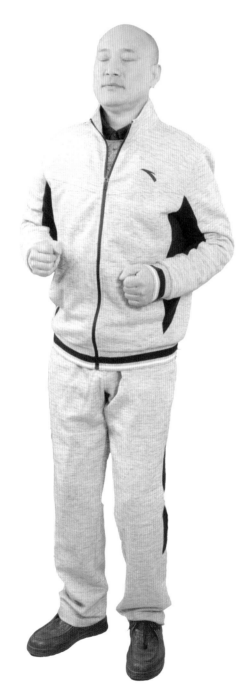

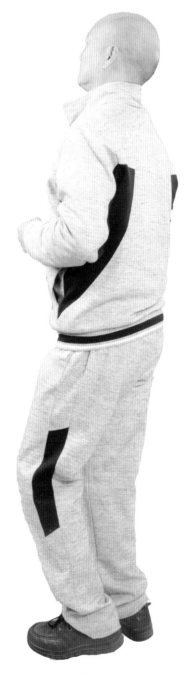

图18-1

图18-2

第十九式

双手屈肘平掌平行，左右两腿交叉抬腿与掌面接触。

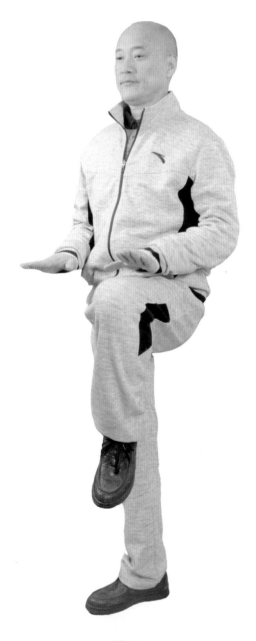

图19-1

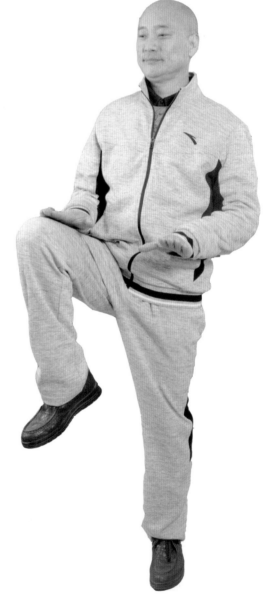

图19-2

第二十式

双手伸直高于双肩与眼平行，两脚左右开立，与肩同宽，两臂前后摆动。前摆时，两腿伸直；后摆时，屈膝降低重心。上体稍前倾，手尽量往后摆，反复做99次。

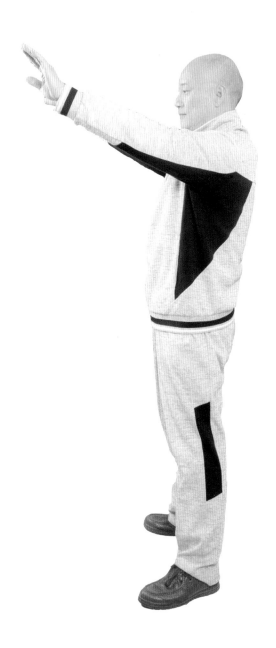

图20-1

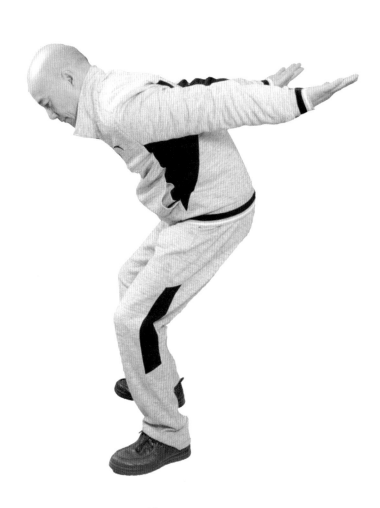

图20-2

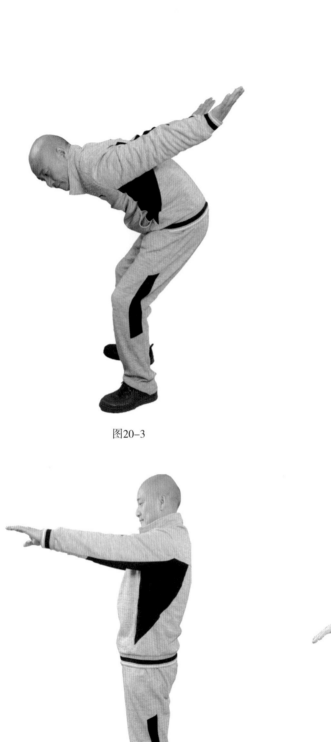

图20-3

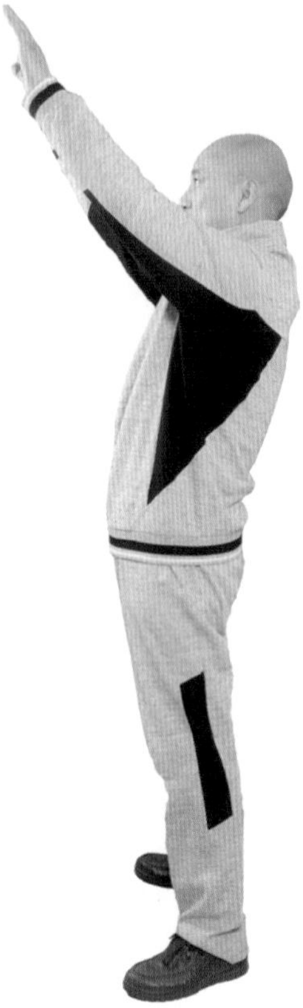

图20-4

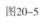

图20-5

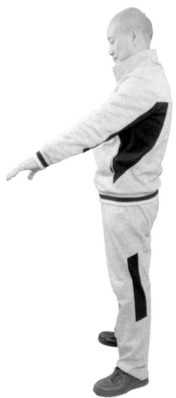

图20-6

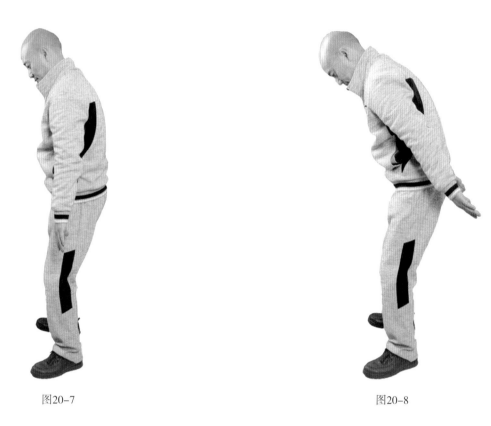

图20-7   图20-8

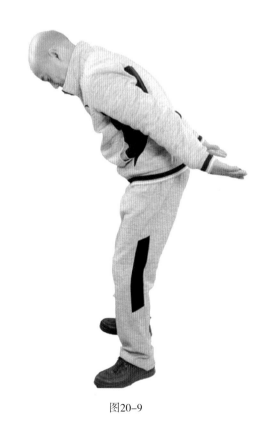

图20-9

第二十一式

双手合十，闭目养神，操练完毕。

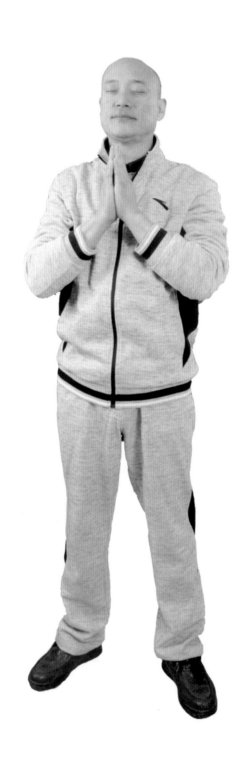

彝医药篇

第十九章
彝族传统文化概述

　　根据2010年第六次全国人口普查数据，彝族总人口约871万，主要分布在四川省凉山彝族自治州、云南省楚雄彝族自治州、云南省红河哈尼族彝族自治州、贵州省毕节市、贵州省六盘水市等地区，是我国西南地区的主要少数民族之一。

　　彝族聚居区域面积广大，自然资源丰富，地理环境独特，民族文化与风俗习惯多样。在生活和生产实践中形成的独具特色的民族医药，是彝族人民长期与疾病做斗争的经验总结和在独特文化背景下对自然环境加以利用以防病祛病的智慧结晶。在漫长的充满艰辛的历史

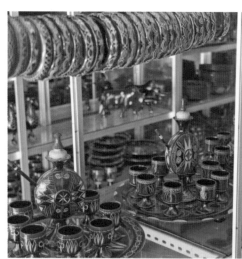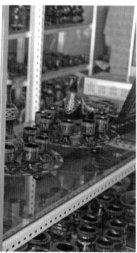

彝族器皿和饰物

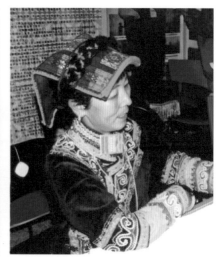

彝族传统服饰

进程中，彝族人民凭借自己的勤劳和智慧，用兽骨文、陶器文、石刻文、木刻文、建筑碑记、地界碑记等形式记录和保留了本民族关于哲学、史学、文学、宗教、医学等方面的文化财富。

汉文典籍对彝族的记载可追溯到云南濮人向周王朝进献丹药的历史。彝文典籍关于医药知识的记载，可以弥补秦汉时期汉文史籍记载少、资料不足的缺憾，使中国传统医学在秦汉以前的发展情况得以追溯和阐释。

一、彝族家支制度

"家支"一词始见于清初的历史文献，其意义是"以父系血缘为纽带的家族联合体"。彝族"家支"是以父系男子血缘为基础，以权利和义务为根基，以家族道德文化为心理依托，以"尔普"（礼钱）为经济纽带，以习俗制度为准则的彝族社会组织形式。

"家支"是汉语，是"家"和"支"的总称，在彝语中没有与之对应的词。在凉山彝族地区的祖先故事中，凉山彝族都是古侯、曲尼两兄弟的后裔。其后代子孙繁衍，又各自滋衍成若干的"家"（彝语中称为"楚加"或"楚西"）。"家"是由若干的"房"（楚尼）构成的。"房"就是若干一夫一妻制的小家庭（楚布）的合集。"房"的范围可大可小，少则指一代，多则指若干代。"房"增殖和扩大到一定范围就形成"家"下的"支"。"支"进一步发展，又可形成新的"家"。下图中的蒲田为古侯系的第十六代裔孙，他有四子，经若干代后繁衍出恩扎、恶俄、水洛、阿紫、水浦、乌抛、忽雷、木甘、海格等支。各支以共同的始祖蒲田为家名，组成蒲田家。家支对个体家庭或个人具有一定约束力，但在家支成员间没有统治和隶属关系，既维系家支内部人员和财产的分散，又起到共同维护家支利益和血缘关系的作用。

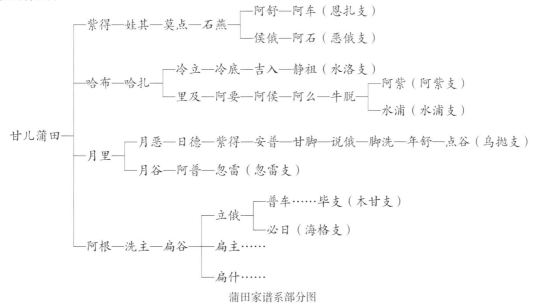

蒲田家谱系部分图

每个家支都有父子连名制谱系，即在记诵家谱时将父亲名字加在儿子的名字前面，一个名字就代表一代人或一辈人，用这种方法把父系氏族串联起来。例如：阿土古侯—古侯吼兹—吼兹绝得—纮得谋巫—谋巫乌儿—乌儿洛勒—洛勒莫阿—莫阿按绝—按绝阿兔—阿兔日俄—日俄密吉—密吉密也—密也密儿—密儿蔻家—蔻家甘儿—甘儿蒲田。

家支是彝族传统社会里的最高组织形式，社会家支制度仍然是传统彝族基层社区的主要运作机制，在彝族婚礼、葬礼、宗教仪式、农村选举和社会冲突中都表现出强大的社会运作力量。但是彝族家支制度并不是一成不变的，在不同时期，彝族家支制度为满足需求，有不同程度的改变。

二、彝族年

彝族太阳历将一年分为白、黑两个半圆，其分界线为彝族社会两大节日："库施"意为白昼过，即白天过的节；"杜泽"意为黑夜过，即晚上过的节。彝族民间有一句谚语："恒娄乃者，库娄乃施"，就讲了彝族人每年"年中过节，年底过节"的古老习俗。其中"者"是"都者"的简称，指火把节；"库施"则是星回节的首日，就是彝历年节，简称"彝族年"。

彝族年是集祭祀祖先、游艺竞技、餐饮娱乐、服饰表演等诸多民俗事项为一体的祭祀和庆贺性民俗节日。不同地区过年节的时间与习俗有所不同。彝历年节十月初一、二、三敬天、祭地、祀故祖之俗，直到近现代仍存留于贵州彝族的年节中。凉山彝族年主要通行于布拖、美姑、昭觉、甘洛、喜德等17个县（市），其中以昭觉、美姑、布拖、喜德等县彝族年最具代表性，最富有特色。凉山彝族的三天年节各有一个专门的名称，并且各自有不同的活动内容：第一天称为"库施"，活动主要有杀年猪、敬祭祖先和吃年饭等；第二天称为"多博"，活动的主要内容是大人们赛马、互相道贺和荡秋千，孩子们玩游戏；第三天称为"库施博基"，意为欢迎故祖。云南省红河哈尼族彝族自治州蒙自市彝族过"十月年"的时间是十月过完后的五至六天。尽管十月新年通常只有几日，但高度浓缩了彝族节庆、饮食、社交和体育娱乐等方方面面的生活文化，是彝族民俗文化的集中展示。

彝族年起源于古代彝族先民的祭祀活动。汉文文献关于彝族年的最早记载见于唐代。南诏时期骠信的《星回节》中有"不觉岁月暮，感极星回节。元昶同一心，子孙堪贻厥"的记载。五代《玉溪编事》也记载有"南诏以十二月十六日为星回节。"

彝族年是彝族远古文明和祖先崇拜的活态见证，彰显了彝族对祖先的敬仰之情。五谷丰登、六畜兴旺、人丁平安、敬老爱幼、欢乐祥和的思想理念，充分体现在节日之中。彝族年丰富繁杂的民俗事象，反映了彝族历史文化、经济生活、人伦规范、风俗礼制、服装民俗、审美情趣、禁忌事宜等诸多文化内容。这些朴实生动、自古相承的生活场景和人文信息，有助于人们探究彝族经济社会发展、文化历史变迁的轨迹，对于宗教学、人类学、民俗学、社会学等人文学科研究具有重要价值。

三、彝族火把节

在彝族太阳历中，人们会过两个新年，即星回节和火把节。星回，其名取自《礼记·月令》"星回于天"和《汉书·天文志》"星回岁终"，星回日是推算季节变化周期的起点。火把节可以被理解为夏天的星回日，因为人们常在傍晚点起火把，才得来火把节的名称。

彝族古称"爨"，"爨"即烧火之人。火与彝族先民的生活息息相关，它不仅能够给他们带来温暖和熟食，还能用来防御野兽的侵害。彝族先民认为火是彝民族的起源，彝族人由生到死都与火紧密相连，诞生礼、成丁礼、婚礼、丧礼都与火密切相关。云南小凉山彝族男孩的成年礼，就是在火塘边举行的：母亲先把一块石头放在火塘里烧热，然后浇一瓢凉水，把新裤子放在热石头产生的蒸汽上转一圈后给男孩穿上，在表明男孩成年的同时，除去晦气，以便得到火塘神的庇佑。彝族传统中，从议婚到新娘正式成为夫家成员，都是在火塘边举行的，火起到一种中介与"证人"的作用。在宁蒗彝族的结婚仪式上，必须举行新娘向火塘告别的仪式，这样新娘的"魂"才能从娘家转入夫家，新娘才正式算是夫家的家庭成员。在彝族先民看来，火是生命的起点，也是生命的终点，人死后灵魂连同躯体应一起归还于火。因此，彝族人死后必行火葬。彝族还认为火葬有医治亡灵疾病的作用，认为人死后可以通过火葬，让死者的灵魂不再遭受病痛的折磨。

"火把节"彝语称为"杜泽"，意思是晚上过的节，是彝族地区最普遍和最隆重的传统节日之一，一般在农历六月二十四至二十六举行。每到火把节，彝族男女老少，身穿节日盛装，尽情地跳舞、唱歌、赛马、摔跤。夜晚，人们手持火把转绕住宅和田间，然后相聚点起篝火，翩翩起舞。庆典一般会持续三天三夜。

关于彝族火把节的来源，有很多美丽的传说。相传以前统治天地万物的天神恩体古孜派他的儿子大力神斯热阿比率天兵到人间征收杂税，人间顿时民不聊生。这时出现了一位彝族

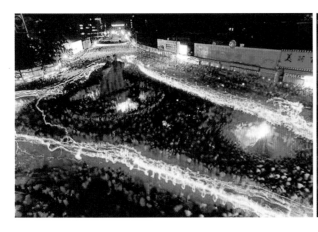 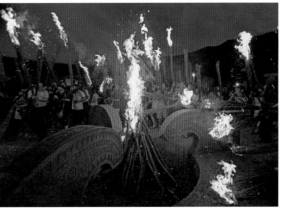

彝族火把节

英雄黑体拉巴，他去往各个部落，除暴安良，深受民众的爱戴。一天，黑体拉巴上山打猎，邂逅了美丽的牧羊姑娘妮璋阿芝，两人坠入爱河。但是大力神斯热阿比也爱慕妮璋阿芝，看到他们相亲相爱，斯热阿比心生嫉妒，便下凡与黑体拉巴摔跤决斗。结果在决斗中，斯热阿比被黑体拉巴摔死。天神为此大怒，放出铺天盖地的蝗虫到人间毁坏成熟的庄稼。为了拯救人间，妮璋阿芝找到了一位大祭司，大祭司告诉她用火把可以消灭蝗虫。妮璋阿芝和黑体拉巴便带领民众上山扎火把，扎了三天三夜，烧了三天三夜，终于烧死了所有的蝗虫，保住了庄稼。但是这惹怒了天神恩体古孜，他将黑体拉巴变成了一座高山。妮璋阿芝看见心爱的人化作高山，十分伤心，于是她祈求上天将自己化作美丽的索玛花，开在爱人幻化的那座山上。这天刚好是农历的六月二十四日，彝族人为了纪念这一天，便在每年的农历六月二十四日以传统方式击打燧石点燃圣火，燃起火把，走向田野，祈求风调雨顺、来年丰收。久而久之，便形成了彝族一年一度的火把节。

火把节的过节习俗各地略有差异，一般过三天。

第一天：祭火。这一天彝族村寨会宰杀牛羊，彼此分享，还会备上酒肉祭祀祖先。晚上，相邻村寨的人们会搭好祭台，以击石取火的方式点燃"圣火"，再由毕摩诵经祭火。然后，大家会从毕摩手中接过蒿草扎成的火把，游走于田野之间。

第二天：传火。这一天大家盛装聚集在祭台的"圣火"下，举行各式各样的传统活动。比如男子会进行赛马、摔跤、唱歌、斗牛、斗羊、斗鸡等，而姑娘们则会身着美丽的衣裙，撑起黄油伞，跳起"朵洛河""达体舞"等彝族传统舞蹈。在这一天里还有一项重要的活动就是彝族选美，老人们会根据传说选出一年一度的"黑体拉巴"与"妮璋阿芝"。如今，凉山彝族国际火把节又被人称为"东方的情人节"，因为在这一天的晚上，一对对有情男女会互诉衷肠。

第三天：送火。当夜幕降临时，大家手持火把，竞相奔走，最后把手中的火把聚在一起，形成一堆堆巨大的篝火，并围着篝火唱歌跳舞。

火把节期间举行的祭祀、文艺体育、社会交往、产品交换四大类活动是彝族文化体系严整、完备的集中体现。火把节充分体现了彝族敬火崇火的民族性格，保留着彝族起

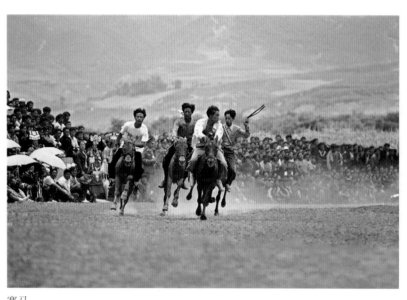

赛马

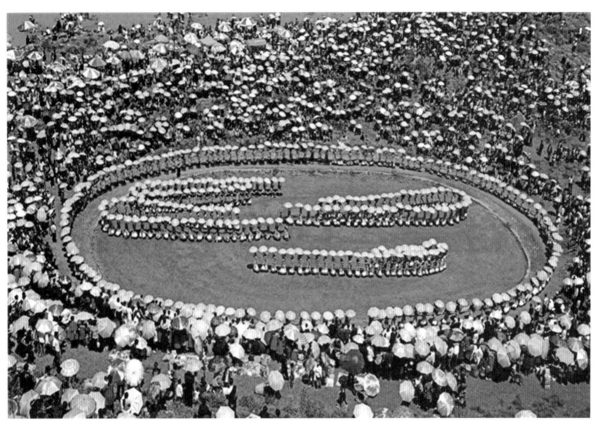

彝族舞蹈 "朵洛河"

源与发展的古老信息，具有重要的历史和科学价值。火把节是彝族传统文化中最具有标志性的象征符号之一，也是彝族传统音乐、舞蹈、诗歌、饮食、服饰、农耕、天文、崇尚等文化要素的载体。火把节对强化彝族的民族自我认同意识，促进社会和谐具有重要意义；同时，对彝族人民与各民族交流往来以及促进民族团结都有现实作用。彝族火把节于2006和2011年两度被收录入中国国家级非物质文化遗产名录（第一批和第三批），各地也将其作为发展旅游产业的重要元素，吸引着越来越多的国内外游客。彝族火把节已成为彝族地区最为隆重的节日之一。

四、古彝文与新彝文

彝族古籍《物始纪略·文字产生》记述："在天下凡间，若不造文字，苍天无光彩，大地无光明，人难保性命；勾易勾斯艺，不停地思索，不断地创造，无数的文字，造出留人间。从此以后，苍天有光彩，大地见光明，人生根势大，金字黑字，像太阳，放光芒，明晃晃。"

彝族拥有历史悠久的古彝文和当下的新彝文两种文字体系。成书于1 000多年前的彝文古籍《彝族诗文论》设有专篇论述"医书的写法"，明确了药物的记载必须写明药性和功效，

421

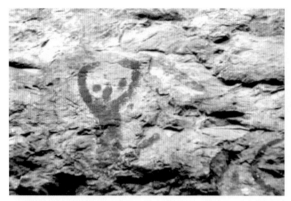

云南省开远市彝族先民红石崖崖画

彝文字形探源

治疗疾病必须详查病根，说明彝族传统医药理论的客观存在，彝族著书立说和传抄医书的习俗历时已久。

古彝文是一种独立发展起来的自源文字，与中国甲骨文、苏美尔楔形文、埃及圣体文、玛雅文和印度哈拉般文等并称为世界六大古文字，是现存的唯一仍然在使用的"活着的"古文字。

高热引起抽风：用大将军根、绿蒿子、李子根煎水兑白酒服，并外擦。

风疹：小缉麻根、紫花地丁、药红母、半夏加白酒煎服；也可用马樱花、白花矮佗罗、鱼腥草泡酒服，或用蚕豆叶、香薷、紫花地丁、泡酒服；还可以用：黑锁梅、小缉麻根、李子树根、煎水服。

本书传抄于：雍正七十二年，顺治十八年，嘉庆二十五年，乾隆六十年，道光三十年，咸丰十一年，同治十三年，光绪三十八年，宣统三年，民国五年抄录时，付了两千文铜钱作为租书钱。这是一本医药书。

成书于明代由古彝文书写的《明代彝医书》（也称《双柏彝医书》）

422

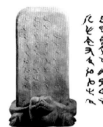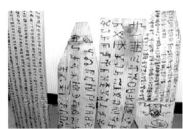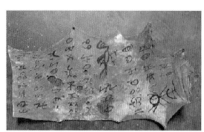

古彝文

　　古彝文记录了几千年来人类的发展历史，属于表意系统的文字。它起源于刻画文字或刻画符号，是根据自然界动植物的形状和图案刻画出来的文字。它是一种重要的少数民族文字，并在历史上留下了许多珍贵的典籍。这些用古彝文书写的典籍具有重要的历史意义和社会价值。而作为彝文古籍的载体——石刻、崖画、木牍和纸书因年代久远，往往模糊不清或残缺不全，这给古彝文的识别带来了极大的挑战。

　　古彝文承载了深远的彝族历史内涵。例如"夜郎"一词，本来可能读作"耶朗"，即唱诵，是在祭祀活动中以半朗诵半咏唱的形式宣读氏族盟誓。整个"夜郎国"就是由大大小小的"耶朗"氏族组成的。《史记·西南夷列传》称："西南夷君长以什数，夜郎最大。"根据彝族的传说可知，夜郎是在西南地区由彝族先民建立的国家，兴起于夏朝时期，历时两千余年。关于古夜郎国的"首邑"（即该国的政治、经济、文化中心），在四川、云南等地有不同的说法，有"贵州长顺县广顺镇说""湖南沅陵说""贵州毕节柯乐说"等，说明彝族先民先后在云南、四川、贵州等地区的多处建立城池。这些地方在古代也是彝族的聚居地。

　　古彝文蕴含了丰富的文化信息，它是表意文字，其中有许多民族文化的内涵，这是古文字学家所普遍认同的常识。古彝文凝结了彝族先民的智慧，凝结着整个民族的感情，也是彝族最靓丽的文化名片，是彝族最为直接的民族认同符号以及能够继续开发和传承的重要民族文化工具。

　　但是，相对于其他文字，古彝文的书写随意性较大，无统一规范，其识别难度比较大。首先，缺乏成熟的手写样本库。手写样本库是古彝文识别成功的关键因素，直接决定识别的效果。其次，字符集庞大。2004年出版的《滇川黔桂彝文字集》包含87 000多个字，对如此庞大的字符集进行分类，是一项十分艰巨的任务。

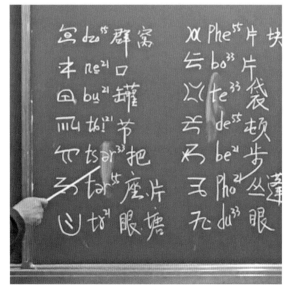

云南省峨山县民族宗教事务局推广的新彝文

　　1949年以来，四川、云南、贵州及广西等四省（区）在《彝文规范方案》即彝族文字统一上做了大量艰苦的实地调研工作。鉴于彝族语言的实际情况，各方言区域之间的语音、词汇差异较大，纯表意的传统彝文（古彝文）也不利于彝族社会的发展进步，更不利于彝族传统文化的保护和发展。1949年9月月底，全国政协一届一次会议召开，审议并通过《共同纲领》，规定"各少数民族均有发展其语言文字、保持或改革其风俗习惯及宗教信仰的自由"。1951年年初，陈士林带领中国科学院语言研究所川康工作队来到西昌等地，调查彝语文的流传及使用情况，创制或完善彝文。他放弃整理规范老彝文的做法，坚决走文字拼音化的道路，制定拼写规则，以26个字母、1个吐气符号、2个隔音符号，设计新型的拼写彝文。1956年12月在成都召开的"彝族语言文字科学讨论会"上，正式废弃传统彝文，推行拼音文字——新彝文。这次讨论会通过的《凉山彝族拼音文字方案（草案）》，对1951年初步设计的字母和拼写法中存在的字形长、书写慢等缺点做了改进。1974年，四川省民族宗教事务委员会语文工作组和凉山州语文工作指导委员会对北部方言区的传统彝文进行改造，拟定了《彝文规范方案（草案）》；1976年四川省彝区开始试行规范彝文；1980年《彝文规范方案》经国务院批准，由四川省人民政府在《四川日报》上公布推行。这一方案采用了26个拉丁字母、4个俄文字母、5个国际音标和2个新创字母，共37个字母，与现代汉语相似度高，容易推广，这对彝民族、彝语文事业来说都是一个值得纪念的事件。在四川彝族地区，已经建立起从小学到中学的彝汉双语教学体制，彝区的文件、牌匾、商标等都用彝汉文对照，规范彝文已深入凉山彝区的每个角落。1990年第4期《彝语研究》上刊载的《伟大的里程碑》一文评论

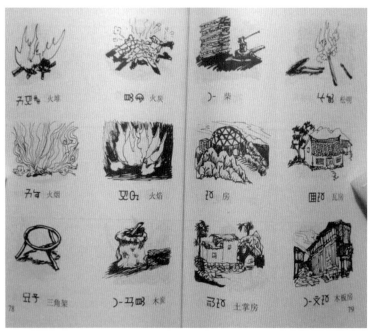

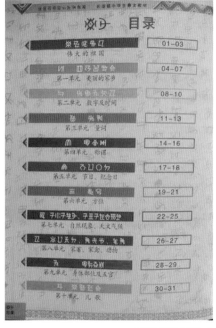

新彝文教材内容　　　　　　　　　　　　　　新彝文教材目录

彝文拼音对照表

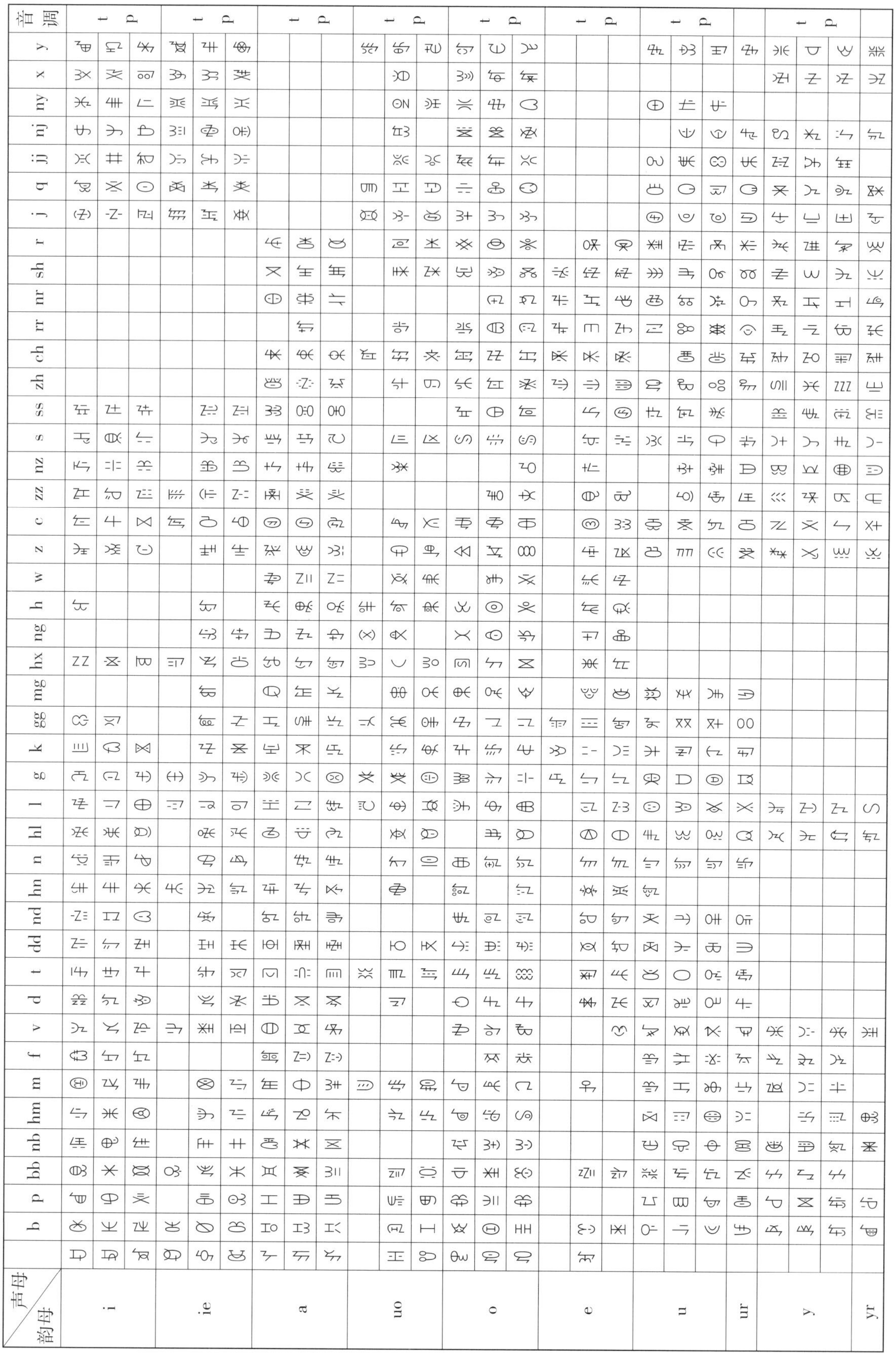

说："十年前，当国务院正式批准《彝文规范方案》的喜讯传遍大小凉山的时候，彝族人民无不为之欢欣鼓舞，热泪盈眶，扬眉吐气。从此，古老的传统彝文获得新生，彝族人民在文化上得到了彻底翻身，获得了'第三次解放'。规范彝文的批准使用，在彝族文化的发展史上具有划时代的意义，是一块闪闪发光的重要里程碑。它翻开了彝语文发展的新篇章，是彝族文化繁荣发展的标志，是彝族人民进步的象征。"

随着相关部门有意识地推广，古彝文渐渐为新彝文所代替，但古彝文仍被视为重要的文化遗产，彝族民众将其视为族群认同的重要内容的意识也更加凸显。

五、彝族社会中的毕摩

毕摩是彝族宗教活动的主持者，是能沟通神、鬼、人的中介，在彝族地区拥有很高的社会地位。在彝族传统社会的"兹（土司）、莫（法官）、毕（毕摩）、格（工匠）、卓（百姓）"五个等级中，毕摩处于第三位，而且有"兹来毕不起，毕起兹不吉"（土司来毕摩不起身，毕摩起身就伤土司）的说法。

毕摩是彝族社会中为数不多的识字的人，有着抄书的传统。彝族毕摩经书被奉为神物。毕摩师徒之间往往以经书为重要信物。彝文古籍说："毕摩诵经文，毕职行斋祭，经史得流传。"根据彝族神话，古昔天地有三次变化，其中一次就是洪水泛滥。这时人民的生活非常困苦，天神派了三名毕摩携带经书下凡，拯救人民。三名毕摩各骑黄牛一头，把经书系在牛角上，不料横渡大海时，牛角上的经书被海水浸湿。毕摩既到凡间，洪水退落，便把经书放在青树枝上曝晒，结果被青树叶粘破了一半，因此现存的经书，仅得原数之半，彝族毕摩作

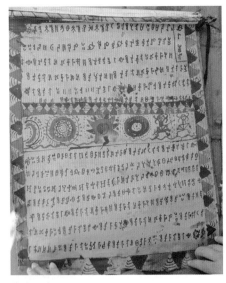

毕摩经书

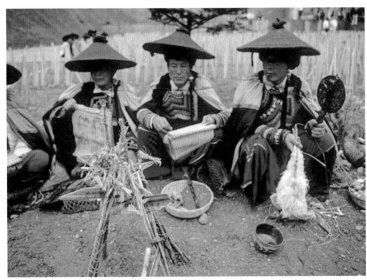

彝族毕摩在一起做法事

法诵经之时，先在祭场上插些青树枝，意即抵补已失之一半经书。毕摩经书也是彝族医药的唯一书面载体，为彝医药的文字传承提供了可能。

彝族毕摩通晓彝族传统知识和彝文典籍，是彝族文字、文化的主要传播者，是彝族古代的语言、文字、哲学、历史、谱牒、地理、天文、历法、民俗、伦理、文学、艺术、医学、农学等丰富知识的集大成者。

人死气血断，

气出于七窍，

阴阳两根本，

就生于脐底。

毕摩经书

在世界范围内的各种传统医药体系中，都存在巫、医不分的年代，医术掌握在巫师手里，心理治疗和草药治疗混在一起，往往取得"神药两解"的双重效果。历史上人们一直认为，在没有形成彝族医药专书之前，彝族无医无药，主要依靠毕摩使用医祭混合的方式治疗疾病。如元代李京《云南志略·诸夷风俗·罗罗》说："有疾不识医药，惟用男巫……"其后明、清直至民国，一些志书也有类似的记载。彝族毕摩是早期彝族医药主要的诊疗疾病实施者，毕摩经书上有医药方面的很多记载，毕摩仪式活动中包括蒸病人（熏蒸疗法）、草木浴（洗浴疗法）等明确具有疗效的治病内容，它们在彝族传统医学经验传承方面起到了极为重要的作用。

彝族毕摩自古就有采药的习惯，在家中一般也会保存一定数量的药物，包括药用植物、动物、矿物药等，以备治病时使用。即使到了现代，毕摩在彝族社会的大众保健中仍然占有一席之地。

彝族毕摩通过独特的历书推演的方法诊断疾病，用各种仪式来治疗疾病。在患者与毕摩

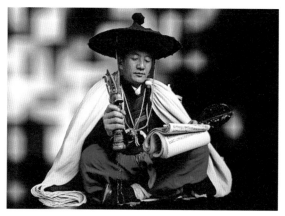

凉山彝族毕摩

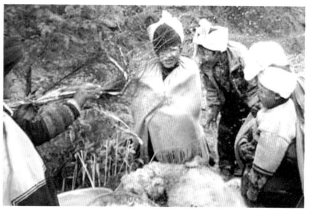

人们接受毕摩洒出的圣水和吉祥灰

427

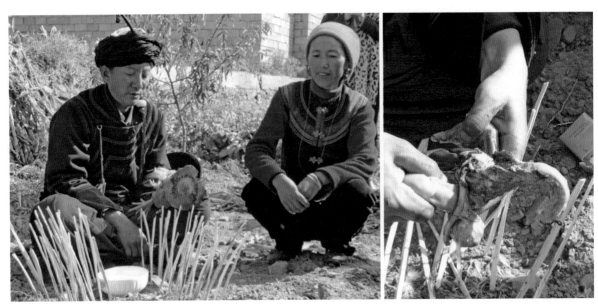

彝族毕摩剖鸡辨病

的互动过程中，会逐渐体现出毕摩的有效性，因而毕摩医学是社会医疗保健中不可忽视的重要内容，也是极具特色的民族医药文化现象。

现代医生和学者认为毕摩医学是巫医结合的医学，认为其有效性得益于其中的"科学"元素，因此竭力对其治病的实践进行解剖，想将"真正起作用"的"科学"的部分剥离出来，最终将其总结为药物作用和心理疗法。

当前的研究发现，有的毕摩在给人作法祛祟治病时，会让病人喝一碗草药熬的"神汤"，还会采用熏、洗、蒸等外治方法治疗风湿性关节炎、瘫痪、疟疾等病。其熏法多用于病程较短者，蒸法多用于病程较长的慢性病患者。有的毕摩在用酒吹法治疗无名肿毒、疖肿、淋巴结肿大、蛇咬伤等方面积累了一定的经验。具体做法为口含白酒喷吹肿胀处，以达到疏导瘀血、气通血行和消毒的目的，具有一定的科学性。

第二十章
彝医药代表性人物

1. 兰茂

兰茂（1397—1470），明代医药家。"遍访滇池流域及滇南各地"，东至滇黔川边界，足迹遍及云南全境，南达中老边境，西临中缅边界，北至金沙江两岸。完成了独具地方特色的药物学专著《滇南本草》（三卷），比李时珍的《本草纲目》早142年，全书约10万字，载药物544种，多数为云南地方性中草药，附方600余个。

2. 沈育柏

沈育柏（1698—1771），老拨云堂的创始人。

沈育柏持"欲济世莫如行医"的想法，拜师访友，广求良方，得到眼科秘方，于清雍正六年（1728年）在县城开设拨云堂药店，精制"拨云锭"眼药出售。据《新纂云南通志》载："就医者立效，远近多所痊愈。"清宣统元年（1909年）云南总兵镇台夏豹伯将"拨云锭"作贡品献给朝廷，获赠楹联"拨云抽丝眼光若电，云开雾散医道通

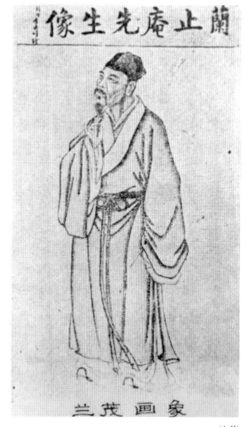

兰茂

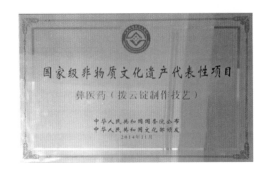

神"。此后"拨云锭"声誉远播，除销往新疆、青海等地外，还远销缅甸、越南、老挝等东南亚国家。

沈育柏经常教育子孙"医以济世，世守其业"，去世前将拨云锭秘方传给儿子沈子宽，拨云锭眼药代代相传至今。

3. 曲焕章

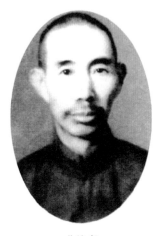

曲焕章　　　　　云南白药

曲焕章（1880—1938），彝族，中国近代史上杰出的少数民族医药学家，以发明研制云南白药著称于世。

1924年，曲焕章到昆明开设药铺，因治愈了云南军阀唐继尧部下吴学显的断腿而闻名遐迩。唐继尧还为他题字"药冠南滇"，尊称他为"国手"。1931年，曲焕章取得昆明市公安局颁发的药商执照。1934年，又取得云南省公安局颁发的药商执照。从此，白药的制作、销售获得了当局认可的合法地位，并被正式命名为"曲焕章万应百宝丹"，简称"百宝丹"。1938年，曲焕章开设云南曲焕章大药房，以此为中心向各地销售百宝丹等药品。这一时期百宝丹的年销售量高达40万瓶，是曲焕章一生事业的巅峰期。

1949年以后，曲焕章家属将白药秘方及其配制工艺方法全部献给了人民政府。1971年，国家专门成立了云南白药厂。

4. 阿以摩·友作

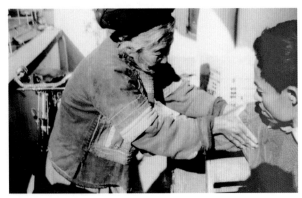

阿以摩·友作（左）行医中

阿以摩·友作（1916—1992），彝族，民间医生。阿以摩·友作出身于四川省凉山彝族自治州太平区马棕乡一个奴隶主家庭，因天生聪慧、好学上进，加之家族庞大且与汉人交往密切，从小就掌握了彝语和汉语，有较强的语言表达能力，学习了医学、药草、天文、历算等知识。成婚后，由于其夫早逝，生活重担主要由她一人承担。她以勤劳、善良及丰富的医药经验，赢得了乡亲的信任和尊敬。她擅长治疗的疾病有水饮、水肿、风湿、外伤及妇科病等疾病，常使用的草药有100多种。

阿以摩·友作在行医过程中注意积累彝族医药知识及相关文献资料，其家传的牛皮药盒等物品已经被中国医史博物馆收藏。她还将从父母处、丈夫处学到的医药知识传授给其小女阿子阿越，并将其培养成为彝族第一代中医药大学生。

5. 阿子阿越

阿子阿越（1950—），彝族，副研究员，现任西昌彝医药研究所所长，为已故彝族民间医生阿以摩·友作的女儿，1977年毕业于成都中医药大学医学系，曾在米易县人民医院中医科、西昌市中医院、西昌市卫生局、凉山州民族研究所工作，担任过西昌市卫生局副局长等职务。擅长治疗痛风、类风湿及风湿性关节炎、肩周炎、咽喉炎等多种疾病。无论在哪里工作，她都没有停止过彝医药知识的保护与传承工作。她于1992年创办了凉山州彝族医药研究会及诊所，于1993年出版了《彝族医药》专著，于1998年创建了西昌彝医药研究所，在彝族医药理论及临床研究方面取得了一定的成就。2009年以来先后将部分传统彝医药申报成为州级、省级非物质文化遗产项目，为丰富和充实祖国医药学宝库做出了贡献。

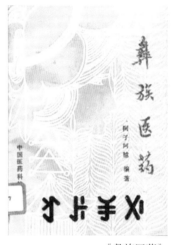

《彝族医药》

6. 方文才

方文才（1947—），彝族，主任医师。自幼学习彝医药，14岁时已攻读大量医学名著并开始行医，18岁时在滇南地区小有名气。1980年毕业于云南中医学院中医系。任原成都军区民族民间医药研究所所长、中国民族民间医药研究会副主任委员、《民族民间医药报》主编、《中国民族民间医药杂志》副主编、云南省民族民间医药研究会副会长、原成都军区医学科学技术委员会委员等职务。

自20世纪60年代从事民族民间医药研究工作以来，在彝医药研究方面取得一定造诣，整理了《明代彝医书》《医病书》《医病好药书》等彝医古典著作。在治病时师古而不拘泥。他认为，正气不能存内，不仅是疾病发生的根本原因，还是疾病发展变化的决定因素，主张"无病善防，增强体质，有病驱邪，慎毋伤正"。

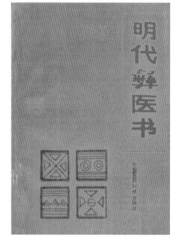

《明代彝医书》

7. 关祥祖

关祥祖（1949—），汉族，教授。1974年毕业于云南医学院，留校从事《伤寒论》教学工作和医学情报工作，历任民族医药研究室主任、云南省民族民间医药研究会秘书长、《中国民族民间医药》杂志主编、云南省办教育促进会副会长，现任云南新兴职业学院院长。在国内外发表学术论文60余篇，出版学术著作20余部。1994年在美国拉斯维加斯第一届国际民族医药大会上荣获金杯（一等奖）。1997年在北京首届国际民族医药大会上获两项一等奖。1998年在美国旧金山获国际民族医药二等奖，同时被评为"国际百名民族医药之星"。2000年获世界传统卫生组织医学杯二等奖和莫尼卡奖。2000年被云南省人民政府评为有突出贡献的科技工作者。

8. 沙学忠

沙学忠（1962—），彝族，副主任医师。担任凉山州彝族医药研究所副所长、四川省凉山彝族自治州非物质文化遗产专家委员会委员，中国民族医药协会彝医药专委会副会长等职务，中医特色诊疗传承人、凉山州最美健康卫士——"十佳医生"。1985年毕业于凉山卫校，1990年毕业于北京函授学院临床医学专业，2004年调入凉山州中西医结合医院，2005年调入刚成立的凉山州彝族医药研究所工作至今。在彝族医药研究所工作期间，采集彝药，制作彝药标本，挖掘、整理凉山州彝族医药相关资料，先后整理或编写了《彝医植物药手册》《彝医处方集》《彝医常用药物及医疗技术》《简明医学术语彝语读本》等著作，并参与编写《川派中医》彝医部分。承担了文献整理"彝族毕摩苏尼医药及适宜技术"和适宜技术推广"彝医拔吸术治疗颈腰椎病"两项国家级课题。荣获中国民族医药学会和中国民族医药协会传承贡献三等奖。2017年荣获"全国少数民族医药工作突出贡献个人"称号。

9. 王荣辉

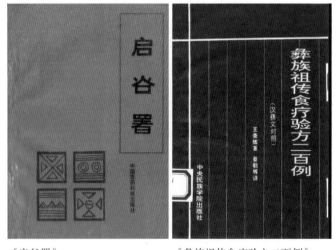

《启谷署》　　　《彝族祖传食疗验方二百例》

王荣辉，彝族，出身于毕摩世家，彝医。曾任贵州省仁怀县政协秘书长。收藏了《启谷署》等彝医药古籍手抄本文献，出版了《彝族祖传食疗验方二百例》等彝医药著作，发表了《彝族民间简易拔罐法》等论文。

10. 王正坤

王正坤（1935—），白族，主任药师，彝医药专家。1978年由部队转业到地方工作。曾任玉溪地区药品检验所所长，现任中国药学会云南分会常务理事、云南省卫生厅中药标准审订委员会委员、云南省民族民间医药研究会常务理事、云南省中医学会中药委员会委员、玉溪地区医药学会副会长、《中国民族民间医药杂志》编委、《玉溪医药》主编。中国药学会高级会员，世界药学联盟成员。

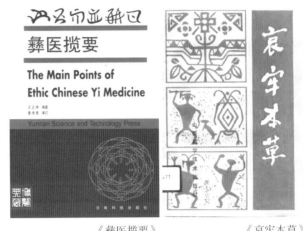

《彝医揽要》　　　《哀牢本草》

他在彝族医药发掘研究上取得了显著的成就，他的科研成果曾获昆明军区、云南省人民政府、国家中医药管理局科技进步奖。《哀牢本草》是他的代表作。两次获"玉溪地区有突出贡献优秀专业技术人才"称号，两次获"云南省卫生系统模范工作者"称号，两次获"卫生部先进工作者"称号。1994年获"云南省有突出贡献优秀专业技术人才"称号。

11. 杨本雷

杨本雷（1955—），汉族，主任医师。1978年毕业于云南中医学院中医专业本科。现任云南省彝医医院院长、云南省彝族医药研究所所长、楚雄州中医院院长，云南中医学院兼职教授、南方民族医药学院客座教授。从2001年开始享受云南省人民政府特殊津贴，从2005年开始享受国务院政府特殊津贴。编写了《彝族医药荟萃》《中国彝族药学》和《中国彝族医学基础理论》三部学术专著，发表学术论文9篇，主持国家中医药管理局课题"彝族药学研究""彝族医学基础理论"等科研课题9项。现主要从事中医药、民族医学临床实践、民族医药理论研究等工作，荣获"全国优秀科技工作者"称号。

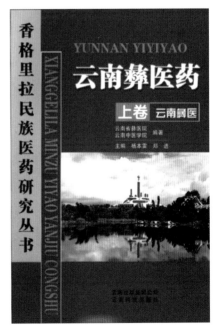

《云南彝医药》

12. 张之道

张之道（1934—），彝族，彝医。1958年开始自学中医和民族医药。1966年在禄丰县干海资大队合作医疗站从事民族医药工作并行医看病。1981年出任楚雄州药检所所长。1983年参加我国第一部彝药专著《彝药志》的编写工作。1985年3月调到楚雄州中医院民族医药科工作。1987年9月应云南省林业厅聘请指导民族药种植。1989年应成都军区民族民间医药研究所聘请从事门诊工作。1989年11月应云南省公安厅、昆明市公安局强制戒毒所聘请从事民族药戒毒研究工作。2001年2月，他研制的"彝心康胶囊"被批准成为国药准字号新药。2005年起参加"中国彝族药物标本库建设"等工作，并获州、省科技成果奖。

第二十一章
彝医药基础理论

彝医药是秉承中华古代医药理论并结合彝族文化、彝族信仰、彝族习俗及居住地地形地貌、气候等，经过历代彝医实践、总结而产生的民族医药学，与汉医药属同源异流关系。彝医药历史悠久，文化底蕴深厚，医药典籍丰富，从业人员众多，群众基础广泛，是彝区重要的卫生资源。彝医遵循的宇宙-生物理论，是把食物、环境、人体联系在一起的太阳医学理论，以太阳论生命，以哎哺论万物。

在文字产生之前，彝族先民运用五生十成、十生五成、宇宙八角等时空模型阐释生命、疾病与时空的关系，在此基础上形成了彝医的原创性思维模式"气浊二元论"。太阳周天历法开创彝医药的"标准化"研究，运用太阳周天历法测度日月运行，以气浊哎哺、五生十成、十生五成、宇宙八角等数理模型为方法论，总结概括彝民族的原创性思维模式，彝族传统医药以气浊二元论立论，是彝医药文化的源头。

彝族古代哲学观"人体同天体"是彝医赖以生存的母本文化，"论人体必论宇宙"是彝医的认知方式。通过古代天文历法与先天易学关系的追溯，阐明"气浊二元论"是彝医原创性思维模式构建的认识论基础。彝医与中医的根本不同在于：彝医学以气浊二元（或"清浊二元"）立论，强调气与浊的"合二为一"；而中医主张"元气学说"，即元气一元论，强调"元气分清气与浊气"的"一分为二"。《哎哺啥呃》记载：

上古哎未产，
哺未生之还，
气熏熏，

435

浊沉沉，
哎荡荡，
哺腾腾。
天上九千哎，
地上八万哺，
天气地气合，
天线地线交，
天白产生了，
地黑形成了。
气浊翻腾腾，
天白共之产，
气浊车之转，
地黑其之兴。
气翻来是哎，
浊翻来是哺。
气线浊线牵，
哎线哺线合。
首是天白哎，
次是地黑哺，
末是美子哎。
哎哺九十根，
宇宙角之生，
哎哺相配合，
金树中之生，
金绳旋延延，
金锦也缠缠，
说的了就是。
日月明朗朗，
宇宙暖洋洋，
美女美锦织，
美男美铜铸，
美父美日编，
美母美月织。

彝族先贤认为宇宙与生命的发生、演化均从气浊开始。《彝族源流》《西南彝志》《物始纪略》《土鲁窦吉》《宇宙人文论》等重要典籍所论述的第一问题均是关于宇宙与生命的演化发生论，认为"气浊"是天地万事万物发生演化的"总根子"。但"气浊"到底是什么？气浊在不同的运用中有不同的称谓，如清浊、气浊、天气地气、青气赤气，名虽各异，但理却相通，即实为气与浊尔，表达天地各种演化、阴阳消长变化等现象的根由。彝医所说的"气"，彝文写作"✢"，发"sa（啥）"音；彝医所说的"浊"，彝文写作"🜨"，发"ge（呃）"音。

从彝文典籍记载来看，彝医药理论源于伏羲先天易学，彝医药的核心理论气浊、哎哺、天地五行、宇宙八角、五生十成、十生五成等形成于公元前45世纪至公元前39世纪的乾阳上元天纪年。通过对彝文典籍的逆向追溯，学者们不仅发现彝医药的产生年代早于《黄帝内经》的产生年代，而且发现其理论秉承中华上古医药理论，与汉医药属同源异流关系，是中国传统医学在春秋战国时期以前医药发展的有益补充。

	卦名	ꀀ	ꀁ	ꀂ	ꀃ	ꀄ	ꀅ	ꀆ	ꀇ
彝族八卦	卦位	南	北	东	西	东北	西南	西北	东南
	卦象	火	水	木	金	山（木）	土	禾（风）	石
脏腑	脏	心	肾	肝	肺	肝	脾	肝	脾
	腑	小肠		胆	大肠	胆	胃	胆	胃
植物药材	色泽	红	黑	青（绿）	白	青（绿）	黄（花）	青（绿）	黄（花）
	味	苦	咸	酸	辛（麻）	酸	甘（淡）	酸	甘（淡）
	部位	茎	花	根	叶	全株			
	果实	核	壳	子	皮	房			
动物药材		心	肾（血）	肝（筋）	骨	角、皮	肉	胆、茸、毛	鞭
矿物药材					草木灰	金属矿	陶土		石矿

彝族八卦、人体脏腑与药材的关系

一、彝医药组方原理

彝文《医算书》中说："组方下药要注重卦象、卦位、五行与人体脏腑相对应的关系。"彝医说的卦象，指的就是物象，是用以卦喻物、以物系卦的方法把物（药材）系进卦象。有了卦象就可以找到卦位，也就可以知道药材的清浊属性，明确药材在八卦和五行中的位置。然后依次按照彝医药理论进行推算，并验证推算结果与哪些脏腑有对应关系，这些脏腑与处方或成方制剂（彝药）所具有的适应证（或治则）是否一致。如果一致，这个组方就符合彝医药理论；如果不一致，这个组方就不能确立，需要另行组方。

彝医以宇宙八角（或称为"卦"）理论完善组方原理和进行配伍规律研究。

掌握了宇宙八角的基本知识，就可以根据患者的患病时间和症状体征，找出病根与时空的对应关系，并在此基础上确定对应药物的色泽、味道、药用部位与时空的关系，从而拟定药方。

二、彝医药理论的基本概念

相关学者从彝文古籍中归纳出遮辞尼能、天地五行、宇宙八角、五生十成、十生五成、八方位年、气三条路、浊三条路、形影脏腑、血峰和人辰等构建彝族传统医药知识体系的核

甲乙春令司	甲乙司春令；	人生肾先产	人先产生肾；
春是风来主	春天风为主；	肾与脾一对	肾与脾一对，
丙丁夏令司	丙丁司夏令；	壬与癸来抚	壬癸养肾脏。
夏是暑来主	夏天暑为主；	戊与己来掌	戊己养脾脏。
庚辛秋令司	庚辛司秋令；	后产心之灵	后产生心脏。
秋是雾来主	秋天雾为主；	丙与丁来抚	丙丁养心脏。
壬癸冬令司	壬癸司冬令；	后产肝与肺	后生肝与肺，
冬是雪与霜来主	冬天雪为主，	甲与乙来抚	甲乙养肝肺。
雪霜冬界定	霜雪示寒冬。	人影产样了	人体形成了。
天时地刻	天地时令，	人是个个	所有的人，
无错的作立	确无错乱。	人一半不足	人还有不足，
人未产还	人未产生时；	动会饭不吃	会动不会吃，
人影先之产	先产生人形。	命有水不喝	有命不喝水。

《西南彝志》中关于遮辞的记载

上古天白十二层	十二层天下，	宇宙四方主	管宇宙四方，	牛变土成了	丑为属土，
气浊形海漫	充满清浊气，	立起者是了	成为主管者。	虎变木成了	寅为属木，
一类类产了	产生万物，	狗龙牛羊	戌辰丑未	龙变土成了	辰为属土，
又相变了呢	又不断变化。	天地四是呢	管天地四隅，	蛇变火成了	巳为属火，
鼠牛虎兔	子丑寅卯	五行其上生	其生于五行，	马变火成了	午为属火，
龙蛇马羊	辰巳午未，	猴虎蛇猪	申寅巳亥	羊变土成了	未为属土，
猴鸡狗猪	申酉戌亥	天地福生根	是天地福根，	猴变金成了	申为属金，
十二属相写	成十二属相，	五行其上生	其生于五行。	鸡变金成了	酉为属金，
天白十二角	在天地十二方，	此呢讲不必	这不用说了，	狗变土成了	戌为属土，
天地大事任	主管天地事，	此十二属象	这十二属相，	猪变水成了	亥为属水，
动会命有生	产生了生物。	一属产未还	还另有属性；	五行根上寻	都源于五行，
兔马鸡鼠	卯午酉子，	鼠变水成了	子为属水，	五行自己变	由五行变成。

《西南彝志》中关于尼能的记载

心概念，进行系统研究、纵横比较，发现彝族先贤认识生命与疾病的落脚点就是"在天讲日月运行；在地讲动静涨落，与天相应；在人讲气浊变化，应天应地。"

1. 遮辞与尼能

遮辞与尼能是表示时间规律的坐标体系。通过十遮辞，彝族阐明了气浊在时间上与空间上的分布规律与特点。遮辞共有十个数字，尼能共有十二个数字，均为统一日月星辰运行律历度数的符号。

遮辞又称天干，也称十天干，分别为甲、乙、丙、丁、戊、己、庚、辛、壬、癸。十天干在《哎哺啥呃》的原文汉语读音是"遮、辞、逼、审、克、启、吕、惠、逗、夺"。尼能又称地支，也称十二地支，在《哎哺啥呃》中称为"十二尼能"，分别为子、丑、寅、卯、辰、巳、午、未、申、酉、戌、亥。彝族先贤将天干用于记天，即"纪日"，辨别东、西、南、北、中五方，根据日影在地面的方位来立法；地支用于记地，指示时间，即"纪月"，以天空中的日月星作为标记。通过天干与地支的相合，彝医中表示人体对天体感应的复杂情况，只要查天干地支所示的度数，便可知天地阴阳的变化。

2. 天地人五行

天五行分为公日、母日、公月、母月、公星、母星、公云、母云、公空、母空，就成了十行。这公母十行的变化，会产生不同的天相。温、暑、湿、燥、风、寒"六气"就是"天五行"运化的结果。

彝文	汉译	意译	彝文	汉译	意译	彝文	汉译	意译
ju tai tmap dut	五行未产还	五行未产生	tulu tul dul	宇宙产之后	宇宙形成后	ju tai tai sut	五行水者呢	五行中的水
pu tai ku ku tmap	天产威不高	天威力不高		一样一地强	其各主一方	m tkiet t'i li li	北方它来主	它主管北方
	地产荣不大	地威势不大		一产一根本	各有其根本	tmzi t'i li li	北权它来掌	掌握北方权
	动会根无有	会动的无根		说的是啊呢	说的是这样	ju tai tai sut	五行土得呢	五行中的土
	命有本无赋	有命的无本		五行木者呢	五行中的木	tulu tul li	宇宙它来产	生产宇宙中
	在时间之中	在那时间里	t'i li li	天东它来主	它主管东方		中央它来主	它主管中央
m	天白顶象萌	天象的形成	tmzi t'i li li	东权它来掌	掌握东方权		中央权它掌	掌握中央权
	哎哺根本定	哎哺为根本		五行金者呢	五行中的金	t'i li	此从远君呢	从此以后
	气浊一次变	清浊气变化		西方它来主	它主管西方		天空之江蟹	天上有天河
	金木水火土	金木水火土	tmzi t'i li li	西权它来掌	掌握西方权	na tai tai	大水滔滔萌	地上有河流
	五行样样生	五行产生了		五行火者呢	五行中的火	lu ku ko	动会命有	凡有生命的
	中央满的有	有了中央的		天南它来主	它主管南方	pai tai tai tsai	灵动兆血气	凡有气血的
	根本均高尚	根本都很好	t'i li li	南权它来掌	掌握南方权			
	历乃漂亮亮	历来都美丽						

《西南彝志》中关于天地五行的记载

彝文音标	直译	意译
Læʃkʰolʃəli̱phuɬ	五生我将记	我知五生十成，
tsʰəɬ olʃəkʰᵃphuzɬ	十生我将论	我论十生五成。
tʰiȵəiȵmɬolȵ i li̱	它俩是关于	关于这两者。
tsʰɬ i li̱ŋəⁱmɬ	天地两层间	在天地之间，

hu̱ li̱ŋ ɡ̱uəⁱpʰzⁱ li̱	一三五七九	一三五七九，
mⁱ tsaȵmbu̱ li̱	天气漫是了	是天气形成的，
tsʰɬ li̱ŋ ɡ̱u li̱	十生五成有	有十生五成，
tu̱ ȵsaȵbu̱ bu̱ li̱	地气流淌生	地气连续生，
ȵ i tsʰⁱ li̱tʰuⁱpⁱ	二四六八十	二四六八十，
tu̱ ȵsaȵmbu̱ su̱	地气漫是了	是地气形成的，
mⁱ nʰpⁱ nʰu li̱	地黑的形成	大地的形成，
hu̱ li̱ li̱hⁱ li̱p	生源则它是	这是其根源，
tʰiȵ mbaⁱmⁱ li̱	此不仅之还	不仅是这些，
tsʰɬ li̱ŋ ɡ̱u li̱	十生五成呢	还有十生五成，
mⁱkʰo mⁱ kʰu li̱	天一天九和	天一和天九，
ȵ sⁱ li̱ŋ ȵ li̱	二本数为十	二数合为十，
mⁱ li̱ li̱ŋ ɡ̱uəmⁱ li̱	天地两层间	在天地之间，
saⁱ ȵmⁱ su̱ li̱	气浊就是呢	清浊二气，
ʑeⁱ li̱ȵ ɡ̱aⁱ ȵhⁱ ȵ	阳与阴两类	阴阳二类，
ŋu li̱ hu̱ li̱ ȵ	五行福禄集	与五行合成福禄
tʰiȵ fouȵ hu̱ li̱	此从远后呢	从此以后，
saⁱ ȵmⁱ we̱ɬ	气浊天空荡	清浊气流动，
mⁱ li̱ ʃukʰⁱ li̱	天白福禄萌	天始降福禄，
nʰpⁱ li̱phⁱ li̱p	浊伏七地普	浊气遍大地，
li̱ŋ ɡ̱u li̱ nʰu̱	地黑万物生	大地生万物。
mⁱ tsaȵmⁱ ȵ li̱	天气门门变	天气多变化，
hⁱȵpⁱ li̱ sʰu li̱	说的它是了	是这样说的，
hu̱ li̱ŋ ɡ̱uəⁱphuɬ	这五生十成有	有五生十成后，

mⁱ ŋ o mⁱ nⁱ	天南天北主	主管南北方，
li̱ȵ li̱ŋ mⁱ li̱	天三与天七	天三与天七，
ȵ Lⁱ mⁱȵ zu li̱	二数合为十	二数合为十，
fi li̱ ȵ ʃuⁱpⁱ li̱	东西二方主	主管东西方，
mⁱ kⁱ li̱phⁱ li̱	地四和地六	地四和地六，
ȵ li̱ li̱mⁱ ȵ li̱	二本数为十	二数合为十，
nɑⁱ ȵ pⁱ oⁱ li̱	东南西北间	管东南西北角，
mⁱ ȵ li̱phⁱ li̱	地二地八合	地二和地八，
ȵ ȵ li̱mⁱ ȵ li̱	二本数为十	二数合为十，
fi li̱ kʰiⁱ kʰo li̱	东北西南间	管东北西南角，
mⁱ li̱ ȵ su̱ li̱	主立者是了	是这样管的，
tsʰⁱ mⁱ li̱we̱ɬ	天气与地气	清浊二气，
ŋu li̱ȵ i kʰuⁱ	五行门门转	和五行运行不息，
ȵaⁱ ȵ li̱ȵ li̱we̱ɬ	左变而右变	不断生变化，
kʰuⁱ fu li̱ tⁱ tʰeⁱdaɬ	福禄美丽丽	成美好福禄，
iⁱ ȵ i kʰuⁱ hu li̱	要的就是了	这是必然的，
ŋuⁱ li̱ li̱ŋ tsʰⁱ li̱	这五生十成	这五生十成，
ŋuⁱ mⁱ li̱ nⁱ li̱	体为天白取	以白为天体，
li̱ʃ i li̱kⁱ kʰu li̱	属相左转转	属相左运行，
ko li̱ nʰpⁱ nⁱ li̱	体为地黑取	以黑为地形，
li̱ʃ i li̱ȵ i li̱	属相右行行	属相右运行，
ko li̱mⁱ li̱ nⁱ li̱	中为天白取	以白居于中，
fieⁱ pⁱ tsⁱ li̱	权司主四方	司四方权令。

li̱ŋtⁱ mⁱ phⁱ li̱	天气升物勃	空气流动，
tu̱ li̱ȵ tsʰɬ phⁱ li̱	地气升腾腾	地气腾升，
hoⁱ mⁱȵ uⁱ li̱li̱	那时间之中	在那时间里，
nⁱ phⁱ i ȵ li̱mⁱ li̱	天地属相萌	属相形成了，
se tseⁱ o tⁱ tʰieⁱsa	金木水火土	金木水火土，
hu li̱ȵ ɡ̱aⁱ tʰu̱ li̱	一者一宇宙	各有其方位，
ȵ u sⁱ nu̱ su̱ həp	主立者是的	各有主管的，
li̱ kʰoȵ hⁱ mⁱ li̱	天一地六水	天一地六水，
ko li̱ȵ i li̱mⁱ	地二天七火	地二天七火，
li̱sⁱ li̱ phⁱ nⁱ tsʰⁱ li̱	天三地四木	天三地四木，
mⁱ kⁱpⁱ li̱ kʰuⁱ li̱	地四天九金	地四天九金，
mⁱ ȵ u li̱tʰⁱ ȵ li̱	天五地十土	天五地十土。
ŋuⁱ li̱ tsʰⁱ li̱ phu̱	五生十成	五生十成，
hu li̱ȵ li̱ mⁱ li̱	天地之影立	为天地图影，
ŋu tsʰuⁱ ŋu li̱	五十五之中	五十五数中，
mⁱ tsⁱȵ i tʰuⁱ ȵ u	天之二十五	天数二十五，
li̱ȵtⁱ mⁱ nⁱ li̱	天白象是了	象征苍天；
tu̱ li̱sⁱ ȵ i tsⁱ li̱	地之三十影	地数为三十，
nʰpⁱ li̱ tⁱ su̱ li̱	地黑它是呢	象征大地。
hu̱ li̱ȵ u li̱tⁱ	这产了之后	这样产生后，
li̱ȵ aⁱ tsⁱ i li̱ ȵ	封密气没有	气无从封闭，
mⁱ ȵ i pⁱ ȵ i mⁱ	种种属相变	变各种属相，
hⁱ tⁱ sⁱ ȵ i su̱	江流尽不完	如江流不息，
ȵ ɡ̱aⁱ mⁱ li̱tⁱ su̱	江漫就是呢	象江水漫溢，
tʰiȵ mbaⁱ pⁱ tⁱ li̱	它不止这些	还不止这些，
ŋuⁱ li̱ phuⁱ ȵ zⁱ	这五生十成	这五生十成，
mⁱ li̱ȵ tsⁱ i nⁱ	天地掌的是	是掌管天地的，
ȵ uⁱ li̱ ɡaⁱ tsⁱ nu̱	人类根是啊	是人的根本。

《西南彝志》中关于天地五行的记载

地五行分公金、母金、公木、母木、公火、母火、公土、母土、公水、母水，就成了十行。这十行的变化，会产生不同的性质。苦、辛、酸、甘、淡、咸"六气"就是"地十行"运化的结果。

人五行分公母后就成了肺、大肠、肝、胆、心、小肠、喉、胃、肾、膀胱十行。这十行的变化，会产生不同的体质。精、气、津、液、血、脉"六气"就是"人十行"运化的结果。

"天六气""地六气""人六气"运化不正常时，人体会发生"疾""食""痈"三病。"疾"大多起于"天六气"，"食"大多起于"地六气"，"痈"大多起于"人六气"，而它们的根本都在于天、地、人"五行"运化。

3. 宇宙八角

角，是从一个点引出的两条射线所形成的图形。宇宙八角是彝族先贤对宇宙间的八个方位的称谓，分别为哎、哺、且、舍、鲁、朵、哼、哈。

如下表所示，认知了宇宙八角，就会：

（1）明白方位：南、北、东、西、东北、西南、东南、西北。

（2）知晓节气：立春、春分、立夏、夏至、立秋、秋分、立冬、冬至。

（3）明确八相：上部、下部、舌、耳、肩膀、口、眼、鼻。

（4）认识八根：大肠、小肠、心、肾、胃、肺、胆、肝。

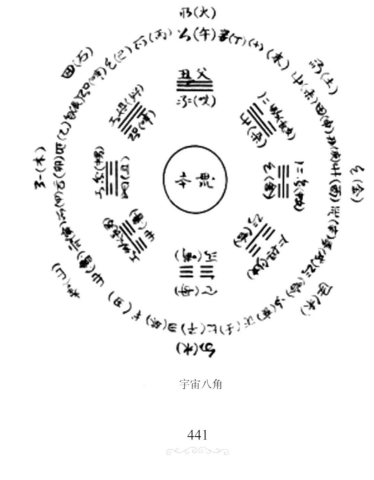

宇宙八角

441

彝文	读音	译文	意译
（彝文）		人肺其来生	即为人的肺。
（彝文）		亨宇宙之者	八卦中的兑，
（彝文）		人胆其来生	即为人的胆。
（彝文）		哈宇宙之者	八卦中的艮，
（彝文）		人肝其来生	即为人的肝。
（彝文）		样的说不必	这不用说了。
（彝文）		且舍与亨哈	加离坎兑艮，
（彝文）		鲁朵和为六	和震巽六卦，
（彝文）		天生福生根	是天生福禄根，

彝文	译文	意译
（彝文）	气浊形海漫	清浊气形成，
（彝文）	天产高空彻	天空明朗了，
（彝文）	哎哺源生根	源出于哎哺。
（彝文）	在时间之里	在那时间里，
（彝文）	宇宙四角变	宇宙的四象，
（彝文）	宇宙八角成	变成了八卦。
（彝文）	哎父与哺母	乾为父坤为母，
（彝文）	实勺达清到	实勺时才清楚。

肠大十二掐	大肠十二掐.	亨宇宙之者	八卦中的兑.	哎宇宙之者	八卦中的乾
哺宇宙之者	八卦中的坤,	人眼是为的	即为人的眼.	人上其来生	为人的上部.
肠白其之生	为人的小肠.	哈宇宙之者	八卦中的艮.	哺宇宙之者	八卦中的坤
生二十四节如	如二十四节气,	人鼻子为的	即为人的鼻.	人下其与萌	为人的下部.
肠白二十四弯是	小肠二十四拐.	此就还不止	还不止这些,	且宇宙之者	八卦中的离
且宇宙之者	八卦中的离,	此宇宙八卦	这宇宙八卦,	人舌其来生	即为人的舌.
人心共来生	为人的心脏.	唉系宫之于	对内脏系统,	舍宇宙之者	八卦中的坎.
舍宇宙之者	八卦中的坎,	一卦是一根	一卦表一样.	人耳其来生	为人的耳.
人肾其来生	为人的肾脏.	生有还是呀	还有些生理.	鲁宇宙之者	八卦中的震.
鲁宇宙之者	八卦中的震,	哎宇宙之者	八卦中的乾.	人肩膀是的	为人的肩.
人胃其来生	即为人的胃.	肠大其之生	为人的大肠.	朵宇宙之者	八卦中的巽.
朵宇宙之者	八卦中的巽.	生如天白十二层	如十二层天.	人口为是的	即为人的口.

《西南彝志》中关于宇宙八角的记载

宇宙八角与空间、时间、人体的关系表

角名（彝文读音）	哎	哺	且	舍	鲁	朵	哼	哈
方位	南	北	东	西	东北	西南	东南	西北
节气	立夏	立冬	立春	立秋	冬至	夏至	春分	秋分
人体八相	上部	下部	舌	耳	肩膀	口	眼	鼻
人体八根	大肠	小肠	心	肾	胃	肺	胆	肝

4. 五生十成

彝族先贤认为世间万物均依靠五行来化生，五行是万物化生的根本动力，世间万物在此基础上同时表现出生成关系与周期性运动关系。但生成关系与周期性运动关系是有区别的，故有"五生十成"与"十生五成"之说。五生十成和十生五成是构建万物生成与周期性运动规律的模式，是彝医中论人体同天体关系的时空模型。五生十成通过奇偶相配的五组天数地数在东、南、西、北、中等五方位的拟布格局来论述天地间气升浊降的运行，表达万物的生成关系。彝族先贤以"五生十成"表达四象与五行之渊源，揭示形影的生命奥秘。

ŋu ʧhi ʦsɯl xɯ	五生十成	五生十成	Liɯ taɑ1 hm1 ʧi1 m	天一地六水	天一地六水，	Hɑ vɯ lu mɑ ʧi1 m	天白象是了	象征苍天
sɯl sɯ ʃu ʧisɯ sus	这样是的呢	它是这样的，	tsɑ1 ʧisɯl ʤi ʧi1 m	地二天七火	地二天七火，	Hm1 ʃɯ sɑ ʧi1 ɡɯ	地之三十影	地数为三十。
Hɑ vɑ1 Hi xlvod ʧitɯ	它说由有的	是有根由的。	ʧi1 m ʧisɯ1 hm1 ʃi	天三地四木	天三地四木，	mɑ ɡu ʧi1 mɑ ʧu	地黑它是呢	象征大地
mi1 sɑ ʧisɯl ʤi ŋu	天气升物物	空气流动，	Hm1 ʃi1 ʧi1 hm1 ɡɯ	地四天九金	地四天九金，	Hɑ vɑ1 tsɑ ʧu lɯ1 t	这产了之后	这样产生后，
tɯl sɑ ʧisɯl ʤi və1	地气升腾腾	地气腾升。	ʧi1 m1 ŋu ʧi1 ʃɯ1	天五地十土	天五地十土。	Hɑ1 vɯ1 tsɑ ʧi1 ɡɯ	封密气没有	气无从封闭。
Hɑ ʤi1 ɯl ʤi ʧi1	那时间之中	在那时间里，	ŋu ʧi1 ʧisɯl xɯ	五生十成	五生十成，	lɯ1 ʤi1 Hm1 ʧu tɯ	种种属相变	变各种属相。
mɯ1 mi1 mu lɯ1 ɡɑ1	天地属相萌	属相形成了，	mɑ1 mi1 ɑ ʃi ʧu	天地之影立	为天地图影。	Hɑ tsɑ1 mu ʧu bu	江流永不完	如江流不息。
ʃe1 sɯ Hi ʧi ʃi sɑ	金木水火土	金木水火土，	ŋu ʧitsɯl ŋu mu ʧu	五十五之中	五十五数中，	Hɑ mu1 ɡu ɡɯ1	江漫就是呢	象江水漫溢。
Hu hu1 ɑ1 t ɑ1 su	一者一宇宙	各有其方位，	mi1 ʃi1 hm1 sɑ1 ŋu	天之二十五	天数二十五。	ŋu ʧi1 ʧisɯl xɯ	这五生十成	这五生十成
Hɑ hɯ su tɯ ʦu ʧu	主立者是的	各有主管的。				Hɑ1 vɑ1 ʧi1 mɑ ʧi1	天地掌管是	是掌管天地的
						Luɯ hɯ1 ɡɑ1 tsɯ vɯ1	人类根是啊	是人的根本。

《西南彝志》中关于五生十成的记载

5. 十生五成

"十生五成"论述的是气浊在天地间的时空布局，两者分别表达生成关系与周期性运动关系。十生五成表达的是气浊在天地间生成与分布的道理，由白圈和黑点在四方四隅的拟布格局组成。天数和地数之和均为十，而"五"居中位，这种"天五宇宙生，合合中央满"的布局被彝族称为"十生五成"。彝族先贤以"十生五成"解构八卦与九宫之玄机，阐明象数的宇宙奥义。

天白地黑间 / 天地之间，
宇宙九分产 / 宇宙分九宫，
一独中之护 / 各方护中宫，
说来真有的 / 说法是对的。
青气赤气换 / 青赤二气，
并行着在呢 / 交错着运行，
天 地 转 / 天地旋转，
日月云星萌 / 出现日月星云，
人类未生还 / 没有人类时，
似的论的是 / 是这样论述的。
雪白人好叫 / 雪给人好处，
雪白禾生源 / 有雪庄稼好，
说的就是了 / 是这样说的。

一十其相生 / 相合而为十，
其能少为主 / 其成为少阴，
天五字宙生 / 天五生宇宙，
合合中央满 / 结合于中央，
福禄源源生 / 福禄陆续生，
此从远后呢 / 从此以后，
天九头为立 / 天九成为头，
天一尾为立 / 天一成为尾，
天三左为立 / 天三成为左，
天七右为立 / 天七成为右，
地八足为立 / 地八成为足，
二四手为立 / 二四成为手，

六月中正当 / 正是六月间，
需赤降之者 / 却降下了霜，
什么是的因 / 是什么原因，
师与匠向问 / 问于师和匠，
此知者没有 / 没有人知道。
一会有了呢 / 过了一会儿，
德布雨潮观 / 德布的气象官，
讲他说出道 / 他开言说道：
它是野它是 / 它是这样的，
我曳不幸有 / 有不幸的事。

其十生五成 / 这十生五成，
先之一项变 / 先发生变化，
一者一宇宙 / 各有其方位，
天地权掌配 / 同掌天地权，
天地中气油 / 是由清浊气，
萌的就是了 / 发展而成的。
天一天九满 / 天一和天九，
宇宙南北 / 在宇宙南北，
两门去呀管 / 掌管这两门，
一十而相生 / 相合而为十，
其尼老为立 / 其成为老阳，
天三天七满 / 天三和天七，

降往猴地下 / 而入于申，
月从虎地出 / 月出于寅，
降往狗地下 / 而入于戌，
此日回月归 / 日月的出没，
说的这是呢 / 是这样说的。
天五中为护 / 天五护作中，
五行体上换 / 五行成整体，
宇宙八角 / 宇宙八方，
全与天五照 / 全佑护天五。
十生五成根 / 十生五成根源，
天生二十五 / 天数二十五。

青线赤线交 / 天线交织，
青线四条 / 天线有四条，
赤线四条 / 地线有四条，
中是气油道 / 中为清浊气轨道，
九线井行的 / 九条线平行，
东西两天间 / 在东西之间，
日之一周转 / 太阳转一周，
月也一运归 / 月轮回一次，
一月雪白 / 正月三次雪，
禾种它见好 / 庄稼就会好，

宇宙东西 / 在宇宙东西，
两门又呀管 / 掌管这两方，
一十其相生 / 相合而为十，
其尼少为立 / 其成为少阳。
地二地八满 / 地二和地八，
宇宙鲁朵 / 在震巽两方，
两门又呀管 / 掌管这两方，
一十其相生 / 相合而为十，
其能老为立 / 其成为老阴。
地四地六满 / 地四和地六，
宇宙亨哈 / 在亨哈两方，
两门去呀管 / 掌管这两方，

地成数二十 / 地数为二十，
天地四十五 / 天地四十五，
气油四十五 / 清浊四十五，
气油二面管 / 清浊管二面，
阳老阴老分 / 分老阳老阴，
阳少阴少辨 / 辨少阳少阴，
比从远后呢 / 从此以后，
天地光闪闪 / 天地光明，
福禄明朗朗 / 福禄荣耀，
比如类之者 / 所有这些，
产此因是了 / 产生的根由，
其由我来写 / 我写其由来。

二十四节间 / 二十四节气，
一月一节移 / 逐月推移，
一道一经路 / 通道运行，
有的还是呢 / 此外还有，
一年十二月 / 一年十二月，
此太阳之运 / 太阳的运行，
经过七条 / 经过七条轨道，
日之一周转 / 要的是当然，
一虎九狗月 / 正九月，
日从甲地经 / 日出于甲，
飞住鼠地停 / 入于子，
四季成的立 / 形成了四季，

抄之置后呢 / 抄录存放着，
此尾后之下 / 从此以后，
节此凡读者 / 所有读者，
天地属相讲 / 讲天地属相，
天地气油论 / 论天地清浊，
清的听着吧 / 必须搞清楚，
这青赤二气 / 这青赤二气，
冬春夏秋易 / 春夏秋冬交错，
说来真有的 / 说的是对的，

《西南彝志》中关于十生五成的记载

《西南彝志》中关于十生五成的记载

6. 八方位年

彝族习惯将空间方位分为八个方向，即东方、东南方、南方、西南方、西方、西北方、北方、东北方。根据太阳出入的方位和河流的流向，又称之为日出方、日入方、水头、水尾、狗方、牛方、羊方、龙方。"八"是彝族计算人年龄基本数据的最大阶段，过彝族十月太阳年时需要推算忌日，以便安排过年日。这个忌日的排列以八年为一个阶段。彝族认为，不管男女，生命过程均以八年为一个阶段，为一龄。八方位年是指东（布多）、东南（鲁呼底）、南（依姆）、西南（约色古）、西（布切）、西北（启呼底）、北（依巫）、东北（启色古）八个方位的记年方法，体现了人与宇宙的相应关系。

7. 气三条路、浊三条路

彝族先贤以日月为观测坐标，发明了太阳周天历法，总结概括出日月运行规律与人的一日、一年中的"首萌长遍退藏"和一生中的"生长壮老已"的对应关系，在不断的实践中总结为气三条路和浊三条路的运行动变规律。《宇宙人文论》《西南彝志》《土鲁窦吉》等彝文典籍均论述了气三条路和浊三条路的循行路线，对人体气浊路循行做出比较原始的描述。气三条路讲述的是气血在脐底、七窍、七门、五脏、六腑的流行关系，浊三条路讲述的是"脐底"与脑、骨髓、精的关系。气三条路与浊三条路合起来表达的是气浊的升降过程，反映"血循而气生，气循而浊生"的化生原理。

彝文	音译	汉意
肠大十二掐	大肠十二掐,	
哺宇宙者	八卦中的坤	
肠白其之生	为人的小肠	
生二十四节如	如二十四节气,	
肠白廿四拐是	小肠二十四弯是	
且宇宙之者	八卦中的离	
人心共来生	为人的心脏	
舍宇宙之者	八卦中的坎	
人肾共来生	为人的肾脏	
鲁宇宙之者	八卦中的震	
人胃其来生	即为人的胃	
朵宇宙之者	八卦中的巽	
人肺其来生	即为人的肺	
亨宇宙之者	八卦中的兑	
人胆其来生	即为人的胆	
哈宇宙之者	八卦中的艮	
人肝其来生	即为人的肝	
样的说不必	这不用说了	
宇宙哎哺产	宇宙乾坤	
五行中央满	五行中央,	
天上五行者	天上的五行,	
天南与天北	是南北方,	
天东与天西	与东西方,	
空云星日月	和日月是云。	
地之五行者	地的五行,	
金木水水土	是金木火水土.	
人之五行者	人的五行,	
肺肝心脾肾	是心肝脾肺肾.	
天地黑白间	天地之间,	
动会命有的	有命会动的.	
灵气兆多衍	生物大发展,	
江流万谷如	如江流万壑.	
尽无有之者	是无穷尽的,	
五行因是了	是因有五行,	
此不止之还	还不止这些,	
天地福生根	天地生福禄,	

《西南彝志》中关于气三条路的记载

彝文	音译	汉意
七门之上生	连通七窍,	
肠大肠胃间	和肠胃间,	
脐底之上生	直达脐底.	
气之路三条	清气三条路,	
先之路一条	第一条路,	
心白之中经	经过心脏,	
次之路一条	第二条路,	
体之喉上经	经过喉咙,	
七门上之生	直通七窍,	
后之一条路	第三条路,	
肺肝上之经	经过肝脏,	
肾水中之生	连通肾脏.	
人类产的得	人类得受用.	
智者是与观	智者来辨析,	
脑髓要之呀	大脑活动.	
肾水气脏脾	内脏气血,	
七门与相生	连通七窍,	
肠白肠黑间	通过大小肠,	
产的就是的	这样形成的.	
人个气者呢	人体的气,	
哎宇宙之者	八卦中的乾,	
肠大其之生	为人的大肠,	
生如天白十二层	如十二层天	

彝文	音译	汉意
浊之路三条	浊气三条路,	
末之路一条	第一条路,	
根尾侧上经	经过尾根,	
头顶上之越	越过头顶,	
鼻底下之生	直达鼻下,	
次之路一条	第二条路,	
胛节顺之径	经过肩胛,	
脑髓中之生	直达脑中,	
首之路一条	第三条路,	
肾水中之漫	经过肾脏,	
肾腹上之经	通过腹腔,	
头顶上之生	直达头顶.	
源源循的呢	不断循环着,	
肾水直上胃	肾水上升,	
头火下而降	头火下降,	
水之火不过	水火不相容,	
金与木不合	金木不相生,	
五之相合者	五行相合,	
脐底往之上	在脐底上,	
动动而弹弹	不停地活动,	
无循无经根	有无循环,	
古今其面看	历来看面部,	
看来的是了	是能看出的,	
其根我来写	我写其根底。	
其命我来播	传播其道理,	
人类生体中	在人体中,	
气血经路是	有气血通道,	
气浊路六条	六条清浊路,	
肺肝心脾肾	心肝肺脾肾,	
人类生体中	都在人体中,	
其不知的怕	怕人不知道,	
论的抄之放	抄录存放着,	
此末尾之下	从此以后,	
此凡读人呢	凡读此书者,	
请的学着吧	必须学清楚.	

《西南彝志》中关于浊三条路的记载

8. 形影脏腑

彝医药以"人体同天体"为认识论基础来认识天体变化对人体的影响，发展出形影脏腑理论。彝族认为万物生长靠太阳，"影子"是万物挡住太阳光而产生的阴影，以此隐喻生命的根源在于太阳。形是影存在的载体，而影是形体产生各种运动变化的源动力。彝医从形影的关系来认识脏腑功能，以十"遮辞"表达脏腑的"影"，壬癸配肾，戊己配脾，丙丁配心，甲乙配肝，庚辛配肺，从而将五脏在宇宙的格局中进行拟布。

《西南彝志》中关于形影脏腑的记载

9. 血峰（人辰）

血峰，也被彝医称为"人辰"，是根据历法推算出的各时段人体气血旺盛的部位。根据血峰可总结出针刺的禁日和禁刺部位等禁刺规律。血峰在何时流行至何处，彝医在进行针灸治疗时就应该避开血峰所在的部位。

10. 八根八相

彝医把宇宙八角，即哎、哺、且、舍、鲁、朵、哼、哈角位与人体的大肠、小肠、心、肾、胃、肺、胆、肝等八根对应起来，由此告诉我们宇宙八角的八个角位即东、东南、南、西南、西、西北、北、东北（空间）和一年的春夏秋冬四季（时间）与人体脏腑的运化输布存在直接关系。血气利而身心安，陈腐去而肠胃爽，污浊尽而肌肤昌。命系八相八根，功在七门六路，利在千脑万间。血气畅达通顺，则邪祟无隙可乘；肠胃生化正常，则饮食无所障碍；肌肤营卫昌盛，则痛疡无处依着。须知：小肠之健，在乎大肠，大肠健，则小肠自安；肾之健，在乎心，心强健，则肾无忧；肺之健，在乎胃，胃脾健，则肺得昌；肝之健，在乎胆，胆汁畅，则肝自舒。其间，哎、哺、且、舍、鲁、朵、哼、哈之间存在着互相牵制，相互协调，不可分割的关系。损一而伤万，一动而百摇，不要孤立地、常态地看待根相疾病，一定要整体地、动态地揣度根、相之间的因果关系。

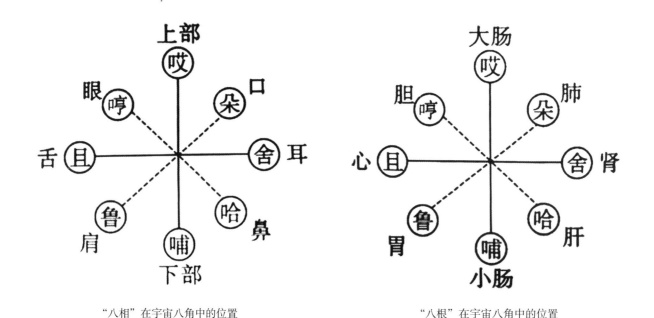

"八相"在宇宙八角中的位置　　　　　　　　　"八根"在宇宙八角中的位置

三、彝族太阳历——彝医药理论体系的基础

彝族有通行的传统历法，俗称"十月太阳历"，古彝语称为"册勒格枯（卡ᴏ‖ᴛ）"。该历法以"三轮为一月，十月为一年，尔杂日过年"来计算一回归年，以"四年闰一日，百年减一日，四百加一日"来计算日食、月食。

太阳历是以地球绕太阳公转的运动周期为基础而制定的历法。在古代，人们通过观察天象来计时，彝族太阳历就是彝族人民从长期的实践经验中总结出来的一种特殊历法。

彝族太阳历规定一个月有三十六天，十个月为一年；在经历十个月之后，距离下一年还会有五至六天；一个月有三个十二属相周，一年就有三十个十二属相周。十二属相用彝语来讲就是"十二牧"。"牧"在古彝语中代表驯化。彝族先民把捕捉到的野兽驯化为家禽，并且通过它们的作息特点来区分昼夜里的不同时段。两年之间的五至六天被称作"过年日"。至于过年日到底是五天还是六天，要依据年份来定。平年彝历年的过年日为五天；"四年闰一日"，即到第四年时过年日为六天；"百年减一日"即到第一百年时过年日为五天；

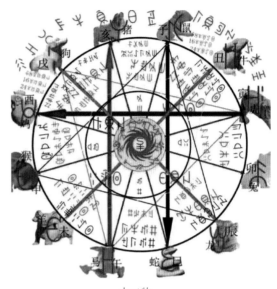

十二牧

"四百加一日"，即到第四百年时过年日为六天。另外，这种历法根据北斗星的斗柄指向来定寒暑季节，指向上为暑，指向下为寒。寒暑将一年分为两个半年。当斗柄指向正上方时为大寒。大寒期间为过年日，也叫作星回节。反之，指向正下方时则为大暑。大暑期间，人们会欢度火把节。

十月太阳历不仅被彝族先民使用过，也被白族、土家族、傈僳族、哈尼族以及羌族等少数民族使用过。虽然十月太阳历最初出现的时间仍不确定，不过有学者提出，运用考古纹饰学和中国传统的象意、象数思维及表达方式解读考古发掘出土器物纹饰和相关遗迹，基本能够证实十月太阳历在中国古代及史前时代的存在。目前所知年代最早的十月太阳历实物资料见于河姆渡文化，距今约7 000年。从《太平广记》所载写于唐宪宗元和三年十二月十六日的星回节诗的星回节日期来看，彝族太阳历的创作年代当在2 000年以前。

彝族太阳历与古埃及历、玛雅历等其他太阳历都有一个共同特征：每个月的天数恒定，多余的天数集中起来过年。这样一来计算日期就变得十分简便，也很容易记忆。彝族太阳历还可以反映出季节变化，这是古埃及历、玛雅历所没有的。此外，彝族太阳历还演化出了彝族文化和彝医文化的重要内容，构成了彝医药理论体系和彝医临床学说的基础。

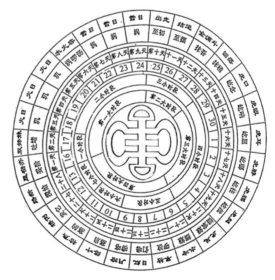

彝族太阳历

四、气浊学说——彝医认识宇宙与生命运动的核心理论

彝医药理论体系完整，内涵丰富，但晦涩难懂，寓意深刻，要想弄清彝族先贤是如何认识与分析人体生命与疾病规律的，就必须对构建彝医药理论的源头进行逆向追溯，探明彝族古代科学技术特别是古代天文历法对彝医药理论的影响。对此，王天玺在《先民的智慧——彝族古代哲学》一书中做出精辟论述：彝族古代哲学认识的两大对象——宇宙与人类，先宇宙而后人类。《哎哺啥呃》《宇宙人文论》等彝文典籍都是通过认识宇宙来认识人类生命的。

彝族先贤通过对各种天体运行规律、各种气候气象、各种地理现象的长期观测，已深刻认识到各种动物的"生、长、壮、老、已"和各种植物的"生、长、化、收、藏"的生命运动过程，创造出独具特色的"以太阳论生命、以天文论人文、以哎哺论万物"的彝医药理论体系，其中"哎哺啥呃"是其核心理论。"啥呃"是古彝文音译，汉译则为"气浊"，是彝族认识宇宙与生命的独特思维方式，渗透于彝族先民生产生活的各个方面，成为彝医药理论体系的源头性认识。彝文典籍《哎哺啥呃》的主题就是"哎哺"和"啥呃"，1991年出版的《西南彝志》中收载了《哎哺啥呃》，书中写道："上古天未产，哎哺未生时，气浊先产生。"该书序言中是这样说的："气浊变化产生哎哺，哎哺产生万物的观点，是彝族先民哲学的基本观点。"可见"气浊"不仅是彝族先民的哲学理念，被广泛应用于生产生活的各个方面，也发展成为彝医药理论体系中最核心的"气浊学说"，体现了彝医对宇宙、对生命的认知特点。

1. "人体同天体"是彝医构建"气浊学说"的认知基础

"人体同天体"是对宇宙与人体关系认知的高度概括，说明彝族先贤已能够运用古代天文历法的原理、方法等阐释对人体与疾病变化规律的认识，而这些认识在各种流传至今的彝文典籍中均有详细记载，被众多彝医广泛运用于临床实践中。要想弄懂彝医药的理论渊源，就必须明确古代天文历法、气象学等相关科学原理对彝医药理论的借鉴和启示作用，也就要深入理解古彝人是如何认识"人体同天体"的，天文历法等在彝族古代科学中扮演着十分重要的角色。

彝族天文历法是联系人体与天体的共通规律，体现了彝医对"气升浊降"的认知特点。天文指的是日月星辰等天体在宇宙间分布、运行等现象。天文学是研究天体、宇宙的结构和发展的科学，包括天体的构造、性质和运行的规律等。历法则指推算岁时节令的方法。彝族在长期天文观测中已形成具有本民族特色的"宇宙发生演化观"和"天地日月星辰系统认识论"，通过辨星纪、正日影、定节气的方法，用图影、符号等表示各种天象、地象和物象，制定出多种具有深远影响的古代历法。

据彝文典籍记载，上古乾阳运年时代（前45世纪—前27世纪）已形成彝族太阳周天日历，苟阿娄、阿娄朴时代已描绘"天星云图"，掌握天文知识；三世朴朴苏能时代，就绘制了地图，认识到地理格局；四世苏能拉戛时代，已能进行日月历度的推算。据《彝族源流》记载，在哎哺部落时期就有天文知识丰富的娄师颖先师使用文字写下无数经典的举哲奢等；哎哺部落的每个氏族里都有一些"心里想知识，口里讲知识，手里写知识"的先贤，写下了"成千的天文，上万的地理"；将大地分为九块，认为"大地有九方，九方为九宫"，反映了彝族先民古老的宇宙观。在认识自然、探索宇宙、发明创造的历史长河中，彝族形成了"宇宙化生万物"的哲学认识。在长期生产生活实践中，彝族观察日月星运行及各种气象变化，对寒暑交替、生死荣枯、升降浮沉等各种运动变化现象进行总结归纳，形成了具有彝民族特色的"哎哺啥呃"理论，包括"气浊学说""哎哺理论"等，是彝族阐释各种宇宙生命现象的认知模式。为便于广泛传播和深化记忆，毕摩等文化人对这种认知模式经常用"拟神"的手法为日、月、星等各种天体及各种生物赋予各种神的形象，造成后人认知上的误解，但仍然不能掩盖"气浊""哎哺"在医学领域的重要地位与贡献。

"气浊"在彝医药理论中占有十分重要的地位，彝医药理论中认为它既是天地之源，也是人体之本。"气浊学说"作为彝医认识宇宙与生命运动的核心理论，不仅表达了对宇宙发生及演化规律的认知，还表达了对"气升浊降"生命运动规律的认识，而这种认知正是建立在"人体同天体"之上的。

2. "气浊"是关于宇宙与生命发生、演化的基础理论

彝医药是以五生十成、十生五成、八卦为理论基础构建的医药学体系，是应天应地、应日应月的宇宙时空医学，其医药理论也涉及宇宙与生命的发生与演化。其中"气浊"扮演了重要角色，突出表现在以下几方面。

（1）气浊是天地之源，也是人体之本

彝族先贤认为太古之初，杳杳冥冥，什么有形之物都没有，只有动态的气和浊，气、浊不断交织变化，形成天地；天气与地气交织变化，形成万物。气浊—哎哺—天地—万物，彝族先贤用一条简洁的、自然演化的路线，解答了宇宙的发生问题，解答了宇宙的起源，当然也表达了对生命运动的认识。如彝文古籍《宇宙人文论》论述气和浊产生天地、万物和人类时说："在天地产生以前，是大大的、空空虚虚的'无极'景象，先是一门起了变化，熏熏的气、沉沉的浊产生了。"又说："气熏熏的，浊沉沉的，气浊互相接触，一股气，一路风就兴起了；两者又接触，形成青幽幽、红彤彤的一片，清的上升为天，浊的下降为地。""气浊相互接触，气翻出青色，浊翻出赤色。青、赤二气成对如桴叶飘飘，又起变化，变成天线、地线，织天又织地，天地同时出现。"《哎哺啥呃》说："十二层天下，充满气浊，产生万物，又不断变化。"可见，彝族先贤认为宇宙存在是气浊演化的结果，人体形成是气浊结合的结果，人体能在宇宙中生存，是人体与宇宙相互调节的结果。

气浊是彝族先贤解释、概括人体及自然界各种"象"变的认识基础，是彝医药论"常变"的理论来源。彝族先贤认为气浊之多少、异用均可通过声、色、脉、体等病症特征而相应地表现出来。彝文典籍《哎哺啥呃》中有专篇对气浊进行论述："浊之路三条，末之路一条，根尾侧上经，头顶上之越，鼻底下之生。次之路一条，胛节顺之经，脑髓中之生，首之路一条，肾水中之漫，肾腹上之经，头顶上之生，源源循环呢，肾水直上冒，头火下而降，水之火不过，金与木不合，五之相合者，脐底往之上，动动而弹弹，无循无经根，古今其面看，看来的是了。其根我来写，其命我来说，人类身体中，气血经路是，气浊路六条，肺肝心喉肾，其不知的怕，论的抄之放，此凡读人呢，请的学着吧。"可见，彝医是从"气浊"认识宇宙生命的发生与演化，气浊既是天地之源，也是人体之本。

（2）气浊解释了宇宙生命演化的起点和顺序

对宇宙生命发生演化的起点，彝、汉两族的认识存在差别：汉族文化从"气"开始，而彝族文化从"气浊"开始。汉族医学强调"气一元论"，在中医学界已达成共识，而彝医学却强调"气浊二元论"。"气"与"浊"在彝语言文字系统的指代不同，表达两类不同的事物。彝医传人王正坤先生解释"气浊"时说道：气与浊不同，气为阳，上升则为天，具轻清、薄靡、上浮之性；而浊为阴，下沉则为地，具重浊、凝滞、下沉、下降之性。彝族先贤已认识到"气"与"浊"是以二元形式出现的，两者的属性不同。如《土鲁窦吉》中言道："天与地之间，气与浊二元，影和形两面，由五行定干。"对于气浊关系，彝医传人张之道先生给出解释："气就像一条龙，浊就像滇池的水，如果龙不潜藏在水里，露出水面，人不就得病了吗？"张之道先生的论述可谓精辟，形象生动地解释了气与浊关系，也说明了"阴平阳秘"的真正内涵。正如日常生活所见，气可凝成水，水可蒸发而化成气，但绝不可以说"气就是水，水就是气"，两者虽然可相互转化，但实质是两类物质。可见，彝族先贤在认识世界本源时是以"气浊二元论"立论的，承认气与浊不同，属于两类事物。

对宇宙生命发生演化的顺序，彝、汉两族的认识也存在差别。彝族认为宇宙发生演化的动力源于气升与浊降，众多彝文典籍中均反映了这一点。"竖竖剧而冒"的气和"熏熏降而沉"的浊经过不断交织变化，形成哎哺；哎哺有千千万万，其中最好的哎和最好的哺形成天地和日月；天气与地气交织变化，形成天线和地线的变化规律；青气与赤气交织变化，形成青线和赤线的变化规律。正是这些变化形成了万物。这些变化规律可用天地五行和宇宙八卦等宇宙数学模型予以概括和认识。"气浊—哎哺—天地—五行—八卦—万物"是彝族先贤认知"气浊产生宇宙、气浊化生万物"的基本图式。

3. 气升与浊降是宇宙生命的基本运动

彝族先贤认为宇宙生命不是静止存在的，气浊的升降运动是各种生命现象存在的前提条件，故众多彝文典籍中均言道"气转浊而生""有命才会动"。总体说来，彝族对气浊升降运动的认识有以下几方面。

（1）天地的发生演化均来源于气浊的升降运动，而生命的形成和变化也离不开气升浊降。彝族先贤不仅认识到气浊存在升降运动，还明确了几组由气浊演化的事关宇宙生命发生、演化、相互作用、相互依存的概念，如天气与地气、天线与地线、青气与赤气、青线与赤线等。这些组成了"气浊理论"的概念体系，不仅能够解释天体运行的规律，也解答了生命存在的基本条件。

（2）气浊运动的表现形式为"首萌长遍退藏"，其本质均遵循"升降出入"的原则。彝医认为气浊"升降出入"的运动形式体现在与四季的密切契合上，体现在气血在不同的时空下具有不同血峰的特点上。在此理论指导下，形成了彝医独特的血峰理论、禁刺理论和用药理论。

（3）有生命的物质才有气浊，没有生命的物质是没有气浊的。人之体源出于自然，秉承于父母，生长于宇宙之内，留迹于人世之间，原本就是一个气浊运动而形成的高级动物。彝医强调"血循而气生、气循而浊生"，而《哎哺啥呃》中也讲"动会命有的，灵气兆多衍"，其中的"动"讲的就是气的活动与浊的活动。无论是气的活动，还是浊的活动，都需要能力，但能力从哪里来？从宇宙天地的气浊运动变化来。无论人体与各种生物如何变化，宇宙天地"气升浊降"的运动规律都不会变，"人体同天体"恰好表达了人体乃至各种生命个体"气升浊降"的运动规律均需要遵循宇宙天地"气升浊降"这个总规律的原则，故彝文典籍里常强调"一人一宇宙""一者一宇宙""一相一宇宙"。

总之，彝医学是沟通宇宙与人体相互关系的一门宏观医学，以"气浊二元"立论，解答了关于宇宙生命发生演化的一系列重大问题。

第二十二章
彝医药代表性著作与《医算书》学术价值评估

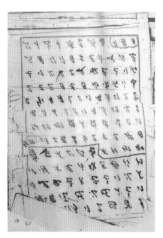

《医算书》手稿（阿子阿越收藏）

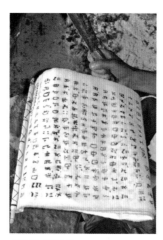

彝族毕摩经书

彝族人民在漫长的岁月里不断与疾病作斗争，形成了独具特色的彝族医药经验。原始的古彝文忠实地记录了"本真"的医药经验，成为悠久的彝族文化的重要组成部分。彝族社会中从事原始宗教活动的毕摩是早期彝族医药主要的疾病诊疗实施者，毕摩经书上有很多医药方面的记载。如《献药经》一段，虽然是祭奠死者时唱诵的一种经文，但是包含了很多的医学理论和运用植物、动物配合治疗疾病的内容。成书于明代（1566年），比李时珍的《本草纲目》还早12年的《双柏彝医书》等一大批彝医药文献在民间得到保存。

目前，彝医药古籍文献的总数还不清楚，已经发掘出的有200余种，多分散在民间，有少量的医药专书，大量是医经合一的毕摩文献。其文字多为古彝文，纸张多为棉纸、土纸和少量宣纸，规格也不尽相同。由于彝族毕摩有抄书的传统，前人传下来的经书会因破旧、缺损或者其他原因被另行抄写，抄过之后，旧的版本会被拿到山洞里烧毁，如此一来，民间流传版本的内容分歧就比较大。这类文献的成书年代多为明清两代，但是具体难以推算。近年来挖掘出的文献有了影印版本。毕摩经书的装帧形式为一侧加木棍而成的卷轴，也有影印之后按书册样式左侧装订的版本。

根据少数民族医药古籍文献分类体系，人们将彝医药古籍分为医经、医理、诊治、本草、病症用药、调护、医史、作祭献药、医算、综合等十大类。

医经类彝医药古籍指的是彝族传统医药学术发展过程中形成的经典著作。它们对彝族医药的发展具有里程碑式的意义，具有独创性、权威性和不可替代性等特点，主要有《宇宙人文论》《西南彝志》《八卦天文历算（一）》等8种。

医理类彝医药古籍指的是论述彝族医药中生理、病理、解剖、病因病机等基本理论，阐释生命、脏腑、气血、气浊路、精神意念、养命养性、五运六气等核心概念的经典著作。它们在彝族医药理论体系中起基础性作

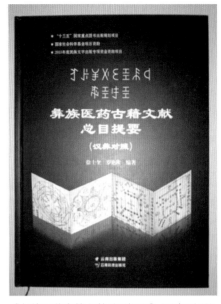

《彝族医药古籍文献总目提要》（汉彝对照）

用，并具有稳定性、根本性、普遍性等特点，主要有《疾病的根源》《把暑》《土鲁窦吉》等6种。

诊治类彝医药古籍指的是关于诊断治疗的方法和技术，或者涉及具体的操作技能和方法步骤的古籍文献，主要有《看人辰书》《看穴位书》《二十八穴针灸》等9种。

本草类彝医药古籍指的是本草典籍及其注释、研究的著作，主要有《峨山彝族药》《哀牢本草》《彝医植物药》等11种。

病症用药类彝医药古籍指的是阐述根据病症特点使用相关药物和其他疗法进行治疗的古籍文献，主要有《明代彝医书》《老五斗彝医书》《医病好药书》等52种。

调护类彝医药古籍指的是有关保养、调养、颐养生命的理论与方法的古籍文献，主要有《劝善经》《小儿生长书》《查诗拉书》等8种。

医史类彝医药古籍指的是医史的专门性著作及以史诗体裁记载彝医药起源、发展的古籍文献，主要有《尼苏夺节》《寻药书》《寻药找药经》等20种。

作祭献药类彝医药古籍指的是有关在作祭仪式中对亡灵进行献药的典籍，主要有《作祭献药经》《献药经》《治病书》等55种。

医算类彝医药古籍指的是介绍运用占卜和历算等方式将疾病发生的时令、环境和患者生辰结合起来认识疾病的古籍文献，主要有《医算书》《测病书》《历算书》等45种。

综合类彝医药古籍指的是通论、合刻、合抄、丛书、汇编类丛书中的彝医药古籍著作，主要有《聂苏诺期》《哀牢山彝族医药》《凉山彝医》等8种。

目前还有大量的彝医药文献保存在民间，有大量的彝族毕摩文献有待发掘且版本分歧严重，因此彝医药文献的发掘和整理工作仍然十分紧迫。

一、彝医药代表性著作

下表列出了目前国内已整理出版的部分代表性彝医药文献。

国内已整理出版的部分代表性彝族医药文献一览表

书名	作者	出版时间	出版单位
《宇宙人文论》	罗国义	1984	民族出版社
《西南彝志》	毕节地区彝文翻译组	1991	贵州民族出版社
《土鲁窦吉》（又称《宇宙生化》）	王子国	1998	贵州民族出版社
《尼苏夺节》	云南省少数民族古籍整理出版规划办公室	1985	云南民族出版社
《查诗拉书》	云南省少数民族古籍整理出版规划办公室	1987	云南民族出版社
《彝文〈指路经〉译集》	果吉·宁哈，岭福祥	1993	中央民族学院出版社
《彝族医药史》	李耕冬、贺廷超	1990	四川民族出版社
《彝族医药》	阿子阿越	1993	中国医药科技出版社
《聂苏诺期》	新平彝族傣族自治县科委，聂鲁等	1988	云南民族出版社
《尼苏诺期——元阳彝族医药》	白文光	2009	云南民族出版社
《明代彝医书》	方文才、关祥祖、王步章、郭云仙	1991	中国医药科技出版社
《启谷署》	王荣辉	1991	中国医药科技出版社
《医病好药书》	关祥祖、方文才	1991	中国医药科技出版社
《供牲献药经》	张仲仁、普卫华	1988	云南民族出版社
《哀牢山彝族医药》	方开荣等	1991	云南民族出版社
《彝族医药学》	关祥祖	1993	云南民族出版社
《中国彝医》	刘宪英、祁涛	1994	科学出版社
《彝医揽要》	王正坤、黄传贵	2004	云南科技出版社
《中国彝族医学基础理论》	杨本雷、饶文举	2004	云南人民出版社

续表

书名	作者	出版时间	出版单位
哀牢本草	王正坤、周明康	1991	山西科学技术出版社
《彝医植物药》	李耕冬、贺廷超	1992	四川民族出版社
《彝医植物药（续集）》	李耕冬、贺廷超	1992	四川民族出版社
《彝医动物药》	李耕冬、贺廷超	2004	四川民族出版社
《彝药本草》	张之道	2006	云南科技出版社
《云南彝医药》	杨本雷、郑进	2007	云南科技出版社
《中国彝族药学》	杨本雷	2004	云南民族出版社
《彝族祖传食疗验方二百例》	王荣辉	1993	中央民族学院出版社
《云南省中药材标准（彝药）》	云南省食品药品监督管理局	2010	云南科技出版社
《彝医处方集》	沙学忠	2016	云南民族出版社
《彝族医算书》	赖先荣、阿子阿越	2016	四川民族出版社
《彝族医药古籍文献总目提要》	徐士奎，罗艳秋	2016	云南科技出版社
《彝医药理论与应用》	王正坤，王丽，徐士奎，罗艳秋	2018	云南科技出版社
《彝医理论溯源》	徐士奎，罗艳秋	2019	云南科技出版社

下面对部分作品进行简单介绍。

1.《宇宙人文论》

《宇宙人文论》采用布慕笃仁与布慕鲁则两兄弟对话的
形式撰写，以五言诗体阐述哲学思想，富有民族文学特色。该
书论述了彝族先民对宇宙、人类的起源、万物的产生和发展变
化的认识，以及对阴阳五行，天干地支，人体部位和气血、经
络、天文历算方面的认识和观点；记述了人们认识天地万物，
区分宇宙方位的过程；论述了太阳和月亮的运行情况，并且分
析了日、月出没的方位，在不同月份观测到太阳、月亮所行轨
道不停地转动时，出现冬、春、夏、秋和二十四节气出现的情

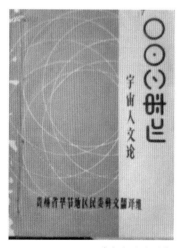

《宇宙人文论》

457

况，反映了宇宙的方位、日月的行轨、季节的变化对生活和生产等的影响；记述了霜、雪、云、雾、风、雨、雷、电等"天气"与"地气"的发展变化相互影响的关系。

2.《西南彝志》

《西南彝志》，音译为《哎哺啥额》，为彝、汉文对译本，全书共26卷，彝文约计34万字，收集了彝族历代许多的文史篇章，经过整理编撰而成，是古代彝族最古老最全的一部百科全书。书中从开天辟地写起，记述了彝族长达数千年的历史，对彝族先民的物质、精神生活的各个方面都有所描述。书中对彝族各支、当地的汉族以及各兄弟民族的历史均有记载，是研究我国西南各民族史的重要史料。该书用五言句式写成，讲究排比、对偶和比喻，文字通俗，适于传唱。书中还记载了很多优秀的彝族神话传说，也是一部较好的文学作品集。

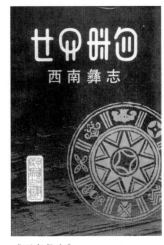

《西南彝志》

书中与医学相关的第四卷载有《论人体和天体》《论人的气血》等篇章，论及人体与天体的"天人相应"、气血的运行及其作用，从中可以看出彝族先民对医学的研究以及对疾病的重视。

3.《土鲁窦吉》

《土鲁窦吉》又称《宇宙生化》，其彝文原本是贵州省赫章县阿侯布摩世家历代祖传珍本。该书是一部论述天文历法的彝文古籍，共三卷。卷一论述彝族一年十个月的历法，即彝族十月历；卷二论述彝族一年十二个月的历法，即彝族十二月历；卷三用干支及数理等推演天地人产生的规律，揭示宇宙生成、发展、变化的哲理。

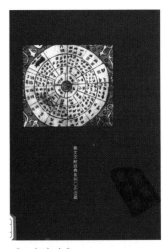

《土鲁窦吉》

彝族十月历和十二月历相比较，其推算的理论依据和哲学体系有所区别。十月历所依据的是"一分为三、合三为一、统一规律"的哲学体系。就其数理而言，属合体关系、十进制数的退位规律；以五行论之，则为相生相合。而十二月历所依据的是"一分为二、合二为一、对立统一"的哲学体系。就其数理而言，属并列关系、二进制数的进位规律；以五行论之，则为相逢相克。

4.《尼苏夺节》

《尼苏夺节》是一部流传广、影响深、最为彝族人民喜闻乐见的彝族史诗。该史诗长6 700余行，汇集了十篇以神话故事和史事传说为题材的叙事诗，内容包括开天辟地、战胜洪水猛兽、栽种五谷、恋爱婚姻、音乐舞蹈、采药治病、金属冶炼、民俗风情、伦理道德、文字的创造使用等诸多方面，为研究彝族历史文化提供了极其重要的文献资料。

书中"采药"部分记述："吃药能治病，治病要煨药。""割下麝香来。""治病药倒有，长生药没有，不病药更无。""有病可医治。月有缺圆时，病有终尽时，长生不老药，实在真荒唐。药只能治病，人不免一死，万物皆如此。"这反映了彝族对医药的认识已经逐渐脱离巫术"长生不老"的限制，有了正确的医药观。

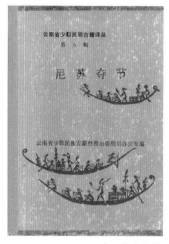

《尼苏夺节》

5.《查诗拉书》

《查诗拉书》是一本完整的殡葬祭词的合集，长期流传于我国哀牢山地区的彝族村寨。书中除了彝家葬礼上常用的一些殡葬祭词，还系统地介绍了哀牢山地区彝族的丧葬习俗，也包含大量的医学知识。

该书对人从婴儿、幼儿到少年时期的生长发育过程都有详细论述，并针对一些疾病大胆用药，在彝族医药文化史上创造性地提出使用胆类药。此外，该书中还提出了许多卫生防疫及处理措施。

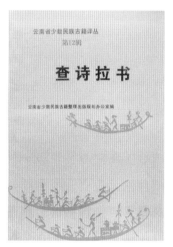

《查诗拉书》

6.《彝文〈指路经〉译集》

指路经是古代彝族给亡者举行祭祀活动时吟诵的一种特定的经文。其内容是为亡者的灵魂指路，使其返回远古时代祖先居住的地方与祖先团聚。彝族支系繁多，小聚居大分散，故各地指引亡者的线路不同，真实反映了当地彝族先民的迁徙路线。

《彝文〈指路经〉译集》中记录了路线上的一草一木、一山一水，可以说是集天文、地理、历史、文学艺术等为一体。要研究彝族的古代社会、历史、天文、地理、文学艺术、风物、民俗等，均可以由《彝文〈指路经〉译集》入手，因此，它的文献价值为越来越多的人所重视。

7.《彝族医药史》

《彝族医药史》首次系统地介绍了彝族医药以及与此有关

《彝文〈指路经〉译集》

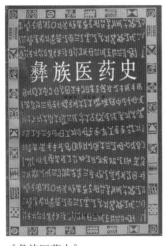

《彝族医药史》

的知识，探讨了彝族医药中科学与迷信、医药与巫术、唯物与唯心之间的关系。

全书分为五篇：第一篇介绍了原始时期彝医药卫生的萌芽及缓慢发展的状况；第二篇介绍了奴隶社会时期南诏、凉山区域彝医药发展的状况；第三篇介绍了封建社会时期大理区域的彝医药发展的状况，这段时期彝医药发展较快，出现了《滇南本草》《明代彝医书》等代表性彝医药专著；第四篇介绍了近现代彝医药发展的状况，这段时期彝医药发展加速，曲焕章创制了云南白药、对彝医药的现代科学研究有了新的进展，国家也开始高度重视彝医药的发展；第五篇介绍了彝医史事编年。

8.《彝族医药》

《彝族医药》是对云、贵、川有关历史文献，以及自1986年来编者对四川凉山境内外十五个县市的部分区乡的彝族民间医生进行实地采访所搜集到的资料进行分析、归纳、整理而成的。

全书分为上、中、下三篇。上篇为彝医药发展史，主要介绍彝医药起源、产生、形成、发展的基本情况。中篇为彝医基础理论，主要介绍彝医对天地、阴阳、五行、八卦的认识，以及对人体生理病理、病因、病症的一些认识和部分诊断、治疗方法。下篇为临床各科，以内、妇、儿、眼、外、兽医进行分述，共载近200个病种，1 000余个处方，1 000余味动、植、矿物药和部分病例。对每个病种，以病名为题目，对其病因、病症、诊断、治疗、用药、疗效、禁忌等进行了介绍。

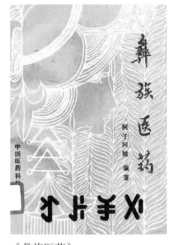

《彝族医药》

9.《聂苏诺期》

《聂苏诺期》是一部彝语南部方言区流传的彝文药书，根据彝文抄本《彝族医药之书》和《彝族医药》翻译整理而成。

该书内容丰富，除涉及病症、治法、用药等方面外，还按病症分类收载了许多彝族医案。这对研究当时彝医对疾病的观察和认识以及治疗方法都有很大的帮助。这是该书的特色之一。

其特色之二是书中所载的134个方剂、247种彝族药，都列出了彝文名及相应的汉语音译、基源（包括拉丁学名和药用部

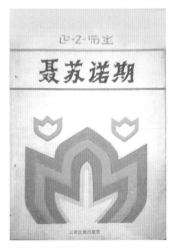

《聂苏诺期》

分），为今后的临床研究提供了科学依据。

其特色之三是突出了彝医在用药方面的一些特点，例如：彝医善用植物寄生入药，书中列举了多种寄生类药材，丰富了植物药药用部位的研究内容。

10.《尼苏诺期——元阳彝族医药》

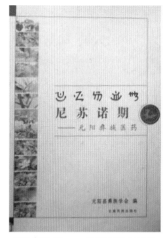

该书源于云南省元阳县攀枝花乡猛品村第四十二代毕摩传人马光福珍藏的《彝文医药书》。原书共计13页，3 565个字，记述有86个病症，248个处方，462味动、植物及矿物药。

整理出版的《尼苏诺期——元阳彝族医药》对13页彝文文献进行了影印，拍摄了106幅药物图谱。该书采用彝文加注国际音标，汉文直译加汉文意译的形式出版。

11.《明代彝医书》

《明代彝医书》又称《双柏彝医书》，是当前发现的最早的彝医书。全书有古彝文约5 000字，记录了临床各科56个病种、87个处方、324味药物，反映了当时的彝医对疾病的产生、病情的

《尼苏诺期——元阳彝族医药》

进退、药物的生克关系都有一定的认识。该书是对16世纪以前彝族人民医药经验的总结。

12.《启谷署》

《启谷署》是一本彝族医药古籍手抄本，记载有5门38病类363个病种、363个方剂。每个

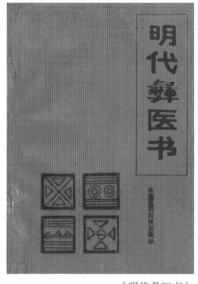

《明代彝医书》

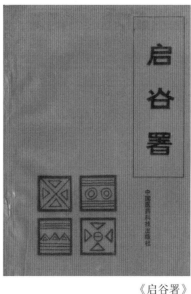

《启谷署》

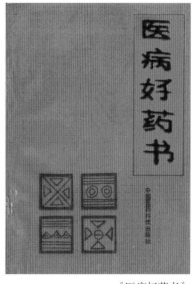

《医病好药书》

方剂少则为单味药，多则由十数味药组成，并有主治、制法、用法、注意等内容，是一部临床医学价值较高的彝医书。

13.《医病好药书》

《医病好药书》抄于乾隆丁巳年（1737年）冬月十八日，记载了内科、外科、妇产科、儿科和五官科等的39种疾病，共有317个处方。其中由单味药组成的方剂有171个，复方三味药以上的方剂明显地比《医药书》多。这充分说明该书对药物功效的认识已进了一步，不仅掌握了药物的主要作用，而且对药物的多种作用和配伍有了一定的了解。在治疗方法上，除内服外，还采用外包治疗疮疡、刀伤和跌打损伤，外搽治疗疔疮和皮肤病，按摩治疗腹痛和头疼，搔刮治疗腹痛、腹泻，煎汤治疗疮、癣、疥、癞等。具体疗法也有增加，体现了当地彝医的特色。全书共使用药物370味，按李时珍的《本草纲目》分类法大致分为水、火、土、金石、谷、菜、果、木、草及禽类、兽类、鱼类和鳞类等13种，其中草类最多。

14.《供牲献药经》

《供牲献药经》是彝族古典文献《作祭经》的一个组成部分，成书于明代嘉靖十四年（1535年），曾广泛流传于云、贵、川三省，是祭奠死者时呗耄（彝族地区从事宗教巫术活动的巫师）唱诵的一种经文。该书虽然具有浓厚的宗教色彩，但是也确实有一部分内容是朴素的唯物思想的认识和反映。

书中记载了很多医学理论，其内容涉及内科、妇科、儿科、外科、伤科、胚胎、采药、药物加工炮制等。其中，关于胎儿在母体中发育的描述甚为生动："古时人兽不相同。一月如秋水，二月像尘草叶，三月似青蛙，四月像四脚蛇，五月如山壁虎，六月始具人形，七月随母体转动，八月会合母亲的气息，九月生下母亲怀中抱。"可见，书中提出了孕育中的生命在三至四个月时开始四肢分化，在临产前一至两个月时产生同母体精神上的联系的观点。

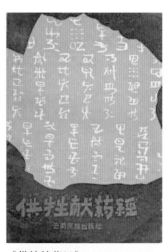

《供牲献药经》

15.《哀牢山彝族医药》

《哀牢山彝族医药》选择哀牢山中段新平县老五斗流传下来的彝族医药抄本和哀牢山下段元江洼垤一带流传下来的两部彝族医药抄本翻译整理而成。书中第一章为老五斗彝族医药抄本译注，第二章、第三章为洼垤彝族医药抄本译注，第四章为

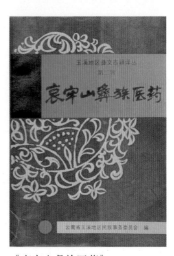

《哀牢山彝族医药》

哀牢山彝族医药药物名录。对每一病症，该书均从"彝文""意译""整理"三个方面进行编写。

彝族有着悠久的历史和独特的动物药资源，应用种类繁多的动物药防病治病是彝族医学的特点之一，这在《哀牢山彝族医药》一书中得到了充分体现。《哀牢山彝族医药》共收载各类方795个，其中含动物药的方有311个，使用动物药206种，单用或与其他药物合用治疗内科、外科、妇科、儿科、皮肤科、骨伤科6科计97种疾病，其中内科、皮肤科、骨伤科应用动物药较多。

16.《彝族医药学》

《彝族医药学》主要是依据已翻译整理的《医病好药书》《医病书》《明代彝医书》《老五斗彝族医药书》《洼垤彝族医药书》《启谷署》《药名书》《造药治病书》等彝文医药文献编写而成的，为在分散的彝文医药文献中进行系统研究及梳理彝族医药学理论做了探索。

全书共七章：第一章为六种彝文古籍，第二章为清浊二气等彝医基础理论，第三章为内、儿、妇、产、伤、五官、外等六门各科的彝医药治疗学，第四章至第六章为动物药262种、矿物药及化学类药57种、植物药672种等彝药品种991种，第七章为内、儿、妇、产、伤、五官、外等六门各科的彝医药方剂。

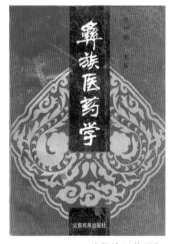

《彝族医药学》

17.《中国彝医》

《中国彝医》一书在广泛收集资料的基础上，对我国彝族医药学文献进行了系统、全面、深入的整理研究。该书讲述了彝族医药发展的源流，介绍了彝医的基础理论、常用药物和各种常见病的治疗方法，并对现存的彝族医药学文献做了简介和评价。

18.《彝医揽要》

《彝医揽要》一书收录了70多幅有关彝族医药的宝贵史料图片，比较全面地记录和阐述了彝族医药理论体系的脉络，以及保护、继承、发展彝医要解决的认识问题，是一部将历史文献和社会调查、传统理论和实践经验、各家论述与个人创见紧密结合的彝族医药著作。

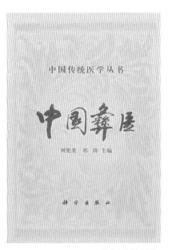

《中国彝医》

书中引述了近20年来各地发现的28部彝文医药古籍及其他一系列有关书籍的内容，结合作者自己的多年研究，对142例彝医症候做了白描式的逼真诠释；以具体生动的史料论述了彝

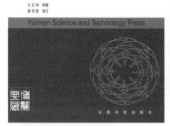

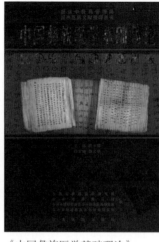
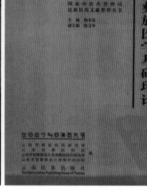

《彝医揽要》　　　　　　　　《中国彝族医学基础理论》

医的清浊观念、哎哺学说、彝族八卦、彝族五行、六色辨析和八方位年等，较为客观地阐述了完整的彝医学理论体系。

19.《中国彝族医学基础理论》

《中国彝族医学基础理论》分为总论，"一元二气六路、五行毒邪"理论体系，"诊法、生理、辨证、治则治法"体系三编，讲述了彝族医药的历史、彝医的理论等内容。

20.《哀牢本草》

《哀牢本草》是根据云南省古哀牢属地发掘到的古彝文医药书中有文字记载、经考证研究来源清楚、疗效可靠的医药学内容整理而成的，书中收录药材752种、组方218个。

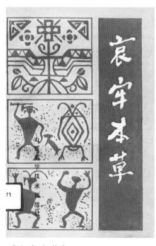
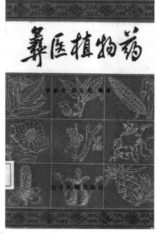
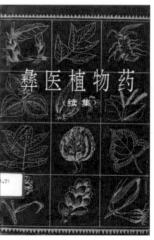

《哀牢本草》　　　　　《彝医植物药》　　　　　《彝医植物药（续集）》

21.《彝医植物药》《彝医植物药（续集）》

《彝医植物药》收录彝医植物药106种，分属53科，所附图谱有植物图116幅。每味药物项下有"彝族药名""原植物名""彝医用药经验"和"按"四部分。

《彝医植物药（续集）》收录彝医植物药115种，分属54科，135种药用植物。每种药物按"汉名""彝族药名""原植物""彝医用药经验""按"等五部分进行记述。此外，书中还配有植物分类索引和彝汉药名对照表。

22.《彝医动物药》

《彝医动物药》共收录彝医动物药224种，这些动物类药材大部分至今仍在使用。书中的药物，是按照彝医传统用药的习惯，以动物的药用部位来分类的，分为肉、胆、骨、油、血等十二类。

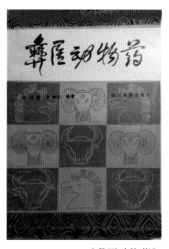

彝医动物药是彝族历史上民间使用与流传的具有彝医特色的动物类药物。动物药的发现与应用，同彝族先民进行狩猎活动、开拓食物来源有密切关系。但对其医疗作用的认识以及此种认识的逐步深化，涉及动物种类的逐渐增多等，则经历了相当漫长的实践过程。彝医动物药在一定程度上反映了地理、资源等自然条件和人文方面的特点，因而是研究传统医药学不容忽视的内容。

《彝医动物药》

23.《彝药志》

《彝药志》载有彝医用的传统植物药106味，涉及药用植物53科151种，所附图谱有植物图116幅。每味药物项下有"彝族药名""原植物名""彝医用药经验"和"按"四部分。

24.《彝药本草》

《彝药本草》精选了彝药中具有代表性的200多种草药汇编成书，每种药均附有彩色照片，并介绍其科属、形态、性味、功效、主治范围、毒性等。

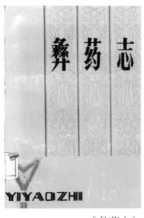

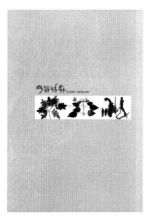

《彝药志》 *《彝药本草》*

25.《云南彝医药》

《云南彝医药》分为"云南彝医"和"云南彝药"两卷。

《云南彝医药·云南彝医》分为上、中、下三编。上编主要介绍彝族医学的来源、形成及发展历史，并简要阐述了彝族医学的基础理论以及彝族医学理论的"三才"哲学观和临床意义；中编详细论述了彝族医学理论的核心内容，即"一元、二气、六路、五行、毒邪"理论体系；下编详细阐述了彝族医

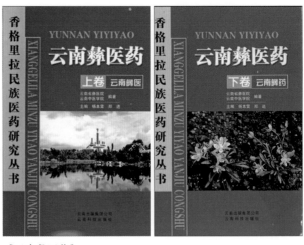

《云南彝医药》

学理论的"诊法、生理、辨证、治则治法"体系。书的最后附有彝医应用毒邪理论治疗某些常见病的精选药方。

《云南彝医药·云南彝药》分为总论和各论两大部分。总论阐述了彝药的基本理论，包括彝药的含义和特点、起源和发展、命名和分类、药性和应用、资源和分布。各论一共收载彝医常用的彝药15类417味，并按类分章详述了药性特点、功效和主治范围等。

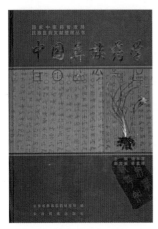
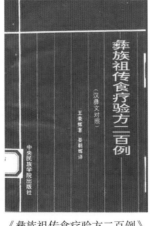

《中国彝族药学》　　　《彝族祖传食疗验方二百例》

26.《中国彝族药学》

《中国彝族药学》是研究彝族药学基本理论和临床应用的专著，包括彝族药学的基本理论、含义、特点、起源、发展，彝药的命名、分类、药性、资源、采集、加工、贮藏等内容，收录了具有代表性的彝药417味。

27.《彝族祖传食疗验方二百例》

《彝族祖传食疗验方二百例》是王荣辉先生从其祖父留传的四百多个膳食秘方验方中筛选出来的。其分类打破了往昔按营养学的动、植物分类方法，而采用以病名统方的方法，只要找到病名，就可以找到一方或多方的食疗药膳组方。

食疗不仅能起到有病治病、无病养身的保健作用，而且易于服用，免除痛苦。该书是第一部民族食疗经验录，内蕴精深的古老而又实用的疗法。

28.《云南省中药材标准》

《云南省中药材标准》（第二册、第四册、第六册，彝族药分册），共收载彝药材标准140个，为彝药新品种的开发研究、生产企业GMP规范实施及彝药市场的监管提供了技术支撑。

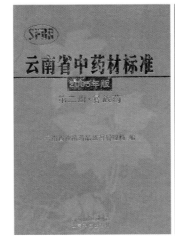
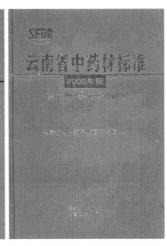

《云南省中药材标准》

二、《医算书》学术价值评估

《医算书》是在四川省凉山彝族自治州发现的记述彝族先民医算知识的古彝文文献。它记述了彝族先民对生命、疾病的节律性的认识，可以为研究彝族天文历算与疾病预防之间的关系的研究者提供第一手资料，也可以为对凉山州古彝文感兴趣的研究者提供第一手资料。"医算"是彝族先民将天文历法知识运用于推演生命节律和防病治病等的一种方法。将生命运动与天体运动相结合，体现了彝族先民的"哎哺""五行""八方"等认知和说理，反映了彝族先民朴素的"天人相应"的预防医学思想。

1.《医算书》的文献价值评估

《医算书》属于典型的彝族毕摩文献，在凉山州区域内流传版本较多。本书征集到的版本为已故彝族医生阿以摩·友作收藏、其女阿子阿越保存的版本，采用古彝文手抄本影印件保存，通行稿纸抄录，自右向左书写。全书共214页，每页13行，每行9~11字，共计约25千字，属于篇幅较长的彝族毕摩文献。

彝文文献抄本多由毕摩世代传抄流传，装帧形式多为一侧加木棍而成卷轴装。绝大部分抄本无撰抄者的署名、年代，一旦旧书破损后即重新抄录。因旧书

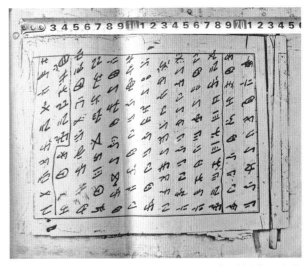

彝族《医算书》影印件

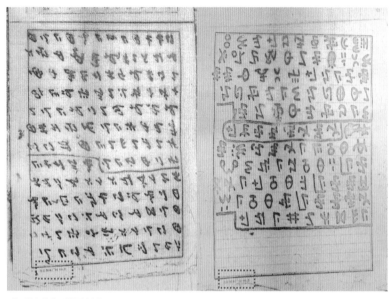

《医算书》所用纸张　　　　　　　　　　　　　　　《彝族毕摩百解经》

被不断替换废弃，原书的成书年代难以考证。

《医算书》属于彝族毕摩典籍的类型，如其中记载的"根据年岁推测疾病及其预后情况""根据十二属相推测疾病及其预后情况""根据月相盈亏推测疾病及其预后情况""根据星宿的天文历算"等，与《彝族毕摩百解经》的部分内容有近似之处。

据书写笔迹、书写方式等可以判断，《医算书》属于凉山州古彝文毕摩文献。

古彝文是我国为数不多的少数民族原创文字，最初是一种象形文字。四川古彝文多用竹笔书写，与云南、贵州、广西等地区采用毛笔书写存在明显的不同。从书写方式来看，凉山州彝族毕摩文献一般为自右至左横书。凉山州古彝文处于比较原始的形态，字形比较简单，各地在不同抄本中常增加自编符号以示区别，而且还存在"方言字"（多一笔、少一点等异体字）、"假借字"（方言易字）、"错别字"等现象，造成古彝文的字符辨识、语义解读方面的困难。但是根据辨识比较不难看出（特别是标示▲的文字），《医算书》的成书年代可能在清代至民国时期，

《医算书》局部（第33页，第54节）

清朝的彝文（采自《彝族源流》）

现在所留存的版本可能是20世纪60年代以抄本形式进行抢救保护留下的。

2.《医算书》的医学价值评估

《医算书》作为彝族毕摩的典籍，其内容涉及面极其广泛，与彝医学有关的主要包括彝族毕摩对年龄、属相、月相与生命、疾病等周期关系的测算。

由于对疾病发生发展过程没有科学的认识，彝族先民往往根据病因或病邪产生的环境或病痛部位命名，把难以解释的疾病发生发展过程归结为超自然的力量（"鬼"，如"风湿鬼""动物鬼""凶伤鬼"等），因此在特别注意预防疾病的同时，认为也可通过相应的宗教仪式或治疗方法等来免除灾害及疾病。这体现了彝族在防病治病过程中已经有"天人相应"的朴素观念。

（1）年岁医算

在凉山州彝族的传统观念中，人的"本命""年岁""岁位"与现代医学科学的生命节律有关，沿着八个方位进行着周而复始地运转。《医算书》较为详细地描述了人从出生一岁到七十岁的生命周期内罹患疾病的可能性，认为在不同年龄、不同岁位可能会因为饮食、环境、情绪等因素及灾害而致病，并对疾病的病因做出了解释。

男：从南方开始，沿顺时针方向推算。

女：从北方开始，沿逆时针方向推算。

生后一岁，男岁位至南方，女岁位至北方，可能会患家族原因所致的疾病，可能因不洁

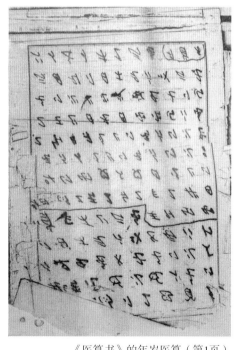 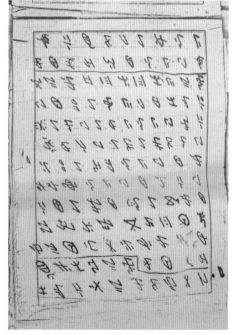

《医算书》的年岁医算（第1页）　　　　《医算书》的年岁医算（第2页）

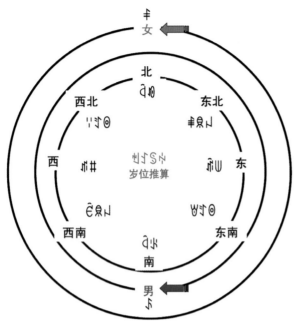

年岁与方位推算示意图

的因素致病。

生后二岁，男岁位至西南方，女岁位至西北方，可能会患风湿病、与接触生肉有关的疾病。

生后三岁，男岁位至西方，女岁位至西方，可能会患家族原因所致的疾病，可能会受外伤或患饮食所致的疾病。

生后四岁，男岁位至西北方，女岁位至西南方，可能会患衣服上沾染的疾病因素（传染病）所致的疾病。

生后五岁，男岁位至北方，女岁位至南方，可能会患风湿病。

生后六岁，男岁位至东北方，女岁位至东南方，可能会患肺病。

生后七岁，男岁位至东方，女岁位至东方，可能会患风湿病。

生后八岁，男岁位至东南方，女岁位至东北方，可能会患风湿病。

生后九岁，男岁位至南方，女岁位至北方，可能会患与不洁的动物接触所致的疾病。

生后十岁，男岁位至西南方，女岁位至西北方，可能会突然生病，可能会患衣服上沾染的疾病因素（传染病）所致的疾病，可能会患与饮食有关的疾病。

……

生后二十岁，男岁位至西北方，女岁位至西南方，可能会患多种原因所致的疾病。

……

生后三十岁，男岁位至东北方，女岁位至东南方，可能会患与猫、狗等动物有关的疾病。

……

生后四十岁，男岁位至东南方，女岁位至东北方，可能会患风湿病，可能因为丢失财物而得病。

……

生后五十岁，男岁位至西南方，女岁位至西北方，可能会因血伤、外伤得病。

……

生后六十岁，男岁位至西北方，女岁位至西南方，可能会疾病缠身，可能在头部左侧或一条腿或受伤流血而得病。（原文缺佚，据文献补）

……

生后七十岁，男岁位至东北方，女岁位至东南方，可能会受到外伤，可能患风湿疼痛。

（2）属相医算

彝族也将十二属相（十二兽）纪年法与年岁八方位推算结合，用于推算衰年。这是彝族医算中最有意义的运用之一，可以推算人体生命过程中以八年为周期的节律性衰弱时间。

衰年，也称为危险年，是彝族人民根据十二属相纪年法所推算出来的生命节律中人体表现衰弱的年份。在这种年份中，人体抗病力下降，容易患病、受伤，伤病后治疗困难且病后不易恢复。而衰年一过，人体又能恢复到正常水平。因此，彝族传统观念主张重视衰年，在衰年中要格外小心，对于小伤病痛也要及时治疗，以免酿成大患或出现生命危险。

衰年的推算方法：按照年岁推算法，男性起始年岁均按生年属相顺序顺时针依次类推，女性起始年岁均按生年属相顺序逆时针依次类推，数到其属相那一方，三十岁之后的那个数就是第一个衰年岁数。在三十岁后，人体生命过程开始出现比较明显的节律，第一个衰年出现在31～38岁之间，此后每隔8年衰年重现一次，而且越来越明显地表现出衰年的特征。

属相	虎	兔	龙	蛇	马	羊	猴	鸡	狗	猪	鼠	牛
衰年	西南	东	西	东北	北	东北	西南	东北	东南	西北	西南	北

根据《彝族医药》记载：不论男女，在61岁时最容易受伤及患上疾病，而且容易出现生命危险，因此61岁那年是固定的危险年，比其他任何岁数都危险。

彝族崇拜虎，因此年岁推算法中以寅虎为首：

虎（Ⅲ）、兔（ϱθ）、龙（丩）、蛇（Ɛ）、马（Ⴙ）、羊（Ɛ）、猴（Ө）、鸡（丬）、狗（Ⴙ）、猪（Ⴙ）、鼠（Ⴙ）、牛（丩）

（3）月相医算

彝族古代天文典籍《土鲁窦吉》记载有"这月亮之女，属于天地间，会动的根源，有明有暗时，贤人观察后，述它有根源。"这表明彝族先民注意月亮圆缺的观测，采用朔望月为周期，属于太阴历范畴。彝族先民认为，人体气血的盛衰与月亮的盈晦有关，运用朔望月节律诊治疾病是以人体生理病理活动节律同月亮盈晦变化相应为基础的。如：

初一，得病者可能出现头痛、时冷时热等症状。

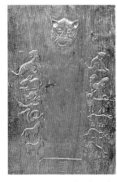

彝族木刻

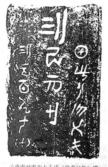

云南南涧虎街土主庙《母虎日历》碑

彝族石碑图文

彝文：ᘓ ᘓ ᘓ ᘓ ᘓ （Ⴙ） ⊕ ᘓ ᘓ

读音：luo ta-shuo lu sha mu Achi nuo an a-nu

la拉 它烁 鲁 沙 木 阿乐 懦 安 阿怒

字义：虎 兔 龙 蛇 马 羊 猴 鸡 狗

ᘓ ᘓ ᘓ

wei hang-ni hong

维 杭 你 哄

猪 鼠 牛 （读音按古音，同日常语音有出入）

彝语十二属相音义

初二，得病者可能出现头痛、胡说、四肢无力、心悸等症状。

初三，得病者可能出现头痛、颈椎痛、不想进食等症状。

初四，得病者可能出现四肢无力、晕沉、不想进食等症状。

初五，得病者可能出现病情时好时坏等症状。

初六，得病者可能出现头痛等症状。

初七，得病者可能出现心烦、四肢酸痛、病情时好时坏等症状。

初八，得病者可能出现下肢酸痛、无力，手脚麻木，病情时好时坏等症状。

初九，得病者可能出现心烦、四肢麻木等症状。

初十，得病者可能出现头晕、头痛，病情时好时坏等症状。

十一，得病者可能出现上半身热、下半身冷，不想进食等症状。

十二，得病者可能出现心烦、四肢麻木等症状。

十三，得病者可能出现病情不稳定等症状。

十四，得病者可能出现手脚冰凉、心烦等症状。

十五，得病者可能出现病情不稳定等症状。

十六，得病者可能出现头痛，四肢酸痛、麻木等症状。

十七，得病者可能出现头痛、手脚烫、不想进食、肝及肺部疼痛等症状。

十八，得病者可能出现晕眠不醒、腰酸背痛、心烦意乱、不想进食等症状。

十九，得病者可能出现上半身热、下半身冷，头痛，不想进食等症状。

二十，得病者可能出现病情加重等症状。

二十一，得病者可能出现腰部的疾病。

二十二，得病者可能出现四肢冰凉、酸痛、麻木等症状。

二十三，得病者可能出现头痛等症状。

二十四，得病者可能出现病情逐渐加重、疼痛难忍等症状。

二十五，得病者可能出现病情时好时坏等症状。

二十六，得病者可能出现头痛、病情时好时坏等症状。

二十七，得病者可能出现头痛、胡说、腰酸背痛、想伸背腰、心烦等症状。

二十八，得病者可能出现胸闷、侧身疼痛等症状。

二十九，得病者可能出现四肢痛等症状。

三十，得病者可能出现头痛、胸口痛、心烦、不想进食等症状。

第二十三章
彝药代表性品种

《中国民族药辞典》收载了全国53个少数民族常用药材7 736种，其中彝族药有1 272种，包括1 111种植物药、143种动物药和18种矿物药。植物药中，草本占63%，木本占29%，藤本占7%，其他占1%。动物药的种类涉及14纲，其中数量最多的是哺乳纲，占34%；其次是昆虫纲，占18%；再次是鸟纲，占16%。

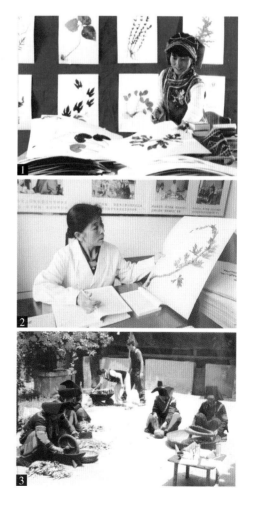

1. 彝医药传承人阿子阿越正在制作彝药标本
2. 彝医药传承人阿子阿越正在进行彝药研究
3. 彝药药材的炮制

1. 三七（彝药名：沙此）

【植物基原】五加科植物三七

【药用部位】干燥根和根茎

【功能与主治】散瘀止血，消肿定痛。用于咯血，吐血，衄血，便血，崩漏，外伤出血，胸腹刺痛，跌扑肿痛。

【注意事项】孕妇慎用。

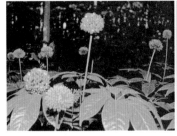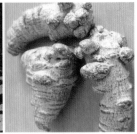

2. 重楼（彝药名：麻补）

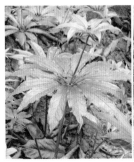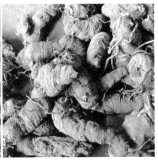

【植物基原】百合科植物云南重楼

【药用部位】干燥根茎

【功能与主治】清热解毒，消肿止痛，凉肝定惊。用于疔疮痈肿，咽喉肿痛，蛇虫咬伤，跌扑伤痛，惊风抽搐。

【注意事项】有小毒。

3. 灯盏细辛（彝药名：改都诺起）

【植物基原】菊科植物短葶飞蓬

【药用部位】干燥全草

【功能与主治】活血通络止痛，祛风散寒。用于中风偏瘫，胸痹心痛，风湿痹痛，头痛，牙痛。

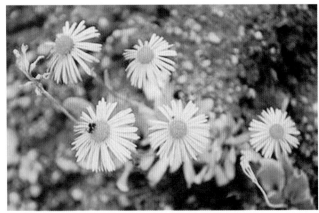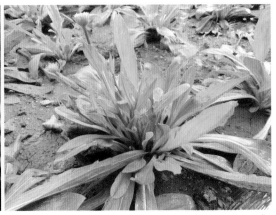

4. 大将军（彝药名：丫椰）

【植物基原】半边莲科密花山梗菜

【药用部位】干燥全草

【功能与主治】消炎，止痛，解毒，祛风，杀虫。用于颈淋巴结核，无名肿毒，痈疽恶疮。

【注意事项】有毒。

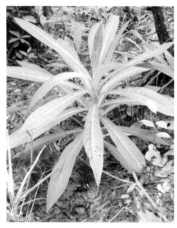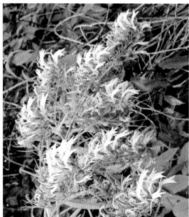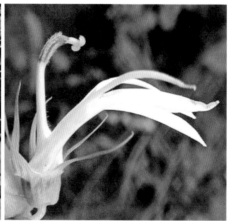

5. 蜘蛛香（彝药名：姆伯色）

【植物基原】败酱科植物蜘蛛香

【药用部位】干燥根和根茎

【功能与主治】理气健脾，止痛止泻，祛风除湿。用于消化不良，脘腹胀痛，羸弱消瘦，病后体虚，泄泻，疳积，风湿痹痛。

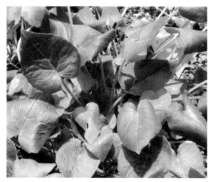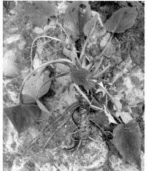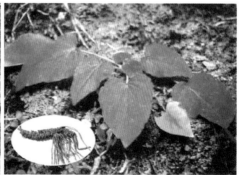

6. 青阳参（彝药名：期夺齐）

【植物基原】萝藦科青羊参

【药用部位】干燥根

【功能与主治】强筋健骨，健脾和胃，祛风解痉。用于腰膝酸软，筋骨疼痛，食欲不振，癫痫，小儿惊风。

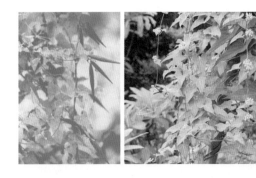

7. 五气朝阳草（彝药名：纪朋诗）

【植物基原】蔷薇科植物柔毛路边青

【药用部位】干燥全草

【功能与主治】益气补血，健脾，养阴，止咳化痰，安神定志。用于心悸失眠，腰膝酸痛，咳嗽气喘，纳呆食少，产后体虚，带下，干血劳。

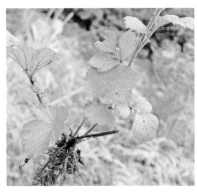
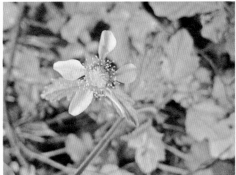
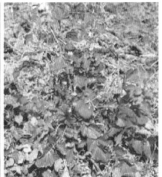

8. 羊耳菊（彝药名：迟糯旱维）

【植物基原】菊科羊耳菊

【药用部位】干燥全草

【功能与主治】理气运脾，祛风解毒。用于食积不化，脘胁疼痛，肺痈喘咳，风热感冒，咽喉肿痛，肝胆疾患，风湿疼痛，牙痛，痈疮疔毒。

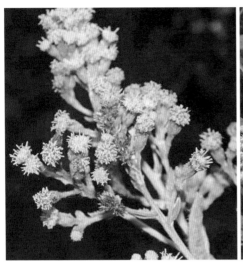 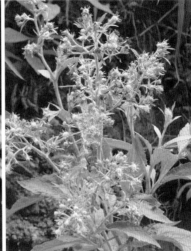 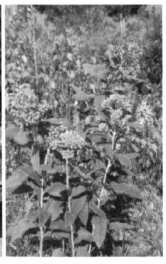

9. 石椒草（彝药名：迟马宗）

【植物基原】芸香科植物石椒草

【药用部位】干燥全草

【功能与主治】疏风解表，行气止痛，清热利湿。用于外感风邪，咽喉肿痛，口腔溃疡，脘腹胀痛，胁痛，膀胱湿热，尿急尿痛、淋漓不尽，皮肤瘙痒。

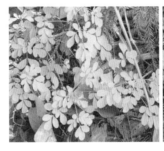 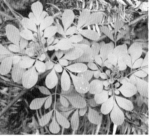

10. 洗碗叶（彝药名：勒豁）

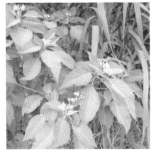 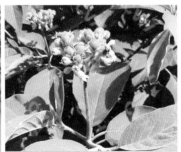

【植物基原】茄科植物野茄树

【药用部位】干燥根、茎、叶

【功能与主治】凉血止血，清热解毒。用于外感热病，口腔炎，咽炎，支气管炎，皮肤疮疡。

【注意事项】有小毒。

11. 响铃草（彝药名：衣多来着）

【植物基原】豆科植物假地蓝

【药用部位】干燥全草

【功能与主治】清热利湿，滋肾养肝，止咳化痰。用于热淋，耳鸣耳聋，痰热咳嗽，牙龈肿痛，腰膝疼痛，赤白带下，小儿疳积。

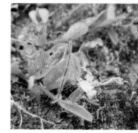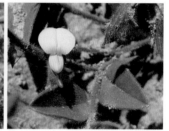

12. 五爪金龙（彝药名：窝达赊鲁）

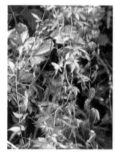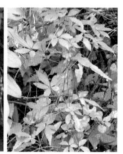

【植物基原】葡萄科植物毛狭叶崖爬藤

【药用部位】干燥全株

【功能与主治】活血通络，祛风除湿，接骨续筋。用于风寒湿痹，四肢麻木，跌打损伤，瘀血肿痛，骨折。

13. 万寿竹（彝药名：抗奢莫）

【植物基原】百合科植物万寿竹

【药用部位】干燥全草

【功能与主治】益气养阴，润肺止咳，养血活络。用于肺燥咳嗽，阴虚潮热，盗汗，痛经，产后体虚，风湿疼痛。

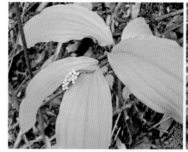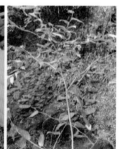

14. 千针万线草根（彝药名：菊恩诗）

【植物基原】石竹科植物云南繁缕

【药用部位】干燥根

【功能与主治】益气养血，健脾益肾。用于气血虚弱，精神委顿，头晕心慌，腰膝酸软，遗精早泄，月经不调。

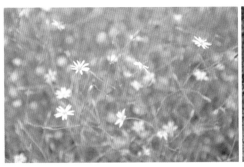
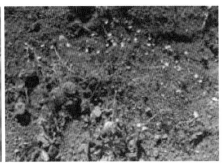

15. 大黑药（彝药名：纳莫齐）

【植物基原】菊科植物翼茎旋复花

【药用部位】干燥根

【功能与主治】益气健脾，补养肝肾。用于病后体虚，心悸怔忡，头昏眩晕咳嗽气短，失眠耳鸣，纳谷不馨；产后虚弱带下。

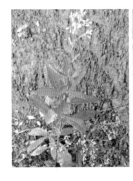
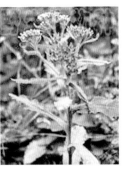

16. 小红参（彝药名：乃佐色）

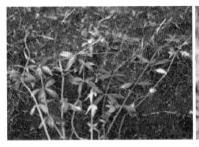
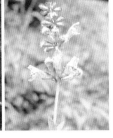

【植物基原】茜草科植物紫参

【药用部位】干燥根及根茎

【功能与主治】活血养血，祛瘀生新。用于痛经，闭经，产后恶露不尽，黄褐斑，不孕症，跌打损伤，四肢麻木，关节肿痛，风湿疼痛，咳嗽气喘，头昏头疼，胃脘痛，心烦失眠。

17. 小铜锤（彝药名：米卓摸）

【植物基原】桔梗科植物铜锤玉带草

【药用部位】干燥全草

【功能与主治】行气活血，化瘀止痛。用于跌打损伤，瘀血肿痛，闪腰岔气，劳伤尿血，肝脾肿大，月经不调，赤白带下，乳痈。

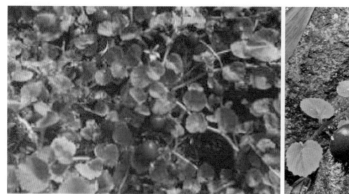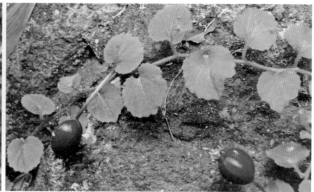

18. 山百部（彝药名：醋期诗）

【植物基原】白鹤科植物短梗天门冬

【药用部位】干燥块根

【功能与主治】养阴生津，润肺止咳。用于躁热咳嗽，咽喉不利，肺痨骨蒸。

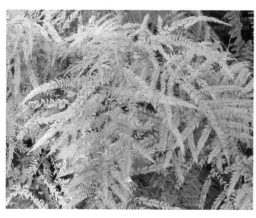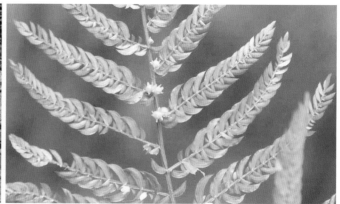

19. 山槟榔（彝药名：米铺鲁）

【植物基原】唇形科植物鸡脚参

【药用部位】干燥根

【功能与主治】健脾化积，祛风除湿。用于虫积食积，纳呆食少，风湿疼痛。

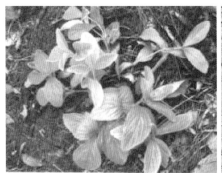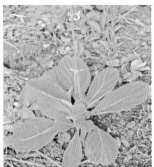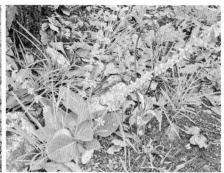

20. 马尾黄连（彝药名：姆前考）

【植物基原】毛茛科植物多叶唐松草

【药用部位】干燥根及根茎

【功能与主治】泻火解毒，燥湿止痒。用于咽喉肿痛，赤白痢疾，腹痛腹泻，风火眼疾，耳漏流脓，湿疹疮疡。

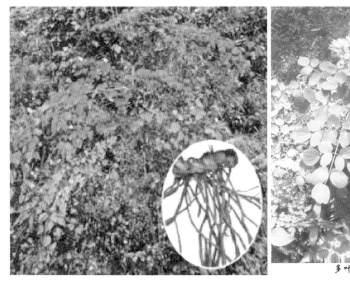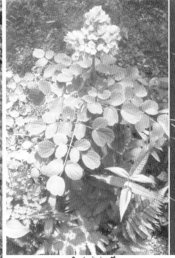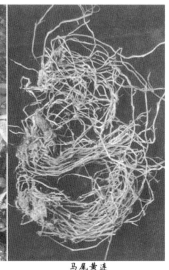

多叶唐松草　　　　　　马尾黄连

21. 双参（彝药名：则色）

【植物基原】川续断科植物双参

【药用部位】干燥块根

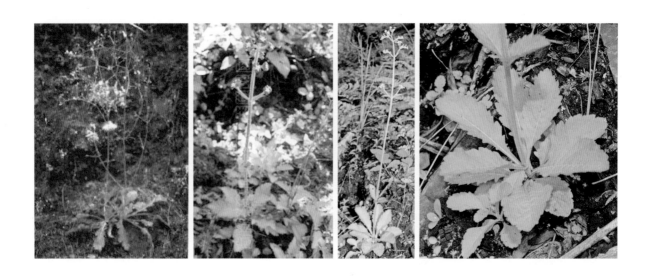

【功能与主治】益肾养肝，健脾宁心。用于肝肾亏虚，腰膝酸软，头晕乏力，不育不孕，月经不调，心悸失眠。

22. 心不干（彝药名：自直多）

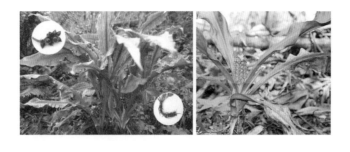

【植物基原】百合科植物开口箭

【药用部位】干燥根茎

【功能与主治】活血止痛，软坚散结，止咳化痰。用于胃脘疼痛，肠胃溃疡，感冒咳嗽，癥瘕积聚，风湿关节疼痛，外伤肿痛。

23. 心慌藤（彝药名：尼租牛）

【植物基原】毛茛科植物钝萼铁线莲

【药用部位】干燥地上部分

【功能与主治】宁心安神，利水消肿，祛风止痒。用于心悸怔忡，水肿病，小便不利，瘀血停滞，皮肤瘙痒。

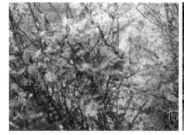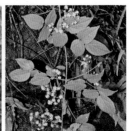

24. 火升麻（彝药名：恩乃诗）

【植物基原】菊科植物华泽兰

【药用部位】干燥全草

【功能与主治】祛风解表，活血调经，凉血解毒。用于风热感冒，消化不良，痛经，皮肤瘙痒，疮疡肿毒，跌打损伤。

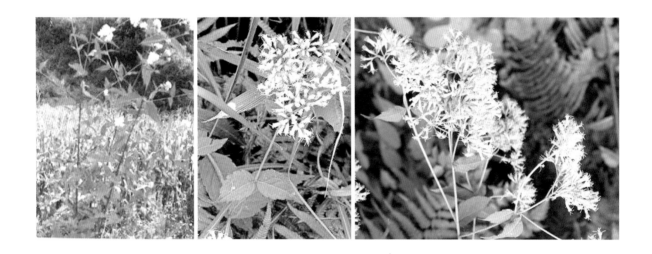

25. 火把花根（彝药名：多争唯）

【植物基原】卫矛科植物昆明山海棠

【药用部位】干燥根

【功能与主治】祛风除湿，舒筋通络，消肿止痛。用于风寒湿痹，关节肿痛，跌打损伤，红斑狼疮，皮痹瘙痒，骨痨骨疽，睾丸结核。

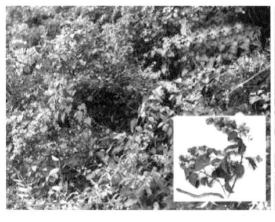
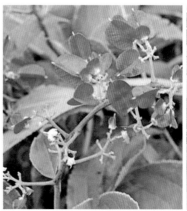
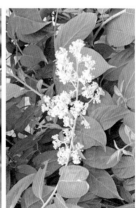

26. 牛蒡根（彝药名：寒鸟节）

【植物基原】菊科植物牛蒡

【药用部位】干燥根

【功能与主治】祛风清热，解毒消肿，理气通便。用于咽喉肿痛，牙龈肿痛，咳嗽痰稠，腹胀便秘，消渴，黄白带下，干血痨，产后少乳，风毒面肿，大头风，疮疡肿毒。

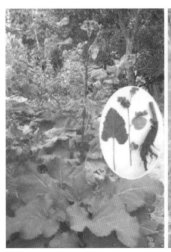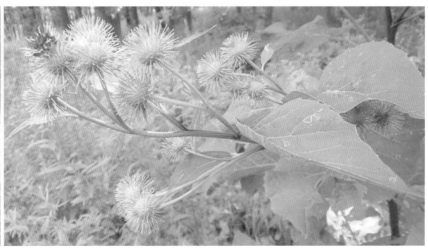

27. 瓦草（彝药名：搞炭诗）

【植物基原】石竹科植物粘萼蝇子草

【药用部位】干燥根

【功能与主治】疏风解表，降逆止咳，利水消黄，止痛。用于气促咳喘，咳嗽痰多，湿热发黄，胃痛，小便不利，砂石热淋，风湿骨痛，疮疖肿痛，外伤疼痛。

【注意事项】孕妇慎用。

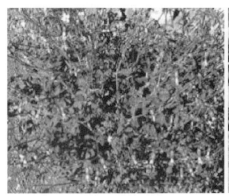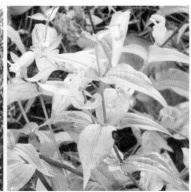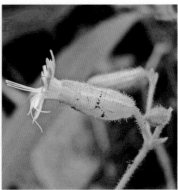

28. 叶上花（彝药名：帕炭唯）

【植物基原】山茱萸科植物须弥青荚叶

【药用部位】干燥全株

【功能与主治】活血通络，消肿止痛，接骨续筋，益气升陷。用于跌打损伤，骨折，半身不遂，风湿麻木，腰腿疼痛，子宫脱垂，脱肛，久咳喘息。

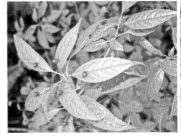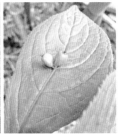

29. 叶下花（彝药名：帕陶唯）

【植物基原】菊科植物白背兔耳风

【药用部位】干燥全草

【功能与主治】活血化瘀，消肿止痛，止咳平喘。用于跌打损伤，骨折，风湿疼痛，虚劳咳喘，妇女干血痨，不孕症。

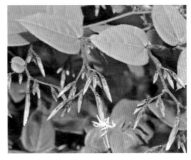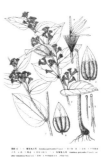

30. 四块瓦（彝药名：好哩派）

【植物基原】金粟兰科植物全缘金粟兰

【药用部位】干燥根及根茎

【功能与主治】祛风散寒，消肿止痛。用于风寒感冒，头身疼痛，胃脘疼痛，风湿痹证，跌打损伤，少腹疼痛，赤白带下。

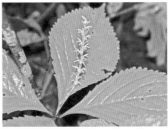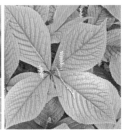

31. 玉葡萄根（彝药名：万初牛）

【植物基原】葡萄科植物三裂蛇葡萄

【药用部位】干燥根

【功能与主治】散瘀止痛，接骨续筋，祛腐生新，清

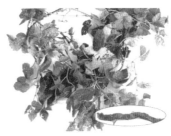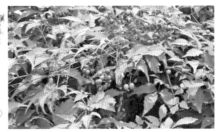

热解毒。用于跌打损伤，骨折，烧伤，烫伤，肠炎腹泻，尿涩尿痛，小便淋沥。

32. 红药子（彝药名：乃齐猛）

【植物基原】蓼科植物毛脉蓼

【药用部位】干燥块根

【功能与主治】活血止痛，止血，止利。用于泄泻，痢疾，腹痛；吐血，下血；妇人产后腹痛，崩漏；跌打损伤。

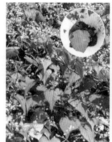
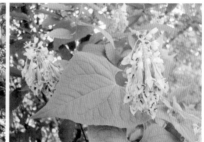

33. 红紫珠（彝药名：鲁则骚）

【植物基原】马鞭草科植物红紫珠

【药用部位】干燥全株

【功能与主治】散瘀止血，凉血解毒，祛风除湿。用于衄血，咯血，吐血，便血，尿血，紫癜，崩漏，创伤出血，外感风热，疮疡肿痛。

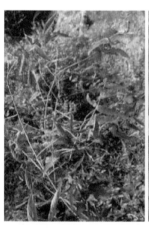
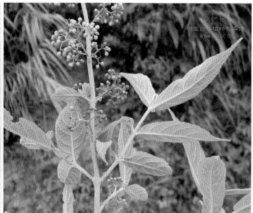
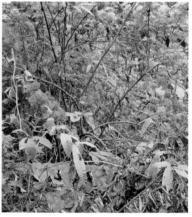

34. 羊角天麻（彝药名：苗笛哩）

【植物基原】槭树科植物羊角天麻

【药用部位】干燥根

【功能与主治】清热解毒，消肿止痛。用于肺热咳嗽，痄腮，乳痈，疔疮肿毒。

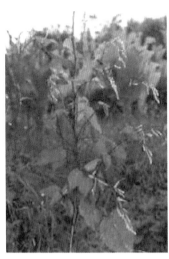
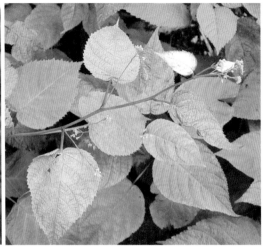
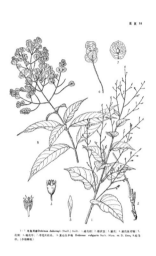

35. 丽江山慈菇（彝药名：纹白博恩）

【植物基原】百合科植物山慈菇

【药用部位】干燥球茎

【功能与主治】清热解毒，消肿散结。用于痛风，手足关节红肿疼痛，疮疡肿毒，瘰疬结核；虫蛇咬伤。

【注意事项】孕妇禁用，儿童慎用。

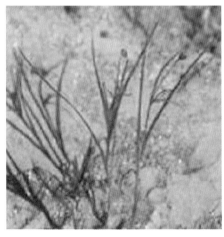
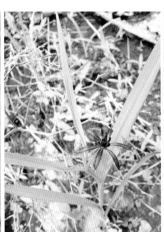
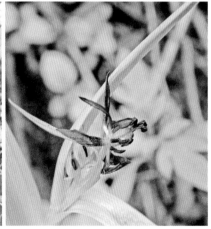

36. 鸡根（彝药名：呀节）

【植物基原】远志科植物黄花远志

【药用部位】干燥根及根茎

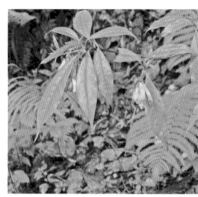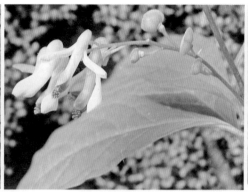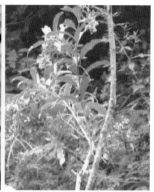

【功能与主治】益气养阴，补肾健脾，祛风除湿。用于病后体虚，产后虚弱，乳汁不足，带下，月经不调，久咳不止，肺痨，夜尿频数，失眠，风湿疼痛。

37. 法落海（彝药名：呗黑夺）

【植物基原】伞形科植物法落海

【药用部位】干燥根

【功能与主治】祛风散寒，温经止痛。用于外感风寒，咳嗽，头身疼痛，脘腹冷痛，痛经，关节冷痛，跌打损伤。

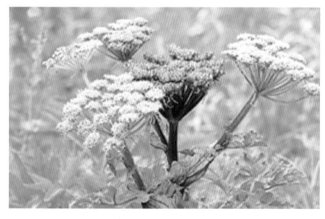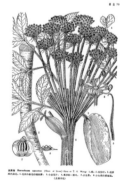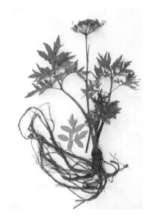

38. 虎掌草（彝药名：罗浪诗）

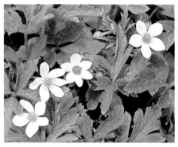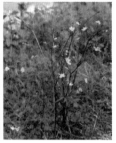

【植物基原】毛茛科植物草玉梅

【药用部位】干燥根

【功能与主治】清热解毒，止咳祛痰，利湿消黄，消痞散结。用于咽喉肿痛，咳嗽痰多，湿热黄疸，胃痛，泄泻，牙痛，痄腮，瘰疬，疮疡肿毒。

39. 金铁锁（彝药名：赊贤卓）

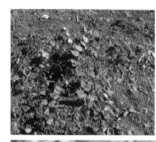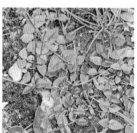
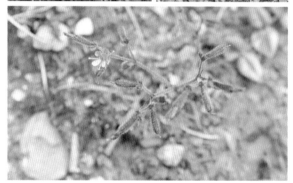

【植物基原】石竹科植物金铁锁

【药用部位】干燥全草

【功能与主治】活血通络，散瘀止痛，去腐生肌。用于跌打损伤，刀枪伤，筋骨疼痛，头面疼痛，风湿痹痛，疮疡肿毒。

【注意事项】孕妇、儿童慎用。

40. 金蒿枝（彝药名：阿卡）

【植物基原】菊科植物熊胆草

【药用部位】干燥全草

【功能与主治】泻火解毒，清利湿热，通腑降逆。用于湿热黄疸，肺热咳嗽，咽痛乳蛾，口舌生疮，牙龈肿痛，大便秘结，痈疡溃烂，水火烫伤。

【注意事项】孕妇、肝肾功能不全者、腹泻者忌用。

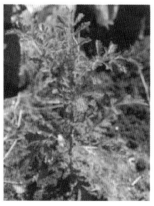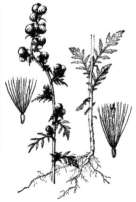

41. 鱼屋利（彝药名：依抗齐）

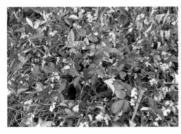 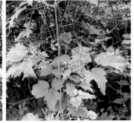

【植物基原】毛茛科植物钝齿铁线莲

【药用部位】干燥地上部分

【功能与主治】清热利尿，行气通淋。用于膀胱实热，尿急尿痛，淋漓不尽，牙龈肿痛。

42. 鱼眼草（彝药名：我梅诗）

【植物基原】菊科植物小鱼眼草

【药用部位】干燥全草

【功能与主治】清热利湿，凉血解毒，退热止咳。用于肝胆湿热，食积腹痛，湿热下利，发热咳嗽，咽喉肿痛，口腔溃疡，鹅口疮，乳痈，小儿腹泻，虫蛇咬伤。

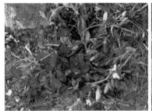 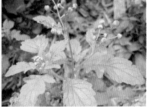

43. 草血竭（彝药名：多都莫）

【植物基原】蓼科植物草血竭

【药用部位】干燥根茎

【功能与主治】行气活血，智通止泻。用于气滞食积，胃脘疼痛，泄泻痢疾，骨节疼痛，屈伸不利，闭经痛经，疮疡肿毒，外伤出血。

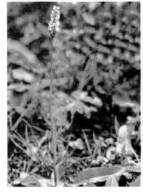 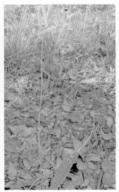 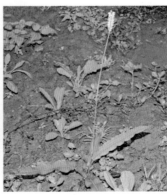 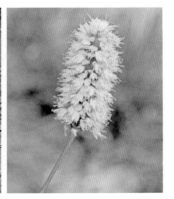

44. 真金草（彝药名：赊者诗）

【植物基原】菊科植物艾纳香

【药用部位】干燥地上部分

【功能与主治】行气开窍，舒筋通络，祛风解表。用于中风昏迷，中暑，风热感冒，膨胀，风湿痹痛，皮肤瘙痒。

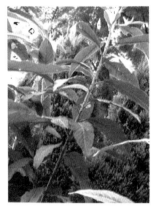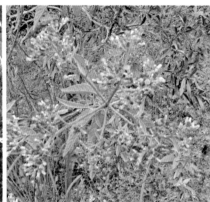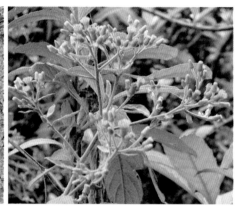

45. 臭灵丹草（彝药名：帕乃贝）

【植物基原】菊科植物翼齿六棱菊

【药用部位】干燥地上部分

【功能与主治】清热解毒，止咳祛痰。用于风热感冒，咽喉肿痛，肺热咳嗽，风火牙痛。

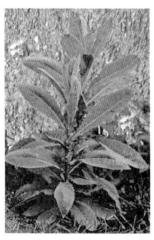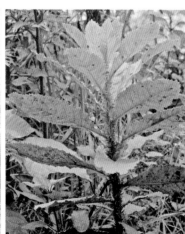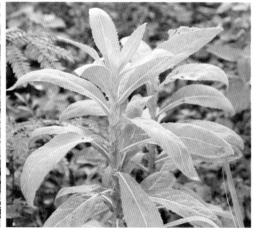

46. 臭牡丹（彝药名：吸吃基）

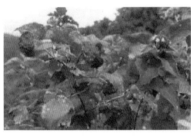 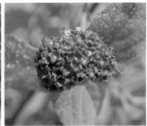

【植物基原】马鞭草科植物滇常山

【药用部位】干燥全株

【功能与主治】益气升阳，健脾化湿，祛风止痒。用于子宫脱垂，脱肛，疝气，遗尿，带下，脾虚中满，皮肤瘙痒。

47. 透骨草（彝药名：借麦凶）

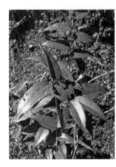 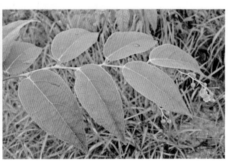

【植物基原】杜鹃花科植物滇白珠

【药用部位】干燥地上部分

【功能与主治】祛风除湿，活血通络，散寒止痛，祛痰平喘。用于风湿痹痛，手足麻木，跌打损伤，瘀血肿痛，胃脘冷痛，外感风寒，咳嗽哮喘，痛经，闭经。

48. 通关藤（彝药名：把散牛）

【植物基原】萝藦科植物通关藤

【药用部位】干燥茎

【功能与主治】滋阴润肺，止咳平喘，活血通络。用于久咳久喘，风湿肿痛，产后乳汁不通，疮疡，肿块。

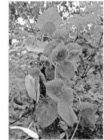 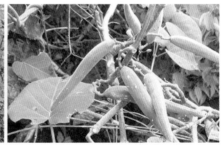

49. 菊三七（彝药名：笨陶绝）

【植物基原】菊科植物菊三七

【药用部位】干燥块根

【功能与主治】祛风除湿，散瘀消肿，止痛止血。用于风湿疼痛，跌打损伤，吐血，衄血，便血，崩漏，疮疖痈肿。

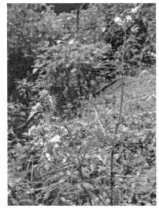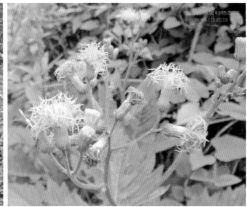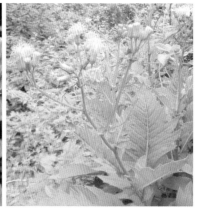

50. 野拔子（彝药名：阿能抛）

【植物基原】唇形科植物野拔子

【药用部位】干燥地上部分

【功能与主治】祛风解表，和胃化浊。用于外感风寒夹湿，头身疼痛，食积不化，脘腹胀闷，腹痛下痢，虫蛇咬伤。

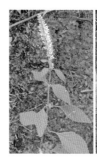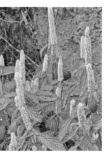

51. 续骨木（彝药名：恩赞锡）

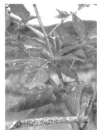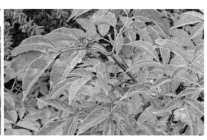

【植物基原】忍冬科植物接骨木

【药用部位】干燥茎、叶

【功能与主治】接骨续筋，消肿止痛。用于骨折，跌打损伤，风湿疼痛，腰痛，肾病水肿，皮肤瘙痒。

52. 黄藁本（彝药名：乌诺齐）

【植物基原】伞形科植物滇芹

【药用部位】干燥地上部分

【功能与主治】祛风止痛，行气消食。用于头风痛，风寒感冒，头痛咳嗽，肩背疼痛，食积腹胀。

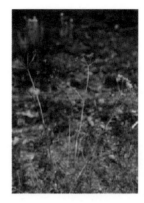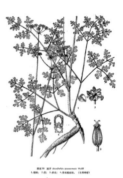

53. 滇八角枫（彝药名：海起帕）

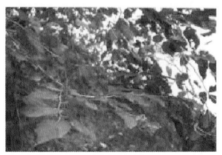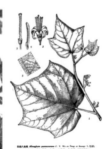

【植物基原】八角枫科植物云南八角枫

【药用部位】干燥细根及须根

【功能与主治】祛风除湿，散寒止痛，化瘀通络。用于风湿痹痛，四肢麻木，半身不遂，跌打损伤。

54. 滇老鹳草（彝药名：鹅起诗）

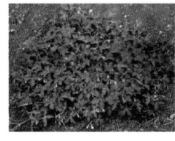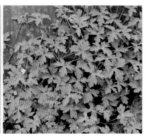

【植物基原】牻牛儿苗科植物五叶草

【药用部位】干燥地上部分

【功能与主治】活血解毒，止泻止血，利尿通淋。用于眼痛咳嗽，风火牙痛，腹泻，风湿痹痛，跌打损伤，小便不利，崩漏下血，疮痈肿痛，虫蛇咬伤。

55. 樟木根（彝药名：莫捻骚节）

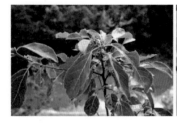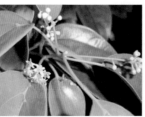

【植物基原】樟科植物黄樟

【药用部位】干燥根

【功能与主治】温中散寒，燥湿运

脾，行气止痛。用于食积不化，脘腹胀满，冷痛，风寒感冒，头身疼痛。

56. 土玄参（彝药名：期喜景）

【植物基原】紫草科植物琉璃草

【药用部位】干燥根

【功能与主治】利水，通淋，清热利湿。用于肾病水肿，小便不利，妇女赤白带下，小儿阴虚发热。

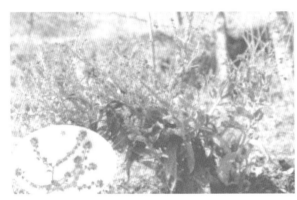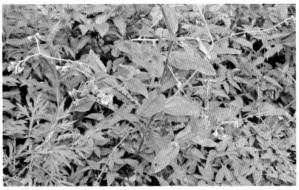

57. 土麻黄（彝药名：窝斋斋）

【植物基原】蓼科植物戟叶酸模

【药用部位】干燥全草

【功能与主治】发汗解表，宣肺止咳，利水消肿。用于风寒感冒，咳嗽，风湿痹痛，小便不利，水肿，漆疮。

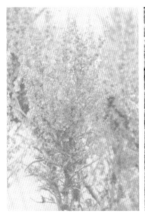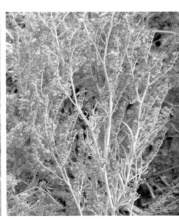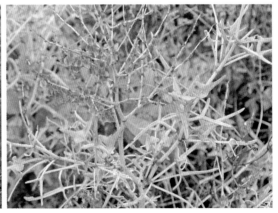

58. 土黄芪（彝药名：拉纪宗维）

【植物基原】锦葵科植物野葵

【药用部位】干燥根

【功能与主治】益气健脾，托脓生肌。用于乏力自汗；痈疮托脓，疮疡溃烂久不收口；产后胞衣不下，通乳。

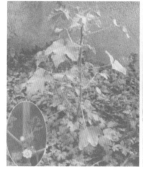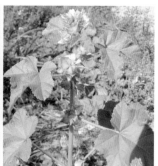

59. 大寒药（彝药名：堵乌维）

【植物基原】川续断科植物裂叶翼首花

【药用部位】干燥根

【功能与主治】清热解表，行气止痛。用于外感风热，脘腹胀满疼痛。

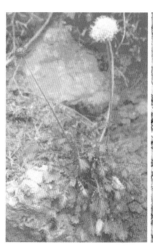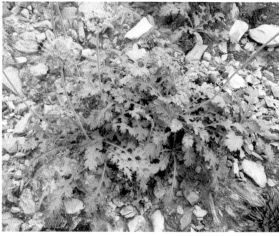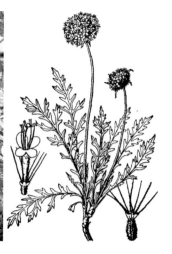

60. 小白薇（彝药名：阿科牛）

【植物基原】萝藦科植物云南娃儿藤

【药用部位】干燥根及根茎

【功能与主治】清热活血，散瘀止痛。同于跌打损伤，瘀血肿痛，阴虚发热。

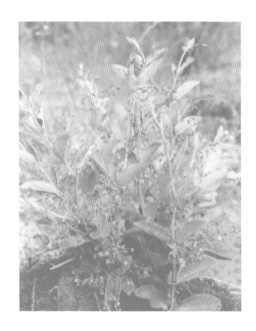
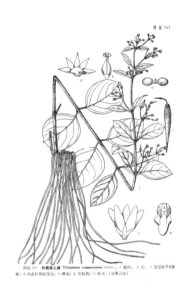
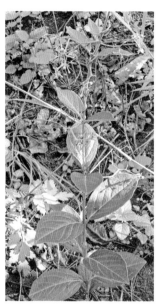

61. 小红藤（彝药名：方达蛸）

【植物基原】葡萄科植物崖爬藤

【药用部位】干燥藤茎

【功能与主治】活血通络，接骨续筋，清热凉血。用于跌打损伤，骨折脱臼，创口不收，咽喉肿痛，尿中带血。

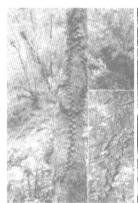
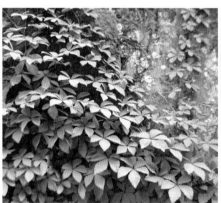
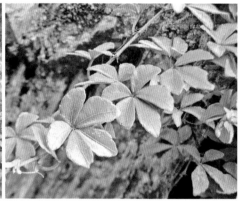

62. 山玉兰花（彝药名：柴增帕维）

【植物基原】木兰科植物山玉兰

【药用部位】干燥花及花蕾

【功能与主治】理气和胃，行气消食，止咳化痰。用于脘腹胀满，大便秘结，咳嗽多痰。

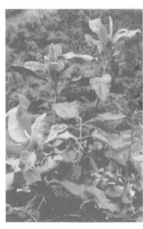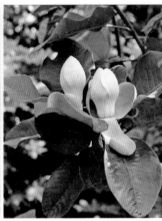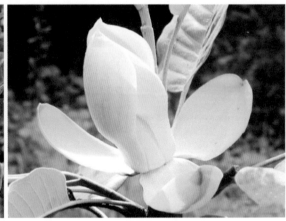

63. 山塔蔗（彝药名：依波）

【植物基原】柿科植物岩柿

【药用部位】干燥成熟果实

【功能与主治】收敛止血，止痢，健脾和胃。用于呕血，便血，赤白下痢，崩漏，纳呆食少。

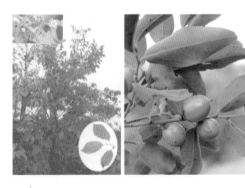

64. 飞龙掌血茎（彝药名：奢载）

【植物基原】芸香科植物飞龙掌血

【药用部位】干燥茎

【功能与主治】活血止痛，祛风散寒。用于胃脘疼痛，腰痛，寒湿痹痛，跌打损伤，皮肤瘙痒。

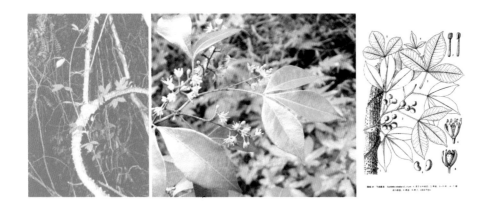

65. 五香血藤（彝药名：俄培牛）

【植物基原】木兰科植物南五味子

【药用部位】干燥藤茎

【功能与主治】舒筋活血，温经止痛。用于肝肾虚弱，腰膝酸软，风湿疼痛，跌打损伤，痛经，月经不调，脘腹冷痛。

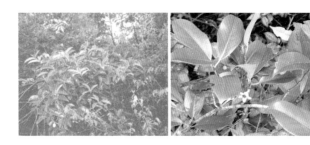

66. 午香草（彝药名：窝蛸诗）

【植物基原】菊科植物粘毛香青

【药用部位】干燥全草

【功能与主治】祛风散寒，止咳化痰，和胃止泻。用于风寒感冒，咳嗽多痰，咽痛，腹胀腹痛，泄泻，痢疾。

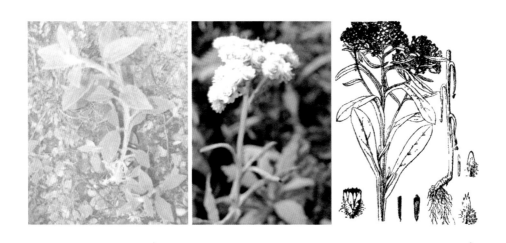

67. 少花龙葵（彝药名：姆纠截）

【植物基原】茄科植物少花龙葵

【药用部位】干燥全草

【功能与主治】清热利湿，散瘀止痛。用于妇女带下，月经不调，瘀血腹痛；热淋，石淋。

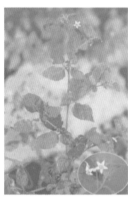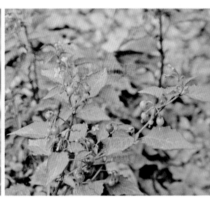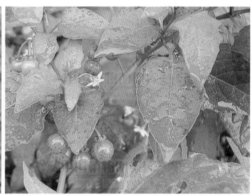

68. 木锥根（彝药名：姆图惰维）

【植物基原】唇形科植物白毛火把花

【药用部位】干燥根及根茎

【功能与主治】清热解毒，疏肝利胆，止咳化痰。用于胁腹疼痛，咳嗽多痰。

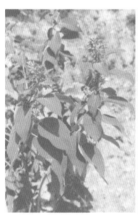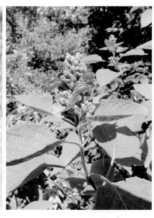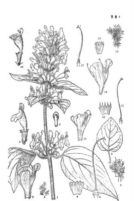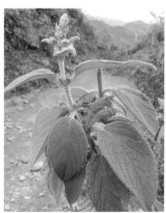

69. 毛丁白头翁（彝药名：念资咪）

【植物基原】菊科植物毛花大丁草

【药用部位】干燥全草

【功能与主治】宣肺止咳，清热利湿，活血止带。用于伤风咳嗽，哮喘；产后腹痛，恶露不尽，带下阴痒；痢疾，腹泻；疟腮，荨麻疹。

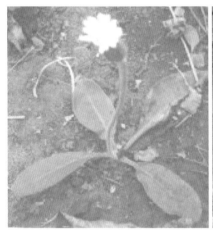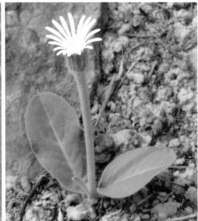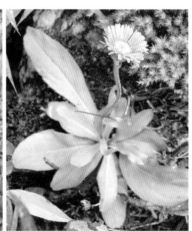

70. 水金凤（彝药名：矣奢基）

【植物基原】凤仙花科植物滇水金凤

【药用部位】干燥全草

【功能与主治】清热解毒，舒筋活血，化骨软坚。用于月经不调，痛经，闭经；风湿痹痛，疮疡肿毒，皮肤瘙痒；鱼刺卡喉，骨鲠。

【注意事项】孕妇忌用。

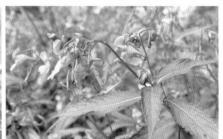

71. 牛嗓管（彝药名：尼曲显补）

【植物基原】五加科植物穗序鹅掌柴

【药用部位】干燥茎枝及叶

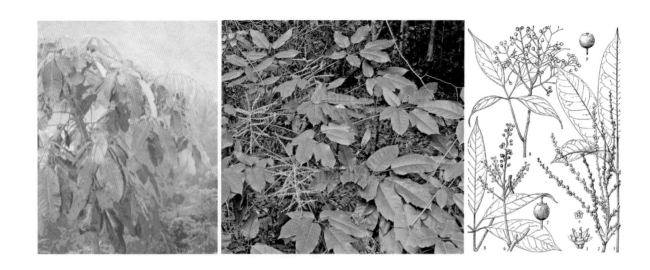

【功能与主治】清热利湿，舒筋活络，止咳，消肿。用于顿挫腰痛，腰肌劳损，肺热咳嗽，肾性水肿。

72. 仙人掌（彝药名：窝尼瑙包帕）

【植物基原】仙人掌科植物仙人掌

【药用部位】干燥茎

【功能与主治】清热解毒，消肿散结。用于肺热咳嗽，发热不退，疟腮，乳痛，疮疡肿毒，烧烫伤。

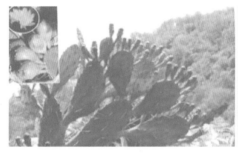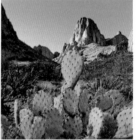

73. 半架牛（彝药名：尼其牛）

【植物基原】萝摩科植物古钩藤

【药用部位】干燥根

【功能与主治】清火解毒，行血破瘀。用于风热目赤，风火牙痛，疟腮，疮疡疥癣；也可用于引产，胞衣不下。

【注意事项】孕妇慎用。

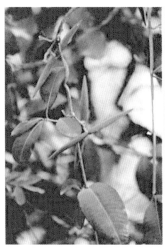 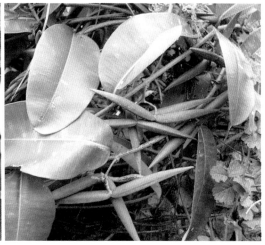 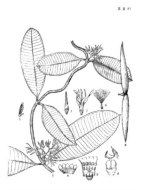

74. 白花丹茎叶（彝药名：维鲁浪酿）

【植物基原】白花丹科植物白花丹

【药用部位】干燥茎、叶

【功能与主治】舒筋活血，消肿止痛，明目。用于风湿关节疼痛，跌打损伤，目障昏光。

【注意事项】孕妇及儿童忌用。

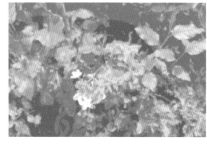 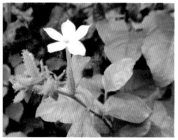

75. 白刺花根（彝药名：考则维）

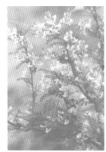 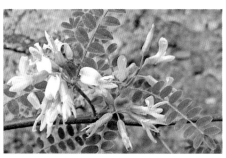

【植物基原】豆科植物白刺花

【药用部位】干燥根

【功能与主治】清热利湿，消积通便，杀虫止痒。用于腹痛腹胀，食积虫积，痢疾；带下阴痒；疥癞疮癣。

76. 白绿叶（彝药名：图尼帕）

【植物基原】胡颓子科植物绿叶胡颓子

【药用部位】干燥茎、叶

【功能与主治】利尿排石，止咳定喘。用于肺痨，咳嗽，肾性水肿，石淋。

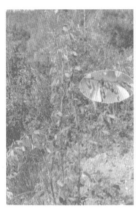 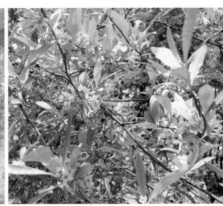 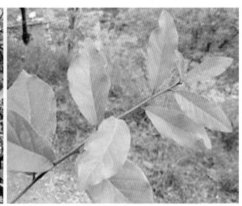

77. 石上仙桃（彝药名：迢吃猛）

【植物基原】兰科植物石仙桃

【药用部位】干燥假鳞茎

【功能与主治】清热生津，润肺止咳，续筋接骨。用于肺燥咳嗽，咽喉肿痛，虚火牙痛；跌打损伤，骨折。

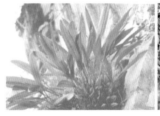 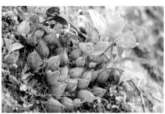

78. 朱砂茎叶（彝药名：嗨旦鲁）

【植物基原】紫金牛科植物硃砂根

【药用部位】干燥茎、叶

【功能与主治】清热宁心，养血活血，利咽明目。用于口糜，咽喉肿痛；胁肋癖痛，视物模糊，心悸失眠；风湿痹痛，跌打损伤。

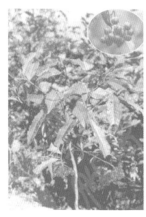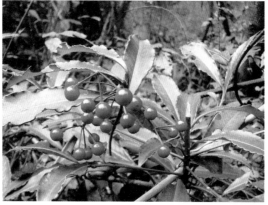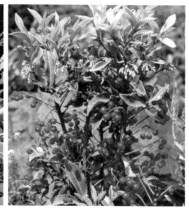

79. 竹叶椒根（彝药名：拉栽景）

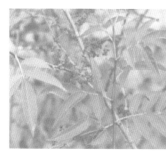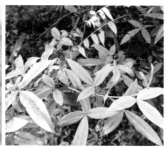

【植物基原】芸香科植物竹叶花椒

【药用部位】干燥根

【功能与主治】温经通络，散寒止痛。用于脘腹冷痛，虫积腹痛，寒湿痹痛，痛经，月经不调。

80. 红山茶花（彝药名：智猛维）

【植物基原】山茶科植物怒江红山茶

【药用部位】干燥花及花蕾

【功能与主治】养血活血，收敛止泻。用于月经不调，痛经，崩漏；腹泻，痢疾；痔疮出血。

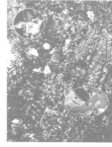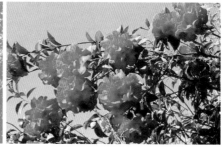

81. 红稗（彝药名：拉乃威）

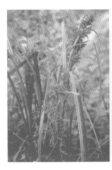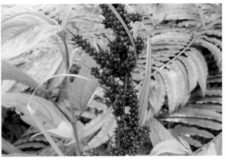

【植物基原】莎草科植物浆果苔草

【药用部位】干燥地上部分

【功能与主治】解表透疹，活血调经。用于小儿麻疹不透；月经不调，痛经，崩漏带下。

82. 两头毛（彝药名：利拉维）

【植物基原】紫葳科植物两头毛

【药用部位】干燥全草

【功能与主治】清热解毒，利湿通淋，舒筋活血。用于口糜，牙龈肿痛，咽喉肿痛，胃脘疼痛，胆石症，风湿痹痛，月经不调。

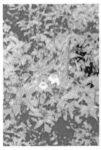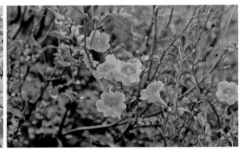

83. 鸡嗉子叶（彝药名：扫者）

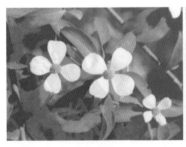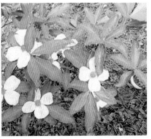

【植物基原】山茱萸科植物头状四照花

【药用部位】干燥叶

【功能与主治】清热利湿，止咳消积。用于肺热咳嗽，胁痛黄疸，小儿疳积，食积虫积，痢疾，稻田皮疹。

84. 明目茶（彝药名：纳景弄）

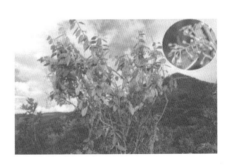

【植物基原】越橘科植物樟叶越橘

【药用部位】干燥枝、叶

【功能与主治】清热养阴，祛风明目，润肠通便，舒筋活络。用于头目眩晕，视物昏花；食积不化；风湿痹痛。

85. 青刺尖（彝药名：尼争扭）

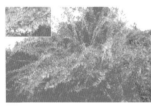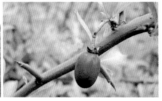

【植物基原】蔷薇科植物扁核木

【药用部位】干燥茎

【功能与主治】清热解毒，散结消肿。用于疳腮，乳痈，疮痈肿痛，痔疮。

86. 青蛇藤（彝药名：恩纳牛）

【植物基原】萝藦科植物青蛇藤

【药用部位】干燥茎、叶

【功能与主治】舒筋活络，散寒除湿。用于寒湿痹痛，四肢麻木，跌打损伤。

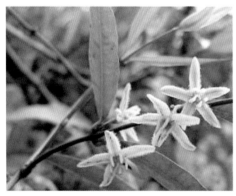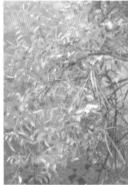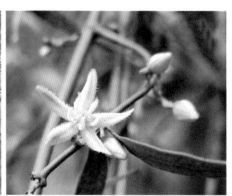

87. 迷迭香（彝药名：明定消）

【植物基原】唇形科植物迷迭香

【药用部位】干燥地上部分

【功能与主治】祛风解表，健脾和胃，理气止痛。用于外感头痛，头风痛，饮食积滞，脘腹胀痛。

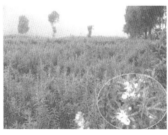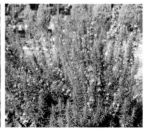

88. 桤（桤）果（彝药名：扫补）

【植物基原】蔷薇科植物云南桤（桤）

【药用部位】干燥果实

【功能与主治】舒筋活络，消食健脾，收敛止痢。用于风湿筋骨疼痛，食积不化，腹泻，痢疾。

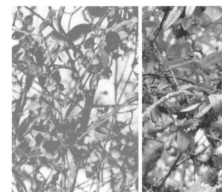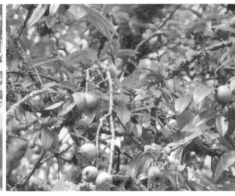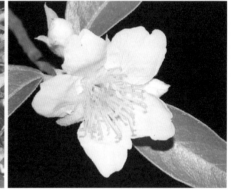

89. 秧草根（彝药名：铺且景）

【植物基原】灯芯草科植物野灯芯草

【药用部位】干燥根及根茎

【功能与主治】清热解表，凉血止血，利水通淋，清心除烦。用于风热感冒，崩漏带下，小便淋涩，心烦失眠。

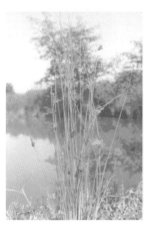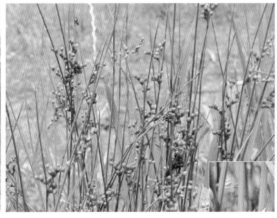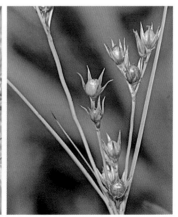

90. 臭皮（彝药名：浪莫争）

【植物基原】海桐花科植物短萼海桐

【药用部位】干燥树皮

【功能与主治】清热解毒，祛风除湿。用于疮疡疥癣，皮肤瘙痒，风湿痹痛。

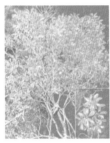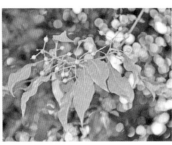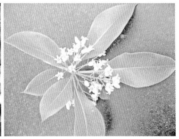

91. 钻地风（彝药名：草老奢景）

【植物基原】蔷薇科植物栽秧泡

【药用部位】干燥根

【功能与主治】舒筋活络，收涩止利。用于腰腿酸痛；慢性腹泻，久痢；带下；黄水疮。

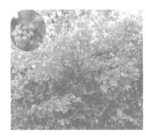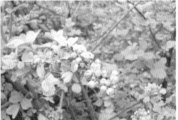

92. 救军粮（彝药名：扫特）

【植物基原】蔷薇科植物窄叶火棘

【药用部位】干燥叶及果实

【功能与主治】健脾和胃，消食止利。用于食积虫积，腹泻，痢疾。

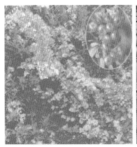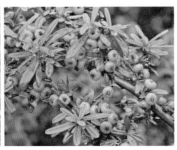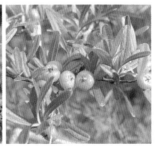

93. 菊状千里光（彝药名：格鲁钵）

【植物基原】菊科植物菊状千里光

【药用部位】干燥全草

【功能与主治】清热解毒，利咽明目，祛风止痒。用于目赤畏光，咽喉肿痛，风热咳嗽，疮疡肿毒，皮肤瘙痒；除小儿胎毒。

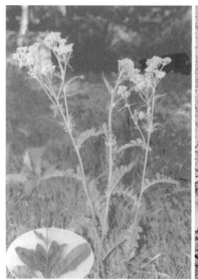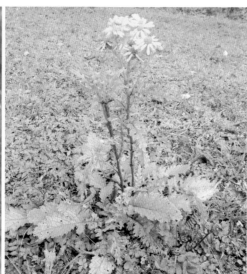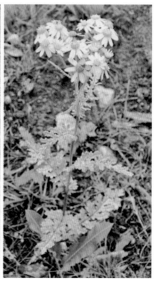

94. 蛇莓（彝药名：奢扪诗）

【植物基原】蔷薇科植物蛇莓

【药用部位】干燥全草

【功能与主治】清热凉血，活血消肿。用于外感热病，疮疡肿毒，虫蛇咬伤，月经不调。

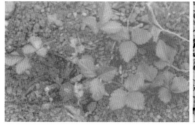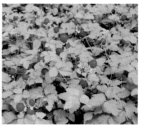

95. 野马桑（彝药名：枝锡）

【植物基原】马桑科植物马桑

【药用部位】干燥茎、叶

【功能与主治】杀虫止痒，镇

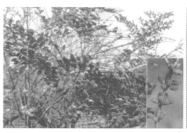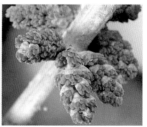

静，止痛。外治用于疥癞疮癣，皮肤瘙痒；内服用于癫狂，风湿痹痛。

【注意事项】在医生指导下用药。孕妇、儿童禁用。

96. 斑鸠窝（彝药名：踩进锡）

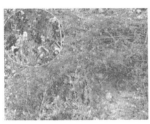 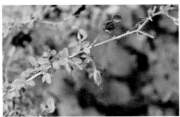

【植物基原】豆科植物小叶三点金

【药用部位】干燥全草

【功能与主治】清热解毒，活血通经，除湿止带。用于月经不调，赤白带下，外阴瘙痒；虚火牙痛。

97. 猴子树（彝药名：阿糯锡）

【植物基原】金缕梅科植物大果马蹄荷

【药用部位】干燥幼枝及叶

【功能与主治】益气健脾，调理肝肾。用于劳伤乏力，身体虚弱，不孕不育。

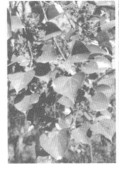 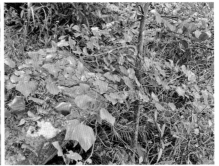

98. 猴子背巾（彝药名：宝抵猛）

【植物基原】黄杨科植物板凳果

【药用部位】干燥全草

【功能与主治】宣肺止咳，益气止血，祛风除湿，活血止痛。用于肺痨咯血，咳嗽；风湿痹痛，肢体麻木；跌打损伤。

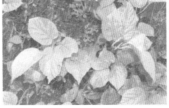 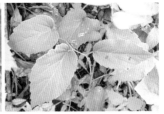

99. 紫茉莉根（彝药名：姆庆维）

【植物基原】紫茉莉科植物紫茉莉

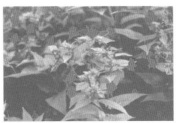 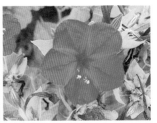

【药用部位】干燥根

【功能与主治】清热利湿，活血消肿。用于乳痈，赤白带下，月经不调；热淋，痈疮肿毒。

100. 酢浆草（彝药名：夏莫斋嘟）

【植物基原】酢浆草科植物酢浆草

【药用部位】干燥全草

【功能与主治】利水止泻，消食和胃，活血止痛。用于肝胆湿热，水泻，饮食积滞；膀胱实热，砂石热淋；风湿痹痛，跌打损伤，瘀血肿痛。

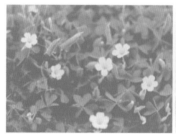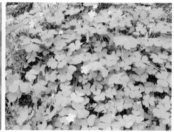

101. 溪黄草（彝药名：哨弄傲）

【植物基原】唇形科植物狭基线纹香茶菜

【药用部位】干燥全草

【功能与主治】清热利湿，活血调经。用于急性黄疸，胁痛，赤白下痢，腹泻；崩漏带下，痛经。

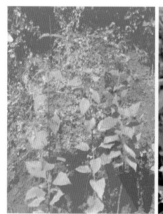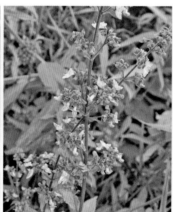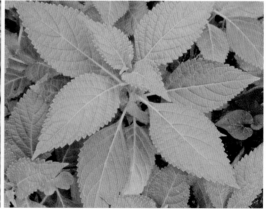

102. 滇丁香（彝药名：蛸派尼）

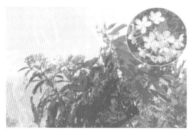 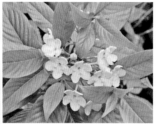

【植物基原】茜草科植物滇丁香

【药用部位】干燥茎、叶

【功能与主治】解表散寒，止咳化痰，调经止痛。用于风寒感冒，咳嗽多痰；月经不调，痛经。

103. 管仲（彝药名：阿糯锡）

【植物基原】蔷薇科植物西南委陵菜

【药用部位】干燥根

【功能与主治】清热止血，收敛止泻。用于食积腹痛，泻利，痢疾，咯血，吐血，衄血，痔疮出血；崩漏，带下，痛经；烧烫伤。

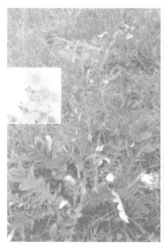 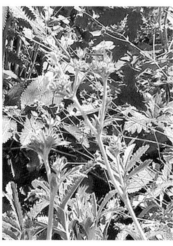 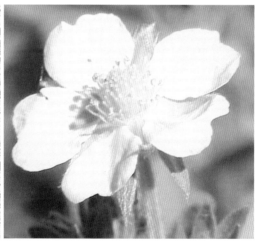

104. 褶叶萱草根（彝药名：奢额傲）

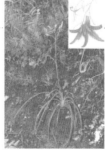 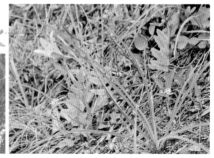

【植物基原】百合科植物折叶萱草

【药用部位】干燥块根

【功能与主治】清热凉血，散结消肿，养阴生津。用于肺痨咳嗽，咯血，衄血，便血，尿血，痔疮出血，瘰疬，乳痈；产后乳汁不通；月经不调。

105.彝大追风（彝药名：乃替没）

【植物基原】忍冬科植物狭落鬼吹箫

【药用部位】干燥地上部分

【功能与主治】清热利湿，活血祛瘀，平喘止咳。用于风热感冒，咳嗽痰喘，热淋，关节肿痛；痔疮；跌打损伤，瘀血肿痛。

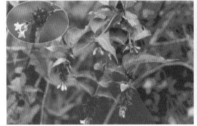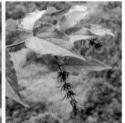

第二十四章
彝药代表性成方制剂

彝药成方制剂是在彝医药理论的指导下，依据彝医传统配方理论形成的固定给药形式，便于控制用药剂量，方便使用、保存和携带。根据国家食品药品监督管理总局2014年发布的《全国九省区民族药质量标准现状调研报告与品种汇编》的记载，彝药成方药有63种。但是目前被列入国家基本药物目录的彝药成方药仅有2种，列入省级基本药物目录的彝药成方药仅有6种，还有大量已经上市的彝药成方药没有在临床上得到充分利用。

彝族先民在长期与疾病作斗争的过程中，利用当地所产的彝药品种，逐步积累起来的用药经验、彝药单方或组方应用实例以及其历史形成和发展的轨迹，在现存的彝族历史文献和医学书籍中仍可看到。先有单味药、鲜品药的使用，如万寿竹，洗净鲜用或晒干备用；土荆芥（彝药名：鼻尼色），阴干备用或鲜用；山海棠治骨折，外用鲜品捣烂敷骨折处。次有两两配用，或与鸡蛋配用，如山海棠润肤，外用榨汁与鸡蛋清调匀涂搽面部；或与酒合用，如六方藤，治跌打损伤，泡酒服；或与肉炖用，如心慌藤炖猪肉服用。再有组方应用，如《明代彝医书》（或称《双柏彝医书》）中，用打破碗碗花、黑刺果根、黄刺果根，水煎服治肠痈病；清代成书的《启谷署》中，用花椒、艾叶、葱须、头发，水煎煮，治淋病。随着医学技术的发展，批量化生产的彝药组方形式（配方、剂量、工艺、质量标准、主治病症、用法用量等）渐趋固定，彝药成方制剂也逐步趋于成熟。

彝药成方制剂以"拨云锭""云南白药"等著称于世。前者由著名彝族医生沈育柏（1698—1771）创制，后者由著名彝族医生曲焕章（1880—1938）创制。锭剂、散剂等属于传统剂型，而在现代，如对灯盏细辛的开发应用，已经有片剂、颗粒剂、胶囊剂、注射剂等面市。随着药品生产质量管理规范（CGMP）及药品经营企业质量管理规范（CGSP）等规范的实施，"云南白药""排毒养颜""灯盏细辛""三七"等系列品种的彝药生产企业的生产规模不断扩大，进一步实现了彝医药的传承、发展、创新。

1. 云南白药

【主要成分】本品为保密处方。

【功能与主治】化瘀止血，活血止痛，解毒消肿。用于跌打损伤，瘀血肿痛，吐血、咳血、便血、痔血、崩漏下血，手术出血，疮疡肿毒及软组织挫伤，闭合性骨折，支气管扩张及肺结核咳血，溃疡病出血，以及皮肤感染性疾病。

【不良反应】极少数患者服药后导致过敏性药疹，出现胸闷、心慌、腹痛、恶心呕吐、全身奇痒、躯干及四肢等部位出现荨麻疹。

【禁忌】孕妇忌用；过敏体质及有用药过敏史的患者应慎用。

【注意事项】

（1）服药一日内，忌食蚕豆、鱼类及酸冷食物。

（2）外用前务必清洁创面。

（3）临床上确需使用大剂量给药，一定要在医师的监控下安全使用。

（4）用药后若出现过敏反应，应立即停用，视症状轻重给予抗过敏治疗；若外用，可先清除药物。

（5）运动员慎用。

2. 清肠通便胶囊

【主要成分】洗碗叶、地蜈蚣、钩藤、马蹄香、草果。

【功能与主治】彝医：嗨补色土色诺，斯希，乃让奴佐。

中医：清热通便，行气止痛。用于热结气滞所致的大便秘结。

【注意事项】孕妇忌服。

3. 通舒口爽胶囊

【主要成分】大黄、夏枯草、木贼、牡丹皮、秦艽、当归、茵陈、枳实。

【功能与主治】彝医：嗨补鲁土，乃库习嗨。

中医：清热除湿，化浊通便。用于大肠湿热所致的便秘、口臭、牙龈肿痛。

【禁忌】孕妇禁用。

4. 肠舒片

【主要成分】固公果根。

【功能与主治】彝医：嗨补色扎诺，斯希。

中医：清肠止痢。用于大肠湿热蕴结所致的肠炎、痢疾。

5. 肠胃舒胶囊

【主要成分】蜘蛛香、草果、紫地榆、草血竭、木香。

【功能与主治】彝医：嗨补色扎奴，斯希，埃摆兹，诺别。

中医：清热燥湿，理气止痛，止痢止血。用于湿热蕴结所致的食少纳呆，脘腹疼痛。

【注意事项】应配合其他抗菌措施治疗。

6. 延胡胃安胶囊

【主要成分】鸡矢藤、海螵蛸、大枣、砂仁、延胡索、木香、白及、甘草、生姜。

【功能与主治】彝医：围奴吾奴，嗨补凯渣，若咪若。

中医：疏肝和胃，制酸止痛。用于肝肾不和证，证见呕吐吞酸，脘腹胀痛，不思饮食等。

【注意事项】服药期间，忌食生、冷、酸、辣及刺激性食物。

7. 胃复舒胶囊

【主要成分】蜘蛛香、黄芩、半夏（姜制）、黄连、干姜、枳壳、蒲公英、槟榔、荜澄茄、甘草。

【功能与主治】彝医：围凯诺，猜尼凯奴，嗨补扎蟆。

中医：理气消胀，清热和胃。用于寒热错杂所致的胃脘，痞满疼痛，嗳气吞酸，食欲减退，浅表性、糜烂性等慢性胃炎见上述证候者。

【注意事项】不宜与含乌头类药物同用。

8. 嗨诺惰秋齐胶囊

【主要成分】青木香、甘草、小儿腹痛草、羊耳菊。

【功能与主治】彝医：乃嫫左奴，扯尼嫫快牙。

中医：温中和胃，理气止痛。用于寒凝气滞所致的胃脘冷痛，慢性胃炎及十二指肠溃疡见上述证候者。

【禁忌】（1）服药期间忌食生冷、油腻性食物。（2）肾脏病患者、孕妇、新生儿禁用。

【注意事项】（1）本品含马兜铃科植物青木香。马兜铃酸有引起肾脏损害等不良反应的案例，用药时间不得超过2周。（2）儿童及老人慎用。（3）定期复查肾功能。（4）在医生指导下使用。

9. 藿香万应散

【主要成分】广藿香、苍术、厚朴、皱叶香薷、陈皮、丁香、吴茱萸、白胡椒、干姜、砂仁。

【功能与主治】彝医：木希武打，凯补凯扎奴，光摆兹。

中医：解表散寒，理气化湿，和胃止痛。用于外感风寒，内伤湿滞所致的头痛鼻塞，恶心呕吐，胃脘胀痛等。

【注意事项】孕妇及哺乳期妇女慎用。

10. 云胃宁胶囊

【主要成分】曼陀罗叶（制）、岩白菜（炒）。

【功能与主治】彝医：哈背卡育米诺。

中医：温中散寒，解痉止痛。用于寒凝血瘀所致胃及十二指肠溃疡，慢性胃炎，胃痉挛所致的胃脘痛。

【禁忌】青光眼、严重心脏疾患及对本药过敏者忌服。

【注意事项】（1）服药期间忌服姜、茶、甘草等。（2）服药后可出现口干，偶见颜面潮红。（3）不可超量服用。

11. 涩肠止泻散

【主要成分】膨润土、岩陀。

【功能与主治】彝医：嗨补习希，嗨补扎凯奴。

中医：收敛止泻、健脾和胃。用于脾胃气虚所致泄泻，急、慢性肠炎，过敏性肠炎，消化不良，肠功能紊乱等见上述证候者。

12. 肠舒止泻胶囊

【主要成分】人参、山药、苍术（炒）、黄连、黄檗、鸡矢藤、木香、砂仁、小茴香、肉豆蔻、诃子（去核）、山楂（炒焦）、甘草。

【功能与主治】彝医：嗨补交，色希色奴。

中医：益气健脾、清热化湿。用于脾虚湿热所致的急、慢性肠炎。

【禁忌】孕妇忌服。

【注意事项】忌生冷、辛辣、油腻食物。

13. 饿求齐胶囊

【主要成分】岩陀、苍术（炒）、草血竭、老鹳草。

【功能与主治】彝医：哈背麻渴，哈背诺，哈背渴。

中医：健脾燥湿，收敛止泻。用于脾虚湿盛所致的急、慢性肠炎，过敏性肠炎，肠功能紊乱等引起的腹泻。

【注意事项】服药期间忌食酸冷、高脂肪、高蛋白等食物。

14. 沙梅消渴胶囊

【主要成分】肾茶、牛蒡子、沙参、乌梅、白芍、知母、僵蚕。

【功能与主治】彝医：依补，拾补，希让诺，握尼依。

中医：养阴润燥，生津止渴。用于阴虚内热所致的消渴，以及Ⅱ型糖尿病见上述证候者。

【注意事项】定期复查血糖。

15. 露水草胶囊

【主要成分】露水草。

【功能与主治】彝医：依补，拾补，希让诺，握尼依。

中医：滋阴清热，生津止渴。用于阴虚内热所致的消渴，以及Ⅱ型糖尿病见上述证候者。

【不良反应】偶见胃肠道反应。

【注意事项】孕妇慎用。

16. 止眩安神颗粒

【主要成分】鹿衔草、黄芪、葛根、当归、白术（炒）、川芎、泽泻、半夏（制）、酸枣仁、干姜、淫羊藿、甘草。

【功能与主治】彝医：我嘎米，衣衣乐。

中医：补肝肾，益气血，安心神。用于肝肾不足，气血亏损所致的眩晕、耳鸣、失眠、心悸。

【注意事项】感冒时停服。

17. 青阳参片

【主要成分】青阳参总苷。

【功能与主治】平肝补肾，豁痰镇痉，定痫。用于癫痫，头昏头痛，眩晕，耳鸣，腰膝酸软等。

18. 七生力片

【主要成分】人参皂苷Rg1。

【功能与主治】彝医：衣土乐，我格起儿米。

中医：活血化瘀，益气通络。用于气虚血瘀所致头昏乏力、健忘等。

19. 降脂通脉胶囊

【主要成分】决明子、姜黄、泽泻、三七、铁线草。

【功能与主治】彝医：乌诺衣诺亚都格。

中医：化痰祛湿，活血通脉。用于痰瘀阻滞所致的高脂血症。

【禁忌】孕妇忌用。

20. 参七心疏胶囊

【主要成分】丹参、灵芝、葛根、杜仲、三七、白薇、降香、红花、川芎、仙人掌、甘草。

【功能与主治】彝医：起土色土诺且。

中医：理气活血，通络止痛。用于气滞血瘀引起的胸痹，证见胸闷、胸痛、心悸等，以及冠心病、心绞痛等见上述证候者。

21. 彝心康胶囊

【主要成分】鸡血藤、五气朝阳草、灯盏细辛、虎杖、姜黄、透骨草、木香。

【功能与主治】彝医：乌诺衣诺，四乃土。

中医：理气活血，通经止痛。用于气滞血瘀所致引起的胸痹心痛、心悸怔忡，以及冠心病、缺血性脑血管病等见上述证候者。

【禁忌】肾脏病患者、孕妇、新生儿禁用。

【注意事项】（1）本品含有马兜铃科植物青木香。马兜铃酸有引起肾脏损害等不良反应的案例，用药时间不得超过2周。（2）儿童及老人慎用。（3）定期复查肾功能。（4）在医生指导下使用。

22. 紫丹活血片

【主要成分】三七总皂苷、紫丹参。

【功能与主治】彝医：色土诺且。

中医：活血化瘀，理气止痛。用于气滞血瘀所致胸痹（冠心病、心绞痛）、眩晕（脑动脉硬症）。

【禁忌】孕妇忌用。

23. 丹参益心胶囊

【主要成分】三七、灯盏细辛、回心草、紫丹参、制何首乌、延胡索。

【功能与主治】彝医：乌诺衣诺，者者叶。

中医：活血化瘀，通络止痛。用于瘀血阻滞所致冠心病、心绞痛。

【禁忌】孕妇禁用。

24. 利胆解毒胶囊

【主要成分】龙胆、鸡矢藤、小儿腹痛草、青木香、白芍。

【功能与主治】彝医：乃呷色诺期，基诺麻诺，担施英拖，啰口母口格。

中医：清热解毒，理气止痛。用于胆囊炎属肝胆湿热证者。

【禁忌】（1）肾脏病患者、孕妇、新生儿禁用；（2）服药期间忌食酸冷、油腻性食物。

【注意事项】（1）本品含有马兜铃科植物青木香。马兜铃酸有引起肾脏损害等不良反应的案例，用药时间不得超过2周。（2）儿童及老人慎用。（3）定期复查肾功能。（4）在医生指导下使用。

25. 肝胆清胶囊

【主要成分】金钱草、猪鬃草、龙胆、大黄、黄连、延胡索、鸡内金、赭石、吴茱萸。

【功能与主治】彝医：达实克诺，罗嫫陛奴。

中医：清热祛湿，利胆排石。用于肝胆湿热所致的胆囊炎、胆石症。

【禁忌】孕妇禁服。

26. 芪桑益肝丸

【主要成分】黄芪、虎杖、苦参、桑寄生、青叶胆、冬虫夏草、龟板、三七。

【功能与主治】彝医：色嘎诺，色牙沙卡。

中医：健脾益肾，活血化瘀，清利湿热。用于湿热瘀阻，脾肾两虚所致的慢性乙型肝炎。

【禁忌】孕妇忌服。

27. 蜜桶花颗粒

【主要成分】蜜桶花。

【功能与主治】彝医：色甲渴诺，嗨补且凯扎奴。

中医：清热解毒，除湿利胆。用于肝胆湿热所致的急、慢性肝炎。

【注意事项】定期复查肝功能。

28. 天胡荽愈肝片

【主要成分】杏叶防风、天胡荽、酢浆草、虎掌草。

【功能与主治】彝医：色呷渴奴，色奴。

中医：清热解毒，疏肝利胆。用于肝胆湿热所致的急、慢性肝炎。

【禁忌】服药期间忌食香燥的食物，避免饮酒。

【注意事项】孕妇慎用。

29. 胆胃康胶囊

【主要成分】青叶胆、西南黄芩、枳壳、竹叶柴胡、白芍、泽泻、茯苓、茵陈、淡竹叶、灯芯草。

【功能与主治】彝医：色甲渴奴，嗨补且凯扎奴，达克奴，勒奴。

中医：舒肝利胆，清利湿热。用于肝胆湿热所致的胁痛、黄疸，以及胆汁反流性胃炎、胆囊炎等见上述证候者。

【禁忌】孕妇禁服。

【注意事项】哺乳期妇女慎用。

30. 喘络通胶囊

【主要成分】麻黄、苦杏仁、浙贝母、金荞麦、人参、紫河车、蛤蚧、地龙、鸡根、蟾酥、甘草。

【功能与主治】彝医：起黑拉七。用于"嚓朵察些"。

中医：益肺健肾、止咳平喘。用于虚劳久咳及支气管哮喘、肺气肿等见上述证候者。

【禁忌】孕妇禁服。

【注意事项】（1）忌烟、酒、辣椒、生冷、油腻等食物；（2）高血压、心脏病患者慎服，或在医生指导下服用。

31. 灵丹草颗粒

【主要成分】臭灵丹草。

【功能与主治】彝医：咪希豪。

中医：清热疏风，解毒利咽，止咳祛痰。用于风热邪毒，咽喉肿痛，肺热咳嗽，急性咽炎，扁桃体炎，上呼吸道感染等见上述证候者。

32. 百贝益肺胶囊

【主要成分】百部、百合、浙贝母、桔梗、紫菀、功劳木、白及、海浮石、三七、甘草。

【功能与主治】彝医：子楚拉七。

中医：滋阴活血，止咳化痰。用于治疗肺阴不足之久咳，支气管炎，肺痨久咳。

【禁忌】孕妇及有出血倾向者忌服。

【注意事项】肺痨患者需在抗结核治疗基础上使用本品。

33. 绿及咳喘颗粒

【主要成分】小绿芨、鸡矢藤、透骨草、通关藤、白及、虎杖、功劳木、黄精。

【功能与主治】彝医：我格诺本兹拉七。

中医：养阴润肺，清热解毒，化瘀止血。用于热燥犯肺引起的咳嗽、潮热、盗汗等。

【禁忌】孕妇忌服。

34. 咽舒胶囊

【主要成分】虎掌草、午香草、玄参、牛蒡子、桔梗、射干、陈皮、甘草。

【功能与主治】彝医：哦格诺勒摆诺，兹猜诺且。

中医：清咽利喉，止咳化痰。用于风热证或痰热证引起的咽喉肿痛、咳嗽、痰多、发热、口苦，急、慢性咽炎，扁桃体炎。

【注意事项】体质虚寒者慎用。

35. 石椒草咳喘颗粒

【主要成分】石菖蒲、石椒草、虎杖、天冬、通关藤、鱼腥草、苦杏仁、臭灵丹、百部、桑白皮、陈皮。

【功能与主治】彝医：搓止拉七。

中医：清热化痰，止咳平喘。用于肺热引起的咳嗽痰稠、口干咽痒，以及急、慢性支气管炎引起的痰湿咳喘。

36. 咳痰合剂

【主要成分】车前草、千里光、罂粟壳、桔梗、蒲公英。

【功能与主治】彝医：哦格诺诺且，背兹。

中医：感冒、支气管炎咳嗽、痰多。

【禁忌】儿童、孕妇忌服。

【注意事项】（1）药品性状改变时，禁止服用；（2）本品含罂粟壳，应在医生指导下，严格按剂量服用，不得久服；（3）本品需摇匀后服用。

37. 香藤胶囊

【主要成分】五气朝阳草、还阳参、天仙藤、满山香、大追风、黄芪（蜜炙）、虎杖、云威灵、小儿腹痛草。

【功能与主治】彝医：若背凯扎诺，色尼土凯诺，扎希，且能凯夏。

中医：祛风除湿，活血止痛。用于风湿痹阻，瘀血阻络所致的痹证，症见腰腿痛、四肢关节痛等。

【禁忌】肾脏病患者、孕妇、新生儿禁用。

【注意事项】（1）本品含有马兜铃科植物天仙藤。马兜铃酸有引起肾脏损害等不良反应的案例，用药时间不得超过2周。（2）儿童及老人慎用。（3）定期复查肾功能。（4）在医生指导下使用。

38. 骨风宁胶囊

【主要成分】重楼、昆明山海棠、云威灵、黄芪、叶下花、续断、川牛膝、伸筋草、紫丹参、红花、地龙。

【功能与主治】彝医：起儿诺咪，格甲诺，勒背柏，色吉诺。

中医：解毒化瘀，活络止痛。用于类风湿性关节炎、强直性脊柱炎。

【不良反应】（1）对性腺有明显的抑制作用，如女性月经减少或延长，男子精子减少或消失。服药时间越久，对性腺的抑制越明显。停药后多数患者可恢复。（2）少数患者可使肝功能异常。（3）使用本品后，部分患者出现恶心、胃部不适、食欲缺乏、腹胀、口腔溃疡、皮疹、心慌、胸闷，或皮肤色素沉着、下肢浮肿、眼干涩等。

【禁忌】（1）孕妇、哺乳期妇女或患肝脏疾病等严重全身疾病者禁用。（2）处于生长发育期的婴幼儿、青少年及生育年龄有孕育要求者不宜使用，或全面权衡利弊后遵医嘱使用。（3）患有骨髓造血障碍疾病者禁用。（4）胃溃疡、十二指肠溃疡活动期禁用。（5）严重心律失常者禁用。

【注意事项】

（1）本品应在医生指导下使用。

（2）为观察本品可能出现的不良反应，用药期间应注意定期随诊及检、复查血、尿常规及心电图和肾功能。

（3）心、肝、肾功能不全或严重贫血，白细胞、血小板低下者慎用。

（4）一般连续用药不宜超过3个月。如需继续用药，应由医生根据患者病情及治疗需要决定，必要时应及时停药，给予相应的处理。

（5）既往报道昆明山海棠或含有昆明山海棠药物的制剂尚存在以下不良反应：

①对骨髓抑制作用，可以引起白细胞和血小板减少。

②可见心、肝、肾损害，心脏室性早搏、窦性心动过速、传导阻滞、心电图的ST-T改变和肝、肾功能的异常，甚至出现肾衰。

③可出现呕吐、腹痛、腹泻等较严重的胃肠道反应。

④影响妊娠或有致畸作用。

39. 虎杖叶胶囊

【主要成分】虎杖叶。

【功能与主治】彝医：哦格米壳。

中医：平肝潜阳。用于肝阳上亢引起的眩晕，症见头晕、头昏、头痛等，高血压等见上述证候者。

【禁忌】孕妇忌服。

40. 平眩胶囊

【主要成分】楤木、万丈深、天麻、三七、黄精、仙鹤草、猪殃殃。

【功能与主治】彝医：呵咪呵夏，乃都荷，乃啰。

中医：滋补肝肾，平肝潜阳。用于肝肾不足，肝阳上扰所致眩晕，头昏，心悸耳鸣，失眠多梦，腰膝酸软。

【禁忌】孕妇禁用。

【注意事项】服药后两小时内忌食鱼、酸冷食物。

41. 稳压胶囊

【主要成分】膏桐、地龙、冬虫夏草、决明子、石决明。

【功能与主治】彝医：色加者聂吐，色尼土，色布土，色凯奴。

中医：滋阴潜阳。用于高血压属阴虚阳亢证，证见头痛、眩晕、心悸等。

【注意事项】（1）Ⅰ期高血压病或临界高血压，日服三次，起降压、稳压作用；（2）已服用西药降压者，可配合本品治疗，至血压平稳后，逐步减少西药量至维持量；（3）高血压病患者应定期做检查，并在医生指导下服用本品及西药；（4）本品滋阴力强，对胃寒或过敏者，服用本品时出现便溏、腹泻现象，可减少用药量或对症处理。

42. 丹灯通脑胶囊

【主要成分】丹参、灯盏细辛、川芎、葛根。

【功能与主治】彝医：涡格怒涡革衣，习咪且奴。

中医：活血化瘀，祛风通络。用于瘀血阻络所致的中风，中经络证。

【禁忌】急性期脑出血患者忌用；孕妇忌用。

43. 灯银脑通胶囊

【主要成分】灯盏细辛、银杏叶、三七、满山香。

【功能与主治】彝医：习咪且奴，涡格怒涡革衣，查麻欧咪。

中医：行气活血，散瘀通络。用于中风中经络，瘀血阻络证。

【禁忌】孕妇禁用。

【注意事项】连续用药不得超过14天；若发现不良反应，应立即停药，并进行相应的处理。

44. 溶栓脑通胶囊

【主要成分】三七、地龙、雪胆提取物、冬虫夏草、山药、甘草。

【功能与主治】彝医：涡革奴涡革衣，习味且奴，且叶勒恩希，欧格笼佐。

中医：活血化瘀，通经活络。用于中风，经络不通所致的瘀血阻络证。

【禁忌】孕妇忌服。

【注意事项】消化道活动性溃疡及有出血倾向者慎用。

45. 肾安胶囊

【主要成分】石椒草、肾茶、黄檗、白茅根、茯苓、白术、金银花、黄芪、泽泻、淡竹叶、灯芯草、甘草。

【功能与主治】彝医：西弗色哩哩诺奴诺，夫撒凯奴、吐土习。

中医：清热解毒，利尿通淋。用于湿热蕴结所致淋证，证见小便不利、淋沥涩痛，下尿路感染等见上述证候者。

【注意事项】孕妇慎用。

46. 尿清舒颗粒

【主要成分】车前草、虎杖、地胆草、山木通、野菊花、重楼。

【功能与主治】彝医：西弗色哩哩诺奴诺，夫撒凯奴，吐土希。

中医：清热利湿，利水通淋。用于湿热蕴结所致淋症，证见小便不利、淋沥涩痛，慢性前列腺炎等见上述证候者。

【注意事项】孕妇及身体虚寒者慎用。

47. 舒泌通胶囊

【主要成分】川木通、钩藤、野菊花、金钱草。

【功能与主治】彝医：西弗色哩哩诺奴诺，夫撒凯奴，吐土希，罗母格基。

中医：清热解毒，利尿通淋，软坚散结。用于湿热蕴结所致癃闭、小便量少、热赤不爽，前列腺肥大等见上述证候者。

【注意事项】（1）服药期间忌食酸、冷和辛辣食品。在服药期间如出现轻度腹泻，适当减量即可恢复正常。（2）孕妇慎服。

48. 康肾颗粒

【主要成分】连钱草、忍冬藤、石韦、白茅根、茜草、老鹳草、葛根、石菖蒲、陈皮、水蜈蚣、艾叶。

【功能与主治】彝医：夫咪凯扎奴，夫撒凯奴，丕查丕查葱，加可加葱呶，希喝。

中医：补脾益肾，化湿降浊。用于脾肾两虚所致的水肿，头痛而晕，恶心呕吐，畏寒肢倦，轻度尿毒症等见上述证候者。

【注意事项】（1）高营养低蛋白、低磷饮食，低食盐，忌酸冷；（2）防止感染，注意休息；（3）糖尿病肾病患者可服用无糖型。

49. 余麦口咽合剂

【主要成分】余甘子、地黄、赤芍、麦冬、甘草。

【功能与主治】彝医：麦枯息火。

中医：滋阴降火。用于阴虚火旺、虚火上炎所致的口疮灼热、疼痛、局部红肿、心烦、口干、小便黄赤，以及复发性口腔溃疡等见上述证候者。

【注意事项】（1）重症患者第一次加倍服用；（2）本品久置后有少量可摇散的沉淀，摇匀后使用。

50. 乌金活血止痛胶囊

【主要成分】倒提壶、赤芍、金荞麦。

【功能与主治】彝医：嗨补里让希习奴，乃让希习奴。

中医：活血化瘀，通络止痛。用于气滞血瘀所致的腰腿痛、风湿关节痛，癌症疼痛。

【禁忌】孕妇、小儿、心脏病患者忌服。

【注意事项】（1）本品有小毒，应在医生指导下服用；（2）不宜超量服用；（3）年老体弱者慎用。

51. 复方鹿仙草颗粒

【主要成分】鹿仙草、九香虫（炒）、黄药子、土茯苓、苦参、天花粉。

【功能与主治】彝医：嗨补里让提塔让，奴都格。

中医：舒肝解郁，活血解毒。用于肝郁气滞，毒瘀互阻所致的原发性肝癌。

【注意事项】（1）服用本品期间，忌食鹅蛋和豆腐；（2）需配合服用其他中西药物进行治疗时，两者服用时间需间隔半小时；（3）定期复查肝功能。

52. 苦参疱疹酊

【主要成分】苦参、牡丹皮、蜂胶、灯盏细辛。

【功能与主治】彝医：伙的格衣都格，凯约，勒秋。

中医：清热解毒，凉血止痛。用于肝经湿热所致带状疱疹。

【注意事项】（1）本品只供外用，勿内服；（2）本品久置可能有沉淀，振摇后使用；（3）有皮肤破损者慎用。

53. 紫椒癣酊

【主要成分】功劳木、五倍子、紫花地丁、苦参、花椒。

【功能与主治】彝医：且额勒恩，凯哟，衣都格。

中医：清热燥湿，杀虫止痒。用于足癣、手癣及体癣。

【注意事项】切忌入口，严防触及眼、鼻、口腔等黏膜处。

54. 虎杖伤痛酊

【主要成分】虎杖、大麻药、大发汗、黑牛膝、千只眼、钩藤。

【功能与主治】彝医：且额勒额斯诺，色色斜奴。

中医：活血消肿，止痛。用于跌打损伤，瘀血肿痛。

【禁忌】孕妇禁用。

【注意事项】本品为外用药品，禁内服。

55. 天香酊

【主要成分】草乌、天南星、芸香草、紫草、安息香、红花、三分三。

【功能与主治】彝医：瓜他使他，诺齐格，旦儿诺。

中医：活血化瘀，通络止痛。用于软组织扭伤、跌打损伤、关节疼痛。

【注意事项】禁止内服；皮肤破损处禁用。

56. 紫灯胶囊

【主要成分】三七、灯盏细辛、紫丹参、葛根、甘草。

【功能与主治】彝医：勒背诺，吾格且格诺。

中医：温经散寒，益气活血，解痉止痛。用于颈椎病。

57. 龙金通淋胶囊

【主要成分】龙胆、鱼腥草、白花蛇舌草、金钱草、紫丹参、地黄、栀子、竹叶柴胡、黄芪、茯苓、熊胆粉、人工牛黄。

【功能与主治】彝医：夫色丕渣，西弗色哩哩诺奴诺，夫撒凯奴，吐土希合。

中医：清热利湿，化瘀通淋。用于湿热瘀阻所致的淋证，证见尿急、尿频、尿痛，前列腺炎，前列腺增生症等见上述证候者。

58. 尿路康颗粒

【主要成分】金钱草、车前草、灯芯草、益母草、墨旱莲、黄精、山药、甘草。

【功能与主治】彝医：西弗色哩哩诺奴诺，夫撒凯奴，吐土希。

中医：清热利湿，健脾益肾。用于下焦湿热，脾肾两虚所致的淋证、小便不利、淋沥涩痛，非淋菌性尿道炎等见上述证候者。

59. 岩鹿乳康胶囊

【主要成分】岩陀、鹿衔草、鹿角霜。

【功能与主治】彝医：补知凯扎诺，且凯色土。

中医：益肾。活血，软坚散结。用于肾阳不足、气滞血瘀所致的乳腺增生。

【禁忌】孕妇忌服。

60. 复方大红袍止血胶囊

【主要成分】大红袍、柿蒂。

【功能与主治】彝医：差嫫且凯斯多，斯开色土，卑开塞嘟。

中医：收敛止血。用于功能性子宫出血，人工流产术后出血，放取环术后出血，鼻衄，胃出血及内痔出血等。

61. 调经养颜胶囊

【主要成分】地板藤、黄芪、女贞子、小红参、玉带草、三七。

【功能与主治】彝医：差嫫且凯斯多，塔们吐土。

中医：补血益气，调经养颜，用于妇女月经不调及引起的痛经、面色淡暗或暗斑。

62. 丹莪妇康煎膏

【主要成分】紫丹参、莪术、竹叶柴胡、三七、赤芍、当归、三棱、香附、延胡索、甘草。

【功能与主治】彝医：差嫫且凯斯多，海不什色土，哟曼哟罗色。

中医：活血化瘀，疏肝理气，调经止痛，软坚化积。用于妇女瘀血阻滞所致月经不调、痛经，经期不适、癥瘕积聚，以及盆腔子宫内膜异位症等见上述证候者。

【禁忌】孕期禁用。

【注意事项】（1）合并胃炎者，宜饭后服用；（2）加适量蜂蜜调服可改善口感。

第二十五章
彝医药特色诊疗技术

彝医在长期的医疗实践中，积累了丰富的诊疗经验。在诊断方面，主要运用望、闻、问、切和方位推算法。在治疗方面，有药物疗法和其他特殊治疗手段。彝族特色诊疗方法主要有药物熏蒸法、药物洗浴法，此外还有刮治法、按摩推拿提筋法、针刺放血法、

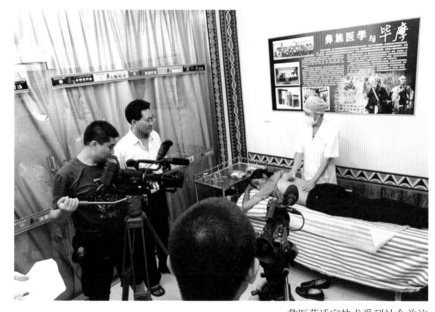

彝医药适宜技术受到社会关注

割治法、捆治法、挑治法、取治法等，体现出简、便、验、廉和灵活多样的特色。自2010年起，国家公共卫生专项基金投入7 000多万元开展了系统的民族医药适宜技术筛选和推广工作，对彝医特色诊疗技术如滚蛋疗法、火灸疗法等进行了规范化和标准化，极大地促进了彝族特色诊疗技术的传承和传播。

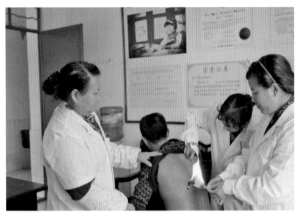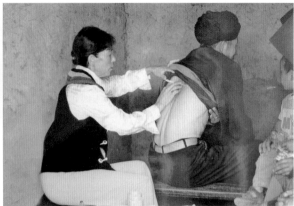

彝医药适宜技术的应用与推广

1. 彝医水膏药疗法

彝医水膏药疗法是一种清热解毒的外治法。彝族聚集地区气候湿热，虫豸蚊蚋为害，瘴疠疫气为毒，疖肿痈疽时有发生。彝医水膏药疗法是在疖肿疮毒尚未破溃时，将一种或多种草药切碎捣烂，加井水或冰水、雪水（在冬天或从高山收集后贮于瓦罐内备用）调成糊状，敷于红肿热痛部位，外用纱布包住，1~2天更换一次。所用草药如青叶胆、地胆、迎春花、野菊花等，加上水性透凉，具有清热、解毒、消肿、镇痛的作用。

彝医水膏药疗法于2011年被列入国家级非物质文化遗产名录（第三批），项目编号为IX-19。

2. 彝医火草灸法

彝医火草灸是彝族民间特色治疗技术，在彝族民间已流传了200多年，技艺成熟，疗效显著，应用较广。彝医火草灸法使用凉山地区（乌蒙山地区）特有的火草为原材料，经特殊工艺制作成火草绒或草灸条。施灸时，点燃火草灸条并将其一端对准施灸部位，或者把火草灸条切成长为1cm左右的小段，取2~3段，两端点燃后放在彝医火草灸盒内盖上，置于选定的部位施灸。该疗法可起到祛风止痒、暖胃、散寒除湿、温通经络、消肿散结、消疮毒、活血止

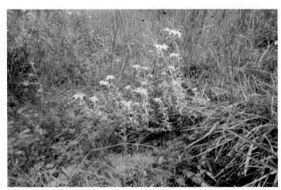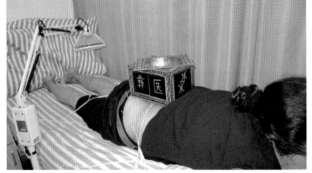

火草　　　　　　　　　　　　　　　　　火草灸

血、止痛、缓急除麻木等作用，主要用于治疗腰椎间盘突出（膨出）症、膝关节炎、头痛、腹痛（痛经）、顽固性皮肤病、内科无明显器质性病痛症等。

3. 彝医火草熨法

彝医火草熨法属于彝医外治特色适宜技术的一种，具体施治步骤是：将导热材料和药物混合装入无纺布药袋，加热到一定的温度后，在胃肠部位进行按摩、熨敷。其中，导热材料多用食盐，药物主要由火草、木姜子按一定比例配制而成。借助热量的传递和药物本身具有的功效，可以促进胃肠功能的恢复，对患者进食、创口愈合和康复有积极作用。

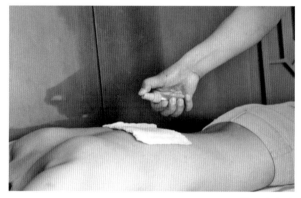
彝医火疗法

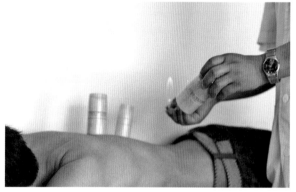
彝医拔吸法

4. 彝医火疗法

火疗时，先将彝药配方药喷洒于治疗部位，再盖上湿纱布并喷药酒于纱布上，然后用打火机点燃，至病人不能耐受的高温时，熄灭燃烧的纱布，留置一分钟。治疗时可反复操作3~5次，至治疗部位皮肤潮红时效果最佳。该疗法可活血化瘀、止痛，主要用于治疗肩周炎、肌筋膜炎、腰腿痛、膝关节炎等。

5. 彝医拔吸法（取治法）

彝医拔吸法采用独特的彝药与竹筒同煮，然后将竹筒吸附在疼痛的部位，起到止痛、拔毒、吸脓、拔出瘀血的作用。该疗法主治颈椎病、腰椎病、外伤淤血、毒蛇咬伤、疖痈等。

6. 彝医烟熏法

彝医烟熏法由彝族民间特色治疗技术

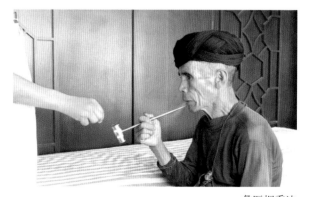
彝医烟熏法

改进而成，将独特的彝药配方药装入特制的烟斗治疗器，点燃后将烟雾吸入口腔内烟熏治疗口腔疾病，主要用于治疗各种牙痛及口腔溃疡。

7. 彝医熏蒸疗法

彝医熏蒸疗法借鉴了彝族民间用烧大锅蒸笼蒸病人治病。现代彝医在熏蒸桶配置的熏洗熏蒸仪里放入独特的彝药配方药，加水加热，当熏蒸桶内出现药蒸气时，将病人的下肢放入熏蒸桶内进行熏蒸，治疗类风湿性关节炎、膝关节炎、踝关节炎等疾病。

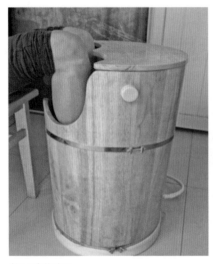
彝医熏蒸疗法

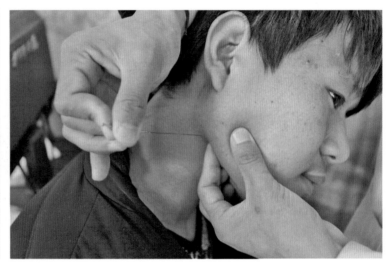
彝医火针疗法

8. 彝医火针疗法

彝医火针疗法来源于彝族民间。原始的操作方法一般要两人配合：一人准备烟火，把烟末放入烟斗内点燃，吸着烟；医者左手固定施术部位皮肤组织，右手持缝衣针（规格不同）放入烟斗内烧红，用烧红的针尖迅速刺入施术部位来治疗疾病。该疗法在彝族民间应用很广。为了使操作简便，防止感染，提高效率，现代彝医将其改进成用现代针灸里的盘龙火针，左手持点燃的酒精灯（酒精灯内酒精装1/3即可），尽可能接近施术部位，右手拇指、食指、中指持针柄，置针于酒精灯火焰中，先加热针体，再加热针尖，把针烧至发白，迅速刺入施术部位，如此反复2~5次。该疗法对颈淋巴结肿大、痤疮、扁平疣、带状疱疹、神经性皮湿疹、银屑病、皮脂腺囊肿等顽固性皮肤病有一定的治疗作用。

9. 彝医针刺疗法

彝族民间有使用特殊针具，如缝衣针、青刺针、石器针、竹签针等，在体表选定的部位用不同手法进行针刺以达到防病治病目的的疗法。为了使操作简便，防止感染，提高效率，现代彝医选用特制的现代针具，刺入选定部位的皮肤深层，以使病患感到胀、酸、痛、麻等，起到缓解疼痛、消肿、活血化瘀的作用。该疗法多用于治疗颈椎病、腰椎病、腰腿痛、坐骨神经痛、面瘫、肩周炎、膝关节炎、头痛、痛风、牙痛、肌肉劳损等。

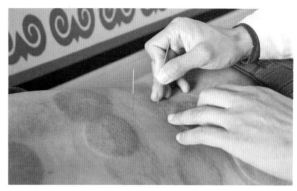

彝医针刺疗法

10. 彝医挑刺法

彝医挑刺法是彝族民间流传的一种治疗方法。治疗时用特制的挑刺针挑断所选穴位浅筋膜。现代彝医常运用挑刺法治疗脾胃病、肺炎、胸痛、血管性头痛、失眠、肌筋膜炎、外伤性淤血肿块。

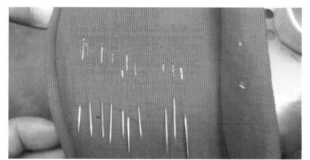

彝族民间使用的挑刺针具

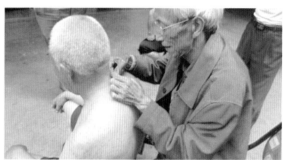

挑刺治疗

11. 彝医滚蛋疗法

彝医滚蛋疗法由彝族民间特色治疗技术改进而成，是用独特的彝药配方药与鸡蛋同煮，取煮制好的温热鸡蛋在治疗部位反复滚动，起到止痛及散瘀治病的作用。该疗法多用于治疗小儿外感发热、肌肉劳损、各种外伤性瘀血肿块。

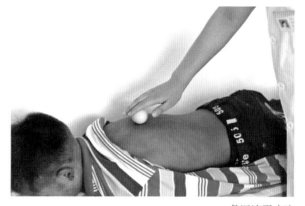

彝医滚蛋疗法

537

12. 彝医放血疗法

彝医放血疗法是用缝衣针、青刺针、石器针、竹签针等针具刺入选定的部位放血，来治疗疾病的一种方法，也是彝族针刺疗法中最常用的一种。现代彝医为了防止交叉感染，将针具改进成现代一次性三棱针、梅花针、采血针等，先对针刺部位进行消毒，再点刺放血。放血量以每次2～5毫升为宜。该疗法主治痛风、毒蛇咬伤、急性腰扭伤、急性关节扭伤、热病、昏迷、外伤淤血肿痛、软组织损伤及顽固性皮肤病（热性）等。

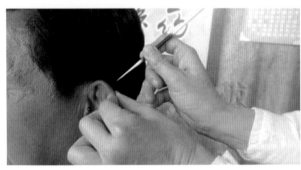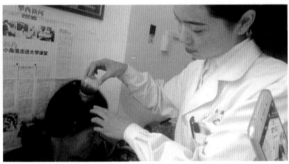

彝医放血疗法

第二十六章
彝医药民间验方的组方和配伍

　　民间验方是中医药传统知识的重要组成部分，具有简、便、廉、验等特征，对一些地方病、常见病、多发病以及疑难杂症等具有独特疗效。民间验方通常是某一地区或人群中长期用于治疗和预防疾病的医药实践经验，具有地区性、民族性、保密性、家传性、散在性等特点。

　　近三十年来，由于国家对民族医药的大力抢救和发掘，现代彝医药专家在民间对彝医药做了较为广泛的调查，形成了彝医药宝贵的古代和现代文字资料。在目前已经搜集到的222种彝医药古籍中，就有23.42%的古籍中记载了病症用药的方剂。如享誉国内外的名药"云南白药"是由彝族医药专家曲焕章先生在经验方剂使用基础上，于20世纪初研制成功的。在近代以疗效佳著名的灯盏花注射液、昆明山海棠片、拨云锭等都是来源于传统彝医的经验方剂，经现代工艺加工后制成。美洲大蠊是康复新液、肝龙胶囊、心脉隆注射液的主要来源，在我国其入药始载于《神农本草经》，明代彝医名典《双柏彝医书》及之后诸多著作中均有记载。

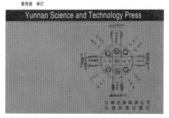

《彝族验方》

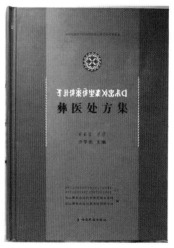

《彝医处方集》

为了探索和挖掘彝药验方的组方规律，本书采用数据库及知识发现的方法，收集整理了目前已经公开发表的彝医民间验方千余个，手工清理去重之后得到彝医处方869个，应用中医传承辅助系统（TCMISS），选择软件"平台管理"系统中"方剂管理"模块进行配伍规律分析，得出了彝医民间验方总体上的特征。

一、彝医药民间验方的配伍

1. 彝医药验方的药味组成情况

彝医擅长使用单方、小药方，在869个彝医验方中：单味药的验方有165个，占19%；两味药组成的处方最多，达329个，占37.9%；四味药以上的处方数量就非常少了，仅有81个，所占比例不到一成。之所以呈现这种特点，一方面是因为彝医药体系还不够系统，方剂学体系的发展较为滞后；另一方面是因为彝族虽然有自己的语言和文字，但使用的人数有限，并且有亲属间传承的现象，对方剂的文本记载较少，口口相传较多，因此只有药味少的处方容易保存，药味多的处方大都不容易被记住。有的药味数较多的方剂由于得不到妥善的记录可能有部分缺失，最终成了药味数较少的方剂。

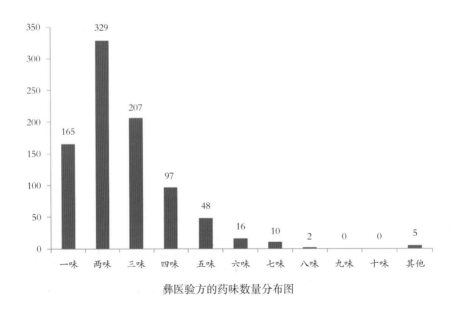

彝医验方的药味数量分布图

2. 彝医药验方的药物使用情况

彝医869个处方共涉及905种药物及食物，其中使用频次≥9的有30种，根据《中华人民共和国药典》（2015版）、《中国民族药辞典》等查找药物拉丁名后，列于下表中。

彝族民间验方中使用频次≥9的药物或食物一览表

序号	药材	基原	频率	序号	药材	基原	频率
1	酒	Wine	95	16	千针万线草	*Stellaria yunnanensis* Franch	13
2	红糖	Dark brown sugar	35	17	花椒	*Zanthoxylum bungeanum* Maxim.	13
3	猪肉	Pork	34	18	胡椒	*Piper nigrum* L.	13
4	三七	*Panax Notoginseng* (Burk.) F.H.Chen.	30	19	鱼腥草	*Houttuynia cordata* Thunb.	12
5	蜂蜜	Honey	29	20	鸡肉	Chicken	12
6	重楼	*Paris chinensis* Fr.	25	21	食盐	Salt	11
7	玉带草	*Reineckea carnea* (Andr.) Kunth.	23	22	满山香	*Schiisandra propinqua* (Wall.) Baill.	10
8	鸡蛋	Egg	22	23	植物油	oil	9
9	鸡血藤	*Spatholobus suberectus* Dunn.	20	24	酸浆草	*Oxalis croniculata* L.	9
10	醋	Vinegar	19	25	虎掌草	Anemone rivularis Buch.–Ham	9
11	小红参	*Rubia yunnanensis* (Frarch) Diels.	17	26	石椒草	*Boenninghausenia sessilicarpa* Levl.	9
12	千针眼	*Murraya paniculate* (L.) Jack.	16	27	叶下花	*Ainsliaea pertyoides* Fr.var. *albotomentosa* Beauverd.	9
13	巴巴花	*Abutilon paniculatum* Hand.–Mazz	16	28	狗椒	*Zanthoxylum avicennae* (Lam.) DC.	9
14	马鞭草	*Verbena officinals* L.	15	29	苎麻	*Boehmeria nivea* (L.)Gaud.	9
15	生姜	*Zingiber officinale* Roscoe	15	30	狗响铃	*Crotalaria ferruginea* Grah.ex Benth.	9

注：表中药物拉丁名参考《彝医验方》《楚雄彝州本草》。

根据药物使用频次分布表可以看出：①彝医中药物的使用较为分散，并且使用频次较高的多为常见的食物，如酒、红糖、胡椒、生姜、植物油、蜂蜜、盐、醋、猪肉、鸡蛋等。②酒在彝医中的使用频次最高，并且主要集中在对骨关节病、风湿病等的治疗。这与彝族日常生活中的酒文化有较大关系——彝族生活在高寒地带，酒在解除疲劳、御寒方面发挥了一定作用。③彝医常用的重楼是西南少数民族聚居区的传统特色药材。从药性来看，清热药、理气药、活血药等的使用较多。

3. 彝医药民间验方主治疾病情况

统计彝族民间验方所针对的疾病的情况，按照系统及多发病进行归类和整理，所得主治疾病情况如下图所示。彝医主治疾病主要为妇科病、皮肤病、肠胃病、骨关节病等。

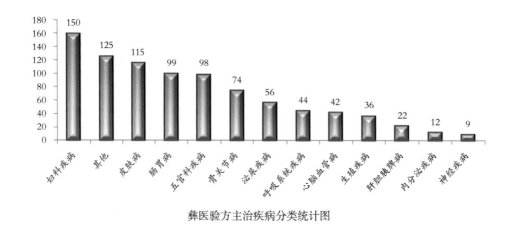

彝医验方主治疾病分类统计图

二、彝族医药中的酒和酒文化

我国是世界上最早掌握酿酒术的国家之一，酒的种类繁多，饮用方法各异。

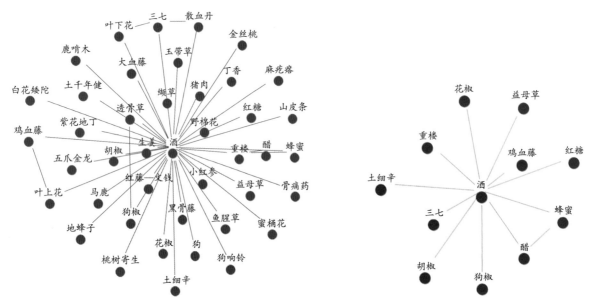

彝医含酒常用药物组合网络化展示

少数民族普遍好酒，各民族可以酿制多种多样的酒：傈僳族主要酿制黄酒；拉祜族酿制白酒、烧酒、水酒；彝族酿制甜酒、蒸馏酒、泡水酒；怒族还有以野鸡或其他动物为原材料制成的肉酒，以及鸡蛋和酒混合的鸡蛋。彝族有独具风味的自酿水酒——杆杆酒，还有烧酒、米酒等，也常饮用市场上的白酒、啤酒等。按制作工艺的不同，酒可以分为蒸馏酒、发酵酒和配置酒三种。

酒的分类一览表

种类	原材料	制作方法	度数
蒸馏酒	用玉米、稻谷、高粱、荞和黍等为原料	煮熟后晾干，拌上酒药，待发酵后通过蒸馏制成	较高，45度左右
发酵酒	以大米、糯米、玉米、大麦、青稞和粟等粮食为主要原料	放热水中浸泡煮开后，再用甑蒸熟，拌酒曲经糖化、酒化直接发酵而成	较低，一般只有十几度
配置酒	以发酵酒、蒸馏酒或食用酒精为酒基，加入可食用的花、果、动植物或中草药	采用浸泡、煮沸、复蒸等不同工艺加工而成，改变了原酒风格	视酒基的度数而有不同

彝族对酒的使用渗透到了每一个个体的成长全过程，在诞生、成年、嫁娶、丧葬、祭祀等仪式中均会用到酒。彝族人会在亲人去世后摆酒设宴，亲戚、邻居都会携酒提肉来"赶丧"，大唱吊丧酒词，"酒献十二杯，词唱十二段"，以表达哀伤。祭祀中常把酒作为珍贵的祭品，用来进献神灵。

酒也是临床常用的药物，据《中药大辞典》记载："酒通血脉，御寒气，行药势，治风寒痹痛，筋脉动挛急，胸痹，心腹冷痛。"

在彝族诗歌中，酒被描述成"在你的血管里奔腾，像一团跳跃不停的火焰"。在彝族的生活中，酒可以像火一样驱逐寒冷。彝族谚语说"汉人贵在茶，彝人贵在酒"，酒是款待来客必不可少的饮品，甚至形成了"无酒不成宴，有酒便是宴"，以及"饮酒不用菜"的风俗。可见，饮酒是彝族人日常生活中的重要组成部分。

《汉书·食货志》记载有"酒为百药之长"，可见酒在中华民族的传统医药中受到了高度的重视。中医经典如《黄帝内经》《伤寒论》《金匮要略》等都有关于用酒的方剂记载，藏医药经典《四部医典》也有专门的章节介绍酒的药用。从唐代孙思邈所著的《千金要方》和《千金翼方》中所载药酒来看，其应用范围已涉及内、外、妇、五官诸科。《本草纲目》二十五卷专门有"附诸酒方"，共辑录酒方69种，治疗50余种病症。在日常生活中，各种保健酒、养生酒琳琅满目，"酒"已经内化成为中华民族壮阳、通络、强身、祛毒等的保健符号。

现代药理学研究表明，酒作药用可以改变药性与主治，提高有效成分的溶解度和溶出率，服用后具有吸收快、扩散快、产生效应迅速等特点，而且可以抑杀细菌，毒性低，便于长久储存。

彝族人民在用酒活血化瘀、消毒等方面具有一定的知识经验，还懂得将药与酒相结合以提高或传递

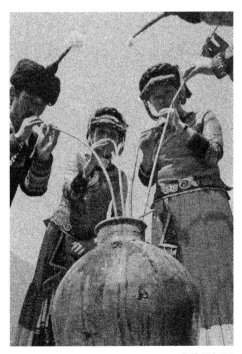

彝族杆杆酒

药效，如会用棕树根与酒煮沸后，加冰糖口服以治疗感冒等。通过对彝族民间常用验方的配伍规律的统计发现，使用频率最高的是酒，可见酒作为药品或药引在彝族医药中具有十分普遍的应用。

随着文明程度及科学技术的快速进步，人们对酒的看法变得越来越理性，也日益重视饮酒带来的不良后果。现代医学认为，酒具有刺激性，饮酒过量对身体的诸器官都有害处，甚至将酒视为人类健康的敌人，推广各种饮酒禁忌。当前，我国民族地区饮酒的风俗也在慢慢发生变化。

第二十七章
彝医药研究的历史和现状

一、彝医药研究的起步

彝族医药一度被斥为"医巫不分"，受到排挤，导致其知识散佚、传承断代、社会认同度降低。彝医药的研究起步较晚：20世纪80年代相继出版了《彝医植物药》和《彝医动物药》两部专著；1993出版了第一部介绍彝族医药理论的专著《彝族医药学》，其内容大都是对民间的方剂和药物的收集整理；2007年出版的《云南彝医药》对彝医理论进行了进一步的归纳和探索。

正规彝医医疗机构的建立也相对较晚：2003年楚雄州中医医院增设了云南省彝医医院和云南省彝医药研究所；2005年凉山州中西医结合医院增设彝医药研究所并开设了彝医门诊

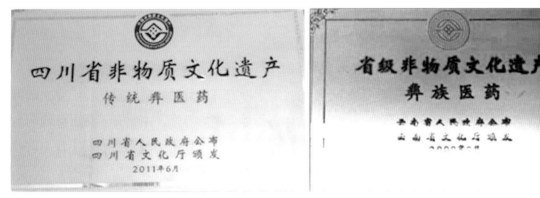

四川省及云南省彝医药非物质文化遗产

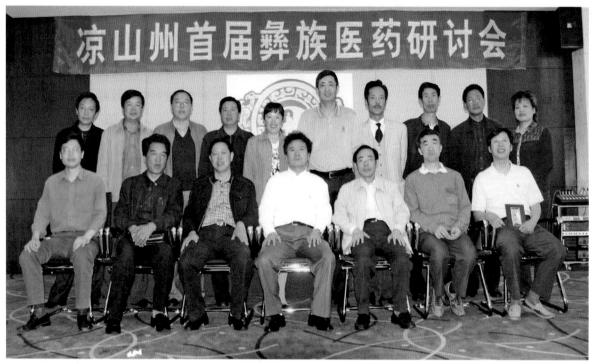

凉山州首届彝族医药研讨会

部，后于2017年4月更名为"四川省凉山州彝医院"。目前，四川省凉山州布拖县、美姑县、昭觉县、喜德县、金阳县等都在兴建中彝医院。由于没有彝医医师资格认证考试，因此彝医院中的医生均为中医或西医执业医师。

二、改革开放以来彝医药研究的发展状况

1978年12月党的十一届三中全会以后，我国社会发生了深刻的变化，也深深地改变了彝族地区的面貌。改革开放带来的适宜的条件和环境，使得彝族医药研究有力复苏。在此背景下，彝族医药的发展分为三个阶段：

1. 改革开放初期的普查和初创阶段

这一阶段的研究成果具有显著的探索性和开创性。1970年、1978年和1984年云南省楚雄州先后组织了大规模的彝族医药普查。1984年四川省卫生厅召开彝族动物药的科学鉴定会。陆续整理出版了研究彝药品种、彝医药史、彝医理论和古籍等方面的专著，主要有《峨山彝族药》《彝药志》《彝族动物药》《彝族医药史》《彝族医药学》等十余种。1979年发掘出最早的彝医药古籍《双柏彝医书》（又名《齐苏书》）。1983年楚雄州中医院率先成立了彝医科。

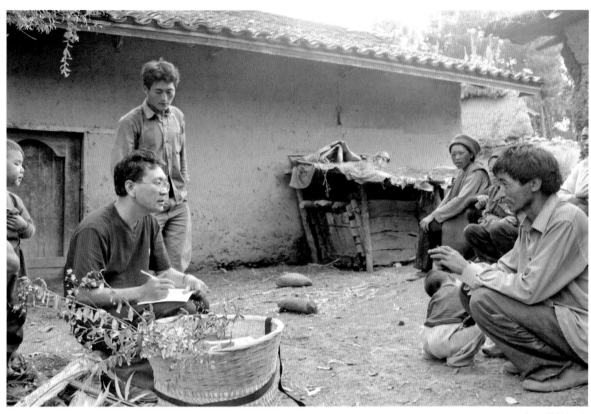

彝医药的调查

2. 世纪相交时期的缓慢发展阶段

这一时期彝族医药的发展几乎停滞，学术研究成果较少，仅有为数不多的专著出版，包括《中国彝医》《彝医揽要》《彝族医药荟萃》等。另有张兴乾（1997—2005）等对彝药的名称进行了拉丁文、彝文和汉文的对照，为彝药的标准化做了铺垫。1999年成立了首个彝族医药研究所。

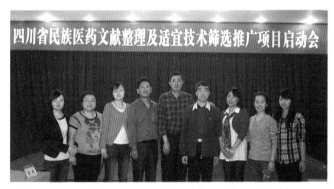

四川省民族医药文献整理及适宜技术推广项目启动会上学者们合影

3. 新时期的快速发展阶段

近年来，新农村建设及现代化进程加快，彝家新寨、异地安置、彝区"9+3"教育扶贫、精准扶贫等持续快速地改变着彝族社会的面貌。2006年以来国家颁布了一系列政策和规划，特别是2017年《中医药法》的实施为民族医药的发展提供了广阔的空间。彝族医药基本实现了药材标准化、产业集团化、科研系统化，并创新了文化传承和行政管理模式。2003

年云南省彝医医院成为首家彝医专科医院，其余各地区也纷纷成立彝医医院或彝医科室。目前，全国有省级和州级彝医医院各1所、县级彝医医院20余所，彝医药研究所3所，彝药集团和企业数十个。2005年《云南省中药材标准·第2册·彝族药》出版，目前有150多种彝药成药被纳入国家标准。2018年"痛舒胶囊"成为我国首个获FDA批准进入临床研究的民族药。2018年《云南省楚雄彝族自治州彝医药条例》成为我国第一部彝医药法规。2010年起，相关学者对彝医药古籍文献进行了系统发掘整理，并提出了文献著录标准和分类体系。

三、彝医药发展存在的主要问题

1. 彝医药的传承体系不够完善

由于彝族医师的资格考核和认证体系没有建立，民间彝医的收入和地位得不到保障等，民间彝医药的传承人濒临断代。目前彝族地区家支传承的民间老彝医和老毕摩屈指可数，民间彝医的传承人主要以男性为主，以中老年人为主。家支传承仍然是民间彝医获取医药知识的主要途径。

目前，从事彝族医药研究的学者大都是经过现代中医或西医培养的医生，彝医院或彝医科里的彝医大都具有中医或西医的教育经历，这为彝医药的传承和发展带来了局限性。由于长期接受中西医思维的训练，导致他们很容易忽视传统民族医药所包含的文化的内容，过分刻意地想要证明彝医药的科学性。

2014年西南民族大学开始招收彝药学本科专业学生，为彝医药的现代高等教育打开了局面，但是彝医学专业的高等教育体系仍然没有建立起来。

2. 彝医药文化的研究不够

近年来，有学者从民族医药产业化和可持续发展等角度对彝医药的传承与保护进行研究，提出了很多策略和方法，但是往往因为缺少针对性和可操作性而不能很好地应用。其原因可能在于一味地强调民族医药的治疗功能，试图在中医和西医相对完善的医疗体系中"杀出一条血路"，这显然是不可能得到预想效果的。

针对相较于主流医学显得小众和边缘化的民族医药，非物质文化遗产保护的思路则提供了实用性很强的方法。但是，目前对彝医药作为非物质文化遗产的研究十分不足，体现为研究成果少，纳入各级名录的传统医药项目的地区差异大、总体数量少等。

3. 重药轻医，临床研究不够

总的说来，当前的彝药研究多于其他研究，彝药企业的规模和数量远远超过彝医医院，彝医基础理论和文献整理等方面的研究相对滞后；野外调查的覆盖面还不够广，摸清家底的工作还没有做到位；研究思路上，医药理论的总结、文献价值的评估、创新药物的开发等都只是尝试性的，有待于进一步讨论、分析和重新认识。

此外，通过民间经验积累发展起来的民族医药缺少数据和理论的支撑，零散的疗法和药物即使有效，也难以得到大面积的推广应用。这使民族医药产生了神秘性。现代的医学研究强调实证，故而科学的临床观察、病案追踪、实验验证等是有必要的，而能够科学评价民族医药疗效的规范化的评价模式的研究也是有必要的。目前，此两者的研究都远远不够。

4. 研究方法缺少创新，研究维度过于单一，对策研究缺少理论支持

近年来，多学科、交叉学科的研究日益普遍，国内外很多将其他学科知识应用到民族医药研究中的成功经验值得借鉴。目前彝医药研究施行的走访调查、个体访谈、病案和药方收集整理的方法，具有一定的科学性，但也存在局限性。很多学科和思路如医学人类学、民族学等的研究还处于摸索阶段，成果十分稀少。缺少应用现代计算机信息技术的研究成果；研究范围多囿于一省一市，缺乏全国性的关注和比较；缺乏医药发展与社会经济、文化和生活的变迁之间的关系研究；现状研究多，对策研究少，且大多数对策因缺少理论基础而显得空泛、不系统。

参考文献

［1］青拉姆.藏药治疗中风后遗症108例临床疗效观察[J].中国民族民间医药，2013，22（04）：8.

［2］祁继光.藏药治疗中风后遗症54例疗效观察[J].云南中医中药杂志，2006，27（5）：49

［3］黄三青.藏药二十五味儿茶丸治疗风湿性关节炎100例临床观察[J].中国民族医药杂志，2001，7（2）：11.

［4］马德保.藏药25味驴血丸治疗类风湿关节炎120例临床观察[J].中国民族医药杂志，1998，4（3）：14.

［5］龙巴.藏医藏药治疗风湿病88例临床观察[J].医学文选，2001，20（1）：64-65.

［6］吕剑涛.藏医药理论的形成和用药特点[J].青岛医药卫生，2004，36（3）：201-202.

［7］东知才让.藏药二十五味松石丸治疗乙型肝炎60例[J].中国民族医药杂志，2017，23（02）：28.

［8］马永祥，朵德详.二十五味松石丸治疗病毒性肝炎的随机对照临床研究[J].中国临床药理学杂志，2010，26（11）：807-809.

［9］陈久金，卢央，刘尧汉.彝族天文学史［M］.昆明：云南人民出版社，1984.

［10］罗国义，陈英.宇宙人文论［M］.北京：民族出版社，1984.

［11］云南省少数民族古籍整理出版规划办公室.尼苏夺节［M］.昆明：云南民族出版社，1985.

［12］云南省少数民族古籍整理出版规划办公室.查诗拉书［M］.昆明：云南民族出版社，1987.

［13］新平彝族傣族自治县科委.聂苏诺期［M］.昆明：云南民族出版社，1988.

［14］张仲仁，普卫华.供牲献药经［M］.昆明：云南民族出版社，1988.

［15］卢央.彝族星占学［M］.昆明：云南人民出版社，1989.

［16］李耕冬，贺廷超.彝族医药史［M］.成都：四川民族出版社，1990.

［17］毕节地区彝文翻译组.西南彝志［M］.贵阳：贵州民族出版社，1991.

［18］方文才，关祥祖，王步章，等.明代彝医书［M］.北京：中国医药科技出版社，1991.

［19］王荣辉.启谷署［M］.北京：中国医药科技出版社，1991.

［20］关祥祖，方文才.医病好药书［M］.北京：中国医药科技出版社，1991.

［21］方开荣，聂鲁，赵永康，等.哀牢山彝族医药［M］.昆明：云南民族出版社，1991.

［22］李耕冬，贺廷超.彝医植物药［M］.成都：四川民族出版社，1992.

［23］李耕冬，贺廷超.彝医植物药（续集）［M］.成都：四川民族出版社，1992.

［24］阿子阿越.彝族医药［M］.北京：中国医药科技出版社，1993.

［25］关祥祖.彝族医药学［M］.昆明：云南民族出版社，1993.

［26］左玉堂，陶学良.毕摩文化论［M］.昆明：云南人民出版社，1993.

［27］果吉·宁哈，岭福祥.彝文《指路经》译集［M］.北京：中央民族学院出版社，1993.

［28］王荣辉.彝族祖传食疗验方二百例［M］.北京：中央民族学院出版社，1993.

［29］刘宪英，祁涛.中国彝医［M］.北京：科学出版社，1994.

［30］阿余铁日.彝文字形探源［M］.成都：四川民族出版社，2001.

［31］佚名.土鲁窦吉［M］.王子国编译.贵阳：贵州民族出版社，1998.

［32］王正坤.彝医揽要［M］.昆明：云南科技出版社，2004.

［33］王正坤，周明康.哀牢本草［M］.太原：山西科学技术出版社，1991.

［34］王正坤，王丽，徐士奎，罗艳秋.彝医药理论与应用［M］.昆明：云南科技出版社，2018.

［35］王正坤.彝族验方［M］.昆明：云南科技出版社，2007.

［36］沙学忠.彝医处方集（彝、汉对照本）［M］.昆明：云南民族出版社，2016.

［37］贾敏如，张艺.中国民族药辞典［M］.北京：中国医药科技出版社，2016.

［38］李耕冬，贺廷超.彝医动物药［M］.成都：四川民族出版社，2004.

［39］杨本雷.中国彝族药学［M］.昆明：云南民族出版社，2004.

［40］杨本雷，郑进.云南彝医药［M］.昆明：云南科技出版社，2007.

［41］杨本雷，饶文举.中国彝族医学基础理论［M］.昆明：云南民族出版社，2004.

［42］张之道.彝药本草［M］.昆明：云南科技出版社，2006.

［43］白文光.尼苏诺期–元阳彝族医药［M］.昆明：云南民族出版社，2009.

［44］吉尔体日，吉合阿华，吉尔拉格编译.彝族毕摩百解经［M］.成都：巴蜀书社，2010.

［45］云南省食品药品监督管理局.云南省中药材标准（彝药）［S］.昆明：云南科技出版社，2010.

［46］张德元.凉山彝族家支制度论要［J］.贵州民族研究，2003（04）：47-54.

［47］吴桃.论凉山彝族"家支"制度文化［J］.人民论坛，2013（02）：194-195.

［48］何耀华.论凉山彝族的家支制度［J］.中国社会科学，1981（02）：205-220.

［49］阿牛木支，老板萨龙.彝族毕摩文献中的十月太阳历研究［J］.楚雄师范学院学报，2016，31
（11）：72-78.

［50］《中国彝族通史》编委会.中国彝族通史纲要［M］.昆明：云南民族出版社，1993.

［51］陈久金.中国少数民族天文学史［M］.北京：中国科学技术出版社，2008.

［52］陈久金.彝族天文学史［M］.昆明：云南人民出版社，1984.

［53］陈自升.彝族生活习俗中的"火"信仰［J］.宗教学研究，2008（01）：213-216.

［54］纪光权.彝族医药发展近况［J］.世界最新医学信息文摘，2015，15（22）：181-182.

［55］刘明武.事关宇宙发生与演化的理论——彝族文化对阴阳五行、图书八卦的解释［J］.彝族文
化，2013（2）：53.

［56］刘小幸.彝族医疗保健——一个观察巫术与科学的窗口［M］.昆明：云南人民出版社，2007.

［57］石硕.藏彝走廊历史上的民族流动［J］.民族研究，2014，（01）：78-89+125.

［58］王先胜.十月太阳历溯源［M］.贵州民族研究，2012，33（06）：46-50.

［59］王天玺，张鑫昌.中国彝族通史［M］.昆明：云南人民出版社，2014：37.

［60］徐士奎，罗艳秋.彝医理论溯源［M］.昆明：云南科技出版社，2019.

［61］徐士奎，罗艳秋.彝族医药古籍文献总目提要（汉彝对照）［M］.昆明：云南科技出版社，2016

［62］徐士奎，罗艳秋，王正坤.气浊学说：彝医认识宇宙与生命运动的核心理论［J］.云南中医中药杂志，2016（7）：85.

［63］薛钦文.彝文典籍《劝善经》研究［D］.中央民族大学，2012.

［64］张丹，赖先荣，张艺."藏彝走廊"民族医药保护与传承现状及对策研究［J］.中南民族大学学报（人文社会科学版），2016，36（04）：34-38.

［65］张丹.医学人类学视野下"藏羌彝走廊"民族医药文化多样性研究［D］.成都中医药大学，2017.

［66］张九玲.彝文《作祭献药供牲经》研究［D］.中央民族大学，2012.

［67］国家药典委员会.中华人民共和国药典（2005年版一部）.北京：化学工业出版社，2005.

［68］李恒.重楼属植物［M］.北京.科学出版社，1998.

［69］贾敏如.中国民族药志要［M］.北京.中国医药科技出版社.2005.

［70］http://db. kib. ac. cn/eflora/view/plant/Default. aspx中国植物物种信息数据库（中国科学院昆明植物研究所）

［71］http://www. cvh. org. cn/ 中国数字植物标本馆（CVH）（国家科技基础条件平台——植物标本资源共享平台）

［72］http://www. plant. csdb. cn/ 中国植物主题数据库（中国科学院植物研究所）

［73］http://www. nature-museum. net/ 中国自然植物标本馆（中国自然博物馆、中国科学院植物研究所）

［74］http://www. plantphoto. cn 中国植物图像库（系统与进化植物学国家重点实验室）

［75］http://www. ihchina. cn/ 中国非物质文化遗产网·中国非物质文化遗产数字博物馆